KNAUR
BALANCE

Wanda Badwal

CHAKRA YOGA

Die wichtigsten Übungen zu den 7 Chakren
für mehr Energie, Klarheit und Heilung

KNAUR BALANCE

Hinweis Gender-Schreibweise:
Im Sinne der geschlechtergerechten Sprache hat sich die Autorin dafür entschieden, innerhalb des Buches abwechselnd die weibliche und männliche Anrede zu verwenden.

Die in diesem Buch vorgestellten Übungen wurden von der Autorin und dem Verlag sorgfältig geprüft und haben sich in der Praxis bewährt. Da jeder Mensch für sich besonders ist, können wir allerdings Ergebnisse nicht garantieren. Der Verlag und die Autorin schließen jegliche Haftung für Gesundheits- und Personenschäden aus.

MIX
Papier | Fördert gute Waldnutzung
FSC® C004592
FSC www.fsc.org

Besuchen Sie uns im Internet:
www.knaur-balance.de

Originalausgabe 2021

Ein Imprint der Verlagsgruppe Droemer Knaur GmbH & Co. KG, München

Redaktion: Anke Schenker
Covergestaltung: Isabella Materne
Ideen zum visuellen Konzept des Buches: Wanda Badwal
Layoutkonzeption und Satz: Karin Etzold, München
Coverabbildungen: Dirk Spath; Iris Haindl; Shutterstock.com / Peratek, mirate
Abbildungen im Innenteil:
Fotos:
Dirk Spath, München: alle Yoga-Fotos
Ulrike Reinhold: S. 9, 31, 48, 77, 78, 107, 108, 137, 138, 167, 168, 197, 198, 227, 228, 263
Wanda Badwal: S. 74, 254, 257, 261
Susanne Schramke: S. 258
stock.adobe.com: S. 74 MEDIAXS, ala, 134 AGCuesta, 164 S_E, 194 M.Dörr & M.Frommherz
Illustrationen:
Julia Flemmer: Gottheiten, Kapitelaufmacher-Illustrationen, S. 10, 17, 25, 33, 46, 251
Iris Haindl: goldene Icons
Julia Dreams: Wasserfarb-Formen
Karin Etzold: S. 30, 45, 73, 103, 133, 163, 193, 223, 253
stock.adobe.com: S. 271 Julien Eichinger
Alle übrigen Abbildungen von Shutterstock.com
Druck und Bindung: Firmengruppe APPL, aprinta druck GmbH, Wemding
ISBN 978-3-426-67603-5

8 7 6 5 4

*Dieses Buch widme ich
meiner Mama Isabella.*

INHALTSVERZEICHNIS

Vorwort

Das Chakren-System

Die 7 Chakren

Schlussteil

VORWORT VON ANNA TRÖKES

Das im Tantra entwickelte System der Chakren offenbart uns die Komplexität der »Wissenschaft vom Menschen«, wie Yoga auch genannt wird. Es beschreibt die Vielseitigkeit und Vielschichtigkeit von uns Menschen, denn die »Arbeitsfelder« der Chakren beziehen alle Ebenen und Themen des menschlichen Lebens mit ein.

Wanda Badwal ist es gelungen, dieses hochkomplexe System gut zu strukturieren und in einzelne Themen zu untergliedern, sodass sich aus dem großen Arbeitsfeld, das jedes Chakra mit seinen Lebensthemen darstellt, diverse Aspekte als kleinere und überschaubarere Erfahrungsfelder herausschälen. Wanda bietet ihren Leser*innen eine gute Mischung aus alten und modernen Methoden an. Sie ist sehr praxisorientiert, und zwar gleichermaßen auf der emotionalen und mentalen Ebene durch Selbsterforschung und Selbstreflexion und auf der körperlichen Ebene durch ein reichhaltiges und ausgewogenes Asana- und Pranayama-Übungsprogramm für jedes Chakra, das durch stimmige Angebote zum Gebrauch von Mantren und Meditation abgerundet wird.

Das »Chakra-Buch« ist gut geeignet für das Selbststudium, für alle, die sich selber und ihre Beziehung zur Welt und zum Absoluten besser verstehen wollen. Unter den vielen Büchern über Chakren sticht es durch seine umfassende Betrachtung und Durchdringung des Themas hervor. Es macht neugierig auf die Themen der Chakren und lädt seine Leser*innen ein, sich auf den Weg zu machen, ihr eigenes wahres Sein zu entdecken und es in der tiefgreifenden Verbundenheit mit allem Sein – vom Kleinsten bis zum Größten – zu erfahren.

VORWORT VON WANDA BADWAL

Liebe Yogini / lieber Yogi,

ich freue mich sehr, dass du nun mein Buch *CHAKRA YOGA* in den Händen hältst und dass ich meine Leidenschaft und mein Wissen zu dem spannenden Themenfeld der Chakren mit dir teilen darf. Nach der Veröffentlichung meines ersten Buches *Yoga – die 108 wichtigsten Übungen und ihre ganzheitliche Wirkungsweise* konnte ich es kaum erwarten, mit diesem Buch zu beginnen und über das Chakren-System und seine Verbindung zum Yoga zu schreiben.

Ich befasse mich schon seit einigen Jahren intensiv mit den Chakren. Sie sind ein essenzieller Teil der tantrischen Yogalehren, und somit ist das Chakren-System auch ein wichtiger Bestandteil meines Unterrichts und meiner Yogalehrerausbildungen. Dieses Buch zu schreiben erfüllte mich mit Leidenschaft und Begeisterung, doch im Erstellungsprozess und an langen Recherchetagen kam ich zunehmend zu der Erkenntnis, wie viele zum Teil auch widersprüchliche Meinungen der unterschiedlichen Yogaschulen es zum Chakren-System gibt. Es ist faszinierend, wie komplex und vielschichtig dieses System in seiner Vielfalt und Tiefe wirkt. Ich wälzte Türme von Büchern und alten Texten und war neben meiner großen Begeisterung auch nicht selten frustriert. Die Herausforderung und meine Intention bestanden darin, die Verbindung von Tradition, heiligen Lehren und der Moderne herzustellen, die tiefen Inhalte und den traditionellen Geist des alten Wissens zu bewahren, zusammenzufassen und gleichzeitig zeitgemäß und praxisnah zu erläutern.

Das Chakren-Modell kannst du dir auch wie eine Art innere Landkarte vorstellen, die uns Orientierung für unseren Alltag gibt – als eine Möglichkeit, die Sicht auf uns selbst und das Leben zu erweitern und ein größeres Bewusstsein in Bezug auf die verschiedenen Lebensthemen zu entwickeln. Es ist eine Einladung, mehr über uns zu lernen und zu verstehen, uns selbst tiefer lieben zu lernen, weiterzuentwickeln und zu wachsen.

In diesem Buch teile ich mit dir lang erprobte traditionelle Praktiken wie Asanas, Pranayama, Meditationen und Mantren. Da sich yogische Konzepte und die westliche Psychologie gegenseitig ergänzen und bereichern, habe ich auch Methoden aus dem Bereich des Coachings, der Psychologie und Esoterik, wie z. B. Affirmationen, Journaling, Energiearbeit mit Edelsteinen, Achtsamkeitsübungen und wertvolle Tipps für deinen Alltag, miteinfließen lassen. Welche Praxis du wählst und welche Anwendungsmöglichkeiten dadurch für dich entstehen, entscheidest du natürlich letztendlich selbst. Mein Ziel ist es, dass dieses Buch informativ, freudvoll, anschaulich und übersichtlich auf dich wirkt und dass es eine Einladung für dich ist, die Chakren ganz persönlich in deinem eigenen Rhythmus und Tempo zu verstehen und zu erfahren. Dieses Buch ist mehr als ein reines Sachbuch. Es ist vor allem ein Selbsterfahrungsbuch, und es war mir ein besonderes Anliegen, auch meine persönliche Sichtweise und Erfahrungen aus meiner Praxis und meines Unterrichts mit einzubringen und dich daran teilhaben zu lassen.

CHAKRA YOGA soll dir ermöglichen, einen Weg der Selbstkenntnis zu betreten, mit Freude und Neugierde dein Leben anzunehmen und mit erwachender Weisheit dem Lebensfluss zu folgen. Ich wünsche dir, dass du beim Lesen und Üben viele Aha-Momente erleben wirst, Klarheit darüber erlangst, welche Themen in deinem Leben Aufmerksamkeit und Balance brauchen, dass Energie wieder freier fließen kann und dass du zunehmend mehr Heilung in deinen Beziehungen und Akzeptanz für dich selbst erfahren kannst. Ich wünsche dir mithilfe des Chakren-Modells in diesem Buch eine wundervolle, erlebnisreiche Reise durch deine innere Welt. Erkenne dein Licht und erforsche die Vielfalt des Regenbogens deiner Möglichkeiten. Möge dich dieses Buch inspirieren und für dich ein kleiner Trittstein auf dem Weg »nach Hause« sein.

In Liebe & Dankbarkeit

Deine Wanda

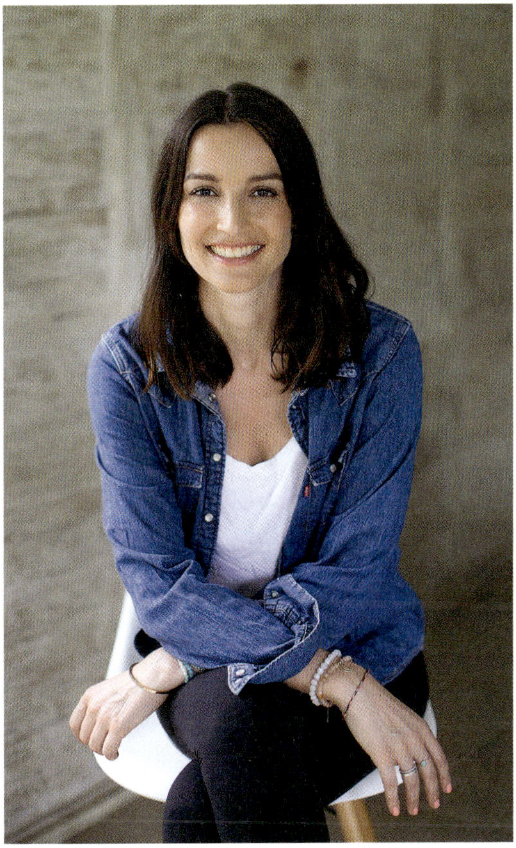

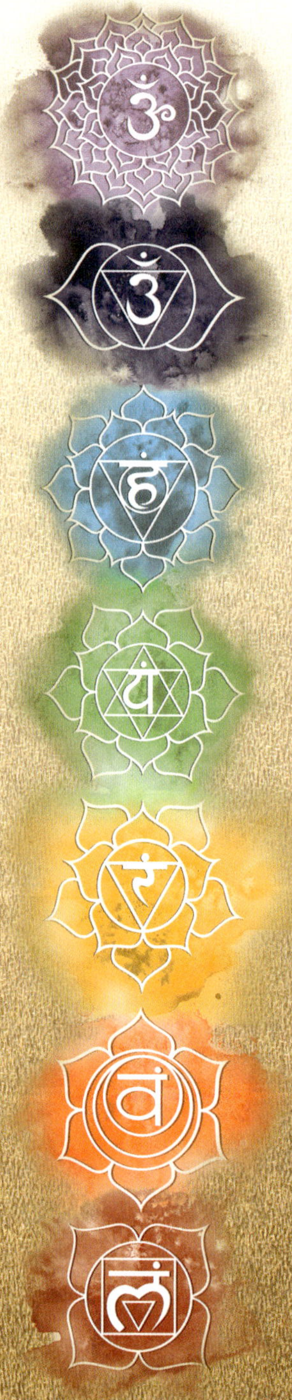

DAS CHAKREN-SYSTEM

ÜBERSICHTSTABELLE CHAKREN

Nr.	Name	Sanskrit	Übersetzung	Lokalisierung im Körper	Yantra / Symbol	Zentrale Lebensthemen
7	Kronen-Chakra	Sahasrara	Tausendblättriger Lotus	Kopfkrone, Raum zwischen Gehirn und Schädel	In weißem Licht leuchtender Lotus	Reines, non-duales Bewusstsein, spirituelle Reife, Erwachen, Licht, Weisheit, Meditation, Glückseligkeit, Dharma
6	Stirn-Chakra	Ajna	Kontrollzentrum	Punkt zwischen den Augenbrauen, Mittelhirn	Nach unten zeigendes gelbes Dreieck, umringt von einem Kreis, im Zentrum eine weiße Flamme, von 2 Blütenblättern umringt	Vision, 6. Sinn, Intuition, Hellsehen, Höheres Wissen, Manifestationskraft, Geist, Gedanken, Klarheit, Fokus, Weisheit, Selbstkontrolle
5	Kehl-Chakra	Vishuddha	Zentrum der Reinheit	Kehle	Himmelblauer Kreis (Vollmond), umringt von 16 Blütenblättern	Kommunikation, Klang, Resonanz, Kreativität, Inspiration, Selbstausdruck, Wahrheit, Offenheit, Sprache, Kunst, Musik
4	Herz-Chakra	Anahata	Immerwährender Klang	Zwischen den Schulterblättern, Herzraum	2 graublaue ineinandergreifende Dreiecke (Davidstern) in einem Kreis, umringt von 12 Blütenblättern	Bedingungslose Liebe, Glückseligkeit, Mitgefühl, Freude, Leichtigkeit, Dankbarkeit, Frieden, Vergebung, Hilfsbereitschaft
3	Nabel-Chakra	Manipura	Stadt der Juwelen	Nabel	Nach unten gerichtetes rotes Dreieck, umringt von einem Kreis mit 10 Blütenblättern	Energie, Motivation, Tatkraft, Transformation, Selbstbewusstsein, Mut, Persönlichkeit, Erfolg, Leidenschaft, Disziplin
2	Sakral-Chakra	Svadhisthasana	Wohnort des Selbst	Spitze des Kreuzbeins	Weißer Halbmond in ozeanblauem Kreis, umringt von 6 Blütenblättern	Lebensfreuden, Lust, Genuss, Sinnlichkeit, Sexualität, Erotik, Zeugung, Verbindung, Beziehung, Emotionen, Kreativität
1	Wurzel-Chakra	Muladhara	Wurzelfundament	Ende der Wirbelsäule, Damm	Nach unten gerichtetes Dreieck, umringt von einem gelben Quadrat mit 4 Blütenblättern; schlafende Schlange 3 ½-mal um einen Shiva Lingam gewickelt	Überleben, Erde, Wurzeln, Körper, Nahrung, Materie, Stabilität, Sicherheit, Urvertrauen, Zuhause, Selbstwertgefühl

Farbe	Element	Dosha	Vayu	Körperbereiche, Organe, Drüsen	Sinneswahrnehmung	Asana-Kategorien	Affirmation	Bija-Mantra
Gold, Weiß, Regenbogenfarben	Reines Bewusstsein	–	–	Großhirn, Schädel, Rückenmark, Zirbeldrüse	Sämtliche Sinneswahrnehmungen	Umkehrhaltungen, Streckungen	Ich weiß / I KNOW	AUM / OM
Dunkelviolett, Indigo	Geist	–	–	Kleinhirn, Stirn, Gesicht, Nase, Augen, Nerven & Hormonsystem, Hypophyse	Übernatürliche Wahrnehmung	Umkehrhaltungen, Streckungen, Drehungen	Ich sehe / I SEE	OM / KSHAM
Himmelblau	Äther / Raum	Vata (Luft & Äther)	Udana	Hals, Mund, Nacken, Sprechapparat, Bronchien, Schilddrüse	Hören	Rückbeugen, Umkehrhaltungen	Ich spreche / I SPEAK	HAM / HANG
Hellgrün, Hellrosa	Luft	Vata (Luft & Äther)	Prana	Herz, Lungen, Zwerchfell, Haut, Hände, Thymusdrüse, Immunsystem	Fühlen, Tasten	Seitbeugen, Rückbeugen	Ich liebe / I LOVE	YAM / YANG
Sonnengelb	Feuer	Pitta (Feuer & Wasser)	Samana	Verdauungssystem, Magen, Gallenblase, Darm, Leber, Bauchspeicheldrüse	Sehen	Seitbeugen, Rückbeugen, Drehungen	Ich will / I CAN	RAM / RANG
Orange	Wasser	Kapha (Erde & Wasser)	Apana	Unterleib, Becken, Nieren, Blase, Fortpflanzungsorgane	Schmecken	Vorbeugen mit Fokus auf die Hüftöffner	Ich fühle / I FEEL	VAM / VANG
Kräftiges Rot, Braun	Erde	Kapha (Erde & Wasser)	Apana	Alle Muskeln, Skelettsystem, Zähne, Nägel, Steißbein, Beine Füße, Enddarm, Dickdarm, Nebennieren	Riechen	Vorbeugen	Ich bin / I AM	LAM / LANG

URSPRUNG UND GESCHICHTE DES CHAKREN-SYSTEMS

Das Chakren-System ist ein ganzheitliches Modell menschlicher Erlebnis-Potenziale. Es spiegelt die Erfahrungen und Reflexionen von Suchenden auf dem spirituellen Weg wider. Frühzeitliche Yogis entdeckten die Chakren in tiefen Zuständen der Meditation. Sie »sahen«, »hörten« und »spürten« die Chakren innerlich als sich drehende, vibrierende Energiezentren rund um die Wirbelsäule. Sie beschrieben die Chakren auch als Lotusblüte mit einer genauen Anzahl an »Blütenblättern«. Die Anzahl der Blätter eines Chakras steht in Beziehung zu den *Nadis* (Energieleitbahnen), die sich in dem jeweiligen Chakra treffen und kreuzen. Jedes Chakra hat eine festgelegte Anzahl von Nadis, die in es hineinlaufen. Diese Verdichtungen sind die Energieknotenpunkte, die die Chakren bilden. Jeder Nadi bildet einen Klang bzw. Buchstaben des Sanskritalphabets. Das Sanskrit-Alphabet der Klänge nennt sich *Matrika* – seine Zusammensetzung ist reiner Klang. Mit jedem Chakra ist auch ein Yantra (geometrische Figur) verbunden. *Das Yantra* ist der visuelle Ausdruck des Klangs. Auch jedem Element (Wasser, Feuer, Luft ect.) in Verbindung mit einem Chakra ist ein Klang zugeordnet, das sogenannte *Bija*-(Samen)Mantra.

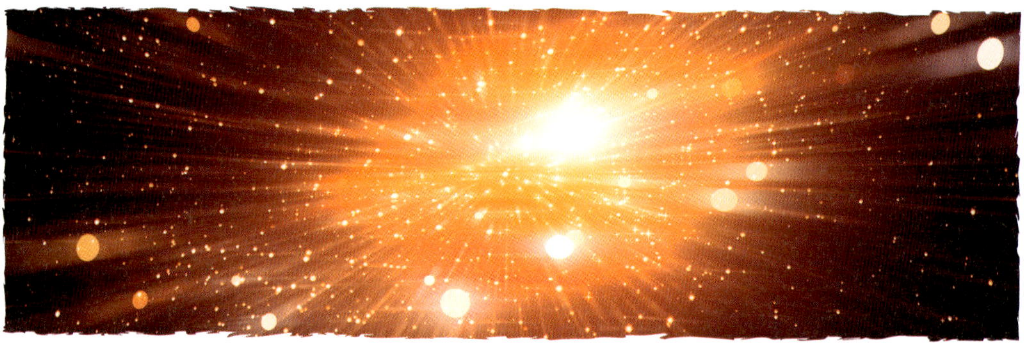

Die Anfänge im Tantra

Der Ursprung des Chakren-Systems liegt in Indien, in der tantrischen Yoga-Philosophie. Tantra- bzw. Kundalini-Yoga ist im Wesentlichen ein Übungssystem und eine Erfahrungs-wissenschaft: Nach der tantrischen Lehre findet im menschlichen Körper ein Energiekreislauf statt, der die Zellen mit Energie *(Prana Shakti)* versorgt, die durch die sieben Energieknotenpunkte fließt. Das Wort »Tantra« kann übersetzt werden mit Webstuhl, Gewebe, Netz oder System. Weben meint hier das Weben eines Teppichs der Ganzheit, das Netz der Existenz selbst. Tantra betrachtet das Leben, wie einen Ozean aus Energie, der mit Bewusstsein durchwebt ist. Alles existiert im Feld des Bewusstseins und existiert als Bewusstsein. Leben wird genährt und durchwebt von Shiva, reinem Bewusstsein, und Prana-Shakti, purer Lebensenergie. Tantra sieht das ganze Universum als Zusammenspiel von Shiva und Shakti. Das Chakren-System webt die Polaritäten von Seele und Materie, Körper und Geist, männlich und weiblich, Erde und Himmel zusammen. Shiva und Shakti in ihrer konstanten Interaktion als reines Bewusstsein und Manifestation sind der göttliche Faden.

Doch auch in anderen Traditionen – der Chinesischen Medizin, der Maya und Azteken, der afrikanischen Zulu, im alten Ägypten, der jüdischen Kabbalah, oder in der tibetischen Bön-Tradition – sind Modelle von Chakren-Systemen vertreten. Und auch Schamanen arbeiten mit dem Konzept der Chakren. Vor bereits mehr als 2500 Jahren wurden Chakren in den *Shri Jabala Darshana Upanishaden* beschrieben. Ca. 1500 Jahre v. Chr. wurden sie auch in den Veden erwähnt. »Veda« bedeutet »Wissen« und beschreibt eine Sammlung von Hymnen und heiligen Schriften. Diese Gesänge und Verse werden in Indien als göttliches Wissen (wie die Bibel oder der Koran) betrachtet, das uns Menschen geschenkt wurde. Es gibt keine gesicherten Aufzeichnungen darüber, wer die Veden verfasst hat. Anfangs wurde Wissen unter Eingeweihten nur mündlich weitergegeben. Seine Ursprünge sind bis zur Indus-Kultur (2800 v. Chr.) zurückzuverfolgen.

In den Upanishaden werden die Chakren später als »Zentren des Bewusstseins«, Felder von zentraler Aufmerksamkeits-Ausrichtung beschrieben (600 v. Chr.). Im Jahr 1577 wurde *Shat Cakra Nirupana* von Pūrṇānanda Yati geschrieben und 1918 ins Englische übersetzt. Ein weiterer Basistext, *The serpent Power,* geht auf Arthur Avalon (1919) zurück. Diese Texte sind die Basis für das Verständnis der heutigen Chakren-Theorie. Nach dieser Tradition gibt es sieben Chakren, die in unserem feinstofflichen Energiekörper existieren und den physischen Körper durchdringen. Es heißt, dass der Gott der Erhaltung Vishnu mit vier Armen auf die Erde kam – ein Chakra in seiner Hand, eine Keule, ein Schneckenhorn und einen Lotus als Symbol der Weisheit. Gemäß den Purana-Schriften soll der göttliche Architekt und Schöpfer die Wurfscheibe (Chakra) Vishnus aus den Strahlen der Sonne als Diskusrad gefertigt haben. Sie soll mit zwei Reihen von insgesamt über 10 Millionen Stacheln besetzt gewesen sein.

Kein Richtig und Falsch – nur Variationen

Ich betone gern, dass es keine richtige oder falsche Sichtweise auf das Chakren-System gibt. Es existieren viele unterschiedliche Schulen und Traditionen, die sich auch schon mal widersprechen können, die aber ihren historischen Beitrag geleistet, sich gegenseitig beeinflusst haben und durch persönliche Erfahrungen der Autoren ergänzt wurden. Vor allem neuzeitliche Texte tendieren dazu, das Chakren-System als fixierte, existenzielle Tatsache darzustellen, indem sie eine beschreibende Sprache verwenden: »Das Mūlādhāra-Chakra befindet sich an der Basis der Wirbelsäule und ist rot«. Aber in den ursprünglichen Sanskrit-Quellen wird nicht gelehrt, wie die Dinge sind, sondern wir erhalten eine spezielle Yoga-Praxis. Wenn wir in Sanskrit lesen: »Ein vierblättriger roter Lotus an der Basis des Körpers«, verstehen wir: »Die Yogini sollte einen (vierblättrigen) Lotus innerlich erfahren«. In diesem System des 13. Jahrhunderts finden wir keine Beschreibung darüber, dass ein Chakra mit einer konkreten Farbe, Emotion oder einem eindeutigen psychologischen Zustand verbunden ist.

Merkmale der Chakra-Systeme in den Originalquellen

Zu den Merkmalen gehören die mystischen Klänge des Sanskrit-Alphabets, die in allen Chakren im System verteilt sind, die Zuordnungen zu den Elementen (Erde, Wasser, Feuer, Wind, Raum) und die Verbindung mit einer hinduistischen Gottheit. Man kann es am besten so verstehen: Alles ist in einen kulturspezifischen Kontext eingebettet, in dem die Klänge der Sanskrit-Sprache als einzigartige, starke Schwingungen angesehen werden, die einen entscheidenden Einfluss im Rahmen einer mystischen Praxis haben.

Zeitgenössische Erweiterungen

Für eine interessierte Yogini ist es wichtig zu wissen, dass die Zuordnungen psychologischer Zustände zu den unterschiedlichen Chakren eine westliche Innovation darstellen, die mit dem Psychoanalytiker Carl Gustav Jung (1875–1961) ihren Anfang fand. Solche Assoziationen eröffnen zwar für Menschen neue Erfahrungsrealitäten, aber wir finden sie nicht in den Sanskrit-Quellen. Jedes Chakra kann, so geht es aus modernen Chakren-Büchern (wie diesem) hervor, mit einer speziellen Lebensthematik, mit Körperteilen, Organen, Nahrungsmitteln, ätherischen Ölen und Edelsteinen verbunden werden. Autoren haben diese Verbindungen aufgrund ihrer gewissenhaften Praxis und konsequenten Selbsterforschung hinzugefügt und neu kreiert. Da Chakren Energiezentren sind, macht es durchaus Sinn, sie mit bestimmten Energiefrequenzen in unserem Leben zu verknüpfen und zu integrieren.

Darüber hinaus wäre es spannend zu überprüfen, inwieweit sich unsere inneren Abbildungen mithilfe der modernen neuropsychologischen Technik, MRT (Magnetresonanztomographie) und anderen bildgebenden Verfahren als objektive Erfahrungen nachweisen und vielleicht sogar verallgemeinern ließen.

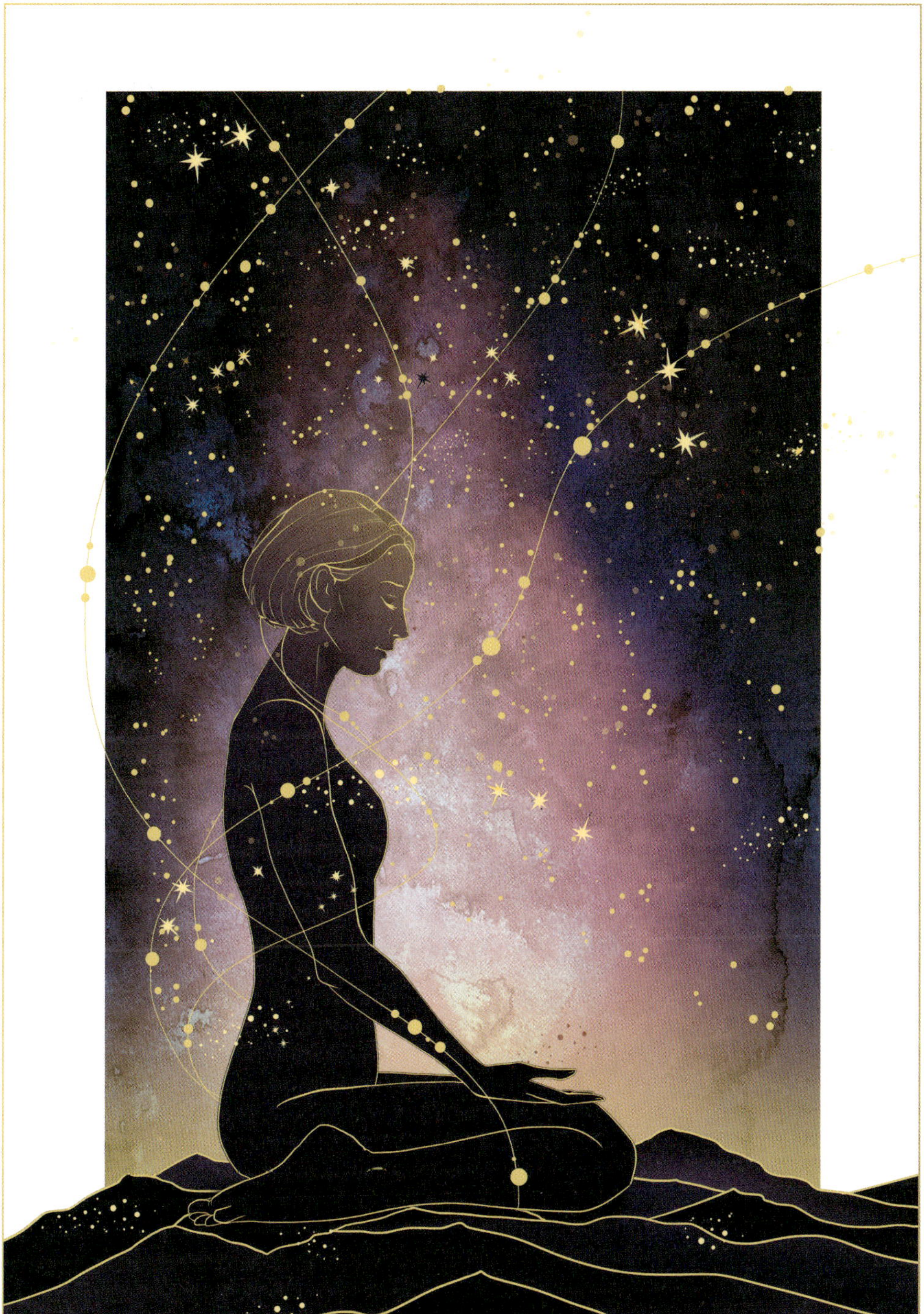

EINFÜHRUNG IN DAS CHAKREN-SYSTEM

Was ist ein Chakra? Bedeutung und Wirkung

Das Wort Chakra stammt vom Sanskritbegriff »Cakra« ab, was »Rad«, »drehendes Energiezentrum«, »Energiewirbel« bedeutet. Es ist auch eine Metapher für die Sonne – das große Rad, das über das Himmelszelt rollt und symbolisch auch für den Kreislauf der Zeit steht. »Kalachakra« bedeutet »Zeitzyklen«. Zeit ist ein Maß der Veränderung – sowohl äußerer Veränderung in der Welt und im Universum als auch innerer Veränderungen im Körper.

Ein Chakra ist ein Energiezentrum, das den Energieaustausch zwischen dem Menschen und seiner Umwelt herstellt. Als Vorbild kann das Atmungssystem für den Luftaustausch zwischen einem Individuum und seiner Umwelt dienen. Ebenso wie die Lunge nehmen Chakren Lebensenergie aus dem Universum auf, speichern sie und geben sie wieder ab. Dadurch erfolgt ein ständiger Energieaustausch mit Informationen von außen: Sie gelangen in unsere Organe, Drüsen und in unser Nervensystem. Die Chakren beeinflussen den ganzen Körper und den Geist. Sie sind unsere Hauptenergiezentren, die in unserem nichtphysischen, feinstofflichen Energiekörper entlang der Wirbelsäule verlaufen – beginnend an unserem Steißbein, dem Ende der Wirbelsäule, bis nach oben zur Kopfkrone. Würden wir den physischen Körper aufschneiden, könnten wir darin also keine Chakren finden. Auf physischer Ebene sind die sieben Chakren nahe der sieben Hauptnervenganglien verortet, die von der Wirbelsäule ausgehen.
In der tantrischen Tradition stellen Chakren aber auch Fokuspunkte der Meditation dar, die verwendet werden, um bestimmte Bewusstseinsebenen und Qualitäten zu erwecken. Diese Orte im menschlichen Körper werden als Energiestrukturen, Scheiben oder Blumen dargestellt. Sie sind phänomenologisch begründete Konzepte die sich dort befinden, wo wir Menschen emotionale und spirituelle Energie bündeln und erleben können.

Wie wir die Chakren erfahren können

Um Chakren erfahren, um sie innerlich »sehen«, »spüren« oder »hören« zu können, braucht es besondere Sensibilität. Es erfordert Geduld und viel Praxis, um einen Zugang und eine tiefe Beziehung zu Prana, deiner Lebensenergie, zuverlässig herstellen zu können. Ein geübtes Auge kann um den physischen Körper eines Lebewesens herum Energiestrukturen in Form von Farben und Licht erkennen. Traditionelles Tantra Yoga ist die ausgearbeitete Technologie, um diese Innensicht zu kultivieren; die Fähigkeit, das Unsichtbare wahrzunehmen. Die Yoga-Tradition vertritt die Auffassung, dass Maya (Illusion) wie ein Vorhang wirkt, der die höchste Realität verdeckt. Der Weg des Yoga handelt davon, diesen Vorhang zu lüften und uns zu erlauben, die dahinter liegende Wirklichkeit aus Energien und Vibrationen zu erkennen, die gleichzeitig in dieser materiellen Welt existiert.

Der britische Kernphysiker und Molekularbiologe Jeremy Hayward von der Universität Cambridge formuliert es so: »Manche durchaus noch der wissenschaftlichen Hauptströmung angehörende Wissenschaftler scheuen sich nicht mehr, offen zu sagen, dass das Bewusstsein neben Raum, Zeit, Materie und Energie eines der Grundelemente der Welt sein könnte.« Zusammenfassend kommt er zu dem Schluss, dass das menschliche Bewusstsein möglicherweise grundlegender als Raum und Zeit sei. Die Neue Physik (Quantenphysik) erklärt uns: Materie ist nicht aus Materie aufgebaut. Das primäre Phänomen ist Beziehung; Materie ist nur das sekundäre Resultat. Materie ist kristallisierte Form. Am Ende der Teilung von Materie in kleine und immer kleinere Teilchen bleibt etwas übrig, das dem Geistigen ähnelt: Es ist ganzheitlich, offen und lebendig; es ist Potenzialität. Wir können den Energiekörper eines Menschen auch spüren. Wenn ein Mensch in einen Raum kommt, hast du ein »Gefühl« dazu, du kannst seine Ausstrahlung, Gefühle, Mimik, Körpersprache in dir aufnehmen und sein Energiefeld spüren.

Aus yogischer, holistischer Sicht besteht der Mensch nicht nur aus Fleisch und Blut, sondern ist ein vielschichtiges Energiewesen, was das Modell der Koshas gut abbildet. Chakren sind Teil des Energiekörpers – Pranamaya Kosha –, den wir zwar nicht sehen, aber erfahren können. Die Chakren können als elektromagnetisches Feld in uns, als lebendige Kräfte erspürt werden. Manche Menschen können sie sogar als Farbfelder innerhalb unserer Aura sehen. Das ukrainische Ehepaar Valentina und Semjon Kirlian entwickelte 1937 ein besonderes fotografisches Verfahren, das als Kirlianfotografie bekannt geworden ist. Hierbei werden Entladungen elektrischer Spannungen um Materie herum auf lichtempfindlichem Fotopapier oder einer fotografischen Platte festgehalten. Auf diese Weise entstehen Bilder, die den Anschein erwecken, um die fotografierten Gegenstände herum befände sich eine Art Aura. Sie ist die externe Manifestation des subtilen Körpers. Die Chakren sind die psychischen Generatoren dieses Aurafeldes.

»Everything is energy and there is all there is to it.«

Albert Einstein

Modell des Chakren-Systems

Wir können das Chakren-System als holistisches Modell vom Menschen verstehen, das die unterschiedlichen Bewusstseinsebenen seiner Entwicklung und seiner Lebensthemen darstellt. Die sieben Chakren verbinden den physischen Körper mit der nichtphysischen Realität und beeinflussen so die menschliche Evolution. Der Mensch kann sich von der Dichte der Egoanhaftung und Egozentrik auf der »Chakren-Leiter« in höhere, feinstofflichere Bewusstseinsebenen der Liebe, des Mitgefühls und des Einheitsbewusstseins bewegen. Jedes Chakra verdeutlicht den Spielraum, in dem wir uns von unbalanciert zu balanciert entwickeln können.

Mir ist es wichtig zu betonen, dass kein Chakra besser oder schlechter ist als ein anderes. Jedes ist Teil der menschlichen Erfahrung und Stufe auf unserem Weg der Bewusstwerdung. Jedes Chakra enthält spezifische, grundlegende Lebensthemen, die für uns alle relevant sind: Urvertrauen, Beziehungen, Selbstbewusstsein, Liebe, Kommunikation, Verbindung zu Gott. Die unteren Chakren bieten ein wichtiges Fundament, auf dem »das Haus« der oberen Chakren gebaut werden kann. Viele Menschen, die sich zur feinstofflichen Welt hingezogen fühlen, haben tendenziell mehr Arbeit in den unteren Chakren zu leisten, damit ihr Haus stabil stehen kann. Pragmatischen Typen, die eher mit der materiellen Welt identifiziert sind, steht in den oberen Chakren, den feinstofflicheren Ebenen, mehr Arbeit bevor.

Die unterschiedlichen Chakren-Systeme

Die Anzahl der Chakren ändert sich mit der jeweiligen Theorie über die feinstofflichen Körper. Das Wissen über Energiezentren, die auch als *Padmas* (Lotus) bezeichnet werden, stammt aus der Tradition des tantrischen Yoga, der von 600 bis 1300 n. Chr. erblühte und bis heute lebendig ist. Im tantrischen Yoga artikulierte jeder der Traditionszweige ein anderes Chakren-System. In Abhängigkeit von welchem Text, welcher Abstammungslinie und durch welchen Blickwinkel wir den Energiekörper des Menschen betrachten, resultieren unterschiedliche Ergebnisse: Manche sprechen von sieben, acht, neun, zwölf, 16 oder sogar 22 Chakren, während der *Vajrayana*-Buddhismus von nur fünf Chakren ausgeht. Es ist zu beachten, dass der tantrische Buddhismus – besonders der tibetische Buddhismus ist hier zu nennen – eher die älteren Formen bewahrt. Demzufolge dominiert hier das Fünf-Chakren-System immer noch.

Energiekörper sind fließende Realität, sind Prozesse. Die Perspektive, dass es bei Chakren keine Limitation ihrer Anzahl gibt, da sie Energiewirbel darstellen, die keine Grenzen haben, macht es möglich, eine beliebige Anzahl von Energiezentren zu präsentieren. Jedoch gibt es einige Zentren, die in allen Systemen zu finden sind: speziell im Unterleib, im Nabelzentrum, im Herzen und in oder nahe der Krone des Kopfes. Diese Zonen im Körper sind die Bereiche, in denen Menschen weltweit die intensivsten emotionalen und spirituellen Phänomene erfahren.

Die Farbenlehre der Chakren

Die Farben der Chakren wurden von früheren Yogis innerlich nicht unbedingt so wahrgenommen, wie sie heute, in der jüngeren Chakren-Lehre, dargestellt werden: Reine Energie, reines Licht ist erst einmal weiß. Wenn weißes Licht zerfällt, entsteht ein Farbspektrum. Jede Farbe, die wir real sehen, ist letztendlich eine Fragmentierung von reinem Licht. Ebenso wie die Anzahl der Chakren in tantrischen Yogaschulen variiert, so werden auch die Farben der Chakren unterschiedlich dargestellt. Es existieren Schulen, die den Chakren gar keine bestimmte Farbe zuordnen: Sie beschreiben sie als golden oder lichtvoll. Die Farben in diesem Buch sind die sieben Farben des Regenbogens. Sie sind wie der Klang ein Ausdruck für die sieben Schwingungsebenen, die mit dem Chakren-System assoziiert werden. Die Zuordnung der Farbe ist in Bezug auf die jeweiligen Lebensthemen, die mit einem Chakra assoziiert werden, durchaus sinnvoll. So ist z. B. Sonnengelb mit dem Nabelzentrum assoziiert, weil es für ein strahlendes Selbstbewusstsein und Erfolg steht. Gleichzeitig möchte ich dich einladen, deinen Geist zu öffnen und die fixe Idee der Chakren-Farben loszulassen – wie die Farbe bei einem Chakra zu sein hat oder wie sie in diesem oder einem anderen Buch dargestellt ist. Bedeutsamer sollte stets deine eigene Erfahrung sein. Bleib offen für deine Wahrnehmung und erlebe in dir die Energiezentren durch Asanas, Meditation, Mantren oder andere Übungswege. Wie erfährst du das Chakra? Was fühlst, hörst und siehst du?

Blockaden in den Chakren

Durch manche unserer Chakren fließt Prana flüssiger und durch manche etwas stärker oder sogar zu stark. Ein Chakra kann also in der Balance (Energie fließt gleichmäßig und harmonisch), in der Unterfunktion (wenig Energie) oder in der Überfunktion (zu viel Energie) sein. Ähnlich, wie es bei Batterien der Fall ist, können Chakren sehr stark geladen werden oder sogar überladen sein: Dies kann als eine Einladung gelten, dich um dieses Chakra besonders zu kümmern, um möglichst alle im Gleichgewicht zu halten.

Frühere Leben – und heute

Blockaden aus früheren Leben werden im Emotions- und Mentalkörper – in *Manomaya Kosha* – gespeichert. Man geht davon aus, dass wir schon Themen und Blockaden bei unserer Geburt, sozusagen vorgeburtlich, mit in dieses Leben einbringen. In der Psychologie sprechen wir von der *Epigenetik*, dem Übertragen von Traumata, die über Generationen hinweg in unserer DNA gespeichert werden können.

Aus der Perspektive des Yoga kommt jeder Mensch mit einer spezifischen »Karte der Chakren« auf die Welt – der sogenannten Chakra-Konstitution. Daran anknüpfend wird die Funktion unserer Chakren innerhalb der ersten sechs bis sieben Kindheitsjahre entscheidend geprägt, abhängig davon, wie und in welchem Umfeld wir heranwachsen. Die Entwicklungspsychologie bekräftigt eine frühkindliche, das spätere Leben wesentlich beeinflussende Prägung in den ersten sechs Lebensjahren. Eine kurze Beschreibung zur Entwicklung der Chakren in unserer Kindheit findest du im jeweiligen Kapitel. Viele der frühkindlichen Erfahrungen und Traumata werden bis ins Erwachsenenalter unbewusst wiederholt (z. B. gestaltet man häufig destruktive Beziehungen), bis sie gesehen werden und Heilung erfahren.

So kann dir das Chakren-System helfen

Das Chakren-System bietet für jeden Menschen eine wunderbare Landkarte der Orientierung, um sich selbst besser kennen und verstehen zu lernen, wo eigene »Baustellen« liegen. Wo und in welchen Bereichen meines Lebens habe ich einen Überfluss an Energie? Und in welchen Bereichen fließt zu wenig? Im Herzen könnte z. B. für die meisten von uns mehr Energie fließen. Vielleicht kannst du die Chakren an bestimmten Punkten deines Körpers besonders deutlich wahrnehmen und an andern weniger stark. Tiefer in das Wissen um die Chakren einzutauchen ist wie eine spannende Entdeckungsreise. Zu erfahren, in welchem Chakra wir lebendig schwingen, welches balanciert, welches zu schwach und welches überaktiv schwingt, kann wichtige Veränderungen anstoßen.

Unausgeglichene oder »blockierte« Chakren erzeugen eine ganze Reihe von mental, emotional und physiologisch unangenehmen Zuständen. Ein blockiertes Chakra kann sich als physische Krankheit auswirken oder auch als mentale Krankheit oder Disbalance. Vorausgesetzt du weißt, wie sich jedes Chakra auf eine bestimmte Körperfunktion und einen bestimmten Lebensbereich auswirkt, kannst du feststellen, wo verborgene Themen auf dich warten. Praktiken und Techniken wie Asanas, Pranyama, Meditation, Therapie und Energieheilung können genutzt werden, um dein Chakren-System auszugleichen und deine Gesundheit physisch, emotional, mental und spirituell wiederherzustellen. Wenn unsere Chakren, d. h. unsere entsprechenden Lebensthemen, in Balance sind, leben wir gesund, zufrieden – und im Einklang mit unserem höchsten Selbst. Unbalancen in unserem Leben können wir immer in direktem Zusammenhang mit einer Unbalance in dem jeweiligen Chakra erkennen. Um körperliche und geistige Krankheiten zu heilen und spirituelles Wachstum zu fördern, müssen wir daher unsere Chakren kennen und verstehen, wo die Schwierigkeiten liegen, um mit ihnen arbeiten zu können.

Man kann nicht oft genug betonen, dass wir Menschen keine statischen Wesen sind, sondern lebendige Prozesse. Auf die Chakren bezogen bedeutet das, dass sich eine Prädominanz oder Unbalance in einem Chakra im Laufe der Zeit immer wieder ändern kann. Beobachte und erforsche selbst. Von einem holistischen Blickwinkel aus gesehen streben wir an, in einem ausgeglichenen Zustand zu leben. Unser physischer, mentaler und energetischer Körper sollte in einem Gleichgewicht sein. Es ist essenziell, dass unsere sieben Chakren offen, balanciert und flüssig bleiben. Durch Blockaden kann Energie (Prana) nicht fließen und Krankheiten – ob mental oder physisch – entwickeln sich leichter. Durch die Asana-, Pranayama- und Meditationspraxis im Yoga streben wir an, die Chakren in Balance, d. h., in Einklang zu bringen.

Know your chakras, know yourself.

DIE FEINSTOFFLICHE ANATOMIE IM HATHA YOGA: PRANA, NADIS, KUNDALINI

Prana

»Prana« bedeutet Lebenskraft, Lebensatem und Lebensenergie. Im Vordergrund steht der Begriff der Lebensenergie und der universellen Kraft. In den *Rig Veden,* dem ältesten Hindu-Text, wird Prana als der Atem der großen Weltenseele – Para Atman – beschrieben: der Atem Gottes, der den Menschen eingehaucht wird und uns belebt. Das Sanskrit-Wort Prana besteht aus zwei Grundwörtern: »Pr« – primär, die erste Einheit, der Anfang; »ana« bezieht sich auf »das, was sich bewegt«. Prana gilt als die belebende Kraft, die alles durchdringt und gleichzeitig Ursprung aller Dinge ist. Es belebt das ganze Leben *(prakriti)* und ist der kreative, dynamische Aspekt des Bewusstseins. Alles, was wir in der Natur beobachten können, wird von Prana »beatmet« – Pflanzen, Tiere und wir Menschen. Ohne Prana in unseren Zellen würden wir sterben. Wir können Prana in unserem biologischen System sammeln, wie Elektrizität in einer Batterie gespeichert wird. Wir finden Prana hauptsächlich in der Natur und können es durch Luft, Sonnenlicht und Nahrung (die durch Sonnenlicht wächst) in uns aufnehmen.

Prana ist die belebende Kraft hinter allen Aktivitäten, unabhängig davon, ob diese Taten hilfreich oder eher destruktiver Richtung sind. Durch Yogatechniken wie Pranayama (Atemkontrolle), Meditation und spezielle Asanas können wir die Menge von Prana, die wir in unseren Zellen und Lungen aufnehmen, vergrößern. Die potentesten Quellen von Prana finden wir in der Natur und frischen biologischen Nahrungsmitteln. Wir Menschen wissen intuitiv, welche Umgebungen heilend und lebensspendend für uns sind (Großraumbüros eher nicht). Wir wissen, wie es sich anfühlt, wenn unser Prana geschwächt ist: wenn wir uns müde und erschöpft fühlen und uns nicht mehr bewegen wollen. Elektrische Geräte (Energieräuber) oder lange Zeit vor dem Bildschirm sitzen wirken schwächend auf unser Prana, weshalb Pranayama am Morgen so belebend und wichtig ist. Aus diesem Grund, sind die Yogis sehr interessiert daran, die Menge von Prana im Körper zu stärken.

Das Herzstück der traditionellen tantrischen Hatha-Yoga-Praxis ist Pranayama. Prana = Lebenskraft, yama = sammeln oder zurückhalten. Durch die Pranayama-Praxis wollen wir Prana sammeln und im Körper halten, unsere Lebensenergie erhöhen und nicht verschwenden, damit sich unsere Gesundheit und unser Wohlbefinden verbessern. Im Yoga wollen wir eine tiefe Beziehung zu Prana, dieser Lebenskraft und Intelligenz, aufbauen. Ziel ist es, sensibler zu werden für unsere eigene Energie und die Energien um uns herum. Die Speicherorte unserer Energie sind die Chakren (Energiezentren) in unserem Energiekörper *(Pranamaya Kosha).* Hier ist vor allem das dritte Chakra als die größte Prana-»Batterie« in unserem Körper, unser Sonnenzentrum, von Bedeutung.

Die Nadis – unsere Energieleitbahnen

Energie existiert nicht einfach nur, sie fließt. So wie Wasser Ufer benötigt, um sich in einem Fluss zu sammeln, benötigt Prana eine Leitung, durch die es fließen kann. Auch der Begriff Nadi stammt aus dem Sankrit und bedeutet »kleiner Fluss«, »Kanal« oder »Gefäß«. Laut Tantra gibt es im menschlichen Körper Tausende dieser subtilen Energiekanäle, durch die Prana fließen kann. Die tantrisch-yogische Tradition geht von 72 000 Nadis im menschlichen Körper aus, andere Traditionen sprechen von 100 000 – 350 000 feinstofflichen Energieleitbahnen. Diese Energieflüsse können in sehr tiefen Meditationszuständen innerlich »gesehen« oder »gehört« werden. Die spezifischen Töne, die von den 50 großen Nadis ausgehen, die von der Wirbelsäule abzweigen, bilden das Sanskrit-Alphabet. Das Wissen um die Nadis und ihre Klänge bildet an sich schon einen vollständigen Weg des Erwachens ab: Nadi Tantra.

Unter den Tausenden von Energiekanälen sind in der Yoga-Praxis vor allem drei Haupt-Nadis relevant:
Ida Nadi – Mondkanal: links von der Wirbelsäule. Der introvertierte Mondkanal.
Pingala – Sonnenkanal: rechts von der Wirbelsäule. Der extrovertierte Sonnenkanal.
Sushumna – Feuerkanal: in der Mitte der Wirbelsäule. Der zentrale Kanal, durch den die Energie des Kundalini-Shakti, die Energie, die für unser Erwachen zuständig ist, fließt.

Hatha-Yoga zielt darauf ab, die äußeren Nadis – *Ida und Pingala* – zu klären und zu reinigen, während die tieferen Praktiken des Tantra für die Aufnahme von Prana in der Wirbelsäule verantwortlich sind. Ziel ist es, die Energie genau in der Mitte der Wirbelsäule zu sammeln. Die primären Energiekanäle, Ida und Pingala, bestimmen die Eigenschaften des menschlichen Körpers und Geistes. Indem wir sie reinigen und von festsitzender Energie befreien, können wir beginnen, die spirituelle Realität wahrzunehmen, die jenseits der normativen Welt existiert.

Shushumna Nadi ist das wichtigste Nadi im ganzen Körper. Er fließt im Kern der Wirbelsäule der zentralen Achse des Rückgrats, ist aber weitaus feiner als die Wirbelsäule selbst. Laut Tantra beginnen die Nadis an der Basis der Wirbelsäule im Muladhara-Chakra. Von hier aus fließen die drei Ströme der Energie nach oben, drehen sich wie eine Doppelhelix um sie herum und treffen sich am Nasenrücken bis zum dritten Auge, dem Ajna-Chakra. Dieser Punkt wird *Mukta Triveni* – Befreiung der drei Hauptnadis – und das Erwachen der Kundalini-Energie genannt. In Tantra- und Hatha-Yoga-Schulen wird Shushumna als der Schlüsselkanal angesehen, durch den die erweckte Kundalini-Shakti-Energie die gesamte Wirbelsäule hindurch nach oben strömt und auf ihrem Weg alle Chakren öffnet und durchdringt. Sahasrāra ist ihr endgültiges Ziel.

Kundalini

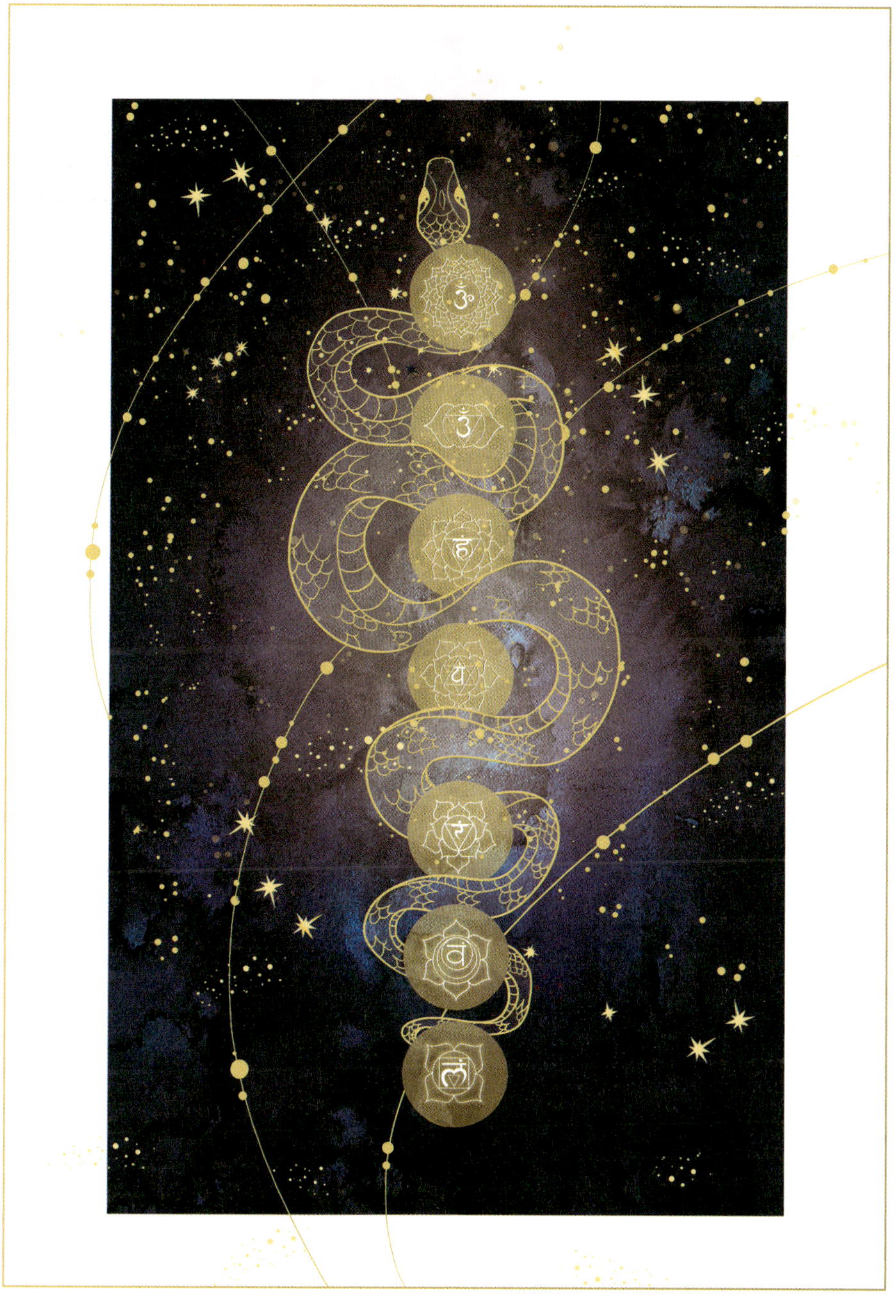

Kundalini, die Schlangenkraft

Kundalini ist eine spezielle Form von Energie und die höchste Form von Prana. Im Sanskrit wird »Kunda« mit »tiefer Ort« oder »Grube« übersetzt. Eine andere Übersetzung ist »aufgerollt«. »Lini« bedeutet »Schlange«. Kundalini kann als »schlafende Schlange, die an einem tiefen Ort in deinem Körper lebt« übersetzt werden. Kundalini ist ein Name für das Mächtige, aber bei den meisten Menschen schlafende Potenzial, das an der Basis der Wirbelsäule lokalisiert wird. Die Basis der Wirbelsäule ist das Zuhause des Wurzel-Chakras, Muladhara. Diese Energie wird metaphorisch in Form einer in 3½ Windungen aufgerollten schlafenden Schlange dargestellt. Sie ist ein mystisches Symbol für Macht und höheres Bewusstsein. Hindugötter wie Shiva und Kali sind mit Schlangen dekoriert. Doch nicht nur in der Hindu-Tradition, auch in Europa, Lateinamerika, Ägypten, Skandinavien und afrikanischen Kulturen findet man das Konzept der Schlangenkraft repräsentiert in Monumenten und frühzeitlichen Artefakten. Die Kraft von Kundalini ist weltweit präsent. Psychologisch kann Kundalini auch als unbewusstes Potenzial im Menschen bezeichnet werden. Ein anderer Name für Kundalini ist »Shakti«. »Shakti« bedeutet Kraft / Macht und wird als weibliche Energie verstanden.

Kundalini Yoga unterstützt das Erwachen der Schlangenkraft so, dass wir unser schöpferisches und spirituelles Potenzial entfalten können. In der christlichen Tradition ist mit dem Ausdruck »Treppe zum Himmel« dasselbe Aufsteigen der Kundalini-Kraft durch das Shushumna Nadi benannt. Jede Form des Erwachens – ob Nirvana, Moksha oder Erleuchtung genannt – ist mit dem Erwachen der Kundalini verbunden.

DIE FÜNF PANCHA KOSHAS – DIE SCHICHTEN DES SEINS

In der westlichen Welt, insbesondere in der Allgemeinmedizin, wird häufig nur der physische Körper eines Menschen betrachtet, wenn es um Gesundheitsfragen oder die Ursache einer Krankheit geht. Werden nur Symptome behandelt und nicht deren Ursachen, so kehren Beschwerden immer wieder zurück. Die traditionelle tantrische Yogalehre, aus der das Chakren-System entspringt, und die ayurvedische Heilkunst blicken umfassender und ganzheitlicher auf den Menschen. Um Gesundheit, Glück und Wohlbefinden zu erlangen und langfristig Heilung zu erzielen, muss der Mensch auch im Einklang mit seiner Umwelt sein. Eine vielschichtige Betrachtungsweise auf den Menschen bietet uns das Chakren-System und das Konzept der Pancha Koshas, ein Schema, das in der Yoga-Philosophie begründet ist, in dem es fünf Bewusstseinsebenen gibt, durch die alle Erfahrungen gefiltert werden. Es gilt als eine der ältesten Konzeptualisierungen des Menschen und hat seinen Ursprung in der *Taittiriya Upanishad,* einem Sanskrit-Text aus der vedischen Zeit, der in das *Yajurveda* eingebettet ist.

Das Modell umfasst alle Aspekte der Existenz: von grob bis transzendent. Jede Schicht unseres Seins ist in den alten Texten als »Umhüllung« beschrieben. Jede Körperschicht wird von einer anderen umhüllt: von der äußersten Schicht, der Grenze unseres physischen Körpers mit mehr Dichte, bis zu den feinstofflicheren Ebenen im Zentrum. Die Koshas kannst du dir wie die Schalen einer Zwiebel vorstellen. Ich sage gerne scherzhaft »Menschen sind Zwiebeln auf zwei Beinen«. Die Schichten wirken ineinander und stehen miteinander im Kontakt, sind aber nicht klar voneinander getrennt. Das Kosha-Modell ist eine Reise von außen nach innen. Der Energiekörper reguliert die physischen und mentalen Energien durch die Chakren und Nadis. Die Chakren sind Teil des Energiekörpers. Gleichzeitig interagieren alle Schichten, alle Koshas miteinander. Wenn du z. B. eine physische Unbalance in deinem Annamaya Kosha hast, wirkt sich diese direkt auf deinen Energiekörper / Pranamayakosha, aber auch auf deinen Mentalkörper, Manomayakosha, aus. Ungleichgewichte und Blockaden innerhalb eines Energiekörpers haben weitreichende Auswirkungen auf die Funktionalität deines physischen Körpers und deines gesamten Organismus.

1. Annamaya Kosha – Der physische Körper

Beginnen wir mit der äußersten Schicht, dem physischen Körper – Annamaya Kosha. Das Sanskrit-Wort »Maya« bedeutet in diesem Zusammenhang »hergestellt aus« und »Anna« bedeutet »physische Materie« oder »Nahrung«. Er wird Nahrungskörper genannt, weil er stoffliche Nahrung benötigt, um Organe, Knochen, Muskeln und Haut zu versorgen und um zu überleben. Er besteht aus Fleisch und Blut. Diese äußerste Schicht ist am leichtesten fühlbar und erlebbar. Es wird angenommen, dass Annamaya Kosha auch das verletzlichste Kosha von allen ist, da sich Probleme mit dem physischen Körper als Ungleichgewicht in den anderen Schichten unseres Seins manifestieren können. Mit Annamaya Kosha sind wir in unserem Alltag am engsten vertraut, denn wir definieren uns meist über den physischen Körper, in dem wir leben.

Viele Menschen finden einen ersten Zugang zum Yoga zunächst über eine Erfahrung mit dem physischen Leib. Die Yoga-Asana-Praxis hat in erster Linie die Funktion der Reinigung und Stärkung. Wir reinigen den Körper, bringen durch die Yogaübungen stagnierende Lebensenergie – Prana – wieder zum Fließen. Gewebe wird gedehnt, Muskeln gestärkt, Gifte und Abfallprodukte im Körper werden gelöst, selbst Narbengewebe kann wieder weich werden.

2. Pranayama Kosha – Der vitale Energiekörper

Der energetische Körper, der sogenannte Pranayama Kosha, ist die aus Lebenskraft bestehende Schicht, die von der physischen Hülle umgeben wird. Eng verbunden mit Annamaya Kosha ist sie für die Belebung des physischen Körpers verantwortlich. Pranamaya Kosha besteht aus Prana (Lebensenergie), im Chinesischen Chi genannt. Das östliche Verständnis von Prana besagt, dass es reine Energie ist, die es uns ermöglicht, zu leben und in dieser Welt zu agieren. Wenn der Energiekörper leidet, beginnt auch der physische Körper, Signale von Unbalance und Krankheit zu zeigen. Die Menge an Prana im Körper ist direkt verbunden mit unserem Atem: Wenn wir einatmen, nehmen wir gleichzeitig Prana auf. Fließt unser Atem flach und stockend, fließt auch Prana unregelmäßig. Schwache Prana-Energie führt dazu, dass unser Geist aufgewühlt wird und die Systeme im Körper unregelmäßig ablaufen. Beruhigst du deinen Atem, wird Prana stabiler und damit auch dein Geist ausgeglichener. Pranamaya Kosha kann über Pranayama (Atemarbeit) beeinflusst werden. Prana ist das »Schmiermittel«, das es unserem Bewusstsein ermöglicht, sich von einer Schicht unseres Bewusstseins zur nächsten zu bewegen. Yoga-Asana und Pranayama pflegen und verjüngen deinen Energiekörper. Seine positiven Auswirkungen sind in Bezug auf deine Gesundheit, deine Gefühlslage und deine Vitalität deutlich spürbar.

3. Manomaya Kosha – Der mentale Körper

In der dritten Schicht, Manomaya Kosha, kommen wir zu den subtileren Bewegungen des Geistes. »Mano« wird manchmal als »Denkprozess« oder einfach als »Geist« übersetzt. Es ist der Ort unserer Wahrnehmungen. Hier erfahren wir Instinkte, Affekte, Sinneswahrnehmung, Denken, Handlungen und unser Ego – ausgedrückt durch Gedankenströme, Gefühle und Empfindungen. Viele von uns haben ein überaktives Manomaya Kosha, das unser Nervensystem ermüden lässt und durch unsere Emotionen nach außen drängt. Es ist die Schicht, die es uns erlaubt, zu empfangen, zu absorbieren und die Welt um uns herum zu gestalten. Wir können lernen, automatisierte Reflexe (Reiz- und Reaktionsverhalten) anders zu steuern. Achtsamkeit, Selbstreflexion und Meditation sind der effektivste Weg, um Manomaya Kosha günstig zu beeinflussen. Diese Hülle, die noch subtiler ist als der Energiekörper, regelt unsere sensorischen und motorischen Aktivitäten und Erfahrungen, wenn wir uns in einem automatischen Modus befinden.

Wiederholte Handlungen wie Zähne putzen, Schuhe binden oder Fahrrad fahren hat unser Gehirn verinnerlicht und ruft sie wenn nötig automatisch ab. Es sind diese Routinen, die uns ermöglichen, in der komplexen Welt zu funktionieren. Sie werden Manomaya zugeschrieben. Sobald du beginnst, Yoga zu praktizieren, belebst du automatisch die ersten drei Körper, den psychischen (Anna), den energetischen (Prana) und den mentalen (Mano). Deinen Atem mit deinen Bewegungen zu koordinieren macht dich präsent auf der Matte – du synchronisierst deinen physischen und energetischen mit dem mentalen Körper.

4. Vijnanamaya Kosha – Der Weisheitskörper

»Vijnana« bedeutet »Unterscheidung« oder »Urteil«. Neben dem konstanten Strom an Gedanken, Gefühlen und Empfindungen gehen wir auf dieser Ebene tiefer, jenseits der automatischen Prozesse. Vijanamaya Kosha ist unser Weisheitskörper, die Schicht unseres inneren Wissens und der Sitz höherer Intelligenz. Hier entwickeln wir unsere höhere Wahrnehmung, Urteilsvermögen und Einblicke in unsere wirkliche Natur. Die Yoga-Praxis kann uns helfen, den mentalen Körper zur Ruhe zu bringen, sodass der »Körper der Weisheit« gehört werden und beginnen kann, uns im Leben zu leiten. Dies ist der Ort deiner klaren Urteilsfähigkeit. Er ist verantwortlich für inneres Wachstum und Authentizität und wird von allen Aspekten des Yoga beeinflusst. Menschen, die mit der Vijanamaya-Kosha-Ebene in Verbindung stehen, sind weise und handeln anderen gegenüber empathisch und respektvoll, denn sie sind sich der Konsequenzen ihrer Handlungen unablässig bewusst.

5. Anandamaya Kosha – Der Glückseligkeitskörper

Vijnanamaya Kosha und Anandamaya Kosha sind eng miteinander verbunden. Sie bilden die feinstofflichsten Ebenen des Schichtenmodells. Anandamaya Kosha liegt im Innersten der fünf Bewusstseinsschichten. »Ananda« bedeutet »Glückseligkeit«. Es handelt sich um den feinsten Schleier, der zwischen uns und Atman, dem Höheren Selbst, liegt. Die Verbindung mit diesem Kosha fühlt sich an, wie nach Hause zu kommen. Es herrscht ein Gefühl von Frieden, Freude, Liebe und Verbundenheit. Zeit hört auf zu existieren und dein Bewusstsein erweitert sich über die Grenzen deines Körpers hinaus. Dieses Kosha transzendiert den logischen, denkenden Geist und ermöglicht eine Erfahrung der Einheit mit dem universellen Bewusstsein. Allerdings sind wir dazu erst dann in der Lage, wenn wir durch die anderen Schichten hindurchgegangen sind. Dann erlangen wir *Samadhi,* die letzte Stufe des Yoga, einen Zustand meditativer Absorption, durch den du ein Gefühl der direkten Vereinigung mit Gott erfährst.

Tägliche Meditation kann Praktizierenden helfen, sich mit Anandamaya Kosha zu verbinden. Übungen und die Philosophie des Yoga in unserem täglichen Leben dienen dazu, alle Koshas – physischer Körper, Energie, Geist, Weisheit und Gemüt – zu integrieren, zu harmonisieren, unsere Gesundheit zu fördern und uns der letzten Verwirklichung unseres Seins anzunähern. Im essenziellen Kern noch unterhalb des Anandamaya Koshas treffen wir auf unser wahres, höchstes Selbst. Atman ist reines Bewusstsein, jenseits von Ego-Identifikationen. Atman ruht unberührt, unveränderlich und unsterblich – es ist unser inneres Licht, unsere Zuflucht im Herzen.

Die fünf Pancha Koshas

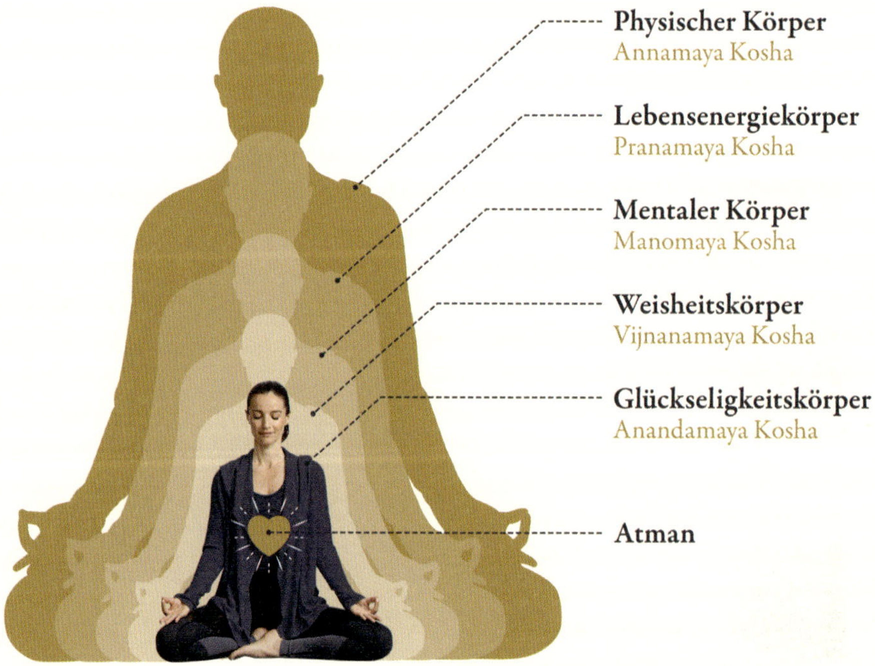

DIE DREI GUNAS

Die Gunas sind ein Kernkonzept in der hinduistischen Philosophie. Eine Guna ist ein Attribut der Natur. Im Sanskrit kann das Wort »Guna« je nach Kontext mit »Schnur« oder »Tugend« übersetzt werden. In klassischen Texten heißt es, dass die Ur-Materie oder Ur-Natur *(Prakriti)* drei Eigenschaften (Gunas) besitzt: Tamas, Rajas und Sattva; sie wirken in allem, was existiert, und werden verstanden als »das, was bindet«. Sie binden uns an unsere Ego-Identität und unseren Körper. So lange die Form einer Schöpfung von Brahma existiert, sind alle drei Qualitäten anwesend – in von Moment zu Moment unterschiedlichen Verhältnissen. Die Gunas stehen unter ständigem Einfluss zweier grundlegender Gesetze: Veränderung und Kontinuität. Es gibt sie in allen lebenden als auch nicht lebenden Dingen.

Seins-Zustände können als tamasisch (Schlaf), rajasisch (Bewegung) oder sattvisch (Samadhi) erlebt werden. Der Mensch kennt diese Zustände als: tamasisch = schläfrig, traurig, depressiv; rajasisch = unruhig, getrieben; sattvisch = leicht, froh und gelassen.

Sattva: Klarheit, Essenz, Reinheit, Licht, Harmonie, höheres Wissen
Rajas: Energie, Aktivität, Veränderung, Leidenschaft, Rastlosigkeit, Zweifel
Tamas: Dunkelheit, Anhaftung, Trägheit, Starre, Unwissenheit, Schlaf

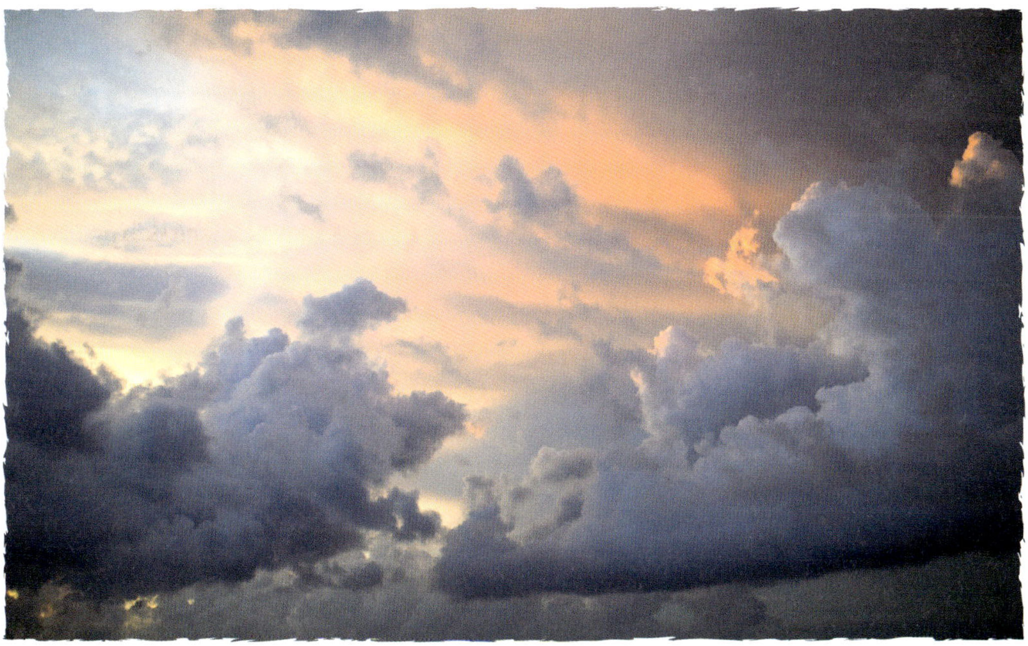

Die Auswirkungen der Gunas sind äußerst subtil und oft nicht so leicht nachvollziehbar. In der ayurvedischen Lehre werden neben den Doshas (drei grundlegende Kräfte, die den Menschen durchdringen: Vata, Pitta und Kapha) auch diese drei geistigen Grundqualitäten der Gunas unterschieden. Die aufgenommene Nahrung besitzt neben den Nähr- und Ballaststoffen auch eine der drei feinstofflichen Energien, die als »Doshas des Geistes« bezeichnet werden. Sie sind immer gegenwärtig, immer aktiv, werden von uns jedoch nicht bewusst wahrgenommen. Durch die Wahl unserer Nahrung, durch Selbstreflexion, das Üben von Meditation und Yoga können wir Sattva (Licht) in uns stärken und den drei Gunas in uns Gleichgewicht und Harmonie verleihen. Sie werden auch verwendet, um natürliche Objekte, Wesen oder Ereignisse zu verstehen. Zum Beispiel wird ein großer Stein oder eine Person mit destruktiven Tendenzen als tamasisch angesehen; ein Gewitter oder eine sehr getriebene Person als rajasisch und ein frischer Apfel oder eine friedliche Person als sattvisch. Jede der drei Gunas ist in jedem von uns und in allem gegenwärtig. Entscheidend sind aber die Proportionen der einzelnen Gunas zueinander; die unterschiedliche Zusammensetzung in jedem Menschen formt schließlich seinen Charakter.

Die Gunas wirken in allen Bereichen unseres menschlichen Daseins; so auch auf das Chakren-System. Dem 1. Chakra können wir mit seiner Dichte das Erdelement Tamas zuordnen. Das 2. und 3. Chakra sind von den Elementen Wasser und Feuer beeinflusst und dadurch viel beweglicher und eher rajasisch. Die Chakren 4, 5, 6 sind Sattva zuzuordnen, da sie mit der feinsten Form der Materie verbunden sind. Grundsätzlich gilt, dass alle Chakren in der Unterfunktion Tamas (Trägheit, Schlaf), in der Überfunktion Rajas (Aktion, Rastlosigkeit) und in ihrer Balance Sattva (Licht, Liebe, Harmonie) unterliegen. Ziel des Yoga ist es, den Lebensstil sowie die Ernährung auf Sattva auszurichten. So ist auch unsere Reise als Mensch die Reise von der Dunkelheit zum Licht. Von Tamas über Rajas zu Sattva. Wie eine Lotusblume erheben wir uns aus dem Schlamm der Trägheit, Unbewusstheit und Schwere hin zum Licht, um unser Bewusstsein zu erweitern und unser wahres Selbst zum Erblühen zu bringen. Doch letztendlich ist das Ziel, sich über alle Gunas hinaus zu bewegen, da selbst Sattva anhaftend wirkt und im Vergleich zur Reinheit unserer essenziellen Natur unvollständig ist.

No mud, no lotus.

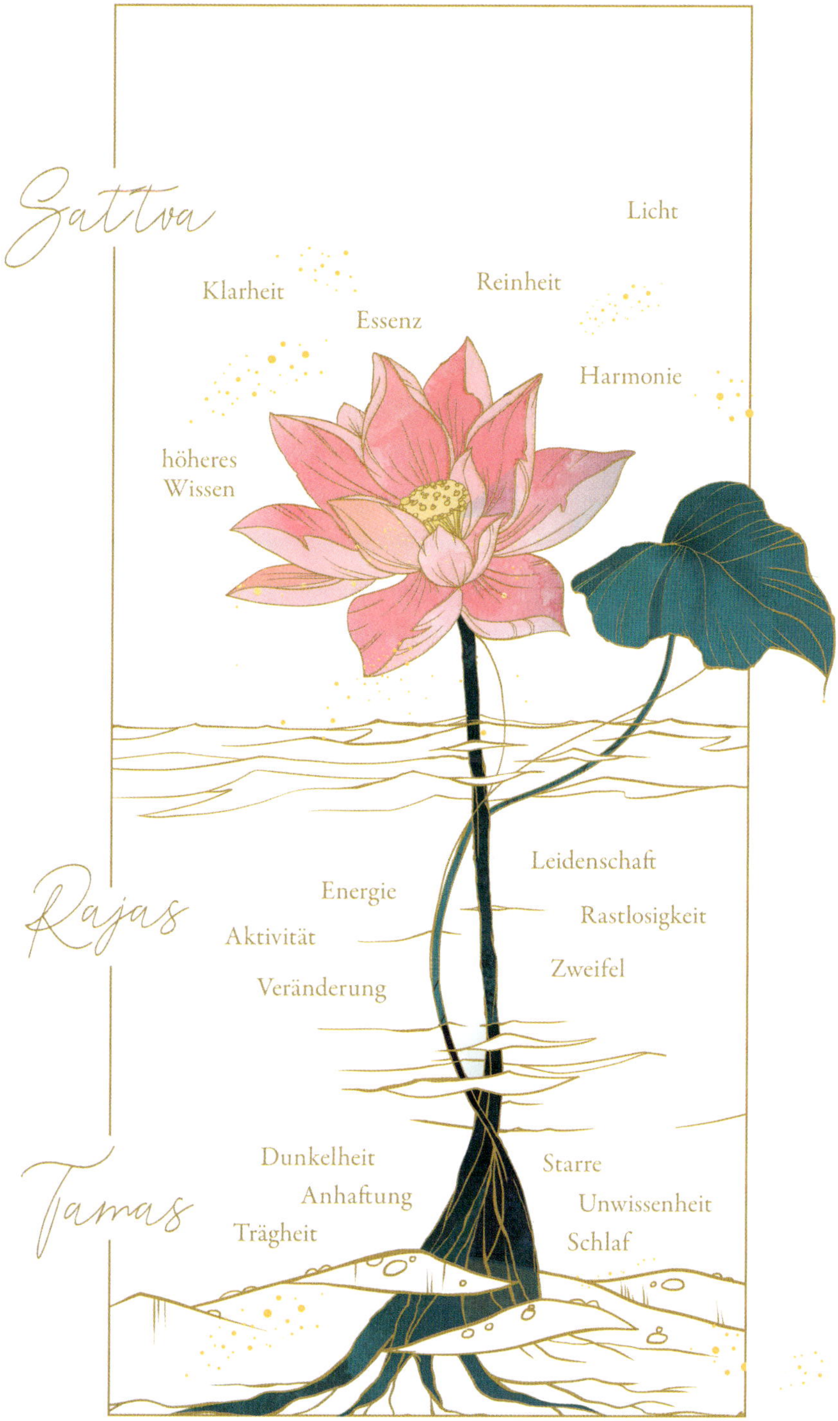
Sattva
Licht
Klarheit
Reinheit
Essenz
Harmonie
höheres
Wissen
Rajas
Leidenschaft
Energie
Rastlosigkeit
Aktivität
Zweifel
Veränderung
Tamas
Dunkelheit
Starre
Anhaftung
Unwissenheit
Trägheit
Schlaf

WIE DU MIT DIESEM BUCH ARBEITEN KANNST

Chakren – Zentren der Selbsterfahrung

Das Chakren-System bietet umfangreiche Möglichkeiten zur Selbsterfahrung. Du findest in diesem Buch eine Reihe von Anregungen und Impulsen, mit denen du dich selbst besser kennen und verstehen lernen kannst. Mithilfe effektiver, erprobter Methoden und Praktiken kannst du deine Chakren und die dazugehörigen Lebensthemen intensiv erforschen. Ich lade dich ein, dich von einer dualistischen Sichtweise über »Richtig oder Falsch« zu verabschieden und dich für unentdeckte Realitäten zu öffnen, die gleichzeitig und nebeneinander existieren. Nutze, was dir hilfreich erscheint und dir guttut. Im Mittelpunkt steht der innere Bezug zu deinen Chakren. Wir können viel theoretisches Wissen ansammeln, doch das Wichtigste bleibt deine persönliche Erfahrung.

Wie dieses Buch aufgebaut ist

Jedes Kapitel zu einem Chakra ist so aufgebaut, dass du dich den jeweiligen Lebensthemen auf unterschiedliche Arten nähern kannst. Es gibt einen theoretischen Einführungsteil und praktische Übungen. Du kannst auf traditionelle Praktiken wie Asana, Pranayama, Medition und Mantren zugreifen oder moderne Methoden wie Affirmationen, Journaling-Fragen und Achtsamkeitsübungen anwenden. Probiere für dich aus, was dir Freude macht oder sensible Punkte in dir berührt. Das wird für jeden etwas anderes sein. Menschen reagieren unterschiedlich auf Körperübungen, Meditation, Rezitationen, Kristalle oder den Kontakt mit Gottheiten. Jede Methode und jede Technik kann dir eine Hilfestellung sein. Es gibt keinen besseren oder schlechteren Weg, die Chakren zu erfahren: Es sind unterschiedlichen »Kanäle«, die die verschiedenen Ebenen ansprechen. Jedes Thema innerhalb des Kapitels hat ein eigenes goldfarbenes Symbol, damit du dich besser orientieren kannst: Ein Luftzeichen für Pranayama, das OM-Symbol für Mantra, einen Stift für die Journaling- und Reflexionsfragen usw.

So kannst mit diesem Buch arbeiten

Der Chakren-Test zu Beginn dieses Buches soll dich unterstützen, eine erste Einschätzung dafür zu bekommen, wie es um die Balance in deinen Chakren gerade bestellt ist. Dieser Schnelltest ist als Einstieg gedacht und ersetzt keine ausführliche Auseinandersetzung mit den Themen. Ich empfehle dir, zuerst den Einführungsteil und die Geschichte der Chakren zu lesen, um ein Basisverständnis zu entwickeln. Mit diesem Hintergrundwissen kannst du dann tiefer in die einzelnen Themen einsteigen.

Das Chakren System ist ähnlich wie ein Stufensystem vom 1. bis zum 7. Chakra aufgebaut. Allerdings ist es nicht ausschlaggebend, das Buch chronologisch von vorn bis hinten durchzulesen. Du kannst dich intuitiv leiten lassen und schauen, bei welchem Chakra du zuerst eine Anziehung spürst: Was macht dich neugierig? Wo verspürst du eine Sehnsucht? Menschen, die spirituell offen und angebunden sind, haben eher »Arbeit« in den unteren Chakren zu erledigen. Menschen, denen die feinstoffliche Welt noch fremd ist, die aber bereits gut geerdet und in dieser Welt verankert sind, benötigen oft mehr Sensibilisierung in den oberen Bereichen. Chakren, die für uns noch im Dunkeln liegen oder Knackpunkte darstellen, dürfen angeschaut werden. Die Lebensthemen der sieben Chakren zu meistern, sie zu balancieren und mit ihnen zu arbeiten darf auch ein lebenslanger Entwicklungsprozess sein; lass dir Zeit beim Entdecken! Wenn du dir unsicher bist, beginne im Nabelzentrum. Wenn wir dieses Zentrum heilen, beeinflussen wir gleichzeitig die darunter liegenden – das 1. und 2. Chakra – positiv.

Healing is not linear.

Wie du die Chakren-Arbeit in deinen Alltag integrieren kannst

Wenn du dich für ein Chakra und die dazu gehörigen Lebensthemen entschieden hast, empfehle ich dir, dich für **40 Tage** diesem Chakra zu verpflichten: Schreibe auf, welche Übungen du in deine/n Morgenroutine / Alltag einpflegen möchtest. Das könnte für das 1. Chakra z. B. so aussehen:

morgens:
- 35 min. Asana-Praxis für das Wurzel-Chakra und 6 min Savasana / Entspannung
- 6 min. Pranayama und 8 min. Chakrenmeditation, nach Pranayama 3 min. in Stille sitzen
- 5 min. Affirmationen innerlich rezitieren (am Ende der Meditation)

mittags:
- Nährende, wärmende Kürbissuppe essen
- 30 min. Spaziergang in der Natur, davon 10 min. Achtsamkeit: Gehmeditation barfuß

abends:
- 9 min. Journaling im Bett über 1–2 Reflexionsfragen
- 6 min. Mondatmung zum Einschlafen

Wiederhole deine persönliche Routine für 40 Tage. Welches Resümee kannst du ziehen?

Hinweise zu den Übungen innerhalb der Chakren-Kapitel

Das Chakra im Überblick

Auf der ersten Seite des jeweiligen Chakren-Kapitels findest du die wichtigsten Merkmale des Chakras auf einen Blick. Sanskritname, Symbolik, zugehörige Körperbereiche, Organe, Lebensthemen, Schattenaspekte etc.

Einführung in das Chakra und seine Entwicklung

Im Einführungsteil wird der Name und die Definition des Chakras erklärt. Hier gehe ich auf das zugeordnete Element und seine Wirkkraft in Beziehung zur Natur und unserem Leben ein. In der Folge beschreibe ich die Entwicklung eines Kindes in Beziehung zum Chakra. Vom Zeitpunkt der Empfängnis bis zum 7. Lebensjahr wird der Grundstein der Chakren-Prägung in uns gelegt. Diese Auffassung deckt sich weitgehend mit den Vorstellungen der Psychologie zu Prägungen in diesem Zeitraum. Es gibt geteilte Ansichten darüber, wie sich die Entwicklungszeiträume der Chakren genau darstellen. Einige gehen über sieben Jahre hinaus oder beschreiben viel detaillierter.

Mein persönlicher Bezug

Was mir in anderen Chakren-Büchern bisher gefehlt hat, war häufig der persönliche Bezug der / des Autorin / Autors. Darum habe ich jedes Kapitel bezugnehmend zum Thema um eine kleine persönliche Geschichte aus meinem Leben bereichert. Ich hoffe, dadurch die Chakren und die dazugehörigen Lebensthemen noch greifbarer und lebendiger für dich darstellen zu können.

Gleichgewicht und Ungleichgewicht im Chakra

Hier findest du die Merkmale der Balancen und Unbalancen eines Chakras stichpunktartig im Überblick. So kannst du schnell festzustellen, ob dieses Chakra in dir in Balance schwingt oder nicht.

Die 6 wichtigsten Yoga-Asanas für das Chakra

Zu jedem Chakra sind hier seine sechs wichtigsten Asanas dargestellt. Sie beziehen sich auf den Körperbereich, in dem das Chakra verortet ist. Jede Übung hat eine spezifische Wirkung auf unser Körper-Geist-Energie-System. Die spezifische Reichweite der Asanas habe ich in meinem ersten Buch *YOGA – die 108 wichtigsten Übungen und ihre ganzheitliche Wirkungsweise* ausführlich beschrieben. Die sechs Asanas innerhalb der Chakren-Kapitel sind nur ein kleiner Ausschnitt der zahlreichen Variationen. Sie sollen dir ein Gefühl dafür vermitteln, welche Übungen den betroffenen Körperbereich ansprechen und öffnen können.

Eine komplette Chakra-Yoga-Asana-Sequenz für zu Hause

Zur Yoga-Asana-Praxis im Allgemeinen Der tiefere Sinn der Asana-Praxis, der körperlichen Übungen im Yoga, liegt in der Reinigung. Sie hilft uns, angestaute Energie zu lösen und wieder fließen zu lassen. Du kannst dir den Körper als Schwamm vorstellen, der sich im Laufe deines Lebens mit Erfahrungen und

Emotionen vollgesaugt hat: Wenn du Emotionen nicht freilässt, steckst du irgendwann voll aufgestauter, schmerzhafter Energie. Sobald wir beginnen Yoga-Asanas zu praktizieren und achtsam Atem und Bewegung miteinander zu verbinden, öffnen wir die feinstofflichen Energieleitbahnen (Nadis) und bringen so unsere Lebensenergie (Prana) wieder zum Fließen. Die Yoga-Asana-Praxis ist eine sanfte Form der Körper-Therapie, in der wir Erkenntnisse über uns selbst gewinnen und alte aufgestaute Dinge loslassen können.

If you never cried in a Yoga Class, what are you waiting for?

Eine ganzheitliche Yoga-Praxis Aus Überzeugung unterrichte ich Yoga immer ganzheitlich. Eine vollständige Yoga-Praxis, auch Sarvangha (vollständig, ganz) Sadhana (spirituelle Praxis) genannt, erkennt man daran, dass sie Körper, Geist, Atem und Seele einschließt und berührt. Wir verbinden den Körper mit der Atmung. Durch das Lenken der Atmung beruhigen wir den Geist, um uns schließlich mit Atman, unserer Seele, zu vereinen. Zu einer ganzheitlichen Praxis gehören Asana, Savasana, Pranayama und Meditation. Moderne Yogaklassen sind häufig unvollständig, da sie ausschließlich Asanas, körperliche Übungen, beinhalten und Savasana, Pranayama oder Meditationspraxis vernachlässigen. Zu jedem der Chakren habe ich in diesem Buch eine ganzheitliche Praxis zusammengestellt sowie eine tantrische Chakren-Meditation, die das jeweilige Bija-Mantra enthält.

Hinweise zur Darstellung der Foto-Asana-Sequenz

- Asymmetrische Haltungen, Drehungen und Seitbeugen immer rechts und links ausführen.
- Die Kürzel R & L stehen für Rechts und Links.
- Achte auf folgende Symbole innerhalb der Sequenz › ‹› ‹ – sie zeigen den Anfang und das Ende einer dynamischen Übung oder eines Flows innerhalb der Sequenz an.

Pranayama-Praxis

Pranayama kann mit »Atemkontrolle« oder »Atemausdehnung« übersetzt werden. Wenn wir beginnen, unsere Atmung an- und einzuhalten, praktizieren wir Pranayama. Pranayama ist das Herzstück des Hatha-Yoga. Durch bewusste Kontrolle des Atems erlangen wir Einfluss auf unser Energielevel und die Qualität unseres Geistes. Verlängerte Einatmung wirkt energetisierend (Sonnenatmung), verlängerte Ausatmung hingegen beruhigend (Mondatmung). Achtsamkeit für die Atmung ist der Hauptschlüssel, um bewusster zu werden und sich im gegenwärtigen Moment zu verankern. Im Sinne der ganzheitlichen Praxis *(Sarvangha Sadhana)* habe ich nach jeder Asana-Praxis eine detailliert beschriebene und passende Pranayama-Atempraxis beigefügt. Bitte lies dir bei jeder Pranayama-Übung die Anleitung sowie die Kontraindikationen sorgfältig durch, lege den Fokus beim Üben auf Präzision und frage bei Unsicherheiten deine Yogalehrerin.

Chakra-Meditation

Meditation ist eine mentale Praxis, die den Geist trainiert. Dies geschieht mithilfe eines Objektes, wie zum Beispiel dem Atem. Meditation ist ein Weg, mentale Unruhe zu beruhigen. Regelmäßige Praxis bewirkt Klarheit, Konzentration, Ruhe und inneren Frieden. Meditation lehrt uns, auf die Qualität und den Inhalt unserer Gedanken zu achten und dafür Verantwortung zu übernehmen. Die Mediation auf die Chakren ist definitiv eine spezielle Form der Meditation: Auf ein Chakra zu meditieren setzt voraus, dass du bereits gelernt hast, für längere Zeit still zu sitzen, deinen Geist durch die bewusste Atem- und Energieführung zu beruhigen und zu fokussieren.

Tantrische Meditation Die meisten Meditationspfade konzentrieren sich darauf, den Geist zu beruhigen und einen »Beobachter« oder »Zeugenbewusstsein« zu entwickeln. Obwohl die tantrischen Yogis den Nutzen dieses Ansatzes kannten, war ihr Hauptaugenmerk ein anderes. In der tantrischen Traditionslinie, aus der ich komme, geht es zunächst auch um die Fähigkeit, den eigenen Geist zu stabilisieren, als Basis für die darauf aufbauende Energiearbeit. Wenn wir ruhig in Meditation sitzen, beginnen wir mit Prana zu arbeiten. Wir wollen sensibel werden für Prana in einem bestimmten Chakra und eins werden mit dem Erleben. Die Betonung liegt hier auf der Erfahrung: Eine Visualisierung schafft ein Bild und damit Distanz zwischen dir und dem Erlebten. So entsteht nur eine Vorstellung von einem Chakra. Intellektuelles Wissen kann uns am direkten Erleben hindern, wenn wir alles benennen. Obwohl ein Buch auf Wissen und Theorie basiert, möchte ich dich einladen, dich instinktiv von deinem Erleben führen zu lassen.

Wie lange sollte ich mit einem Chakra arbeiten? Du kannst die Länge der Meditation individuell anpassen: angefangen von 10, 20 bis zu 30 oder 40 Minuten. Beginne mit der kürzesten Zeitspanne und steigere dich langsam. Nimm dir Zeit, um jede Meditation in Ruhe – möglichst täglich – zu üben. Stell dir am besten einen Timer. Bleibe ungestört. Bevor du die Meditation beginnst, lies sie dir zwei- bis dreimal durch, sodass du während der Praxis ganz in der Erfahrung bleiben kannst und nicht ins Buch schauen musst. Lass dir Zeit. Es gibt keinen Zwang, dich möglichst schnell durch die Chakren zu arbeiten, genieße die Reise. Hast du dich entschieden, auf welches Chakra du dich konzentrieren möchtest, empfehle ich dir, mindestens 30–40 Tage dabei zu bleiben. Langfristige neurologische Veränderungen im Gehirn brauchen mindestens 30 Tage, bis sie als neue Gewohnheit fest installiert sind. Die Arbeit mit den Chakren sind ganze Lebensthemen. Ein Monat ist die kürzeste Zeitspanne, die ich dir empfehlen würde, um damit zu arbeiten. Nachhaltiger wirken drei Monate oder länger. Unbalancen und Blockaden in bestimmten Bereichen deines Energiekörpers sind nicht über Nacht entstanden, d. h., sie zu lösen kann dauern, Heilung braucht Zeit.

Wichtige Hinweise: Eine Ausnahme bilden das 1. und 2. Chakra. Hier empfehle ich dir, nur 3–5 Tage am Stück auf ein Chakra zu meditieren. Auf das Nabel- und Herzzentrum oder das 3. Auge kannst du sogar 1–3 Jahre meditieren. Dort kannst du dich gut verankern. Auf das 7. Chakra längere Zeit zu meditieren ist nicht empfehlenswert, da es uns zu »körperlos« machen kann. Wir durchlaufen in der Kronen-Chakra-Meditation alle 7 Chakren, um sie zu balancieren und mit der Krone zu verbinden.

Mantren

Jedes Chakra wird durch die Essenz eines Bija-Mantras ausgedrückt. Zusätzlich habe ich drei dazu passende Mantren gesammelt, die du singen, rezitieren oder mit denen du meditieren kannst. Ein Mantra ist eine heilige Silbe, ein Klang oder ein Wort. Die meisten Mantren sind auf Sanskrit geschrieben. Der Begriff »Mantra« setzt sich aus den Worten »manas«, »Geist«, und »tra«, »Ausdehnung«, »Schutz« zusammen. Ein Mantra erweitert also unseren Geist, dehnt ihn aus und schützt ihn gleichzeitig vor negativen Tendenzen. Ein Mantra laut gesprochen oder gesungen spricht vorwiegend den bewussten Teil des Geistes an. Ein Mantra leise zu rezitieren berührt das Unterbewusstsein. Wenn wir Mantren rezitieren, sollten wir sie nicht schnell herunterbeten, sondern den Geist in Stille halten, sodass wir die Resonanz der Mantren innerlich hören. Der Wert eines Mantras entwickelt sich in seiner Intensität, je nach Dauer der Zeit, die du darin investierst. Wenn du mit einem Mantra arbeitest, bleibe 40 Tage dabei, ohne es zu verändern. Wenn du die Mantra-Praxis ernsthaft betreiben willst, ist es sinnvoll, dir einen Lehrer zu suchen Häufig wird für die Mantra-Praxis eine Gebetsperlenkette als Hilfsmittel verwendet, die als Mala bekannt ist. Man lässt sie durch die Finger gleiten und benennt bei jeder Perle sein Mantra. Eine Mala besteht traditionell aus 108 Perlen und einer Guru-Perle *(Bindu).* Die Zahl 108 gilt als heilige Zahl.

Mantra is the Highway to the Heart.

Umgang mit Gottheiten Jede Gottheit, gleich aus welcher Tradition, steht für eine spezifische Energie und Frequenz, die sie verkörpert. Jesus Christus steht für die bedingungslose Liebe, ebenso wie der Gott Krishna. Beide werden dem Herz-Chakra zugeordnet. Ich möchte dich ermutigen, die vorliegenden Gottheiten und die Bilder auf dich wirken zu lassen. Sie besitzen Persönlichkeit, Gefühle und Urteilsvermögen – du kannst mit ihnen kommunizieren. Wen magst du? Wer rührt etwas in dir an? Wen fürchtest du? Entscheide intuitiv, wer dich anspricht. Es kann eine hilfreiche Fokussierung und Projektionsfläche sein, das Bild oder eine Statue einer Gottheit aufzustellen und einen kleinen Altar einzurichten.

Gott hat keine Religion.

Journaling und Reflexionsfragen

Für jedes Chakra habe ich spezifische Fragen zusammengestellt. Sie sollen zum Nachdenken anregen und dir dabei helfen, ungelöste Themen und Blockaden in diesem Energiezentrum aufzuzeigen. Einige der Fragen mögen leicht für dich zu beantworten sein, andere brauchen mehr Zeit, um zu reifen oder mit Freunden darüber zu reflektieren. Hilfreich wäre ein Notizbuch, das du ausschließlich deiner Chakren-Arbeit widmest. Manche Fragen können auch unangenehme Gefühle auslösen. Überfordere dich nicht.

Das Bewusstwerden ist schon ein erster Schritt Richtung Veränderung. Sei ehrlich mit dir selbst. Der beste Zeitpunkt dafür ist am Morgen direkt nach dem Aufwachen.

Affirmationen

In jedem Chakren-Kapitel habe ich positive Affirmationen für dich kreiert und zusammengestellt. Eine Affirmation ist ein positiver Glaubenssatz. Sie kann deinen Geist in eine bejahende, positive Haltung bringen, sie sollte dich in deiner Zielsetzung bestärken und sich gut anfühlen. Wähle z. B. einen Begriff, welcher deine Intention ausdrückt. Worte wie »Freude«, »Klarheit« oder »Vertrauen« können ein guter Ausgangspunkt sein. Oder wähle intuitiv einen der Affirmationssätze, die ich in jedem Chakren-Kapitel genannt habe. Die bestärkende Wirkung des Satzes oder das Wort, das du wählst, sollte schon beim ersten Lesen für dich spürbar sein. Um einen neuen (Glaubens-)Satz in deinem Unterbewusstsein zu installieren, ist es sinnvoll, 30 bis 40 Tage mit der Affirmation zu arbeiten, indem du sie mehrmals täglich wiederholst.

Kristalle und Edelsteine

Es ist bekannt, dass Edelsteine und Kristalle über heilende Eigenschaften verfügen. Eine der Möglichkeiten den zu dir passenden Stein zu finden, wäre denjenigen zu wählen, der dem Chakra mit dem du arbeiten möchtest, zugeordnet ist. In jedem Kapitel habe ich eine Auswahl der wichtigsten Steine zusammengestellt, die das jeweilige Chakra balancieren, mit einer kurzen Beschreibung ihrer Wirkungsweise auf Körper, Geist und Emotionen. Eine andere Möglichkeit, »deinen Stein« zu finden, könnte sein, dich rein von deinem Gefühl leiten zu lassen.

Die Arbeit mit einem Stein darf ganz intuitiv sein: Steine sind Wegbegleiter, die dich in deinem Alltag und in deiner Meditation unterstützen. Ein paar Möglichkeiten, die Kraft deines Steines im Alltag zu erfahren sind: Den Stein während der Meditation in der Hand zu halten, ihn als Talisman am Körper zu tragen, in der Hosentasche, in Form einer Mala-Kette oder als Armband. Du kannst ihn auch nachts unters Kopfkissen oder zur Heilung auf eine kranke Körperstelle legen.

Alltagstipps, um das Chakra auszubalancieren

Diese Ideen können deine Chakrenarbeit inspirieren und sie ins Alltagsleben integrieren. So kann z. B. das Tragen der Farbe Gelb deine Kraft im Nabelzentrum stärken, eine Bergwanderung wirkt stimulierend auf dein Kronen-Chakra und Tanzen bringt dein Sakral-Chakra in Schwung.

Praktische Achtsamkeitsübung

Ich habe jedem Chakra ein Achtsamkeitsübung angefügt. Sie soll dich mit den Lebensthemen des Chakras in Verbindung bringen. Der erste Schritt zur Veränderung ist Achtsamkeit: das Bewusstsein über ein ungünstiges Verhalten oder eine Blockade. Was hältst du in diesem Energiezentrum, in diesem Bereich deines Körpers? Was möchte dir dieses Organ im Zusammenhang mit dem Thema des Chakras sagen? Achtsamkeit hilft dir, mit dem physischen und energetischen Körper tiefer in Kontakt zu kommen.

DER CHAKREN-SCHNELLTEST

Mit diesem Test kannst du erste Tendenzen erkennen, bei welchem deiner Chakren zurzeit eine ausgewogene Balance herrscht und welches eher in einer Unbalance schwingt. Du kannst diesen Test nutzen, um direkt zu dem Chakren-Kapitel zu wechseln, bei dem du – durch die eher niedrige Punktzahl – eine Unbalance festgestellt hast. Das Testergebnis kann deine momentane Situation widerspiegeln, aber auch eine bereits länger anhaltende in deinem Energiesystem darstellen. Dies ist nur ein »Schnelltest«, verlasse dich also bitte nicht nur auf diese Testergebnisse, sondern lies dir auch eingehend die Kapitel über die Chakren durch, um ein tieferes Gefühl und Verständnis dafür zu bekommen. Der Test kann jederzeit wiederholt werden. Besonders an den Merkmalen der Balancen und Unbalancen in dem jeweiligen Chakra können wir gut erkennen, wo wir stehen. Das Chakra mit der niedrigsten Gesamtsumme ist das Chakra, wo die größte Unbalance herrscht und mit dem du, wenn du möchtest, direkt beginnen kannst.

Die Fragen in diesem Test sind so formuliert, dass sie von einer Balance in dem jeweiligen Chakra ausgehen. Ja = trifft auf mich zu; neutral = kein klares Ja, aber auch kein klares Nein; nein = trifft nicht auf mich zu. Wenige Punkte bei einem Chakra bedeuten: Hier gibt es für dich Möglichkeiten zur Weiterentwicklung. Viele Punkte bei einem Chakra bedeuten: Dieses Chakra scheint bei dir gut in Balance zu schwingen. Rechne für jedes **ja** 2 Punkte, für jedes **neutral** 1 Punkt und für jedes **nein** 0 Punkte. Pro Chakra kannst du maximal 14 Punkte erreichen. Bei weniger als 8 Punkten ist es sinnvoll, dich mit dem betroffenen Chakra noch tiefer auseinanderzusetzen.

1. Chakra: Erde, Überleben, Vertrauen, Sicherheit, Herkunft

Hast du dich als Kind in deiner Familie gewollt und willkommen gefühlt?	ja ○	neutral ○	nein ○
Gibt dir deine Familie ein starkes Gefühl von Sicherheit und Stabilität?	ja ○	neutral ○	nein ○
Hast du ein gutes Urvertrauen ins Leben, fühlst du dich gehalten und unterstützt vom Leben?	ja ○	neutral ○	nein ○
Hast du eine gute Beziehung zu Geld und Arbeit?	ja ○	neutral ○	nein ○
Fühlst du dich wohl in deinem Körper und hast du ein gutes Gefühl dazu?	ja ○	neutral ○	nein ○
Fühlst du dich geerdet und mit beiden Beinen auf der Erde stehend?	ja ○	neutral ○	nein ○
Sorgst du im Alltag gut für dich und deine Grundbedürfnisse, wie gesundes Essen, ausreichend Trinken, ausreichend Schlaf und Bewegung an der frischen Luft?	ja ○	neutral ○	nein ○

Ergebnis 1. Chakra: ______

2. Chakra: Wasser, Lebenslust, Emotionen, Sinnlichkeit, Sexualität

Führst du ein erfüllendes Sexualleben?	ja ◯	neutral ◯	nein ◯
Hast du eine gute und gesunde Beziehung zu deiner Sexualität, deiner Weiblichkeit / Männlichkeit?	ja ◯	neutral ◯	nein ◯
Nimmst du dir Zeit für sinnlichen Genuss im Alltag durch: Lachen, Tanzen, Essen, Baden, den Körper einölen, Massage, Sex etc.?	ja ◯	neutral ◯	nein ◯
Fühlst du dich körperlich flexibel?	ja ◯	neutral ◯	nein ◯
Liebst du aufregende, spannende Abenteuer trotz möglicher Gefahren?	ja ◯	neutral ◯	nein ◯
Fällt es dir leicht, dich auf neue Situationen einzustellen und flexibel anzupassen?	ja ◯	neutral ◯	nein ◯
Gönnst du dir ausreichend Pausen, Zeit fürs Nichtstun und Urlaub?	ja ◯	neutral ◯	nein ◯

Ergebnis 2. Chakra:

3. Chakra: Feuer, Energie, Willenskraft, Selbstbewusstsein, Erfolg

Fühlst du dich meistens stark, selbstbewusst und fit?	ja ◯	neutral ◯	nein ◯
Hast du Vertrauen in deine Stärken und Fähigkeiten?	ja ◯	neutral ◯	nein ◯
Ziehst du meistens durch, was du dir vorgenommen hast?	ja ◯	neutral ◯	nein ◯
Hast du eine gute und regelmäßige Verdauung?	ja ◯	neutral ◯	nein ◯
Nimmst du dich selbst nicht zu ernst und hast eine gute Portion Humor?	ja ◯	neutral ◯	nein ◯
Bist du hartnäckig und ausdauernd, auch wenn du mal keine Lust hast?	ja ◯	neutral ◯	nein ◯
Übernimmst du gerne die Verantwortung? Organisierst du am liebsten alles selbst?	ja ◯	neutral ◯	nein ◯

Ergebnis 3. Chakra:

4. Chakra: Luft, Liebe, Mitgefühl, Glückseligkeit, Freude, Leichtigkeit, Frieden

Gehst du meistens liebevoll und mitfühlend mit dir selbst um?	ja	neutral	nein
Führst du dauerhafte, stabile Beziehungen, auch wenn es manchmal schwierig wird und kriselt?	ja	neutral	nein
Bist du fähig, dich selbst und andere so zu akzeptieren, wie sie sind?	ja	neutral	nein
Kannst du anderen leicht vergeben, ohne nachtragend zu sein?	ja	neutral	nein
Bist du sensibel gegenüber anderen Lebewesen, fühlst du das Leid anderer?	ja	neutral	nein
Ist die Liebe ein wichtiger Wert in deinem Leben?	ja	neutral	nein
Hast grundsätzlich ein leichtes und fröhliches Gemüt, und fällt es dir leicht, deine Freude spontan zum Ausdruck zu bringen?	ja	neutral	nein

Ergebnis 4. Chakra:

5. Chakra: Klang, Kommunikation, Wahrheit, Selbstausdruck, Kreativität

Bist du ein angenehmer Gesprächspartner, eine gute Zuhörerin?	ja	neutral	nein
Gelingt es dir, Menschen zu begeistern, sprichst du gerne vor anderen?	ja	neutral	nein
Sprichst du Dinge aus, auch wenn du dich dadurch vielleicht unbeliebt machst?	ja	neutral	nein
Gelingt es dir, Gedanken und Ideen so zu vermitteln, dass andere sie gut verstehen können?	ja	neutral	nein
Kannst du NEIN sagen, wenn du etwas eigentlich nicht möchtest, ziehst du klare Grenzen?	ja	neutral	nein
Zeigst du dich im Außen – bei anderen – ganz so, wie du wirklich bist?	ja	neutral	nein
Schenkst du deiner Kreativität Ausdruck durch Malen, Schreiben, Musik, Gestalten, Handarbeiten, Poesie?	ja	neutral	nein

Ergebnis 5. Chakra:

6. Chakra: Intuition, Licht, Vision, Vorstellungskraft, Manifestationskraft

Frage	ja	neutral	nein
Verfügst du über eine blühende Phantasie und fällt es dir leicht, Visionen und Dinge zu visualisieren?	○	○	○
Fällt es dir leicht, in Meditation und meditative Zustände abzutauchen?	○	○	○
Erfährst du lebhafte Träume und erinnerst dich auch öfter an sie?	○	○	○
Kannst du dich für lange Zeit gut auf eine Sache konzentrieren? Nichts stört dich, du bist völlig absorbiert.	○	○	○
Schaffst du es, eine höhere Perspektive im Leben einzunehmen?	○	○	○
Fühlst du eine gute Verbindung mit deiner inneren Weisheit und Intuition?	○	○	○
Fühlst du dich von höherem Wissen und philosophischen Gedanken angezogen? Macht es dich glücklich, dich darin zu vertiefen?	○	○	○

Ergebnis 6. Chakra:

7. Chakra: Bewusstsein, Einheit, Erwachen, höheres Wissen, Seelenaufgabe

Frage	ja	neutral	nein
Hast du eine spirituelle Praxis? Übst du regelmäßig eine Meditations- oder Gebetspraxis aus?	○	○	○
Folgst du einem spirituellen Lehrer? Hörst du Vorträge und Satsangs?	○	○	○
Fühlst du eine Verbindung zu Gott, dem Universum, der Quelle allen Lebens?	○	○	○
Glaubst du, dein Leben hat einen tieferen Sinn, jenseits deiner persönlichen Ziele?	○	○	○
Hast du einen offenen Geist gegenüber anderen Denkweisen und anderem Sein?	○	○	○
Fällt es dir leicht, dich von deinem Ego und deinen Anhaftungen zu lösen und dabei über dich selbst zu lachen, weil du nicht damit identifiziert bist.	○	○	○
Sind dir schon grenzenlose Bewusstseinszustände, Glückseligkeits- oder Erleuchtungszustände widerfahren?	○	○	○

Ergebnis 7. Chakra:

Dein persönliches Chakren-Rad

Mithilfe dieses Rades kannst du auf einen Blick erkennen, wie dein persönliches Chakren-Rad aussieht.

Kreuze dafür ganz einfach mit einem Bleistift deine Punktanzahl aus dem jeweiligen Chakra an und verbinde anschließend die einzelnen Punkte miteinander, sodass ein Rad entsteht. Das Idealbild wäre, dass ein harmonischer Kreis entsteht, der sich an der äußeren Linie des Chakren-Rads orientiert. In diesem Fall »läuft das Rad rund und mühelos«, und es wären alle Chakren gut ausgeprägt und in Balance.

Auf deinem persönlichen Rad kannst du auf einem Blick erkennen, an welchen Stellen dein Rad nicht harmonisch und rund verläuft. Je größer der »Knick« in Richtung innerer Kreis, desto größer die Einladung an dich, dich diesem Chakra besonders zu widmen und es in Balance zu bringen.

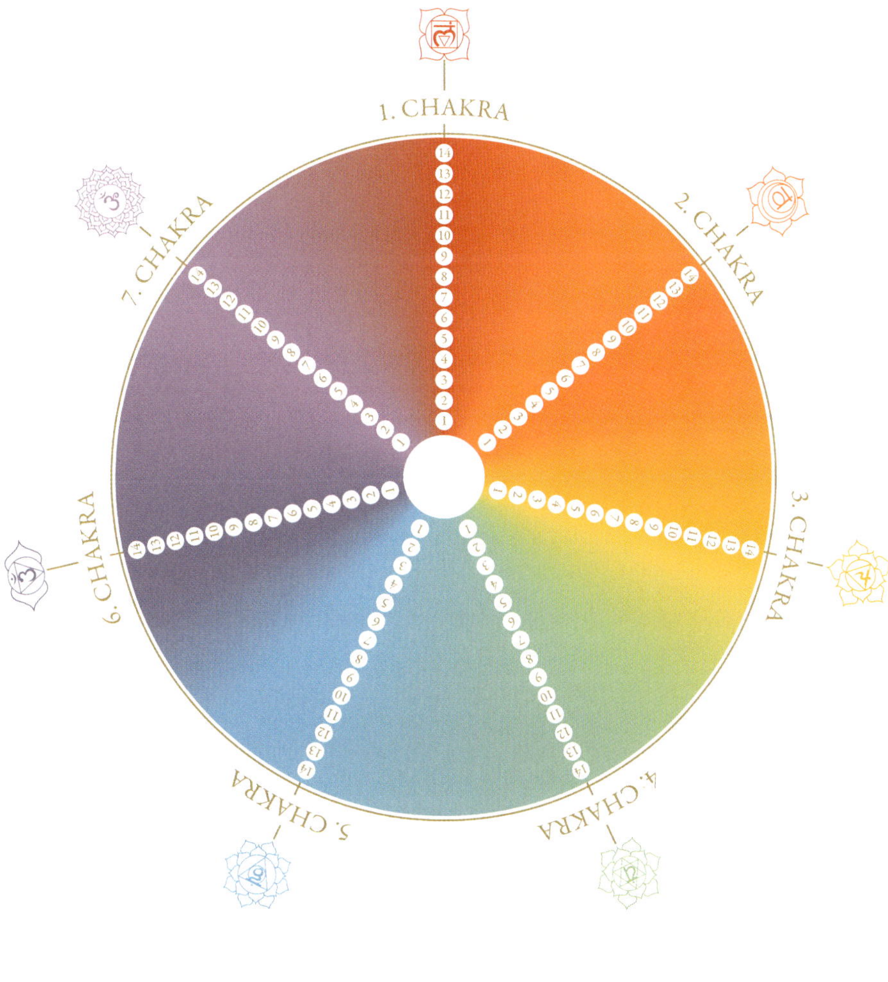

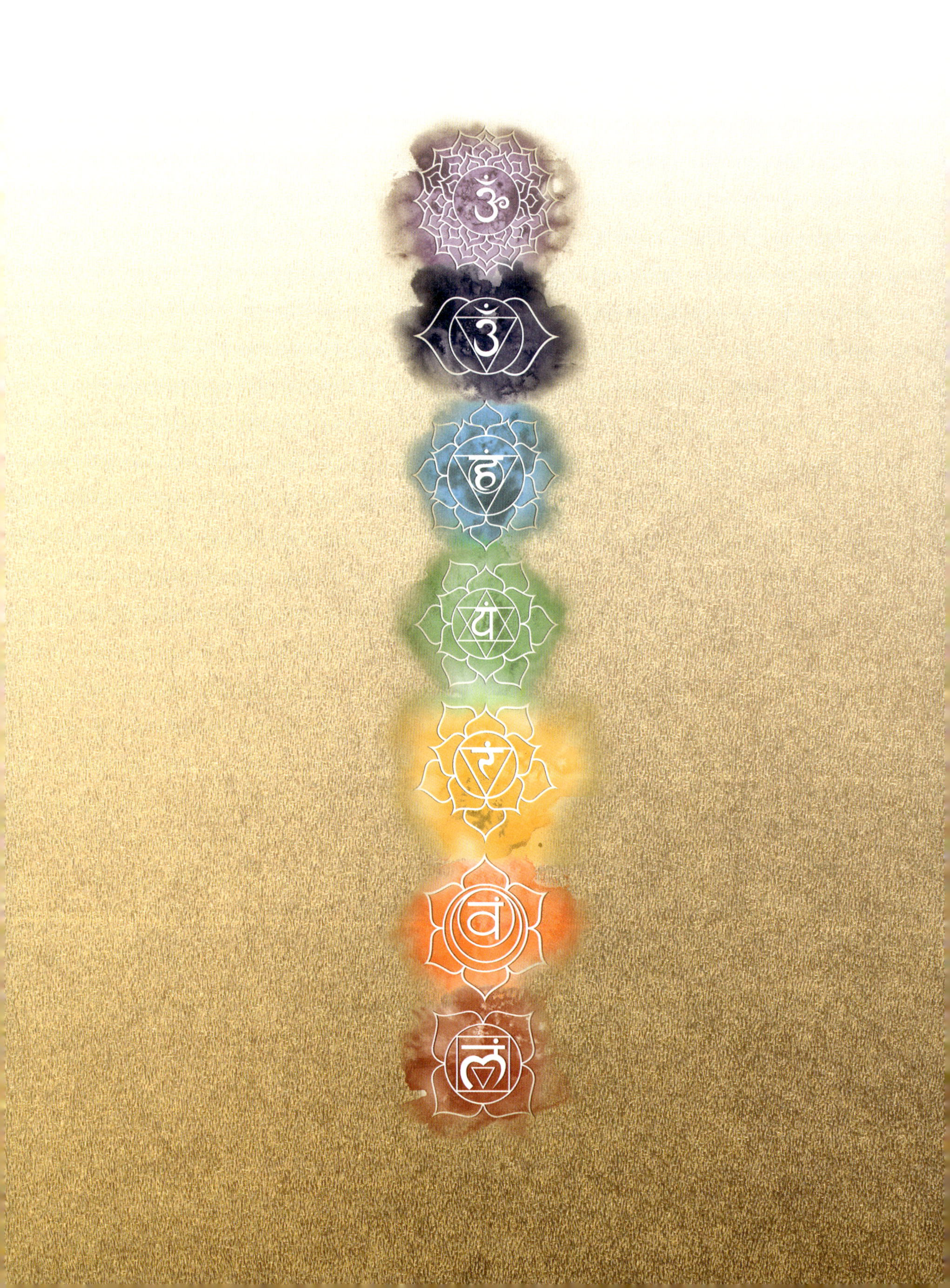
ॐ
ॐ
हं
यं
रं
वं
लं

DIE
7 CHAKREN

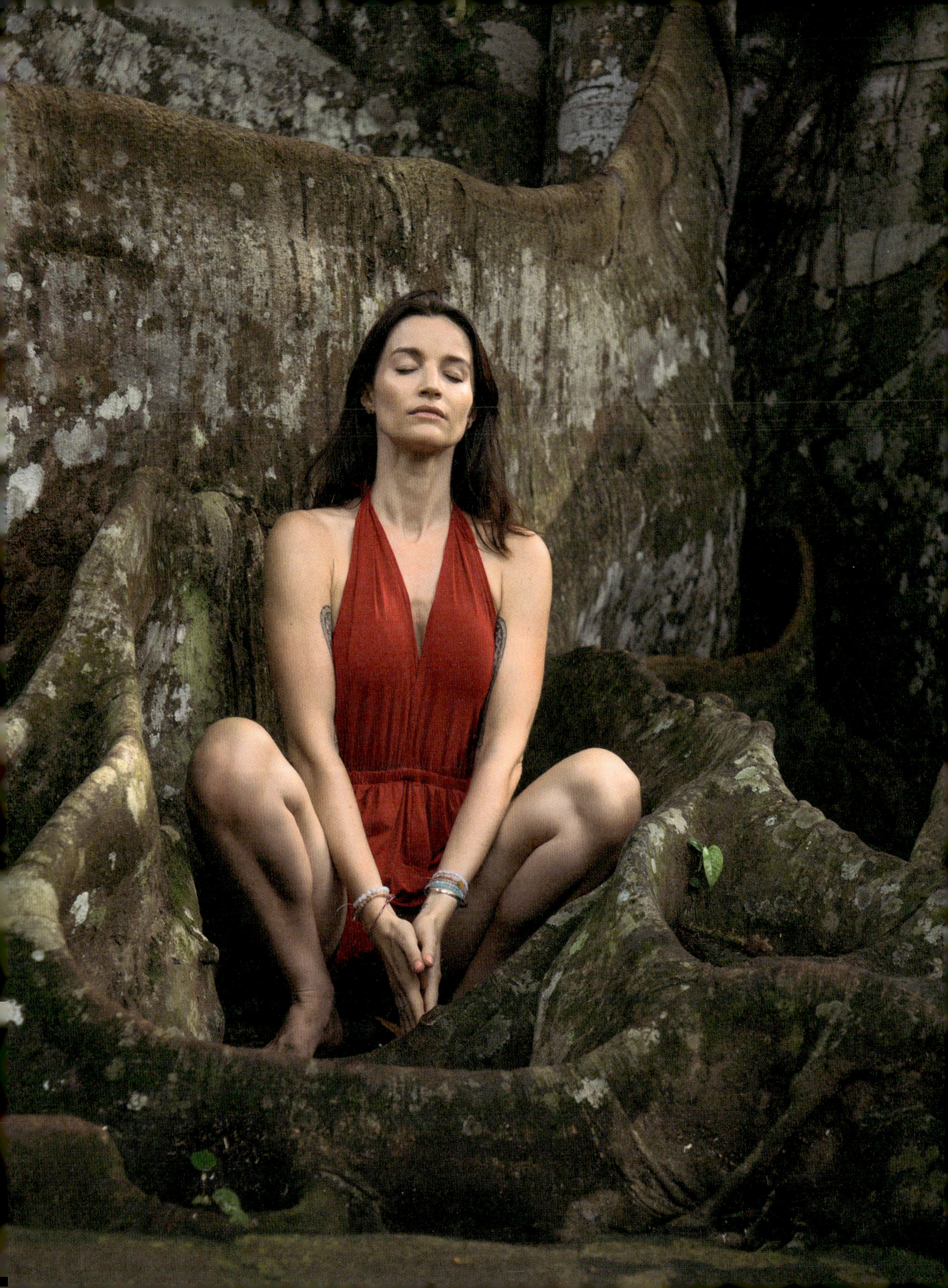

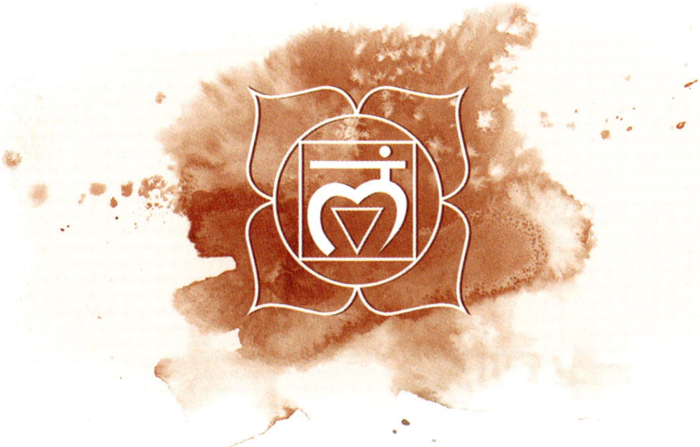

1. CHAKRA

WURZEL-CHAKRA

Muladhara-Chakra

Dein Körper ist deine Erde

ICH BIN · I AM

DAS WURZEL-CHAKRA IM ÜBERBLICK

Name	Wurzel-Chakra
Sanskritname	Muladhara-Chakra
Bedeutung	Wurzel, Fundament, Unterstützung
Lokalisierung im Körper	Am unteren Ende der Wirbelsäule, der Beckenboden, das Perineum (zwischen After und den äußeren Geschlechtsorganen), das Steißbein
Yantra / Symbol	Nach unten gerichtetes Dreieck, umringt von einem gelben Quadrat mit 4 Blütenblättern; schlafende Schlange 3 ½-mal um einen Shiva Lingam gewickelt (symbolisiert schlafende Schlangenkraft, unser schlafendes Potenzial, Kundalini)
Zentrale Lebensthemen	Erde und Wurzeln, der Körper, Nahrung, Materie, Urvertrauen, Stabilität, Sicherheit, Herkunft, Beziehung zur materiellen Welt, Zuhause, Selbstvertrauen und Selbstwert, Akzeptanz, Kontrolle und Loslassen, Werte
Schattenaspekte	(Verlust-)Angst, Anhaftung, Völlerei, Gier
Lernaufgabe	Mich im Körper und auf der Erde zu Hause fühlen; meine Grundbedürfnisse erfüllen; Gefühl der Zugehörigkeit; Urvertrauen zum Leben, zur materiellen Welt, zum Geld
Farbe	Kräftiges Rot, erdiges Braun
Element	Erde
Wirkende Kraft / Naturgesetz	Schwerkraft, Gravitationsgesetz
Ayurvedischer Typ / Dosha	Kapha (Erde & Wasser)
Lebenswind / Vayu	Apana (Energiewind, der auf körperlicher und emotional-geistiger Ebene Eliminations- und Loslassprozesse sowie die Befruchtung und den Geburtsprozess unterstützt)
Körperbereiche / Karmendriya	Alle Muskeln, Skelett, Beine, Füße, Zähne, Nägel, Wirbelsäule, Steißbein, Dickdarm, Enddarm, After als Ende des Verdauungstraktes und Kontrollpunkt des Loslassens
Organe / Drüsen	After, Dickdarm und Enddarm, Nebennieren (Hormone: Kortison, Adrenalin, Noradrenalin)
Sinneswahrnehmung / Jnanendriya	Riechen
Musik	Erdende, stark betonte Rhythmen, afrikanische Trommeln, Hip-Hop
Ausgleichende, unterstützende Kristalle und Edelsteine	Überwiegend schwarze, braune oder rote Steine: Feuerachat, grauer Achat, Granat, Rubin, roter Jaspis, Hämatit, Schwarzer Turmalin, Obsidian, Rauchquarz
Aroma-Öle	Sandelholz, Nelke, Zeder, Zimt, Rosmarin
Ausgleichende, unterstützende Nahrungsmittel	Alles, was tief in der Erde wächst: Karotten, Rote Bete, Kartoffeln, Süßkartoffeln; Granatäpfel, reife rote Äpfel; generell warme erdende Speisen und Suppen
Gottheiten	Brahma (der Schöpfer), Ganesha (Kreation und Wissen), Dakini (Shakti), Gaia / Demeter (Mutter Erde und Kreation), Kali (Transformation und Neugeburt)
Archetypen	Mutter und Vater
Tiere	Elefant, Ochse, Bulle
Bija-Mantra	LAM / LANG
Affirmation	ICH BIN / I AM

EINFÜHRUNG IN DAS MULADHARA-CHAKRA

Bedeutung von Muladhara – Die Wurzelunterstützung

Das 1. Chakra (Energiezentrum) – das sogenannte Muladhara-Chakra – befindet sich an der Basis deines Körpers, und zwar am Ende deiner Wirbelsäule, rund um den Damm und das Steißbein. Aus dem Sanskrit wird Mula mit »Ursprung« und Adhara mit »Fundament« übersetzt. Muladhara kann also als »Fundament des Ursprungs« oder auch als »Basis-Unterstützung« verstanden werden.

Das Muladhara-Chakra verbindet uns, vor allem durch unsere Beine und Füße, auf der physischen Ebene mit der Erde, endet aber nicht am Ende der Wirbelsäule, sondern dehnt sich energetisch nach unten, nach hinten und nach vorn aus. Gleichzeitig manifestiert sich die Erdenergie als Materie in jeder einzelnen Zelle deines physischen Körpers. Diese Verdichtung von Materie ist gleichbedeutend mit dem 1. Chakra.

Die Kraft der Erde

Die grundlegende energetische Kraft und das Naturgesetz der Schwerkraft erschafft feste Materie. Sie wirkt anziehend, hält Atome zusammen und macht es möglich, materielle Kreation zu bilden. Ohne diese verbindende Kraft würden wir uns in formlose Masse auflösen und in den Weltraum schweben. Auf universeller Ebene hält die Gravitationskraft Sterne und Planeten zusammen. In der tantrischen Tradition des Yoga wird diese Kraft mit dem Elefantengott Ganesha gleichgesetzt, der die Schwerkraft hält und bewirkt, dass die universellen Kräfte kohärent funktionieren.

Das 1. Chakra in der Entwicklung

In jedem Kapitel werden wir die einzelnen Stadien der Chakren-Entwicklung durchlaufen. Die sieben Chakren werden in den ersten sieben Lebensjahren unseres Heranwachsens nacheinander zum Leben erweckt und geprägt. Traumatische Erfahrungen in diesen ersten sieben Lebensjahren können sich bis weit ins Erwachsenenalter hinein auswirken und problematisch für unser Leben werden. Frühkindliche Erfahrungen prägen uns und bestimmen unsere Entscheidungen sowie unsere Denk- und Verhaltensmuster (im Positiven wie im Negativen), häufig ohne uns dessen bewusst zu sein. Indem du Kontakt mit deinen unbewussten Anteilen aufnimmst, machst du einen ersten Schritt in Richtung Veränderung.

Das erste Lebensjahr ist gekennzeichnet vom Spannungsfeld zwischen Überleben und Urvertrauen. Im Wurzel-Chakra ist unser Überleben das Hauptanliegen der Energie. Dieses Chakra wird im Moment unserer Zeugung erweckt und entwickelt sich bis zum Alter von 18 Monaten, und mit ihm unser Urvertrauen und unser Selbstwertgefühl.

Im Neugeborenen sind die vier biologischen Triebe Hunger, Sex, Schlaf und Überleben bereits aktiv. Als Säugling ist der Mensch aber noch nicht in der Lage, für sich selbst zu kämpfen oder eigenständig für Nahrung zu sorgen, denn zum Zeitpunkt seiner Geburt ist er im Vergleich zu anderen Säugetieren wenig entwickelt. Deshalb wird der Mensch auch häufig als »biologische Frühgeburt« bezeichnet.

Im ersten Jahr dreht sich alles um Essen, Schlafen, Verdauung und Ausscheidung – die grundlegendsten Bedürfnisse. Es geht um unser Überleben und die Ankunft auf dem Planeten Erde. *Survial of the fittest.* Wir müssen darauf vertrauen, dass wir überleben, weil wir von fürsorglichen Menschen umsorgt werden. Darauf vertrauen, dass wir unseren Körper der Anziehungskraft der Erde überlassen können und am nächsten Morgen wieder heil erwachen. Schlafstörungen sind oft ein Zeichen für ein geschwächtes 1. Chakra und zeugen von der Schwierigkeit, sich komplett entspannen und loslassen zu können. Manchmal ist unser 1. Chakra aber auch zu stark betont und dadurch unser Überlebenswille besonders stark ausgeprägt. Das kann Frühgeborene betreffen, die wirksame kämpferische Fähigkeiten entwickeln mussten, um überleben zu können. Im ungünstigsten Fall kann sich dadurch eine starke Ichbezogenheit entwickeln, die beim Erwachsenen meist zu Schwierigkeiten im Umgang mit seinem Umfeld führt.

In der westlichen Welt sind wir stetig arbeitende und unruhige Geister. Die meisten Menschen fühlen sich generell minderwertig und selten gut genug. Wenn wir mit dem 1. Chakra arbeiten, können wir dieses Gefühl des Nicht-gut-genug-Seins korrigieren, basierend auf der Erfahrung, dass unsere einmalige körperliche Existenz einem Wunder gleicht.

Wie genau die Erfahrungen unserer ersten Lebensjahre unser Leben beeinflussen, lässt sich nicht genau vorhersagen. Denn zum Eindruck der Geburt und den Erfahrungen der ersten Lebensjahre kommt noch der prägende Einfluss der Kultur, in die wir hineingeboren wurden. Auch die Jahreszeit, die Konstellation der Sterne bei unserer Geburt – aus astrologischer und ayurvedischer Sicht – sowie Geschwister, Tanten, Großeltern u. a. beeinflussen unseren ersten Blick auf das Leben bewusst oder unbewusst. Das Chakren-System kann uns helfen, Schwachstellen und Themen, die uns im Erwachsenenalter einschränken und unter denen wir leiden, im Zusammenhang mit frühkindlichen Prägungen zu erkennen und zu verstehen. Das 1. Chakra bildet die Grundlage, auf der alle anderen Chakren aufbauen, und verfügt dadurch über fundamentale Qualitäten. Unser Überlebensinstinkt, unsere Grundbedürfnisse nach Selbsterhaltung, Sicherheit, Urvertrauen und Selbstwert sind in diesem Energiezentrum gesammelt.

Back to the roots – Zurück zu den Ursprüngen

In deinem ersten Energiezentrum kommst du in Kontakt mit deinen Wurzeln – deiner Vergangenheit, deiner Herkunft und den Kindheitserinnerungen, die in deinem Unterbewusstsein gespeichert sind. Das Unterbewusstsein wird im Yoga den ersten beiden Chakren zugeordnet.

In deiner Kindheit und deiner Familiengeschichte findest du Antworten auf Fragen über dich selbst und deine Eltern. Jedem, der mehr mit sich selbst in Kontakt kommen und sein Verhalten und die Beweggründe dahinter besser verstehen möchte, empfehle ich, sich mit seiner Herkunft auseinanderzusetzen. Nicht mit dem Ziel, Schuldige zu finden, sondern um zu reflektieren und eigene Glaubenssätze und limitierende Verhaltensmuster zu entdecken und zu hinterfragen. Indem du dir das Unbewusste bewusst machst, gehst du einen ersten Schritt in Richtung Veränderung.

»In order to flourish above, one must be firmly rooted below.«

Maori Proverb

Die tantrische Weltsicht: Dein Körper ist der Tempel deiner Seele

Das ultimative Ziel des Yoga ist *Moksha*, ein Begriff aus dem Sanskrit, den man am treffendsten mit Freiheit übersetzt. Es geht um die Freiheit von den Ketten der Identifizierung und Anhaftung an unsere weltliche Identität, die auch als Ego bezeichnet wird. Das Ego lässt uns glauben, dass wir NUR dieser Körper sind, dass wir identisch sind mit den Rollen, die wir im Alltag einnehmen. Die Yoga-Tradition nennt diese falsche Identifikation mit unserem Ego, unserem Körper und allem, was vergänglich ist, *Maya* – Schleier der Illusion. In dem Moment, in dem wir den Schleier lüften, gelangen wir zu Moksha, in die Freiheit, werden von unserem individuellen Selbst in ein vereinigendes, untrennbares Feld des Bewusstseins entlassen. Der tantrisch-yogische Weg ist ein non-dualer Weg, wir begrüßen Licht und Dunkelheit gleichermaßen. Das eine bedingt das andere.

»Die Wurzel allen Leidens ist Anhaftung.«

Buddha

Anhaftung ist die Wurzel allen Leidens, so hat es schon Buddha (Siddharta Gautama, 563–483 v. Chr.) gesagt. Damit sind nicht nur materielle Dinge wie Haus, Auto und unser Beruf gemeint, sondern vor allem das Anhaften an Glaubenssysteme, Denkmuster und die Identität, die wir zu haben glauben. Maya täuscht uns die Illusion der Identität und des Getrenntseins vor. Wenn wir uns mit den Objekten des Geistes identifizieren, leben wir in einer Welt, die nicht die Realität ist. Wenn du beispielsweise mit dem Glaubenssatz »Ich bin nicht gut genug« herumläufst, bestätigst du in dir diese Realität. Dieses begrenzte Selbst wird zum Geist, der Maya ist.

Es erscheint widersprüchlich, dass der tantrische Weg des Hatha-Yoga beim Körper beginnt. Wir nutzen im Yoga den Körper, um uns mit dem Atem zu verbinden, so den Geist zu beruhigen und uns schließlich mit unserer Seele – Atman –, unserem wahren, unsterblichen, unveränderlichen Selbst zu verbinden. Tantra ist ein integrativer Weg, der den Körper nutzt, um zur Erleuchtung zu gelangen. Im Tantra ehren wir den Körper als heiligen Tempel, gleichbedeutend mit einem Raum, in dem unsere Seele wohnt. Wir wollen das Wissen und die Philosophien des Yoga verkörpern und praktisch in dieser Welt anwenden, damit es nicht nur Theorie bleibt, sondern auch erfahrbar wird.

»You don't have a soul, you are a soul, you have a body.«

C. S. Lewis

Der tantrische Weg zielt nicht darauf ab, sich vom Körper zu distanzieren und ihn als störendes Objekt auf dem Weg zur Erleuchtung zu betrachten – wie ihn der Weg der Askese lehrt –, sondern ihn zu bewohnen, zu akzeptieren, zu pflegen und zu lieben. Jede Form der Erleuchtung geht mit dem Erwachen unseres schlafenden Potenzials *(Kundalini)* einher. Wir können erwachen, indem wir das Bewusstsein erforschen, das sich durch den physischen Körper, in jeder Zelle und in jedem Organ, ausdrückt.

Kundalini bezeichnet die schlafende Schlangenkraft, die am Ende der Wirbelsäule, im Muladhara-Chakra, visualisiert wird. Um dieses Potenzial zu entfachen, wurden im traditionellen tantrischen Hatha-Yoga viele Techniken entwickelt: die Arbeit mit Bandhas (Energieverschlüsse), Mudras (Gesten), Yantras (heilige Symbole & Bilder), Mantras (heilige Texte) und Kriyas (Energiepraktiken). Wenn Kundalini, diese enorme Kraft, freigesetzt wird, steigt sie von der Basis nach oben zum Kronen-Chakra und öffnet auf ihrem Weg nebenher alle anderen Energiezentren, sodass der Mensch idealerweise alle Chakren als geöffnet und integriert erlebt.

1. und 2. Chakra – Das Ego im Unbewussten

Nicht nur auf dem Yogaweg liegt der Schwerpunkt der Weiterentwicklung des menschlichen Wesens auf Weisheit und Erkenntnis. Ziel ist es, deine eigentliche Bestimmung zu erkennen. Zu erfahren, wer oder was du wirklich bist: Einheitserfahrungen zuzulassen, aufzuwachen zu deiner wahren Natur, inneres Licht, Liebe und Mitgefühl zu realisieren. In der christlichen Tradition können wir das sehr schön an dem Lichtkranz um das Haupt von Jesus Christus und seinem »offenen« Herzen erkennen, was auf vielen Bildern und Gemälden dargestellt ist. Doch bevor wir uns von unserem Ego lösen können, müssen wir anerkennen, wie wir uns darüber definieren. Das Ego will ergründet werden. Es muss verstanden werden, wie durch diese falsche Identifizierung (Maya) Leiden beginnt.

Der un- und unterbewusste Teil des Egos manifestiert sich in den dichtesten Formen der Elemente – in der Erd- und Wasserenergie, die mit dem 1. und 2. Chakra verbunden sind. Hier zeigen sich die Anhaftung an die materielle Welt und die Identifikation mit unserem Körper. Es beherbergt das Unbewusste, geistige Abdrücke *(Samskara)*, vergangene Leben und Erfahrungen, Karma und das Gedächtnis der Ahnen. Die Vertiefung dieser Fragen ergänzt eine spezielle Yoga-Richtung: das Jnana-Yoga.

Die ersten beiden Chakren, Muladhara und Svadhisthana, werden durch das »A« im Mantra »AUM« repräsentiert. Die hier vorherrschende Erdanziehung bewirkt, dass unser Geist dunkel und unser Körper schwer und träge werden. Diese Qualität wird im Yoga als *Tamas* bezeichnet. Zu viel Tamas manifestiert sich in Ignoranz und fehlender Veränderungsbereitschaft. Ignoranz zeigt sich in einer Fixierung auf das eigene Überleben und den persönlichen Vorteil zulasten anderer; ich erlebe mich NUR als Einzelperson, als getrennt von anderen und nicht als Teil einer globalen Menschheit und Teil der Natur.

Körperliche Schwere und Dunkelheit im Geist werden auch durch unsere Ernährungsweise beeinflusst. Yogis betonen deshalb die Bedeutung sattvischer Ernährung: Anstelle von Fast Food, schwer verdaulichem Essen, Tierprodukten, prozessierten Lebensmitteln und weißem Zucker (diese kreieren Tamas) empfehlen Yogis eine rein pflanzliche und somit gewaltfreie Ernährungsweise mit frischem Gemüse, Obst und Getreide. Diese Art der Nahrung fördert Klarheit, Reinheit, Leichtigkeit und Flexibilität in Körper und Geist. Dieses alte Wissen wird heute durch die moderne Ernährungswissenschaft bestätigt.

Überlebensängste und Toilettenpapier

Wenn im Außen viele Veränderungen stattfinden und wir das Gefühl haben, diesen äußeren Umständen hilflos ausgeliefert zu sein und wenig unter Kontrolle zu haben, dann werden tiefe Urängste angesprochen: zum Beispiel die Angst, dass unser Überleben bedroht ist. In der aktuellen coronabedingten Ausnahmesituation können wir beobachten, wie erschüttert bei vielen Menschen das 1. Chakra ist, das mit Urvertrauen und Stabilität in Verbindung steht, und wie dadurch solche Überlebensängste aktiviert werden. Das drückt sich zum Beispiel in Hamsterkäufen aus, etwa dem exzessiven Einkauf von Toilettenpapier.

Das ist schon ein bisschen witzig und wird gerne thematisiert. Doch wenn wir uns anschauen, WO im Körper das 1. Chakra sitzt, nämlich am Enddarm – eben genau dort, wo wir ausscheiden und Kontrolle abgeben müssen, um Abfall loslassen zu können –, dann macht dieses Verhalten durchaus Sinn. Es geht um die Angst, nicht genug zu haben, die Angst, loszulassen und zu vertrauen. »Es ist nicht genug für alle da« lässt sich mit der Angst ums Überleben gleichsetzen.

MEIN PERSÖNLICHER BEZUG

Um nicht nur in der Theorie zu schwelgen, möchte ich meine persönlichen Erfahrungen in Bezug auf die 7 Chakren in dem jeweiligen Kapitel mit dir teilen, um zu veranschaulichen, wie sich die Lebensthemen der Chakren in unserem Alltag manifestieren können.

Ein mir naheliegendes Beispiel sind die Bedingungen meines ersten Lebensjahres. Meine Mutter genoss die Schwangerschaft mit mir und war auch gut auf meine Geburt vorbereitet, doch die Rahmenbedingungen, ihre Abhängigkeit von meinem Vater – einem etwas älteren und noch mit einer anderen Frau verheirateten Mann – und ihre eigene Unsicherheit schränkten ihre Freude an der Mutterschaft ein. Ihr hormoneller Absturz nach meiner Geburt führte zu einer postnatalen Depression, die inzwischen gut erforscht ist, aber damals noch nicht so bekannt war. Man vermutet inzwischen, dass die Entwicklung einer Wochenbettdepression bei zehn bis fünfzehn Prozent der Gebärenden liegt. Die unsicheren Gefühle meiner Mama während ihrer Schwangerschaft sind vielleicht auch die Ursache für meine eigenen Unsicherheiten und meinen mangelnden Selbstwert im Teenageralter. Wer weiß das schon so genau? Aber es könnte einen Zusammenhang geben.

Kennst du deine Geburtsgeschichte? Meine Geschichte entspricht übrigens eher der Normalität; die wenigsten Kinder werden in eine stabile Beziehung hineingeboren. Selbstverständlich stimmt aber auch, dass eine unsichere, schwierige Entwicklungssituation nicht zwangsläufig ein schwaches 1. Chakra zur Folge haben muss. Aus Sicht der Yoga-Tradition spielt auch das Karma aus früheren Leben eine Rolle. Wenn du dich darauf einlässt, kann das Chakren-System dazu beitragen, Schwachstellen und Themen, die dich heute beeinträchtigen – auch im Zusammenhang mit frühkindlichen Prägungen –, zu entschlüsseln.

Essstörung, Kontrolle und Angst

Als ich nach dem Abitur auf die Musicalschule wechselte, begann ich mich mit anderen zu vergleichen und merkte schnell, dass die meisten dort talentierter und erfahrener waren als ich. Bei einigen waren schon die Eltern Opernsänger, andere hatten bereits seit ihrem 4. Lebensjahr Ballettunterricht. Ich hatte erst mit zwölf Jahren angefangen zu singen und zu tanzen und war nicht professionell geschult. Ich hatte Angst, nicht zu genügen, und begann hart an mir zu arbeiten und unerbittlich gegen mich selbst zu sein. Nach dem täglichen Tanz-, Gesangs- und Schauspieltraining ging ich abends noch zehn Kilometer laufen oder ins Fitnessstudio und kontrollierte, was und wie viel ich aß. Das Leben erschien mir immer freudloser, denn Essen ist ja auch mit Lebenslust verbunden.

Paradoxerweise wusste ich sehr gut über Essstörungen Bescheid; ich kannte die Risiken und körperlichen Auswirkungen. Mich selbst über Essen zu kontrollieren schien mir jedoch die beste Möglichkeit zu sein, um vielleicht doch noch perfekt zu werden. Mein Gedankengang schien logisch: Ich lebte den Glaubenssatz:

»Wenn ich dünn bin, bin ich perfekt. Wenn ich perfekt bin, werde ich anerkannt und bin liebenswert.« Ich stand unter enormem Leistungsdruck. Hinzu kam, dass ich in der Modelagentur (mit Modeln habe ich den Musicalunterricht finanziert) stets gewogen und gemessen wurde. Meine Arm- und Beinmuskeln, die durch das tägliche Tanztraining wuchsen, wurden mit kritischen Augen betrachtet. Ich geriet in ein schweres Dilemma: Dünn sein, aber gleichzeitig Muskeln aufbauen, wie sollte das funktionieren? Heute denke ich oft darüber nach, welche Themen wohl professionelle Tänzer und Models beschäftigen. Ein Leben geprägt von extremer Disziplin, Kontrolle und Entbehrung ist ein hoher Preis, um auf einer Bühne stehen zu dürfen.

Es war eine der dunkelsten Zeiten in meinem Leben, mit Momenten großer Erschöpfung, in denen mir das Leben nicht mehr lebenswert erschien. Der Kontakt zu mir selbst und meinem Körper fehlte, meine Gedanken drehten sich nur noch im Kreis. Mein Selbstwertgefühl war im Keller. Ich bin sehr froh, dass es mir gelungen ist, mich aus dieser Abwärtsspirale zu befreien. Therapien und innere Arbeit haben mir dabei geholfen zu erkennen, dass Perfektionismus nicht erstrebenswert ist, dass ich gut bin, so wie ich bin. Letztendlich waren es der tiefe Wunsch nach Heilung und meine eigene Entscheidung zu sagen: JA, ich will leben! Dabei habe ich gelernt, dass es eine zutiefst persönliche Entscheidung ist, JA zu seinem Leben zu sagen. Diese Entscheidung kann dir niemand abnehmen. Yoga hat natürlich auch eine große Rolle bei meinem Heilungsprozess gespielt. Und auch wenn wir Yoga offiziell nicht als Therapieform bezeichnen, so ist es doch eine Körpertherapie, bei der wir unseren Körper nutzen, um uns mit der Atmung zu verbinden und damit unseren Geist zu beruhigen. Und hinter dem Geist finden wir schließlich zu unserem wahren Selbst, zu unserer Seele.

Du bist wertvoll, einfach weil DU BIST

Zu erkennen, dass ich wertvoll bin in meinem SO-SEIN, war ein langer Weg. In der Leistungsgesellschaft, in der wir leben, wird der Wert eines Menschen mit seiner Leistung gleichgesetzt; wir erfahren nur Anerkennung und Wertschätzung, wenn wir (gute) Leistungen erbringen. Das beginnt schon im Elternhaus, indem wir nur dann gelobt werden (also Liebe und Wertschätzung erfahren), wenn wir in der Schule mindestens eine Zwei oder besser noch eine Eins bekommen haben. Das Kind lernt, dass es nur liebenswert ist, wenn es gute Leistungen erbringt.

Viele von uns tragen, zum Teil auch berechtigt, das Gefühl mit sich herum, ihren Eltern und anderen Menschen etwas beweisen zu müssen. Diese unbewusste Motivation kann sich durch unser ganzes Leben ziehen und uns maßgeblich beeinflussen: Wir sind permanent angestrengt und gestresst und versuchen, durch Leistung zu beweisen, wie toll und liebenswert wir sind. Hier braucht es mehr Bewusstsein und Aufmerksamkeit, um sich selbst nicht auszubrennen und falschen Idealen hinterherzulaufen. Um uns davon zu befreien und unabhängig vom sozialen und kulturellen Hintergrund zu erleben, bedarf es der eindringlichen Auseinandersetzung mit den Fragen: Wer bin ich? Wer bin ich jenseits meiner weltlichen Rolle? Und wie wäre die Welt, wenn wir realisieren könnten, dass wir niemandem etwas beweisen müssen?

GLEICHGEWICHT UND UNGLEICHGEWICHT IM WURZEL-CHAKRA

Unbalancierte Energie in einem Chakra, eine Störung im Energiesystem, äußert sich entweder in einer Unter- oder in einer Überversorgung. Mithilfe der Stichpunkte auf den folgenden Seiten kannst du feststellen, ob es vielleicht ein Ungleichgewicht in deinem 1. Chakra gibt. Es ist aber möglich, dass gleichzeitig Merkmale einer Unterfunktion sowie einer Überfunktion sichtbar werden. Die Unbalance kann wie ein Pendel von einem zum anderen Extrem schwingen. Ziel ist es, dich in der Mitte einzupendeln, um dein Wurzel-Chakra zu harmonisieren.

Das 1. Chakra in der Unterfunktion

- Das Gefühl des Getrenntseins von Mutter Natur, Ignoranz
- Ausbeutung der Umweltressourcen (unreflektierter Konsum)
- Anstelle von Aktivität »In den Wolken« und in Tagträumen schweben
- Über den Dingen stehen, bis hin zu spiritueller Überheblichkeit
- Unter Grübelzwang und Gedankenkarussellen leiden
- Angstvoll, nervös und unruhig sein, sich nicht entspannen und ausruhen können
- Nicht in den Schlaf finden
- Sich getrennt vom Körper fühlen, mangelnde Identifikation mit dem Körper
- Angst, dem Leben zu vertrauen, Depressionen, Nervosität, Gefühl von Wertlosigkeit
- Unsicherheit und Angst, dass die persönlichen Grundbedürfnisse (Essen, Wohnung, ausreichend Schlaf, Kleidung, Sex, Liebe) nicht erfüllt werden
- Suizidgedanken, Selbstverletzungen, Essstörungen, weil wir den Körper nicht spüren
- Unbewusste Kränkungen aus der Kindheit
- Aus Angst vor Ablehnung Schwierigkeiten, Grenzen zu setzen, Selbstzweifel
- Das Gefühl, nirgendwo dazuzugehören, nicht erwünscht zu sein
- Finanzielle Schwierigkeiten, ein gestörtes Verhältnis zum Geld
- Schwache körperliche Gesundheit, ständig krank sein, schwache Kondition
- Knie- und Gelenkprobleme, Hypermobilität, Rückenschmerzen

Das 1. Chakra in der Überfunktion

- Übermäßige Kontrolle ausüben (Kontrollfreak), unentspannt sein
- An materiellen Dingen hängen und sich darüber (Shoppen & Konsum) definieren
- Dinge horten, nicht entrümpeln können

- Fixierung und Identifikation mit materiellen und körperlichen Bedürfnissen (Essen, Schlafen, Besitz, Geld, Sex)
- Depressionen, Schwere (Tamas)
- Selbstzweifel und Unsicherheit, Energiemangel
- Trägheit, Faulheit, Unlust, ein langsamer und stagnierender Geist
- Selbstzentrierung, Ignoranz, hauptsächlich an sich selbst denken
- Geiz, anderen und sich selbst nichts gönnen, auf eigenen Grenzen bestehen
- Unfähigkeit, mit Veränderungen umzugehen
- Ereignisse der Vergangenheit (Ex-Partner, Kränkungen) nicht loslassen können, nachtragend sein
- Starres Schwarz-Weiß-Denken, wenig Flexibilität im Geist
- Rigide Grenzen setzen
- Mangelnde Disziplin
- Kompensation von Emotionen durch Essen
- Orientierungslosigkeit, Verstopfung, Loslassen fällt schwer
- Suchtartiges Essen, das zu Adipositas führen kann
- Darmerkrankungen: Hämorrhoiden, Colitis ulcerosa, Morbus Crohn, Darmkrebs
- Knochenerkrankungen, Zahnprobleme, Diabetes

Das 1. Chakra in Balance

- Sich wohl in der eigenen Haut fühlen, im Körper zu Hause sein
- Eine starke Verbindung zu Mutter Natur, naturnah leben
- Freude an körperlicher Bewegung, Körper und Muskeln bewusst spüren
- Spaß an körperlicher Aktivität und Anstrengung, etwas mit den Händen erschaffen
- Der Wunsch, ein eigenes Heim zu kreieren oder sogar zu bauen
- Eine gesunde Beziehung zum Geld (als physische Manifestation von Energie)
- Gesunde Routinen schaffen, die die Stabilität des Geistes und Körpers unterstützen
- Das Wissen schätzen, vom Leben gehalten und unterstützt zu werden
- Ein starker Überlebenswille, mit beiden Beinen im Leben stehen
- Erfahrung der Befriedigung deiner grundlegenden Bedürfnisse
- Wissen und Klarheit über die eigene Herkunft
- Frieden mit Familiengeschichte und Kindheit geschlossen haben
- Ruhig, geerdet und zentriert im eigenen Sein, Bescheidenheit
- Ein stabiles Einkommen, das die Beständigkeit in deinem Leben unterstützt
- Dinge allein und für sich selbst tun können

DIE 6 WICHTIGSTEN ASANAS FÜR DAS WURZEL-CHAKRA

Kindhaltung / Balasana

- Die Kindhaltung wirkt beruhigend, lenkt den Fokus von außen nach innen und hilft dir, im Hier und Jetzt anzukommen.
- Rücken, Hüften, Oberschenkel und Knöchel werden sanft gedehnt.
- Atme tief in den unteren Bauch und verbinde dich über die Handflächen mit der Erde.

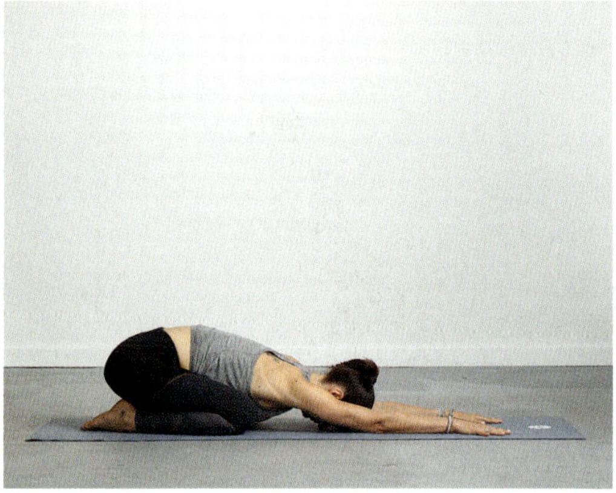

Squat / Malasana

- Der Squat hilft dabei, die Flexibilität in deinen Leisten und Kniegelenken zu stärken.
- Diese Übung verlängert die Wirbelsäule und aktiviert das Verdauungssystem.
- Sie wirkt außerdem erdend, stabilisierend und beruhigt den Geist.

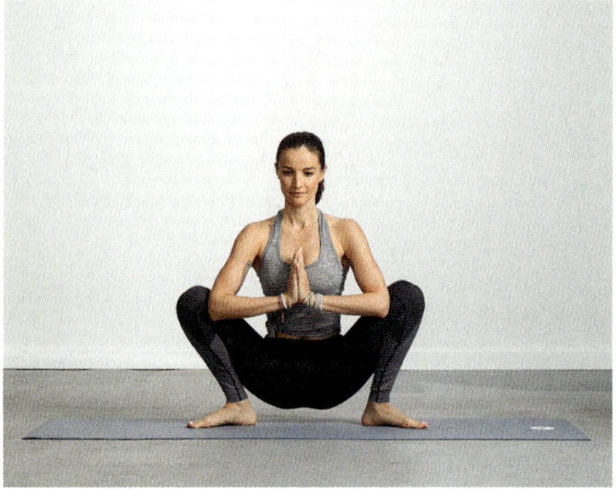

Sitzende Vorbeuge / Pashimottanasana

- Bei der sitzenden Vorbeuge werden die Körperrückseite und besonders die Beinrückseiten (Hamstrings) gedehnt.
- Verdauungsorgane, Nieren und Leber werden angeregt.
- Wirkt beruhigend, ist kontemplativ, schlafördernd und gut als Vorbereitung für eine Meditation.

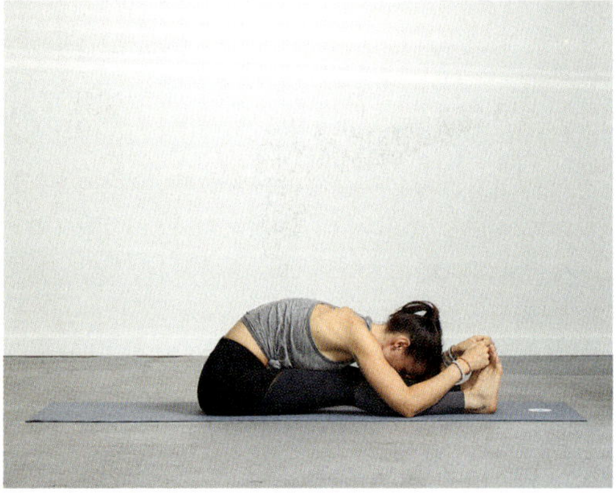

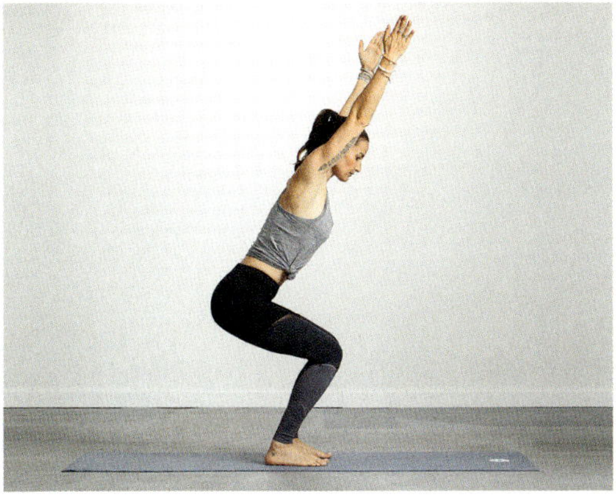

Stuhl / Utkatasana

- Der Stuhl stärkt Beinmuskulatur und Gesäß, streckt die Wirbelsäule und kräftigt die Muskulatur.
- Die Bauchorgane werden massiert, Brustkorb und Brustmuskulatur geöffnet.
- Diese Übung wirkt erdend, stabilisierend und klärend auf den Geist.

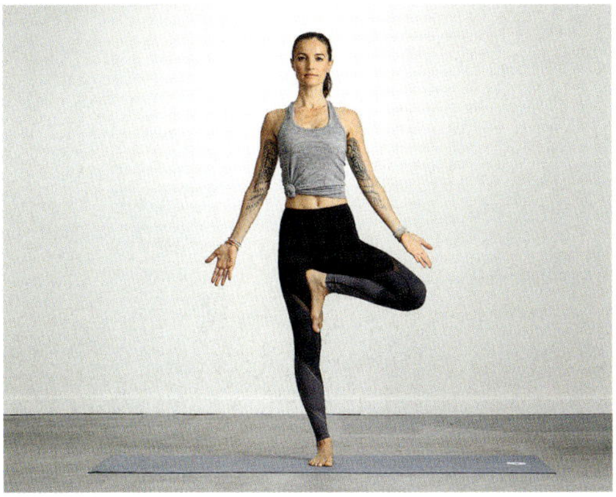

Baum / Vrksasana

- Die Baumhaltung stärkt die Beinmuskulatur und dehnt die Hüften.
- Eine aufrechte Körperhaltung, Balance und Koordination werden gefördert.
- Geistig und emotional wirkt Vrksasana ausgleichend, fördert innere Aufrichtung, Stabilität und Balance und kann Stress und Ängste reduzieren.

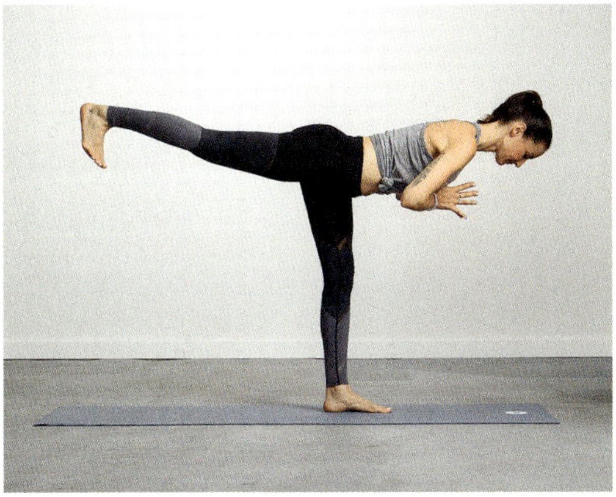

Krieger III / Virabhadrasana III

- Diese Übung stärkt die Beine und die großen Rückenmuskeln (Erector spinae), die Beinrückseiten (Hamstrings) werden gedehnt.
- Dadurch verbessert sich auch unsere Haltung.
- Sie wirkt stabilisierend, erdend, fokussiert den Geist und fördert inneres Gleichgewicht.

YOGASEQUENZ FÜR DAS WURZEL-CHAKRA

In der folgenden Yoga-Asana-Praxis wollen wir Erdung und Stabilität kreieren. Dies erzielen wir durch den Fokus auf stehende sowie sitzende Vorbeugen und ein paar Drehungen. Die Asana-Kategorien der Vorbeugen und Drehungen wirken beruhigend und stabilisierend auf Körper und Geist. Durch stehende Vorbeugen und Balance-Haltungen bauen wir Kraft in den Beinen und im Rücken auf. Vor allem die Muskulatur rund um die Wirbelsäule wird durch diese Praxis gestärkt und gedehnt.

Übe während der gesamten Praxis die tiefe Bauchatmung und verlängere deine Ausatmung, um das parasympathische Nervensystem anzusprechen, das für den Ruhe- und Verdauungszustand verantwortlich ist.

Diese Sequenz verbindet dich mit der erdenden, nährenden Energie des Wurzel-Chakras. Abends angewandt, holt sie dich aus dem Denken zurück in den Körper, kräftigt den Rücken und stimmt den Geist auf den Abend ein. Morgens hilft sie dir, den Tag geerdet und stabil zu beginnen. Diese Praxis beruhigt und reduziert die Doshas Vata (Luft & Äther) und Pitta (Feuer & Wasser) und erhöht Kapha (Erde & Wasser) in Körper und Geist.

Asanas, die dynamisch praktiziert und mehrfach wiederholt werden, sind folgendermaßen gekennzeichnet:

› Anfang des Flows ‹› Mitte des Flows ‹ Ende des Flows
R & L: auf der rechten und der linken Seite ausführen

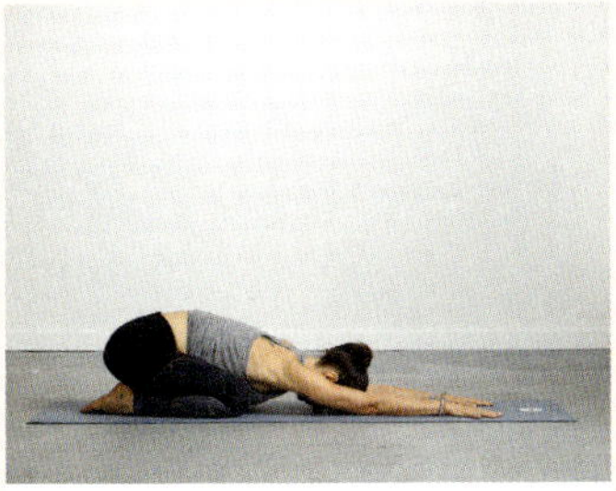

Kindhaltung *Ankommen, für 10 Atemzüge Ujjayi in den Bauch schicken.*

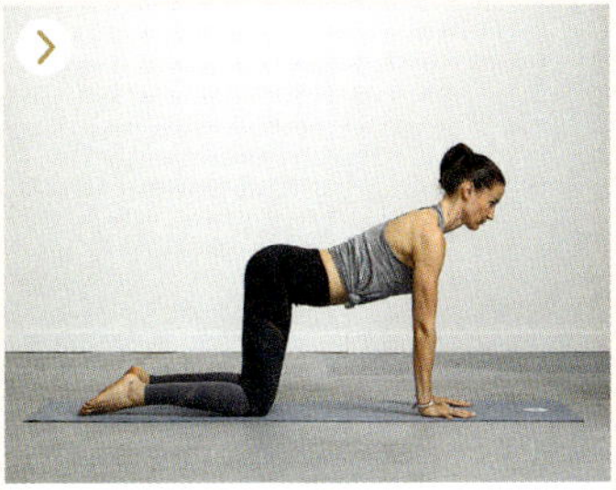

Dynamische Katze-Kuh- und Kindhaltung *Beim Einatmen bis 4, beim Ausatmen bis 6 zählen. 5-mal wiederholen.*

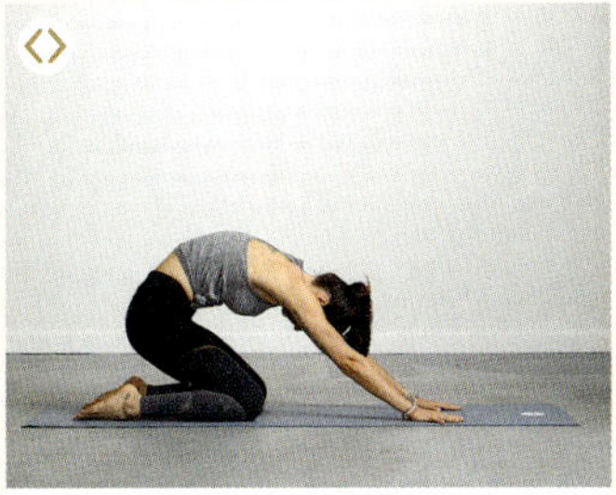

Dynamische Katze-Kuh- und Kindhaltung *5-mal wiederholen.*

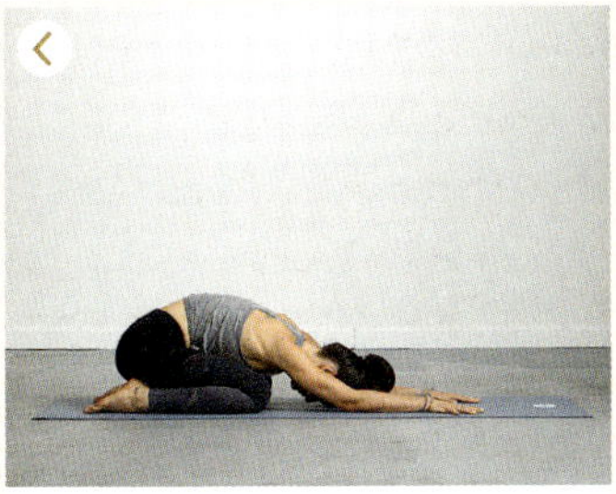

Dynamische Katze-Kuh- und Kindhaltung *5-mal wiederholen.*

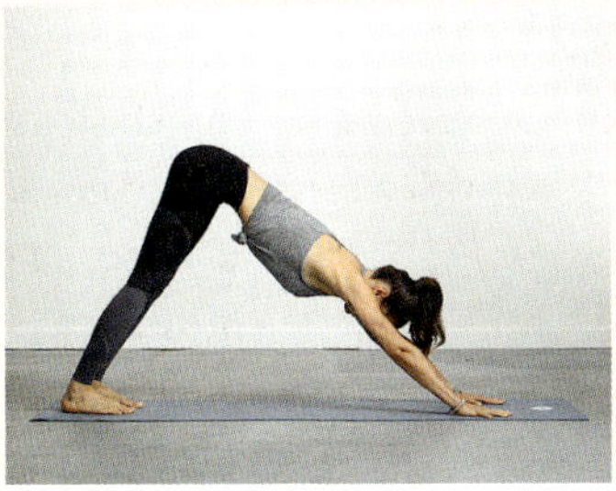

Herabschauender Hund *Für 5 Atemzüge halten, Körper und Geist stabilisieren.*

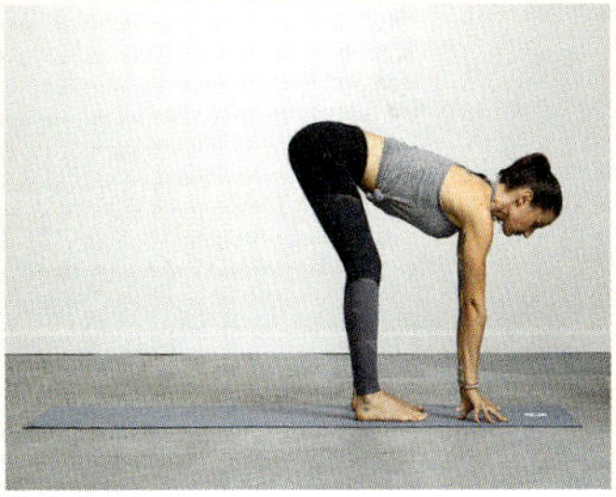

Halbe stehende Vorbeuge *mit der Einatmung.*

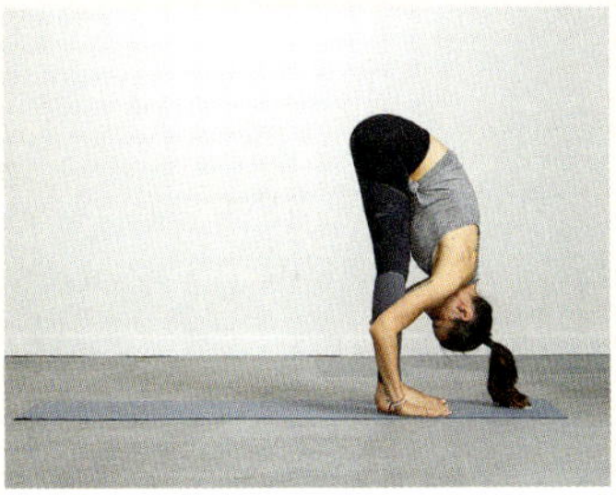

Ganze stehende Vorbeuge *Mit der Ausatmung, 5 Atemzüge halten.*

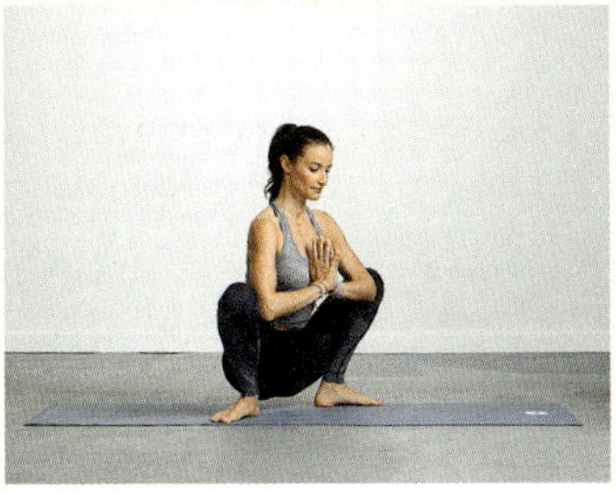

Squat *Öffne die Füße und setze dich in den Squat, 5 Atemzüge bleiben.*

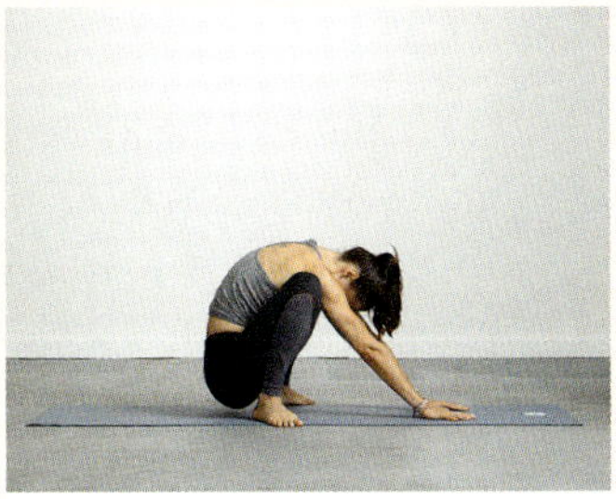

Squat mit Verneigung zu Mutter Erde *5 Atemzüge.*

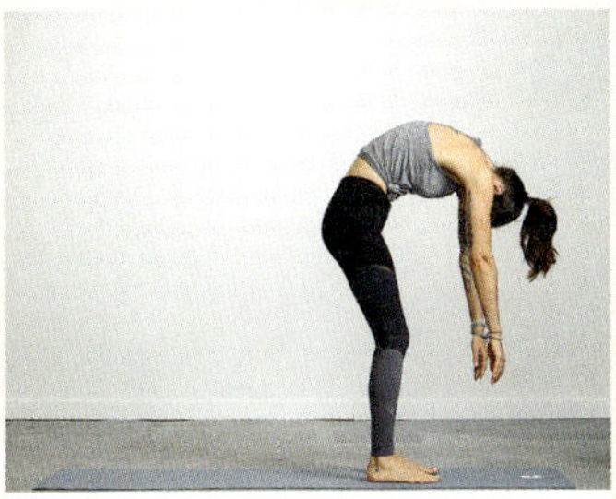

Aufrollen *Wirbel für Wirbel langsam aufrollen.*

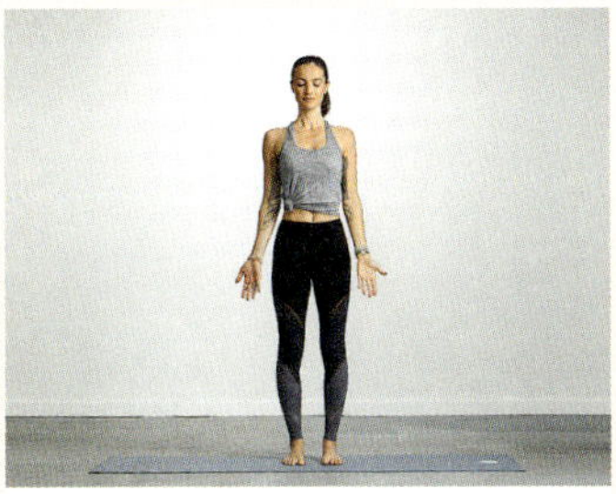

Berghaltung *Nimm wahr, wie du hier bist, stehe aufrecht und stabil (wie ein Berg).*

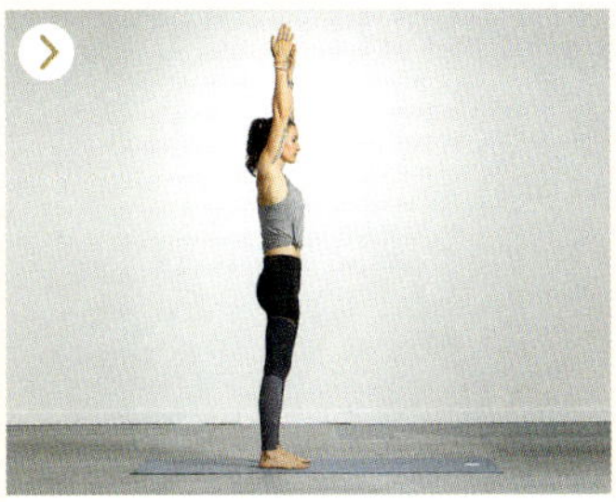

Dynamischer Stuhl *Beim Einatmen bis 4 zählen, beim Ausatmen bis 6 zählen.*

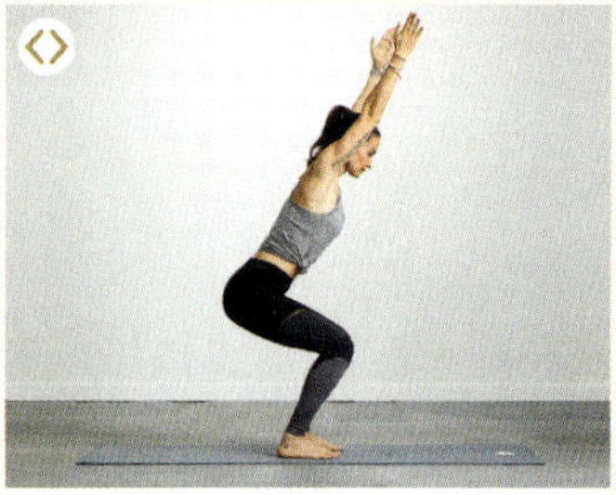

Dynamischer Stuhl *Einatmen, setz dich tiefer mit der Ausatmung, Einatmen hier.*

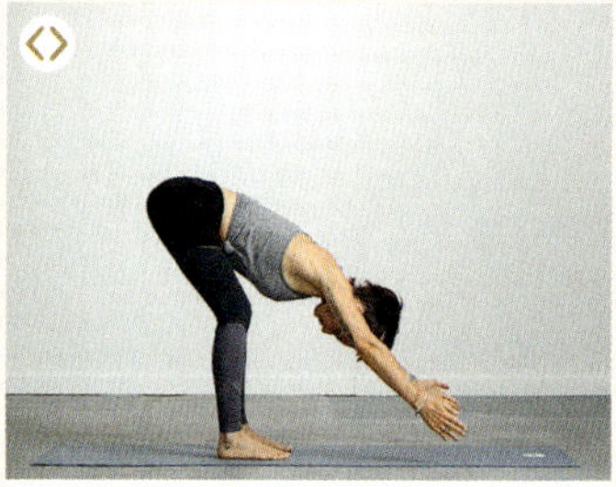

Dynamischer Stuhl *Ausatmen, Vorbeuge mit Armen neben den Ohren.*

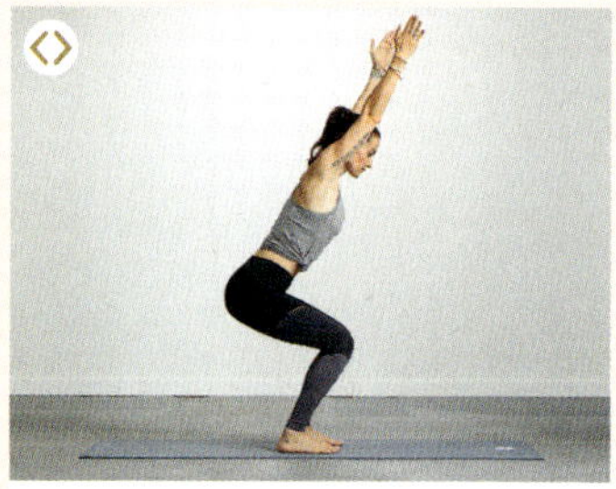

Dynamischer Stuhl *Einatmen zurück in den Stuhl, Ausatmen halten.*

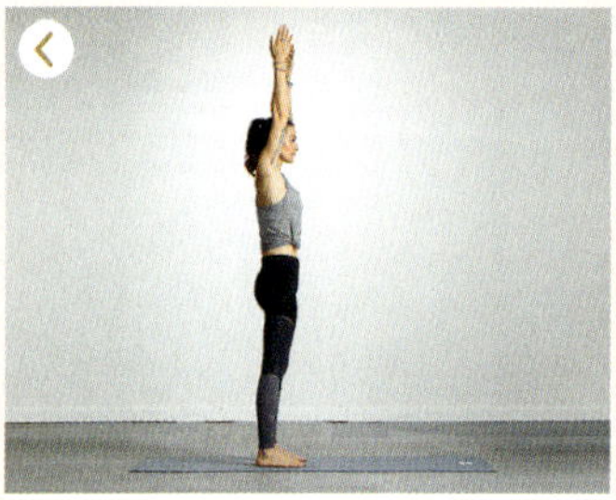

Dynamischer Stuhl *Strecken und einatmen. 5-mal wiederholen.*

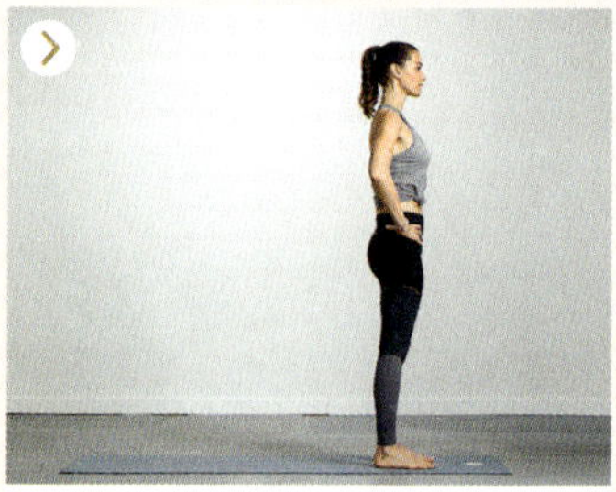

Dynamische Pyramidenhaltung *Beim Einatmen bis 4 zählen, beim Ausatmen bis 6 zählen.*

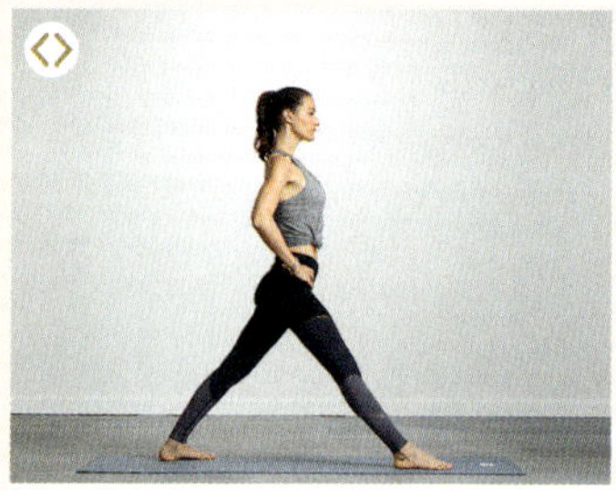

Dynamische Pyramidenhaltung *Links tritt zuerst zurück.*

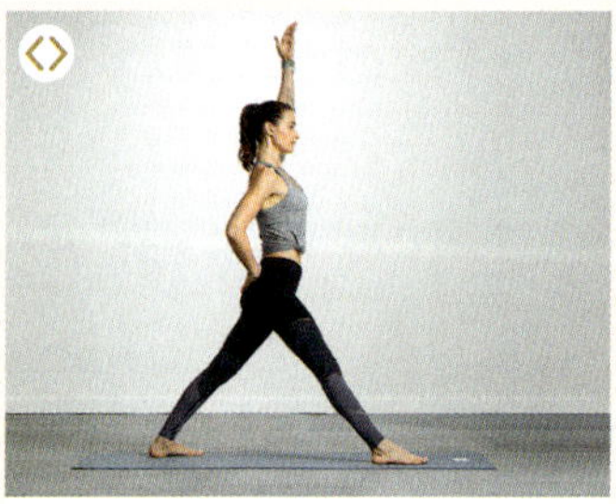

Dynamische Pyramidenhaltung *Beim Einatmen bis 4 zählen.*

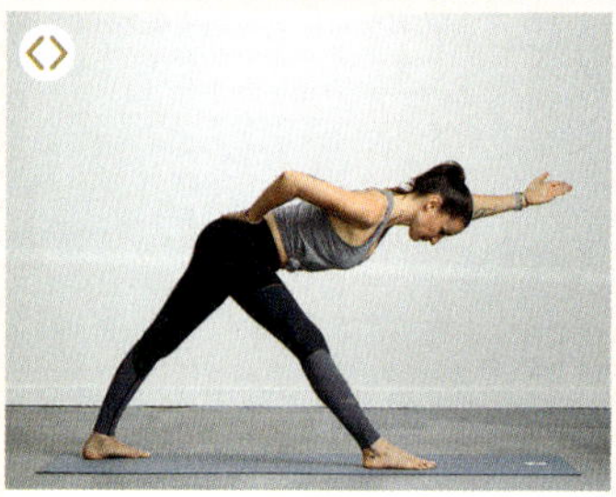

Dynamische Pyramidenhaltung *Beim Ausatmen bis 6 zählen.*

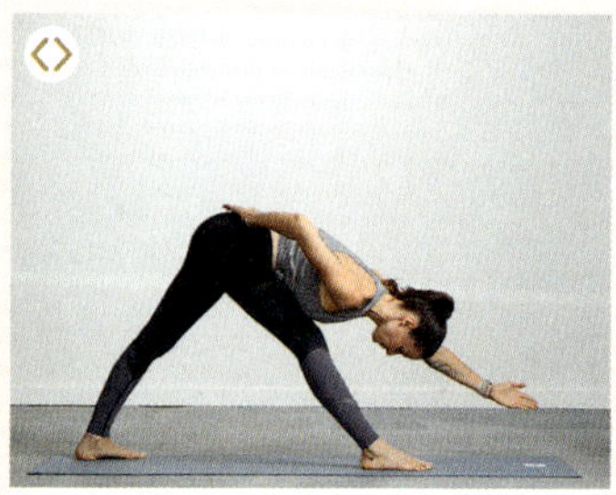

Dynamische Pyramidenhaltung *Beim Ausatmen bis 6 zählen.*

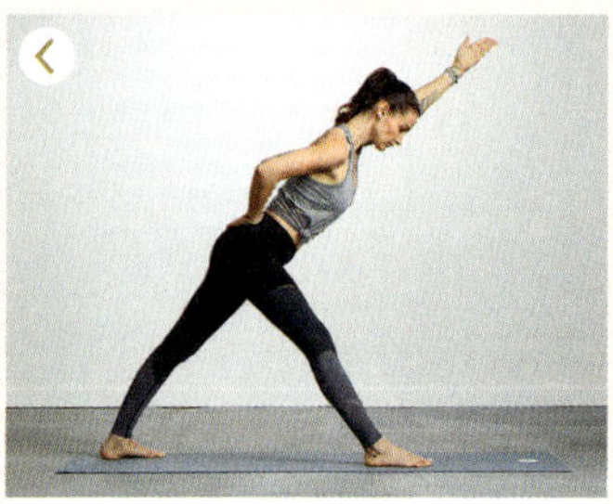

Dynamische Pyramidenhaltung *Beim Einatmen bis 4 zählen. Insgesamt 5-mal wiederholen.*

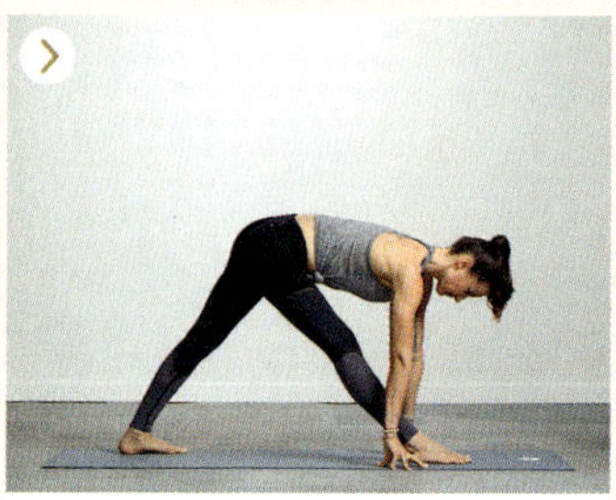

Halbe Pyramide *Einatmen Länge, Hände zum Boden.*

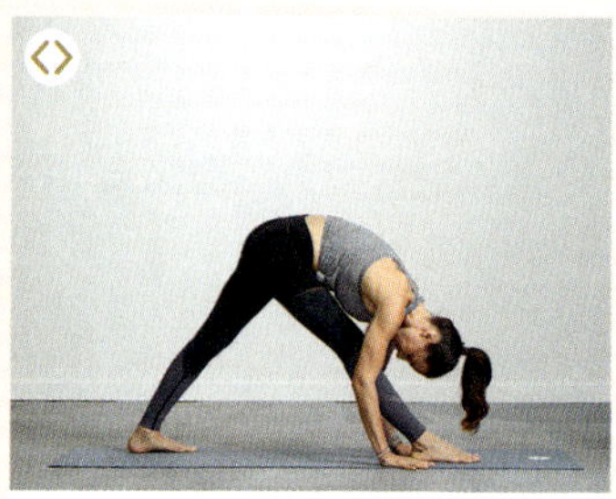

Vollständige Pyramide *Über das Bein schmelzen, 10 Atemzüge bleiben.*

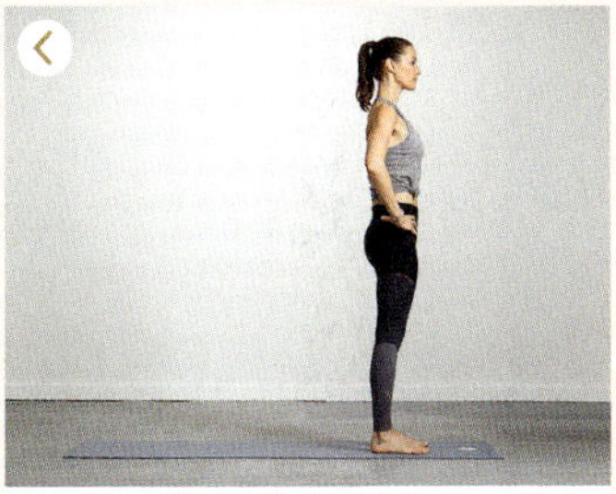

Berghaltung *nachspüren. Dann Seite wechseln und den Flow wiederholen, R & L.*

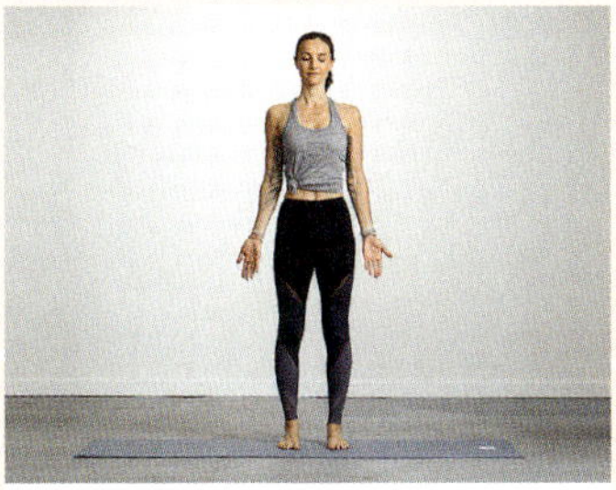

Berghaltung *Augen schließen, nachspüren, 5 Atemzüge.*

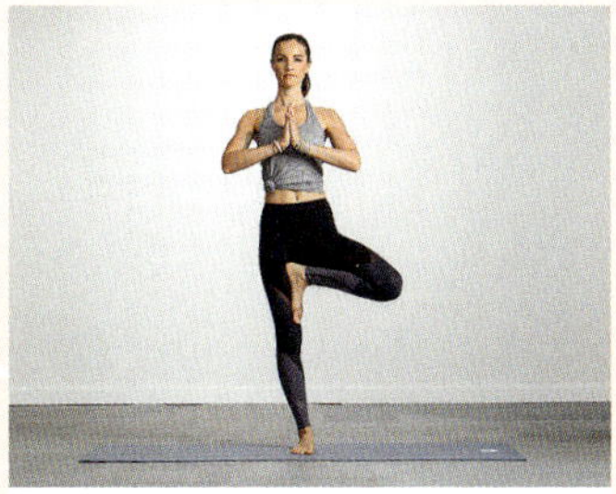

Baumhaltung *R & L. Hände vors Herz. Dann Seitenwechsel. 10 Atemzüge pro Seite halten.*

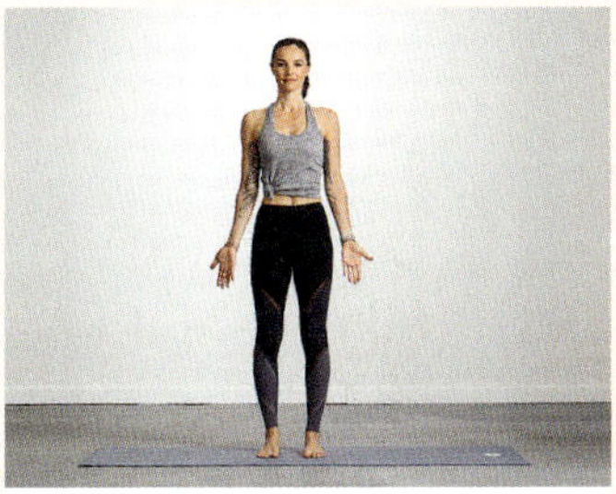

Berghaltung *Stehe stabil und aufrecht.*

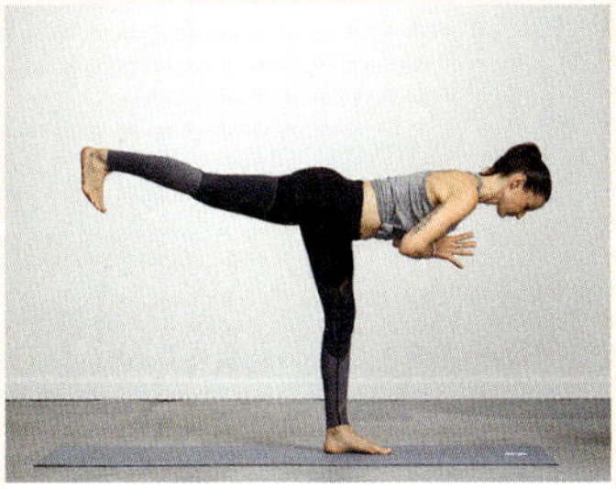

Krieger III *R & L. Für 10 Atemzüge halten, dann Seitenwechsel.*

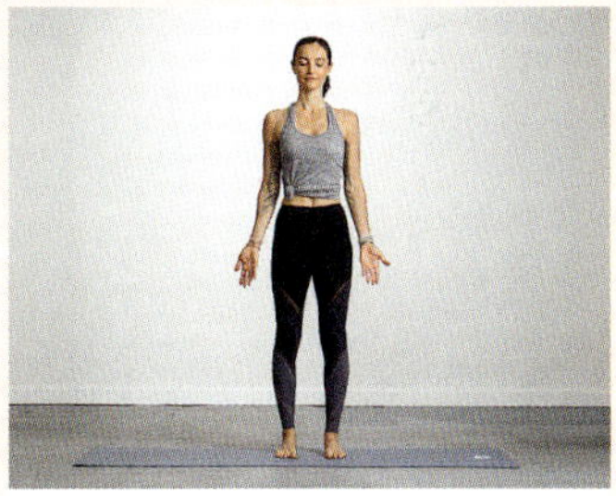

Berghaltung

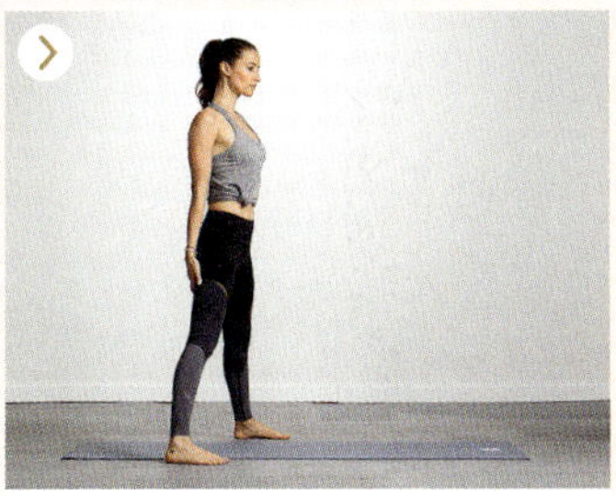

Dynamische weite Grätsche *Beim Einatmen bis 4 zählen, beim Ausatmen bis 6 zählen.*

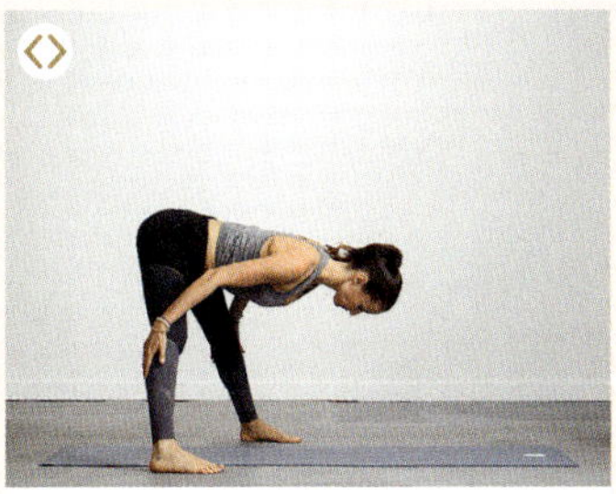

Dynamische weite Grätsche *Ausatmen auf 6, die Beinrückseite entlanggleiten.*

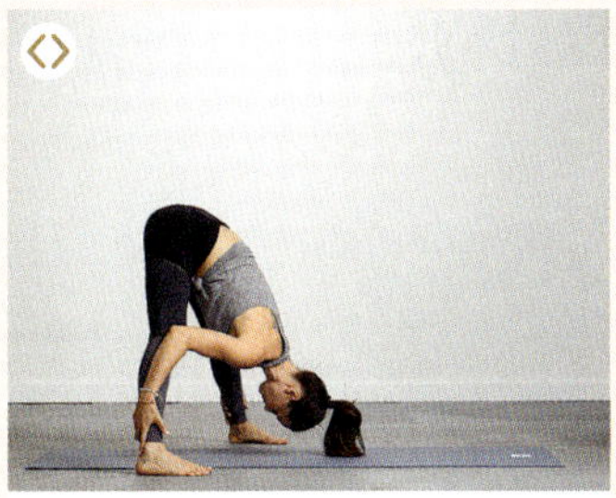

Dynamische weite Grätsche *Ausatmen auf 6.*

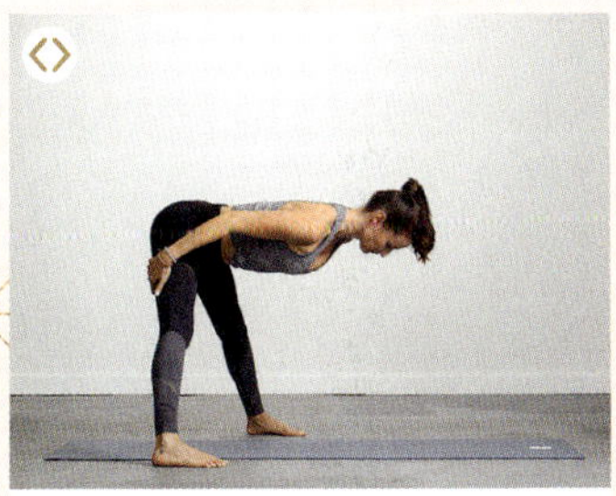

Dynamische weite Grätsche *Einatmen auf 4. Halbe Vorbeuge.*

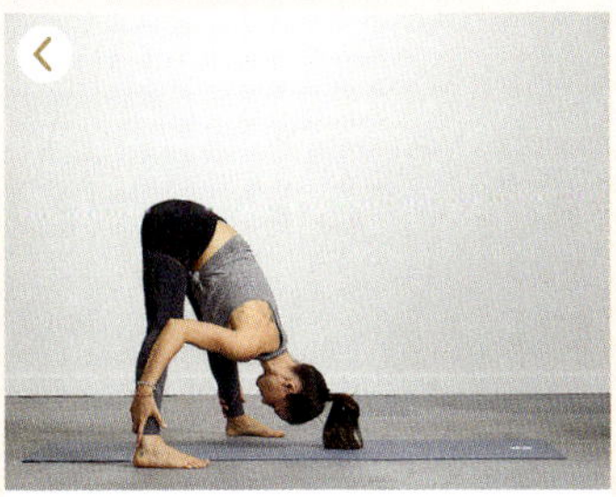

Dynamische weite Grätsche *Ausatmen auf 6. Ganze Vorbeuge. 5-mal wiederholen.*

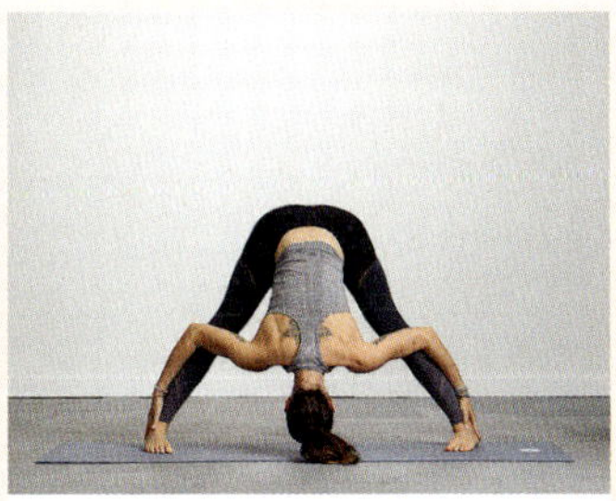

Vorbeuge *Für 10 Atemzüge in der Vorbeuge bleiben.*

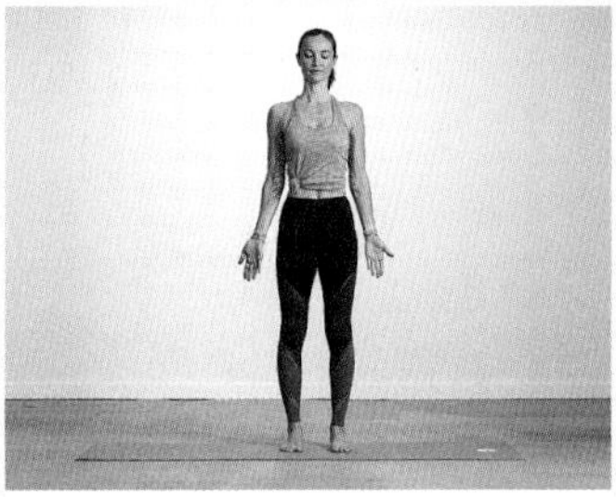

Berghaltung *Dem Effekt der Haltung nachspüren.*

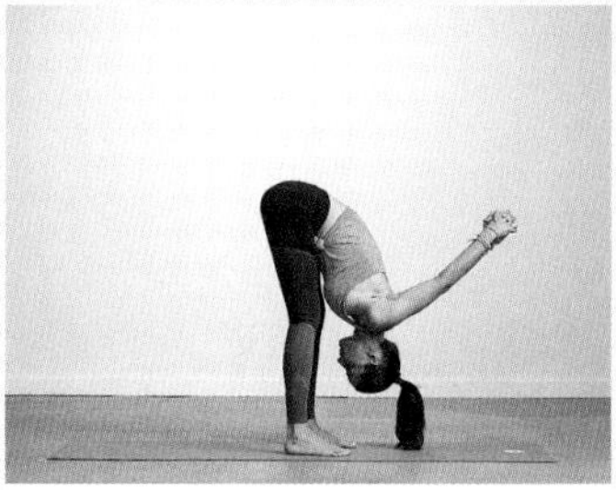

Stehende Vorbeuge mit Schulteröffner *Für 5 Atemzüge bleiben.*

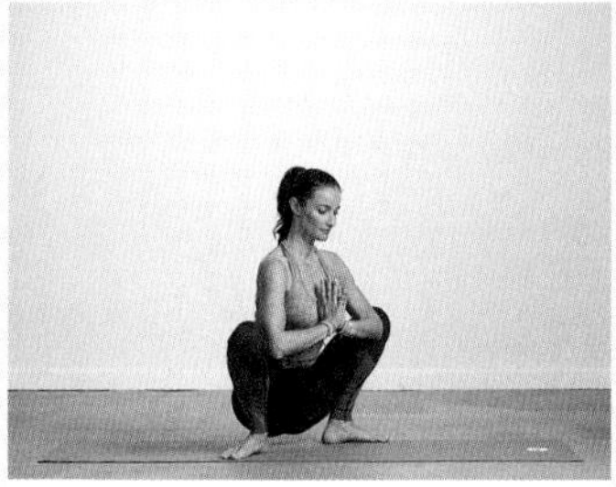

Squat *Setz dich tief, 5 Atemzüge.*

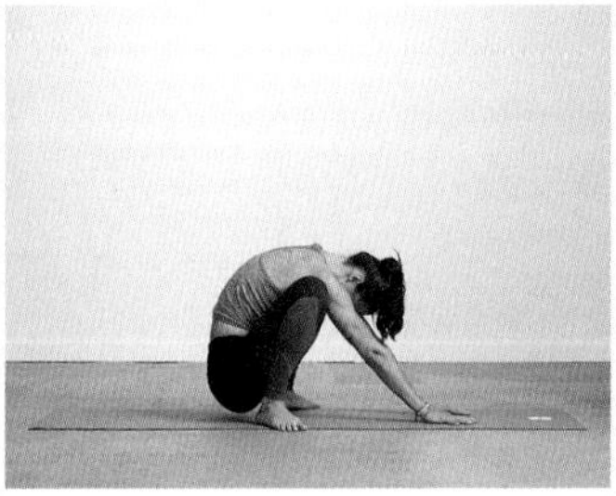

Squat mit Verneigung zu Mutter Erde *5 Atemzüge.*

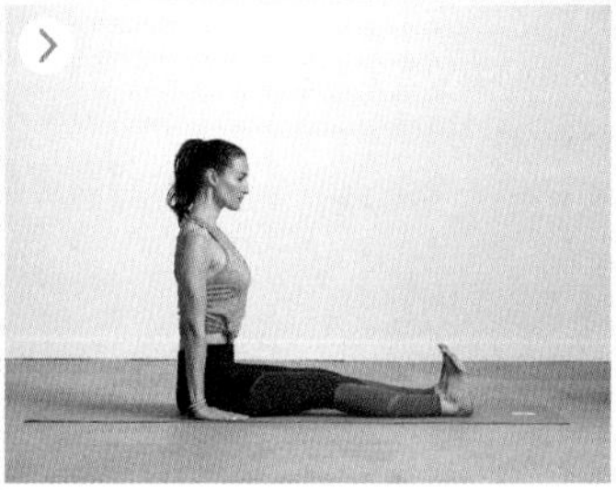

Dynamische sitzende Vorbeuge *Beim Einatmen bis 4 zählen, beim Ausatmen bis 6 zählen.*

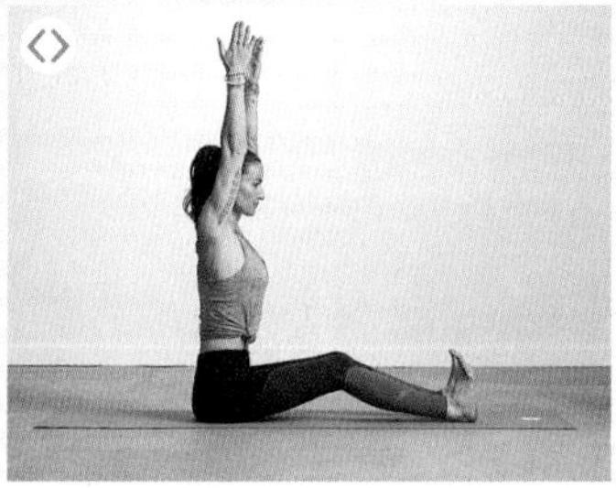

Dynamische sitzende Vorbeuge *Einatmen, Arme auf 4 Zählzeiten strecken.*

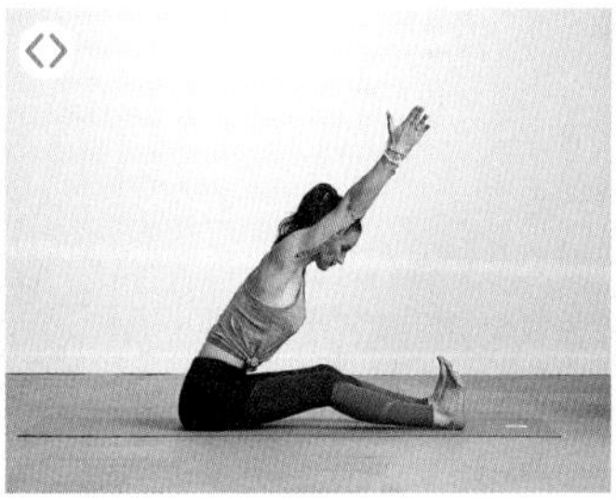

Dynamische sitzende Vorbeuge

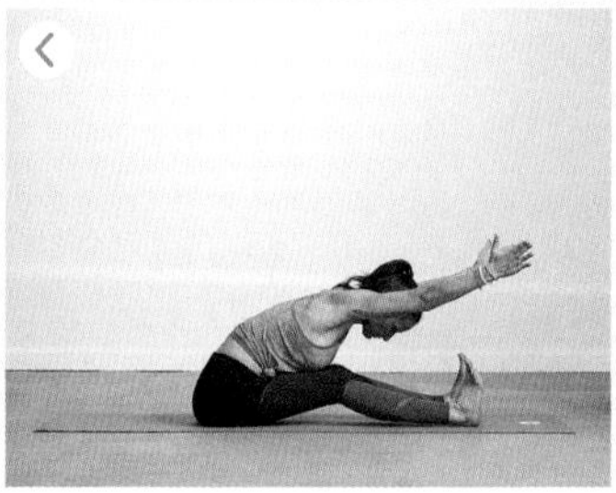

Dynamische sitzende Vorbeuge *Ausatmen auf 6 Zählzeiten, Einatmen auf 4 hochkommen, 5-mal wiederholen.*

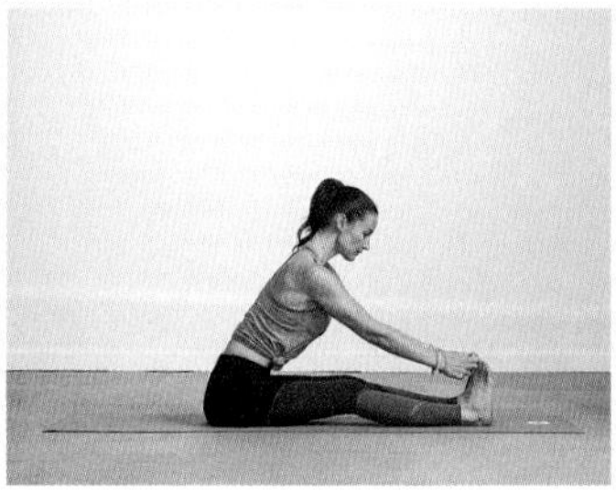

Halbe Vorbeuge *Mit der Einatmung Zehen greifen.*

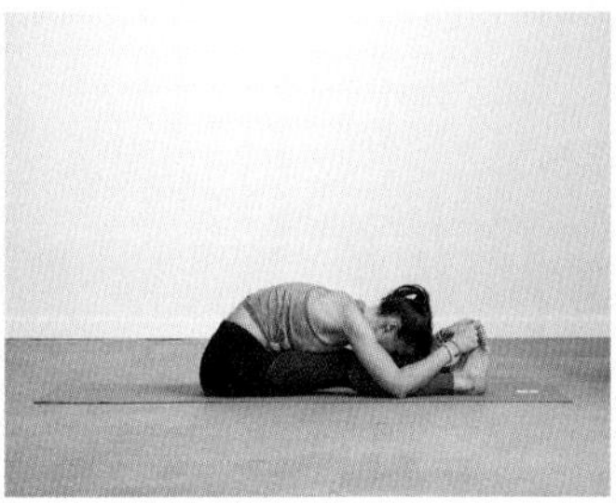

Ganze Vorbeuge *Über die Beine schmelzen, 10 Atemzüge bleiben.*

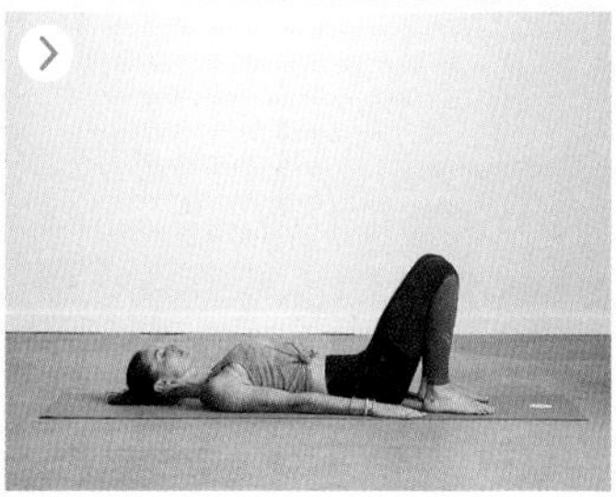

Dynamische Brücke ohne Arme *Beim Einatmen bis 4 zählen, beim Ausatmen bis 6 zählen.*

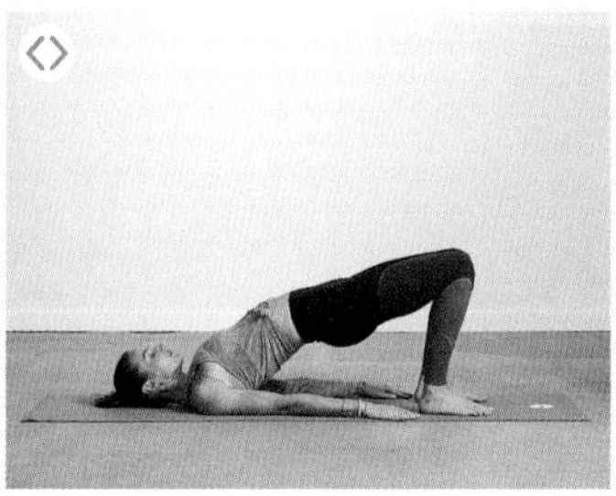

Dynamische Brücke *Einatmen, Becken heben.*

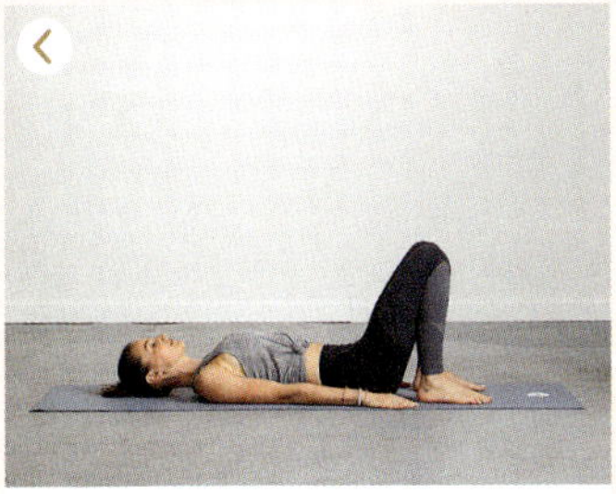

Dynamische Brücke *Ausatmen, Becken senken, 5-mal wiederholen.*

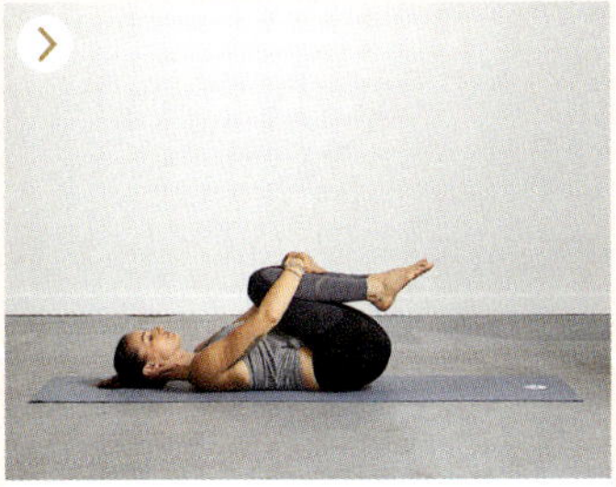

Dynamische Knie-zur-Brust-Haltung

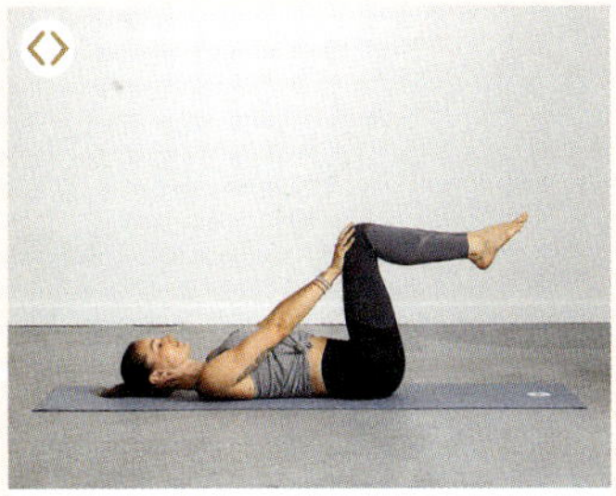

Dynamische Knie-zur-Brust-Haltung *Einatmen, Knie wegschieben, Rücken lang.*

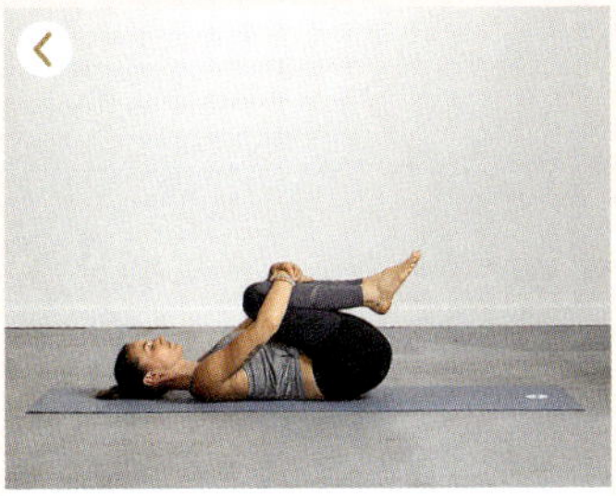

Dynamische Knie-zur-Brust-Haltung *Ausatmen, Knie zur Brust ziehen, 5-mal wiederholen.*

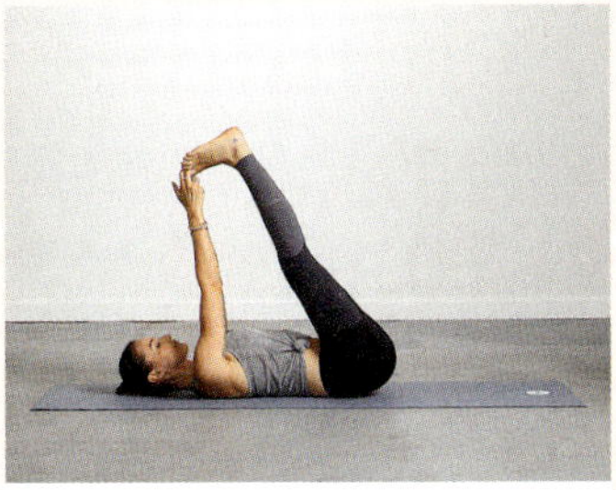

Beine strecken und Zehen greifen *5 Atemzüge bleiben.*

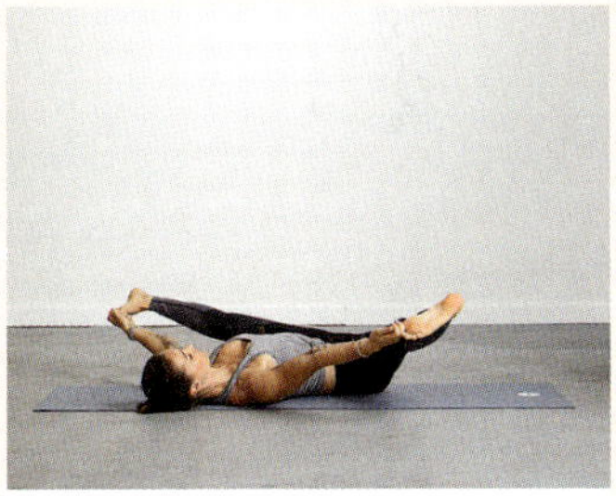

Grätsche im Liegen *Beine öffnen. 5 Atemzüge halten.*

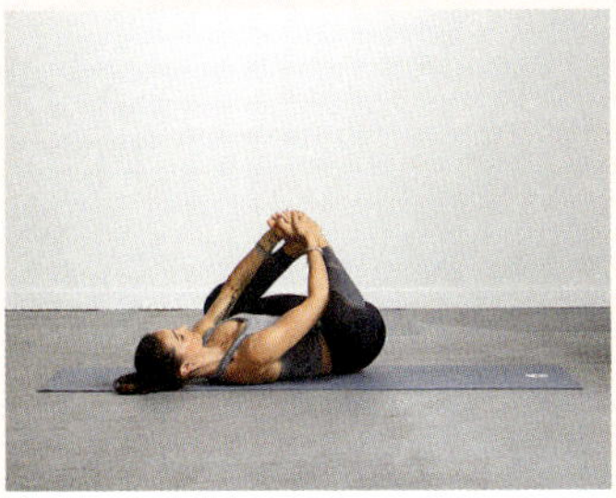

Liegender Schmetterling *Füße zu dir ran ziehen.*

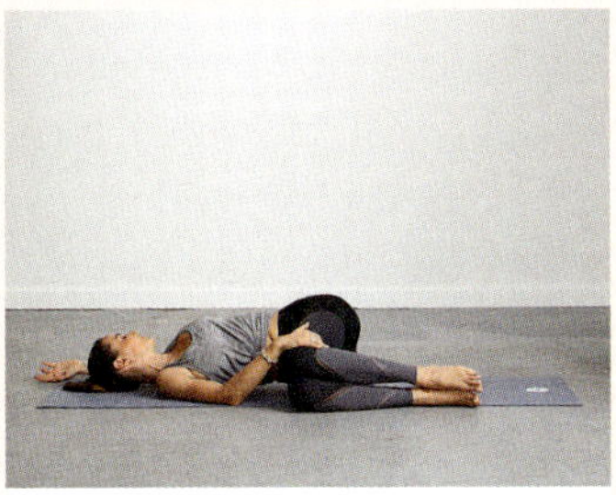

Doppelter liegender Twist *R & L. Dann auch auf der anderen Seite ausführen. 10 Atemzüge pro Seite bleiben.*

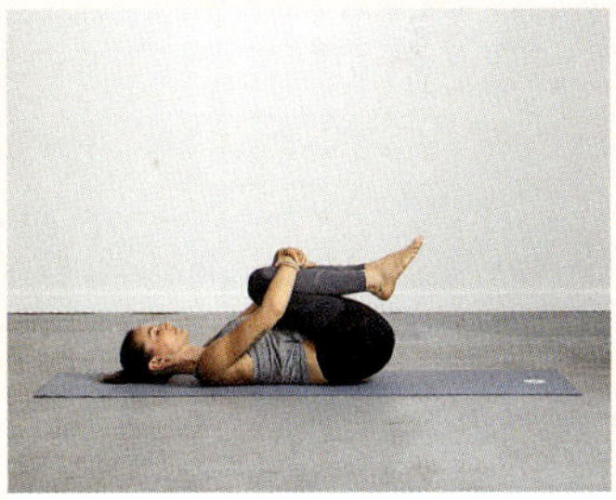

Knie-zur-Brust-Haltung *Atme in den unteren Bauch.*

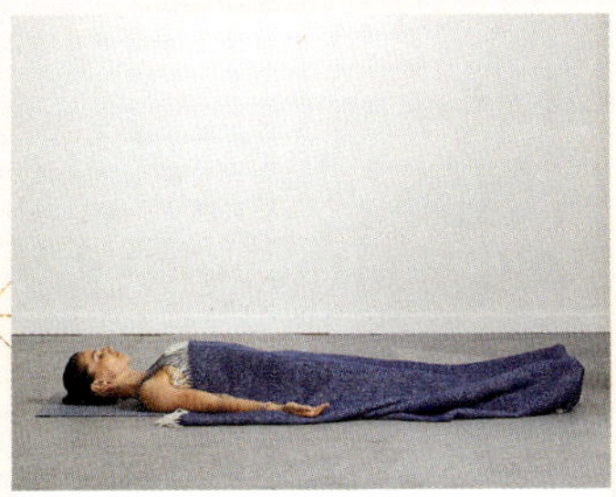

Schlussentspannung *Lass alles los und entspann dich für 6–8 Min.*

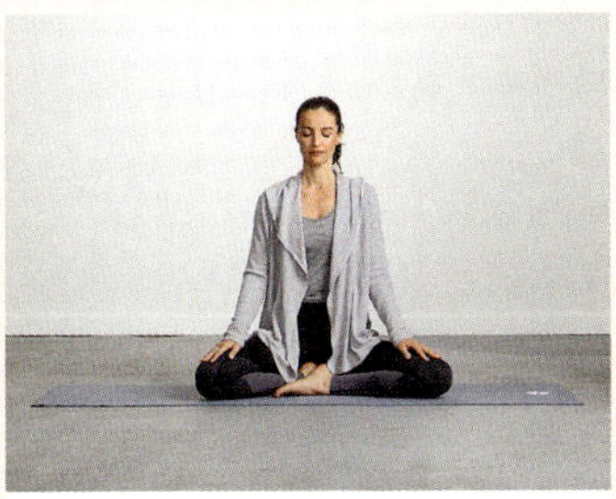

Meditationssitz *Schließe an mit Pranayama und Meditation.*

PRANAYAMA FÜR DAS WURZEL-CHAKRA: DIE MONDATMUNG

Diese Atmung nennt sich die Mondatmung, und wir üben bei ihr, die Ausatmung zu vertiefen und zu verlängern. Atme vor allem in den unteren Bauch, um das parasympathische Nervensystem anzusprechen, das für unseren Ruhezustand und unsere Verdauung zuständig ist. Diese Atempraxis wirkt erdend, stabilisierend, lindert Angstzustände und führt dich direkt in einen ruhigen und meditativen Geisteszustand. Sie wirkt ideal am Abend, um einen guten Schlaf zu fördern.

Kontraindikationen: Bitte keine Atempause (Kumbhaka) bei Schwangerschaft, Bluthochdruck, Kopfschmerzen, Migräne oder Lungenerkrankungen, kein *Mula Bandha* (Wurzelverschluss in der Atemleere) während der Periode.

Start

Finde dich auf der Kante einer Decke, eines Kissens oder eines Stuhls im aufrechten Meditationssitz ein. Wenn du auf einem Stuhl sitzt, achte darauf, dass der untere Rücken angelehnt und die Wirbelsäule aufgerichtet ist. Schließe deine Augen. Entspanne deinen Körper – Schultern, Arme, Gesichtszüge, Nacken. Entspanne auch dein Gesäß und den unteren Bauch. Lass alle unnötige Anspannung von dir abfallen, ohne dabei die Länge in der Wirbelsäule zu verlieren. Zieh das Kinn leicht in Richtung Brust und richte deine Aufmerksamkeit auf deinen Körper. Spüre deinen Körper, fühle den Atem ein- und ausströmen. Beobachte den Atem, wie er durch beide Nasenlöcher hereinkommt, bis in den unteren Bauch, und wie er mit der Ausatmung wieder austritt. Beginne nun mit dem vollständigen dreiteiligen yogischen Atem. Atme mit der vollen Kapazität deiner Lungen tief in Bauch, Brustkorb und Schlüsselbeinbereich. Atme tief, vollständig und gleichmäßig. Wenn du mit dem *Ujjayi*-Atem vertraut bist, kannst du jetzt damit beginnen. Gleiche zunächst die Ein- und Ausatmung einem 1:1 Rhythmus an und beginne dann, die Ausatmung wie folgt zu verlängern:

Atemrhythmus der Mondatmung

- beim Einatmen bis 4 zählen, beim Ausatmen bis 4 zählen (5 Runden)
- beim Einatmen bis 4 zählen, beim Ausatmen bis 6 zählen (5 Runden)
- beim Einatmen bis 4 zählen, beim Ausatmen bis 8 zählen (5 Runden)

Ergänzung für Fortgeschrittene: Bahir Kumbhaka & Mula Bandha

- beim Einatmen bis 4 zählen, beim Ausatmen bis 6 oder 8 zählen, den Atem halten und bis 4 zählen (Bahir Kumbhaka, die Atemleere am Ende der Ausatmung) (5 Runden)

Schließe an diese Atempraxis ein paar Minuten »Sitzen in Stille« an oder fahre mit der Wurzel-Chakra- oder der Geh-Meditation fort.

MULADHARA-CHAKRA-MEDITATION

Vorbereitung: Lies dir zuerst alles gut durch, damit du während der Meditation nicht auf die Anleitung schauen musst. Praktiziere am besten mit geschlossenen Augen.

Wichtige Info: Bitte meditiere auf das 1. Chakra (und auch das 2. Chakra) nicht länger als fünf Tage am Stück, denn das kann negative Effekte haben. Es ist empfehlenswert, an zwischen drei und fünf aufeinanderfolgenden Tagen zu meditieren, um die erdenden und nährenden Qualitäten des Chakras hervorzurufen.

- Begib dich in einen aufrechten Meditationssitz und schließe die Augen.
- Richte deine Aufmerksamkeit auf deine Wirbelsäule und den Kanal des Energiezentrums – *Sushumna Nadi* – tief in der Wirbelsäule, durch den die Lebensenergie, Prana, fließt.
- Spüre bewusst in das Ende deiner Wirbelsäule, wo dein Gesäß mit der Erde in Kontakt ist. Visualisiere, wie du vom Wurzel-Chakra aus Wurzeln in die Erde schlägst – wie ein Baum, der sich in der Erde verwurzelt. Spüre deine Wurzeln, wie sie von deinem Steißbein aus über deine Beine und Füße in die Erde wachsen.
- Stell dir vor, wie du gleichzeitig über deine Kopfkrone eine Verbindung zum Himmel erschaffst und nach oben wächst. Werde dir bewusst, dass du ein Kind der Erde und des Universums bist und zwischen Himmel und Erde existierst.
- Nimm das 1. Chakra als Energie an der Basis und unter deinem Körper ausstrahlend wahr.
- Atme tief bis in den unteren Bauch, entspanne den Beckenboden und das Gesäß vollständig.
- Visualisiere oder spüre jetzt, wie du mit der Einatmung über die Wurzeln nährende Energie der Erde in dein Basiszentrum ziehst. Spüre beim Ausatmen, wie sich die wärmende Energie in deinem Becken ausbreitet und dir ein Gefühl von Erdung und Verbindung schenkt.
- Fahre mit diesem Energieaustausch zwischen der Erde und deiner Basis fort, bis du dich so fest wie ein Baum in der Erde verwurzelt fühlst.
- Löse sanft diese aktive Energieführung. Spüre, dass du selbst die Qualitäten der Erde von Ruhe, Vertrauen und Stabilität verkörperst.
- Verweile mit dem Bewusstsein in der Basis. Spüre, wie sich hier das *Bija*-Mantra »LAM« des 1. Chakras entfaltet.
- Lass das Mantra in deinem Wurzel-Chakra pulsieren und höre es innerlich aus der Stille des Erdkerns wie Trommelschläge aufsteigen. LAM, LAM, LAM (kurzer Vokal).
- Erlaube dem Mantra, seine Wirkungsweise in deinem gesamten Körper zu entfalten und durch deinen Geist zu weben.
- Lass das Mantra eine ganzkörperliche Erfahrung werden, die den Geist immer mehr in die Stille führt. Verweile in der Erfahrung der Meditation für drei Minuten oder so lange du magst.
- Kehre dann wieder in den Raum zurück, Körper und Geist ruhig und geerdet. Namaste.

MANTREN FÜR DAS WURZEL-CHAKRA

Bija-Mantra: »LAM«

»Lam« ist ein eher schwerer und geschlossener Klang. Er vermittelt ein Gefühl der Erdung und Stabilität, wodurch Sorgen und Ängste reduziert werden. Das Mantra »Lam« hilft, Blockaden in diesem Energiezentrum durch Chanten oder Meditation zu beseitigen. (Das A immer kurz chanten, also LAM und nicht LAAAAM.)

Mantra zur Göttin Gaia – Mutter Erde danken und ehren: »Om Shree Gaia Ma«

Bedeutung:

»Ich verneige mich vor GAIA, der Göttin Mutter Erde. Ich ehre das göttlich Weibliche, deine Fülle, deine Schönheit und Vollkommenheit. Ich respektiere dein Land, dein Wasser, deine Luft und alle Lebewesen auf dieser Erde.«

Übersetzung:

Om (Aum) – steht für das Göttliche; der universelle Klang der Schöpfung
Shree – Name für Lakshmi, die Göttin der Fülle, des Glücks und des Wohlstands
Gaia – In der griechischen Mythologie war Gaia die Muttergöttin, die die Erde repräsentierte. In der gegenwärtigen Kosmologie erhöht Gaia unser Bewusstsein für das gesamte System der Planeten und der Erde.
Ma – steht für Mutter, Regeneration und Wiedergeburt – und die Möglichkeit, Freude in der Verbindung mit dem göttlich Weiblichen zu erleben.

Mantra zu Ganesha – mit der Urkraft Hindernisse überwinden: »Om Gam Ganapataye Namaha«

Bedeutung:

»Ich ehre und verneige mich vor Ganesha, die Urkraft im Universum, die mir hilft, Hindernisse zu überwinden.«

Übersetzung:

Om (Aum) – steht für das Göttliche; der universelle Klang der Schöpfung
Gam – Bija-Mantra oder der Samen-Klang für Ganesha
Ganapataye – alternativer Name für Ganesha
Namaha – ich verneige mich vor dir, ich ehre dich

Gaia

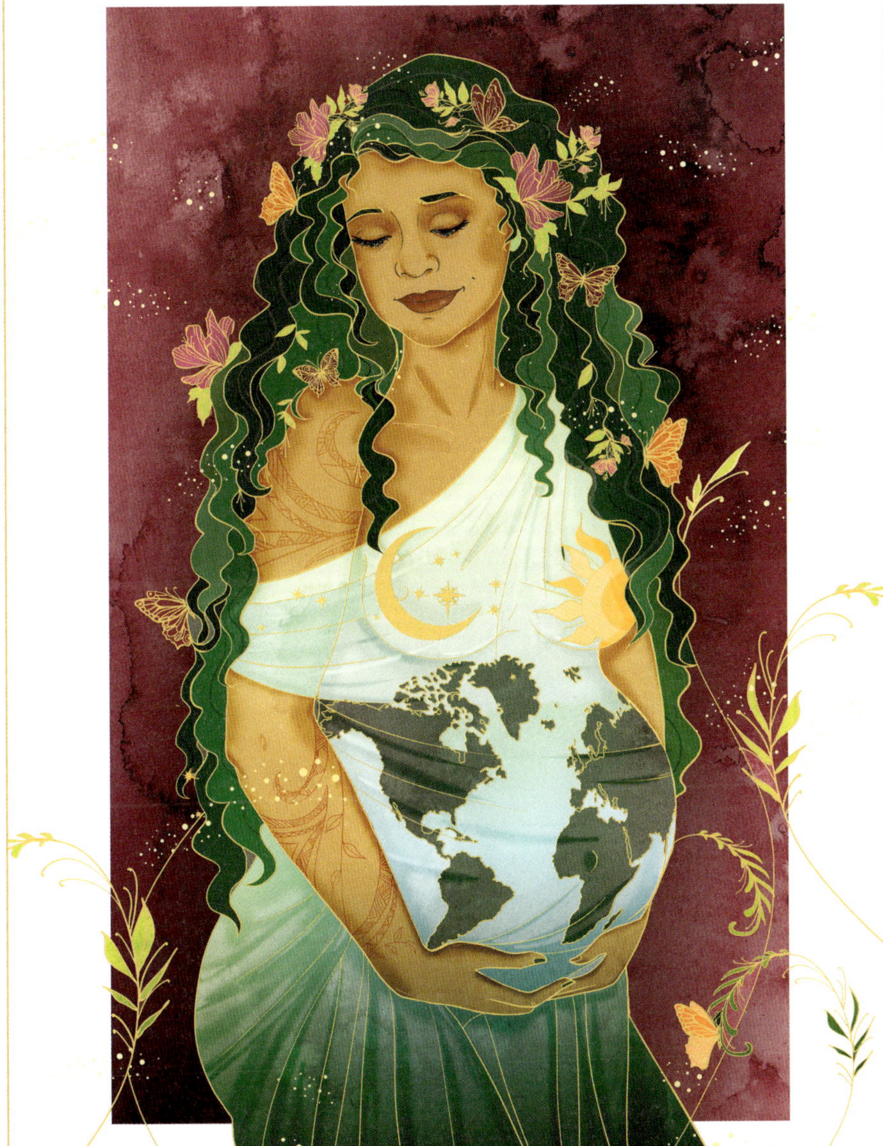

JOURNALING UND REFLEXIONSFRAGEN

Wenn du diese Fragen beantwortest, dann schreibe die Antworten am besten so schnell wie möglich nieder, damit sich dein denkender, urteilender Verstand nicht dazwischenschalten kann. So kannst du den Fluss deines Bewusstseins möglichst ungefiltert zu Papier bringen. Diese Praxis nennt sich *Stream of Consciousness* und lässt dich neue Erkenntnisse über dein Innenleben gewinnen.

- Wo und bei wem fühlst du dich zu Hause?
- Wer oder was gibt dir ein Gefühl von Vertrauen und Sicherheit?
- Was ist deine größte Angst?
- Wie verbindest du dich mit der Natur? Verbringst du Zeit in der Natur?
- Behandelst du andere so, wie du selbst auch behandelt werden möchtest?
- Wie definierst du dich selbst? Beginne mit »ICH BIN …« und schreibe intuitiv alles auf, was danach kommt.
- Was erzählst du dir selbst über deinen Körper? Beginne mit »Mein Körper ist …«.
- Schreibe auf: »10 Dinge, die ich an mir mag.«
- Für wen und was fühlst du dich verantwortlich?
- Wie eingehend hast du dich mit deiner Kindheit auseinandergesetzt?
- Inwieweit hast du dich mit deiner Familiengeschichte auseinandergesetzt? Was weißt du über deine Vorfahren, deine Großeltern? Wie sind sie aufgewachsen, und wie hat das das Leben deiner Eltern geprägt?
- Welche Glaubenssätze (Annahmen über dich und das Leben) hast du von deiner Familie übernommen und trägst sie bis heute mit dir herum?
- Hast du ungeklärte Themen in Bezug auf deine Familie? Wenn ja, welche sind das, und was hält dich davon ab, diese Themen anzusprechen?
- Gibt es Rituale in deiner Familie, die du fortsetzen möchtest?
- Welche Werte sind dir wichtig? Welche würdest du deinen Kindern vermitteln wollen?
- Wie wichtig ist dir Geld? Welche Kompromisse gehst du ein, um finanziell abgesichert zu sein?

AFFIRMATIONEN ZUM AUSGLEICHEN

Ich bin verbunden mit der Erde.

Ich bin jetzt.

Ich bin kraftvoll.

Ich liebe und akzeptiere meinen Körper ganz genau so, wie er jetzt ist.

Ich bin hier.

Ich bin unterstützt.

Ich bin in Sicherheit.

Ich bin einzigartig.

Ich bin genug.

Ich vertraue.

Ich lasse Altes los.

Ich darf Kontrolle loslassen.

Ich stehe mit beiden Beinen im Leben.

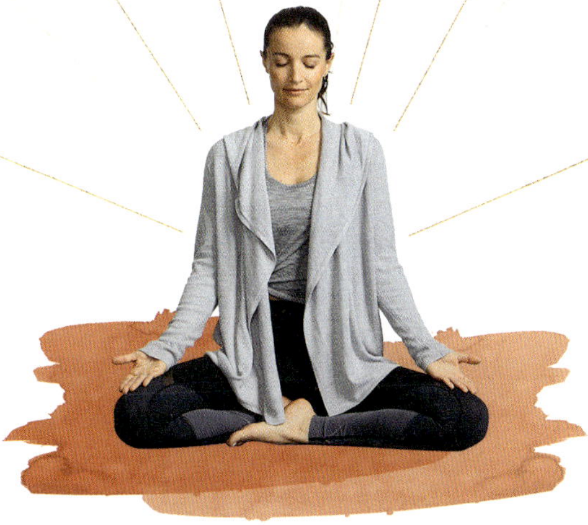

KRISTALLE UND EDELSTEINE

Dem Wurzel-Chakra entsprechen schwarze, graue, erdfarbene, braune und rote Steine. Eine Auswahl der bekanntesten und am häufigsten vorkommenden Kristalle und Edelsteine, die besonders ausgleichend auf das 1. Chakra wirken, sind hier aufgelistet und in ihrer Heilwirkung kurz beschrieben.

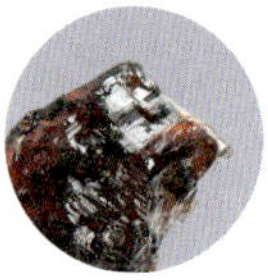

Granat
stärkt die vitale Lebenskraft im physischen Körper, stärkt den Selbstwert. *Heilsame Wirkung:* hilft bei sexueller Lustlosigkeit, lindert geistige Erschöpfung, Depressionen, Durchblutungsstörungen, Nierenleiden und Nervosität

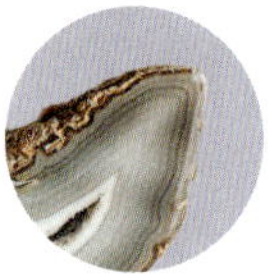

Grauer Achat
wirkt erdend, schenkt Stabilität und innere Ruhe. *Heilsame Wirkung:* hilft bei Blasenentzündung, Nierenproblemen, Essstörungen, Allergien, Darmerkrankungen, Rückenschmerzen

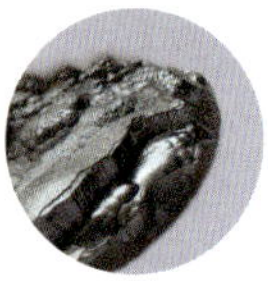

Hämatit
spendet Kraft und innere Stärke. *Heilsame Wirkung:* reguliert den Blutzucker, lindert Menstruationsbeschwerden, Blutungen, hilft bei Schlafproblemen, Potenzstörungen, Prostataerkrankungen, Lebensunlust, Ängsten

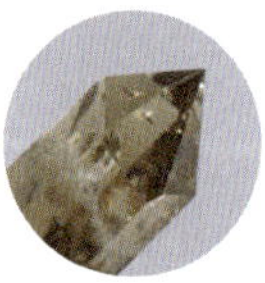

Rauchquarz
absorbiert negative Energien, heilt alte Verletzungen, hilft bei Trauerbewältigung, wirkt reinigend und ausbalancierend. *Heilsame Wirkung:* bringt hormonelle Balance, stärkt den Rücken und das Nervensystem, regt die Libido an, macht Lust auf das Leben

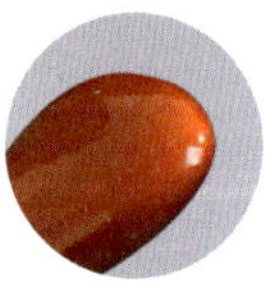

Roter Jaspis
schenkt Stärke, Stabilität und Erdung, wirkt zentrierend, fördert Integrität und Wahrhaftigkeit. *Heilsame Wirkung:* hilft bei Menstruationsbeschwerden, mangelnder Libido, Schlaflosigkeit, Angst, Stress, innerer Unruhe, Erschöpfung

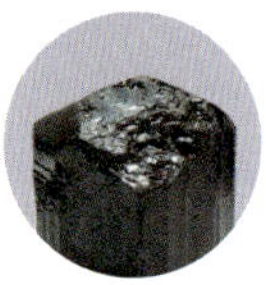

Schwarzer Turmalin
einer der stärksten Schutzkristalle; wirkt schützend auf das persönliche Energiefeld und dein Zuhause, schützt vor feindseligen Energien, absorbiert negative Gedanken und Gefühle, spendet Trost in schweren Zeiten. *Heilsame Wirkung:* hilft bei Essstörungen, Bluterkrankungen, Hormonstörungen, fehlendem Selbstvertrauen, Trauer, Angstzuständen (diesen Stein bitte nicht mit Wasser reinigen oder in die Sonne legen)

ALLTAGSTIPPS, UM DAS WURZEL-CHAKRA AUSZUBALANCIEREN

Lebensweise / Lifestyle

- Schau dir im Morgen- und Abendrot die auf- bzw. untergehende Sonne an.
- Geh in den Wald, umarme einen Baum, laufe barfuß.
- Dusche abwechselnd heiß und kalt.
- Geh wandern in den Bergen, am Meer etc., geh auf eine Pilgerreise.
- Fang an zu töpfern (auch gut im 2. Chakra; Wasser- und Erdelement kommen zusammen).
- Bring Natur in deine Wohnung, umgib dich mit Pflanzen, halte ein Haustier.
- Wühle mit den Händen in der Erde, züchte Blumen, baue Obst und Gemüse an.
- Erschaffe dir ein schönes Zuhause, renoviere deine Wohnung, baue ein eigenes Haus.
- Entwickle Selbstfürsorge: Koche gesund, trinke ausreichend, schlafe genug.
- Kreiere ein positives Körperbewusstsein, auch mithilfe von Sport.
- Empfange und gib körperliche Berührungen (Massagen, Streicheln, Kuscheln etc.).
- Schaffe Routinen und Regelmäßigkeiten in deinem Alltag.
- Verlangsame deinen Lebensrhythmus, weniger Aktivitäten an einem Tag.
- Atme öfter tief und langsam bis in den unteren Bauch, um mehr Sauerstoff und Prana aufzunehmen und den Geist zu beruhigen.
- Bewegung: Hip-Hop, Afrikanischer Tanz, auf die Erde stampfen

Ernährungstipps, die deine Erdenergie stärken (Vata ausbalancierend):

- 1–2 Liter Ingwertee über den Tag verteilt trinken, warme Kräutertees
- Kurkuma Latte oder Chai mit Hafermilch
- lebendige, organische Lebensmittel, die ohne Pestizide behandelt wurden
- regelmäßige Mahlzeiten, vor allem warme, erdende, nährende Gerichte: gekochte Karotten, Kartoffeln, Rote Bete, Kürbis und Süßkartoffeln, warme Suppen, mildes, wärmendes Curry, Reis, Milchreis (vorzugsweise mit Hafermilch) mit warmen Äpfeln / Birnen, Kartoffelbrei
- Gewürze und Nüsse: Kardamom, Zimt, mildes Curry, Ingwer, Walnüsse, Mandeln
- **weniger hiervon:** kalte Salate, kalte Getränke, Kaffee, weißer Zucker, stark verarbeitete Lebensmittel, Milch und andere tierische Produkte

»Your body is the temple of your soul.«

PRAKTISCHE ACHTSAMKEITSÜBUNG: GEHMEDITATION

Diese Meditation hilft dir, dich mit dem Element Erde zu verbinden. Lies sie dir ein paarmal durch und übe sie dann mit geschlossenen Augen. Vertraue der Erfahrung, die du machst.

- Steh gerade, die Füße sind hüftbreit auseinander. Wenn es dir möglich ist, dann zieh deine Schuhe aus und stell dich barfuß auf eine Wiese.
- Verbinde dein Bewusstsein mit der Erde unter dir.
- Schließe deine Augen und beuge sanft deine Knie, sodass Lebensenergie / Prana ungehindert durch dich hindurchfließen kann.
- Fasse den Vorsatz, dich zu verlangsamen, und stell dich innerlich auf die Achtsamkeits-Gehmeditation ein.
- Atme ein paarmal tief ein und aus. Entspanne deine Schultern, deine Gesichtszüge und den unteren Bauch. Erlaube dir, dich zu verlangsamen und mit deinen Füßen ganz im Hier und Jetzt anzukommen.
- Richte deine Aufmerksamkeit auf deine Fußsohlen. Spüre, wie du sie in Richtung Erde öffnest, als ob du von deinen Fußsohlen an abwärts Wurzeln schlagen könntest, hin zum Erdmittelpunkt.
- Spüre die Erde unter dir, ihre Stabilität, Vitalität und Schöpferkraft. Spüre die Erdanziehung der Erde, die dich trägt und hält.
- Mach nun behutsam einen Schritt nach vorn. Hebe in Slow Motion einen Fuß, verlagere das Gewicht nach vorn, setze ihn wieder auf den Boden und rolle den Fuß sanft ab. Hebe dann den anderen Fuß und führe die gleiche langsame Bewegung aus.
- Lass deinen Atem ungehindert fließen, entspanne deinen Körper in der Bewegung.
- Formuliere mit jedem Schritt eine Affirmation, die du innerlich wiederholst. Lass dir Zeit dabei.

Rechter Fuß: Ich bin hier.
Linker Fuß: Ich bin jetzt.
Rechter Fuß: Ich bin angekommen.
Linker Fuß: Ich bin unterstützt.
Rechter Fuß: Ich bin in Sicherheit.
Linker Fuß: Ich bin getragen.
Steh auf beiden Füßen: Ich bin ein Kind von Mutter Erde.
Steh auf beiden Füßen: Ich bin im Hier und Jetzt zu Hause.
Steh auf beiden Füßen: Ich bin, ich bin, ich bin, I am, I am, I am.

Steh für einen Moment still und spüre die Worte in dir nachklingen. Nimm die Resonanz der Worte in deinen Zellen wahr. Wiederhole diese Achtsamkeits-Gehmeditation insgesamt siebenmal. Lass dir Zeit. No rush! Lass es eine Meditation in Bewegung sein.

Am Ende der Gehmeditation: Fühle weiterhin nach innen. Beuge die Knie und komm in den Squat. Lege deine Handflächen auf die Erde und verbinde dich mit GAIA, der Göttin Mutter Erde. Bedanke dich bei ihr für das Geschenk dieses Lebens. Verneige dich vor ihrer Großzügigkeit und ihrer Liebe. Genieße das friedvolle Gefühl der universellen Verbindung, das diese Meditation in dir erzeugt.

»Walk as you would kiss the earth with your feet.«

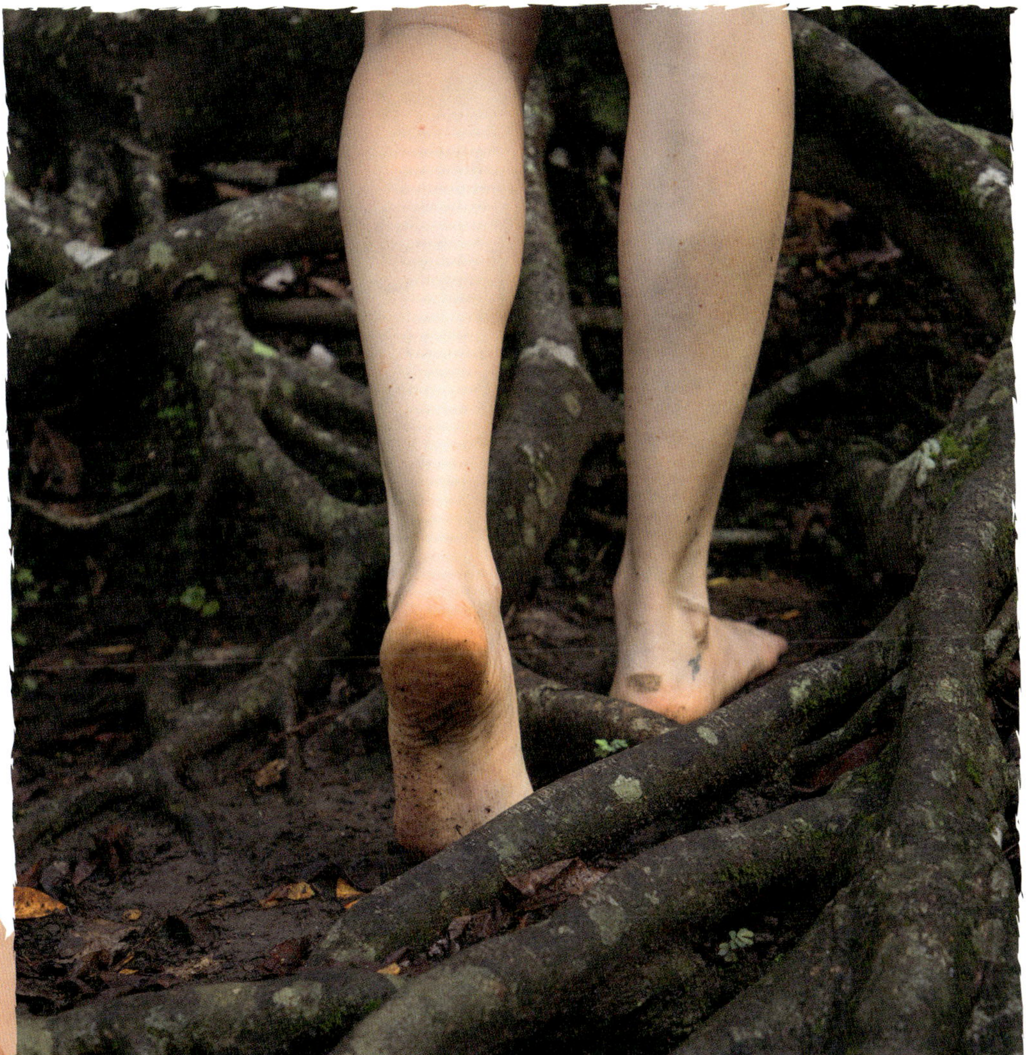

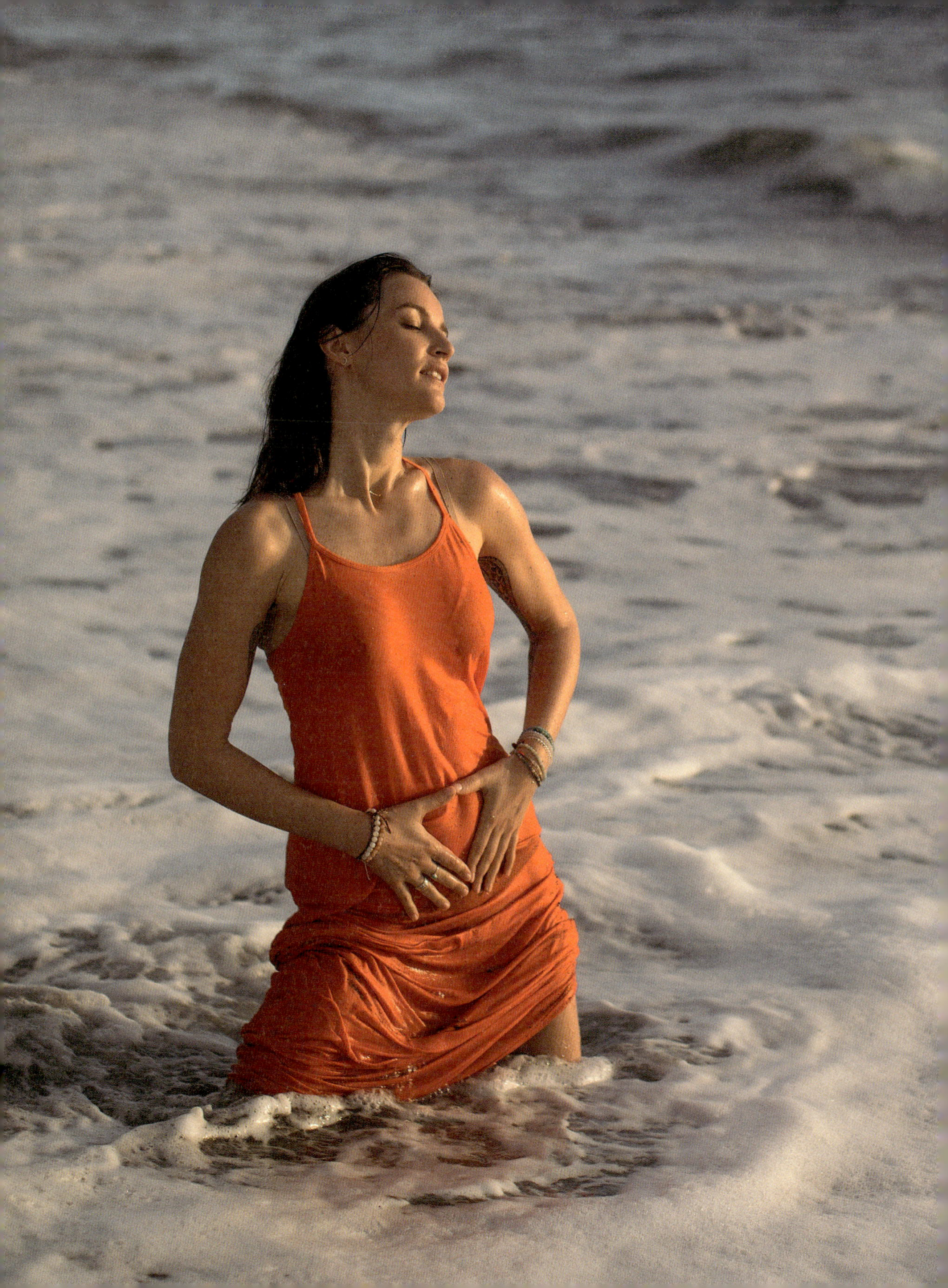

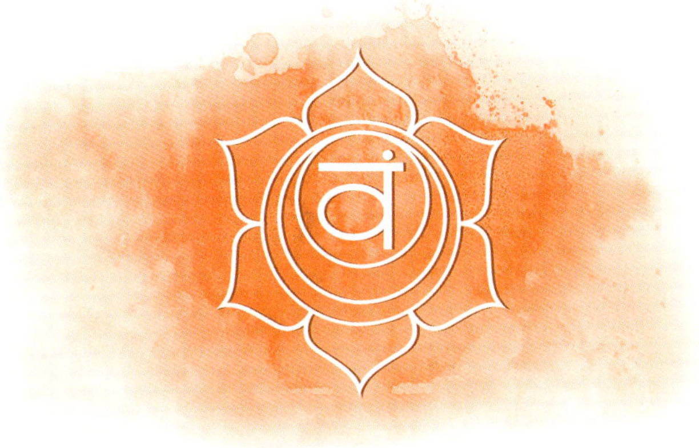

2. CHAKRA

SAKRAL-CHAKRA

Svadhisthana-Chakra

Wasser ist Leben

ICH FÜHLE · I FEEL

DAS SAKRAL-CHAKRA IM ÜBERBLICK

Name	Sakral-Chakra
Sanskritname	Svadhisthana-Chakra
Bedeutung	Sitz des Selbst, süßer Geschmack
Lokalisierung im Körper	Spitze des Kreuzbeins, Unterleib
Yantra / Symbol	Weißer Halbmond in ozeanblauem Kreis, umringt von sechs Blütenblättern
Zentrale Lebensthemen	Wasser, Lebensfreude, Lust und Lebenslust, Genuss, Zeugung, Intimität, Beziehungen, Sexualität & Sinnlichkeit, Erotik, Emotion, Begehren, Veränderung, Polarität, Bewegung, Sehnsucht, Flexibilität, Kreativität, Ethik
Schattenaspekte	Wollust, Scham, Schuld, Anhaftung
Lernaufgabe	Die Freude am Leben feiern; die flexiblen Eigenschaften des Wassers zu einem ständigen Begleiter im Alltag machen; den Körper in seiner Ganzheitlichkeit akzeptieren, Sexualität und Sinnlichkeit lustvoll erfahren; Emotionen gegenüber anderen Menschen ausdrücken, ohne zu verletzen und mich zu verlieren
Farbe	Orange
Element	Wasser
Wirkende Kraft / Naturgesetz	Anhaftung, Anziehung
Ayurvedischer Typ / Dosha	Kapha (Erde und Wasser)
Lebenswind / Vayu	Apana (Energiewind, der auf körperlicher und emotional-geistiger Ebene Eliminations- und Loslassprozesse sowie die Befruchtung und den Geburtsprozess unterstützt)
Körperbereiche / Karmendriya	Unterleib, Becken
Organe / Drüsen	Fortpflanzungs- und Sexualorgane, Östrogen, Testosteron, Nieren, Blase, Harnleiter, Körperflüssigkeiten
Sinneswahrnehmung / Jnanendriya	Schmecken
Musik	Sinnliche arabische Klänge; Musik, die deine Gefühle zum Fließen bringt
Ausgleichende, unterstützende Kristalle und Edelsteine	Aventurin, Bernstein, Goldtopas, Karneol, Koralle, Mondstein, Sonnenstein
Aroma-Öle	Sandelholz, Ylang-Ylang, Vanille, Patchouli, Weißer Salbei, Rosenholz, Orange, Kardamom, Koriander, Fenchel
Ausgleichende, unterstützende Nahrungsmittel	Orangen, Papaya, Aprikosen, Melone, Mango, Karotten – alles in der Farbe Orange
Gottheiten	Yemaya (Göttin des Meeres und des Flusses des Lebens), Parvati (Göttin der Beziehungen, Fruchtbarkeit, Sinnlichkeit, des Tanzes), Lakshmi (Muttergöttin der Fülle, Schönheit und des Wohlbefindens), Vishnu (Gott des Erhaltens und der Fortpflanzung), Aphrodite und Venus (Sexualität und Fruchtbarkeit), Bastet (Lust, Schutz und Gesundheit)
Archetypen	Liebhaberin / Liebhaber, Verführerin / Verführer
Tiere	Krokodil; Fische und alle anderen Meerestiere
Bija-Mantra	VAM / VANG
Affirmation	ICH FÜHLE / I FEEL

EINFÜHRUNG IN DAS SVADHISTHANA-CHAKRA

Bedeutung von Svadhisthana – Der Wohnort des Selbst

Svadhisthana ist das zweite der sieben Hauptchakren und bedeutet so viel wie »das Eigene« (Sva) und »die Wohnung / der Wohnort« (Adhisthana). Es kann also mit »die Wohnung des Selbst« oder »das ursprüngliche Zuhause des Selbst« übersetzt werden. Eine andere Bezeichnung dafür ist »Süße« – die Süße, die sich entfaltet, wenn wir uns selbst wahrhaftig erkannt haben, wenn wir die blinden Flecken und Schattenanteile in uns sehen und annehmen können. Erst dann kann die wahre »Süße unseres Selbst« entstehen. Im Vergleich dazu wird dem Ego ein bitterer Geschmack nachgesagt.

Das 2. Chakra wird dem Unterleib zugeordnet, dem Bereich von Fortpflanzungsorganen, Blase, Nieren und Kreuzbein, und steht in Verbindung mit Lebenslust, Sexualität, Fortpflanzung, Beziehungen, Kreativität und Emotionen. Es hat eine Beziehung zum Mond, den Gezeiten des Meeres und steht für das Unbewusste, das Ungesehene, Mysteriöse, Dunkle und Weibliche. In der daoistischen Tradition ist es die Yin-Qualität.

Die Kraft des Wassers

Das Element des 2. Chakras ist Wasser und folgt als zweitdichteste Form der Materie dem Erdelement im 1. Chakra. Svadhisthana ist eine kraftvolle Energie, die Dinge zueinanderzieht, zusammenhält und verbindet. Auf der Molekülebene kreiert sie Verbindungen zwischen zwei Atomen, um ein Molekül zu bilden. Wasser ist eine lebendige Form der Materie; wo Wasser ist, entsteht Leben. Wasser ist eine fließende Energie, die sich durch Qualitäten wie Flexibilität, Anpassungsfähigkeit, Verbindung und Veränderungen auszeichnet.

Wir Menschen bestehen zu 70 % aus Wasser, weshalb es so wichtig ist, dass wir ausreichend Flüssigkeit zu uns nehmen. Wasser fließt in Form von Blut durch unsere Adern. Der Herzkreislauf fließt durch jede einzelne Zelle unseres Körpers, vom Herzen ausströmend und wieder zurück zum Herzen. Zellen sterben und werden neu geboren. Wasser ist anpassungsfähig und folgt dem Weg des geringsten Widerstandes. Alles Lebendige – die Natur – ist in ständigem Wandel und in Veränderung begriffen. Am deutlichsten kannst du es in den Jahreszeiten erkennen; im Erblühen der Knospen an den Bäumen im Frühling, am Herabfallen und Sterben der Blätter im Herbst. Dieser Lebensfluss vollzieht sich auch in unseren Zellen. Das Leben pulsiert, nichts steht jemals wirklich still.

Das 2. Chakra in der Entwicklung

Mit dem 2. Chakra erwacht die Ebene der Anziehung und Anhaftung. Ab dem 9. Monat sind Babys in der Lage, die Bewegungen ihrer Finger schon so gut zu koordinieren, dass sie mit Daumen und Zeigefinger Dinge zielsicher zum Mund führen können. Wir entdecken die Welt über die Tastsinne. Wenn wir etwas interessant finden, stecken wir es uns in den Mund. Mit Lippen und Zunge erforschen wir das Objekt unserer Begierde durch Saugen, Lutschen und Knabbern. Auch uns selbst und unsere Eltern erfahren wir über Geschmack und Geruch. Wir beginnen Präferenzen zu entwickeln, um herauszufinden, was wir mögen und was nicht.

In der Regel endet die orale Phase mit etwa eineinhalb Jahren. Wir lernen, »Ja«, »Nein«, »Ich will das« und »Das will ich nicht« mit unserem Körper auszudrücken. Hier wird es wichtig, die Bedürfnisse des Kindes wahrzunehmen und widerzuspiegeln. Idealerweise wird der kleine Mensch darin begleitet, seine Bedürfnisse und die entsprechenden Gefühle in sich erfahren zu dürfen, zu unterscheiden und angemessen auszudrücken.

Die Energie des 2. Chakras tritt im Zeitraum vom ersten bis zum zweiten Geburtstag am stärksten in Erscheinung, also im zweiten Lebensjahr. In dieser Zeit haben wir noch kein bewusstes Ich entwickelt, haben noch keine eigene Identität und Außenwahrnehmung, und kennen noch keine sozialen Konventionen. Es ist uns völlig egal, ob unsere Windeln voll sind und was andere über uns denken, der Umgebung allerdings meistens nicht. ☺

Der Fluss als Metapher für das Leben

Das Leben ist wie ein stetig fließender Strom, man taucht nie zweimal in den denselben Fluss. Wasser fließt mühelos und unangestrengt, es ist anpassungsfähig und folgt dem Weg des geringsten Widerstandes. Die Herausforderungen in unserem Leben sind wie Steine im Flussbett, die es zu überwinden gilt. Wenn wir versuchen, uns festzuhalten – an Gedanken, Konzepten, unserer Identität, materiellen Dingen oder Menschen –, kreieren wir Leid. Früher oder später müssen wir ALLES loslassen. Das Leben ist ein kontinuierlicher Loslassprozess; es ist die größte spirituelle Herausforderung und die größte Befreiung, wenn wir all das loslassen, was wir nicht sind.

»Always go with the river of life. Never try to go against the current and never try to go faster than the river. Just move in absolut relaxation, so that each moment you are at home, at ease, at peace with existence.«

Osho

Anziehung, Beziehung und Fortpflanzung

Das Svadhisthana-Energiezentrum ist eine zusammenhaltende Kraft, die Einheiten sammelt, die auf derselben Ebene vibrieren, und sie zum gemeinsamen Ausdruck bringt. So wie sich Atome zusammenfügen

(z. B. Moleküle bilden wie bei H_2O, Wasser), so fügen sich auch Menschen zusammen, um eine Form von Beziehung einzugehen.

Das 2. Chakra ist flexibler und anpassungsfähiger als das 1. Chakra, da es konstante Neukonfigurationen (wie in chemischen Reaktionen) erlaubt und beweglich ist wie Flüssigkeit. Auf der menschlichen Ebene ist Svadhisthana die Kraft, die uns zueinander hinzieht. Sie bringt Menschen zusammen, um Energie, Emotionen und Ideen zu teilen. Sie ist die Energie, auf der ganze Gesellschaften aufbauen und an deren Basis die Kraft der Fortpflanzung entsteht.

Der Mensch ist ein Beziehungswesen

Alles im Universum steht in Verbindung zueinander – die Sonne steht in Beziehung zur Erde und kreiert die Jahreszeiten, der Mond steht in Beziehung zu den Gezeiten, die sich als Ebbe und Flut auf der Erde bemerkbar machen. Unser erster Kontakt mit dem Leben entsteht bei der Zeugung, die erste Beziehung ist die zur Mutter im Mutterleib. Wir stehen in Beziehung zu unserem Körper, unserer Atmung und unserer Umwelt. Wir haben eine Beziehung zu unseren Eltern, unserem Partner, unseren Kindern und Freunden, zu Gegenständen und zu uns selbst. Wir sind niemals nicht in Beziehung; diese Beziehungen können harmonisch, aber auch ambivalent oder konfliktbeladen sein.

Gefühle – Energie in Bewegung

Das Wasserelement, das dem 2. Chakra zugeordnet ist, wird auch mit Gefühlen in Verbindung gebracht. Wir sagen, »Da kam eine Welle von Gefühlen über mich« oder eine »Welle der Freude erfasste mich«. Bei Kindern kannst du beobachten, wie es ist, wenn Empfindungen ungehindert durch sie hindurchfließen: Sie können in einem Moment weinen, weil sie hingefallen sind, und im nächsten Moment lachen, weil ein Schmetterling vorbeifliegt. Gefühle sind flüchtig, und Kinder halten noch nicht daran fest oder bewerten sie in *erwünscht* oder *unerwünscht*. Sie haben noch keine einschränkenden Glaubenssätze, die ihnen die Gesellschaft vermittelt hat, wie z. B. »Ich kann doch jetzt nicht lachen, ich hab doch gerade noch geweint«.

Emotionen sind vom Fühlen oder dem Gefühl zu unterscheiden. Gefühle sind feine Wahrnehmungen durch die Sinne. Eine Emotion ist Energie in Bewegung. Das »E« von »Emotion« steht für Energie (Physik), »motion« kommt aus dem Englischen und bedeutet »Bewegung«.

Studien besagen, dass eine Emotion nur 90 Sekunden andauert. Doch wenn wir daran festhalten und starke Emotionen bewerten, kreieren wir vielleicht eine Geschichte daraus. Dadurch verlängern wir sie unnötig und machen sie größer, als sie tatsächlich sind. Im Umgang mit Emotionen ist es äußerst hilfreich zu lernen, sie ungehindert durch uns hindurchfließen zu lassen – wie Wasser.

»Salzwasser ist das Heilmittel für alles: Schweiß, Tränen oder das Meer.«

Tanja Blixen

Konsum und Lustbefriedigung

Wie schon erwähnt, steht unser 2. Chakra mit unseren individuellen Abneigungen und Vorlieben in Verbindung. Es ist das Chakra der Freude, aber auch des Schmerzes. Es wird aktiv, wenn wir einkaufen gehen und Dinge in den Einkaufskorb legen, die wir mögen. Es wird auch aktiv, wenn wir uns von einer Person sexuell angezogen fühlen. Wenn unser 2. Chakra überaktiv oder exzessiv ist, werden wir nur noch von unseren Neigungen geleitet. Übertriebenen Shoppinggelüsten nachzugehen, maßlos Alkohol zu trinken, zu viele Sexualpartner zu haben oder sexuell abhängig zu sein sind deutliche Zeichen für eine Schwachstelle im 2. Chakra.

Die Schattenseite des 2. Chakras ist, dass wir Menschen auf vielerlei Art und Weise verführbar sind. Die gesamte Konsum- und Werbeindustrie profitiert von unseren Sehnsüchten und unserer Gier. Der wohl größte Trugschluss ist, dass man Glück kaufen kann, doch wenn wir diesen Körper verlassen, können wir nichts mitnehmen.

Der Flow-Zustand

Du hast den Begriff »Flow« sicherlich schon einmal gehört? Er wurde von Mihály Csíkszentmihályi, einem der Mitbegründer der positiven Psychologie, entdeckt und erforscht. Mit Flow wird der Zustand konzentrierter Aufmerksamkeit und völliger Versenkung im Tun beschrieben. Dieser Flow-Zustand kann bei vielen Arten von Aktivitäten erlebt werden. Beim Joggen, Yoga, Tanzen, Fußballspielen, Malen, Töpfern, Schreiben, Singen, Musikmachen etc. Wir sind im Flow, wenn wir ganz in einer Sache aufgehen und zu 100 Prozent präsent sind. Denn dann denken wir nicht über Sorgen und Ängste nach.

Der Flow-Zustand wird als meditativer Zustand bezeichnet und mit einem intensiven Glücksgefühl beschrieben. Er repräsentiert sozusagen eine ideale Gleichgewichtssituation im gut ausbalancierten 2. Chakra.

Dis-ease

Bei den meisten Menschen wird im Laufe ihres Lebens mindestens eines der sieben Chakren besonders relevant und essenziell bedeutsam. In diesen Momenten »alarmiert« uns der physische Körper und zieht zum Beispiel durch Krankheiten unsere Aufmerksamkeit auf diesen speziellen Bereich. Schon Kinder können unter Kopf- und Bauchschmerzen, Sehschwäche, Diabetes, Rheuma, Depressionen u.v.m. leiden, was sich im Erwachsenenalter zu einer Schwachstelle auswachsen kann, einer sogenannten Achillesferse. An dieser Stelle des Körpers kann die Energie nicht so harmonisch fließen wie in allen anderen Bereichen.

Ursachen für Kontraktionen und Energiestau in einem bestimmen Körperbereich sind häufig auf frühkindliche Erfahrungen zurückzuführen. Lieblosigkeit, unnötige Strenge, seelische und körperliche Gewalt, Manipulation durch Eltern, Verwandte oder Geschwister, Missbrauch und Vergewaltigung, sexuelle Umorientierung in der Kindheit etc. können zu einer Schwächung im 2. Chakra führen. Selbst die Traumata unserer Eltern und Großeltern können an uns vererbt worden sein. Wenn unsere Eltern einen Krieg erlebt haben, ist es möglich, dass ihre DNA die von ihnen erlebten Ängste abgespeichert hat, die dann mit der Zeugung – natürlich unbewusst – an uns weitergegeben wurden. Diese Zusammenhänge werden in der *Epigenetik* erforscht.

Im Englischen lautet das passende Wort für Krankheit *Disease.* »Dis« steht für »nicht« oder »keine« und »ease« für »Leichtigkeit«. Im Rückschluss könnte man Disease als einen Mangel an Leichtigkeit oder Entspannung verstehen. Eine Krankheit ist eine Disbalance im physischen Körper, die mit dem mentalen und emotionalen Energiekörper in Verbindung steht. Diese Körper sind nicht voneinander getrennt, wie man auch am Beispiel der *Koshas* (Körperhüllen) leicht erkennen kann. Dieses Schema ähnelt dem Modell, das in der Medizin als Psychosomatik beschrieben wird.

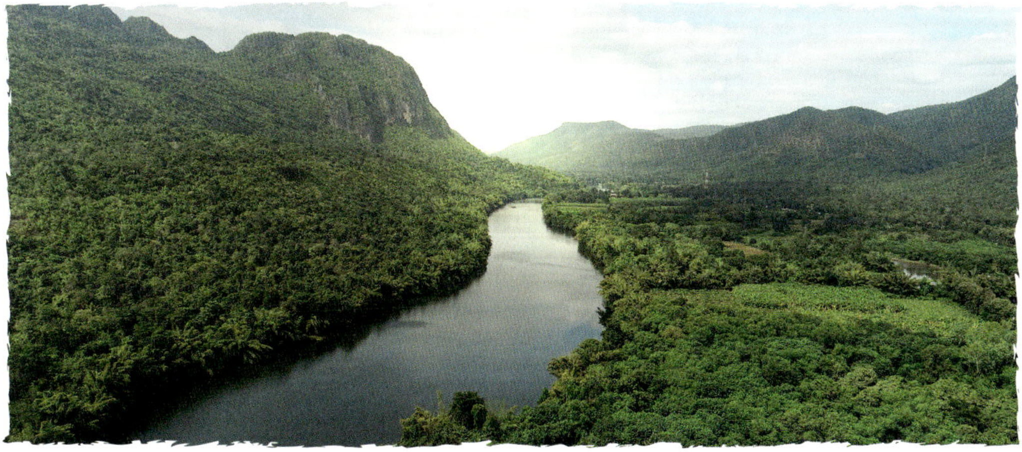

MEIN PERSÖNLICHER BEZUG

Blasenentzündung – Grenzen wahrnehmen

In meiner persönlichen Geschichte begann das Ungleichgewicht, als ich 2 ½ Jahre alt war, zu der Zeit, in der das 2. Chakra im Menschen erwacht. Damals hatte ich die erste Blasenentzündung. Wir zogen um, und ich wurde mit einer neuen Lebenssituation konfrontiert, die mich komplett überforderte. Diese frühkindliche Erfahrung (Schmerzen, Bauchweh, Schamgefühl) im Zusammenhang mit meiner Blase wirkte traumatisierend auf mich und definierte damit meine persönliche Achillesferse. Nach einem Eingriff blieb die Blasenentzündung zwar glücklicherweise für viele Jahr verschwunden, tauchte aber in meiner Teenagerzeit – mit gelebter Sexualität – wieder auf. Ich war noch nicht so sehr mit meinem Körper vertraut. Von ayurvedischen Konstitutionen hatte ich noch nichts gehört. Ich hatte keine Anleitung oder Erfahrung, wie ich mein (Berührungs-)Bedürfnis angemessen äußern sollte. Ich überschritt bei sexuellen Kontakten immer wieder meine Grenzen, sagte nicht Nein, wenn ich es eigentlich hätte tun sollen, um den Partner nicht zu frustrieren oder um zu gefallen. Das mündete in der nächsten Blasenentzündung. Ich ging durch viele schmerzhafte Momente und begann, tiefer zu forschen: Was war die Botschaft an mich?

Die Blase steht in Verbindung mit dem Wasserelement, in Verbindung mit der Fähigkeit zur Selbstkontrolle und Selbstfürsorge und der Fähigkeit, die Bedürfnisse und Grenzen des Körpers zu erkennen und zu respektieren. Wenn wir anderen zu viel Macht über uns geben, werden wir hilflos und fremdgesteuert. Die Balance zwischen Hingabe und Selbstaufgabe zu halten kann besonders auf intimer Ebene eine Gratwanderung sein. Eine ganzheitlich arbeitende Ärztin stellte schließlich eine Histaminintoleranz bei mir fest, das heißt, die Verwertung von Histamin ist gestört, was u. a. die Blasenschleimhaut reizt. Inzwischen habe ich dank meiner Selbstheilungsarbeit und den Erfahrungen mit dem ayurvedischen Heilsystem meine Blase ganz gut im Griff. Auch Yoga hat dazu beigetragen, dass ich sensibler meinem Körper gegenüber geworden bin, mehr in mich hineinhöre und bewusster Grenzen setze. Ich teile meine Bedürfnisse offener mit und habe meinen Körper in Verbindung mit dem Mondzyklus kennen- und lieben gelernt. Es ist hilfreich, sich bei wiederkehrenden Blasenentzündungen mit dem Thema Kontrolle – zu viel oder zu wenig – und der Angst vor dem Verlassenwerden zu beschäftigen.

Tipps, um Blasenentzündungen vorzubeugen

- Trinke bis zu zwei Liter täglich warme Tees oder Ingwerwasser, damit du viel pullern kannst.
- Halte deine Nieren und Füße immer warm, schlafe mit Socken.
- Nutze Deumavan-Gleitgel beim Sex, geh direkt danach zur Toilette. Wichtig: Auf der Toilette immer von vorn nach hinten abwischen.
- Lass dich auf Lebensmittelunverträglichkeiten und Histaminintoleranz testen.

- Beschäftige dich mit dem Heilsystem des Ayurveda, finde deinen ayurvedischen Typ (mach evtl. eine Panchakarma-Entgiftungskur).
- Canephron®-Tabletten und D-Mannose-Trinkpulver helfen auch vorbeugend.
- Verbessere deine Darmflora (ProBiotic Power), besonders nach der Einnahme von Antibiotika.

Tipps zum liebevollen Umgang mit deiner Menstruation

Das Wasserelement ist weiblich und steht für Geschmeidigkeit, Sinnlichkeit und Verbindung. Das Wasser in uns im Fluss zu halten und Bewusstsein für unseren Menstruationszyklus zu entwickeln ist besonders wichtig für uns Frauen. Denn unser Unterleib ist der Sitz weiblicher Weisheit und Intuition. Wir erfahren aber schon als junge Mädchen, wie schambesetzt das Thema Menstruation ist. Auch heute noch. Durch die bewusste Auseinandersetzung mit meinem Mondzyklus, meiner Sexualität und ganzheitlicher Verhütung hat sich mein Leben positiv verändert. Mach auch du deinen Mondzyklus zu deiner Freundin.

- Sprich mit anderen Frauen über deine Periode und tausche Erfahrungen aus.
- Beschäftige dich mit deinem Zyklus, tracke ihn mit einer App für mindestens drei Monate.
- Tausche herkömmliche Tampons gegen Bioprodukte, nutze eine Menstruationstasse.
- Nimm regelmäßig und besonders vor der Menstruation Magnesium ein, das entspannt.
- Nutze die Tage deiner Blutung als besondere Zeit für Meditation und Journaling, mach keine wichtigen Termine, gönne dir Schlaf, Wärme und Ruhe für die innere Einkehr.

Gesunde Sexualität

Viele Frauen wissen zu wenig über ihre Physiologie und sind zu wenig im intimen Kontakt mit ihrem Körper und ihren Bedürfnissen. Sie trauen sich nicht, NEIN zu sagen, wenn sich Berührungen unangenehm anfühlen, und es fehlt die nötige Kommunikation über eigene Wünsche und Grenzen, auch aus Angst, als frigide oder leidenschaftslos abgestempelt zu werden. Hemmungen und Blockaden sind die Folge. Paradoxerweise gibt es hier, trotz (oder wegen?) überall zugänglicher Sexangebote und dem Aufschwung der Pornoindustrie, noch viel Nachholbedarf.

Ein Weg der Weiterentwicklung war für mich die Beschäftigung mit Neo-Tantra und Slow Sex. Das modernere Neo-Tantra wurde aus dem linkshändigen Pfad des klassischen Tantra abgeleitet, hat jedoch wenig mit der ursprünglichen Tantra-Tradition gemein. Im Neo-Tantra steht die Vereinigung zweier Körper – die symbolische Überwindung der Dualität – im Vordergrund. Das wird unterstützt durch Rituale, Achtsamkeits- und Atemübungen. Intimität wird in dem Bewusstsein einer göttlichen Handlung ausgeführt, sinnbildlich als Austausch der polaren Energien von Shiva und Shakti.

GLEICHGEWICHT UND UNGLEICHGEWICHT IM SAKRAL-CHAKRA

Unbalancierte Energie in einem Chakra – eine Störung im Energiesystem – kann sich entweder in einer Unter- oder in einer Überfunktion äußern. Mithilfe der folgenden Stichpunkte kannst du ein eventuelles Ungleichgewicht in deinem 2. Chakra feststellen. Dazu musst du aber noch wissen, dass es auch sein kann, dass sich gleichzeitig beide Merkmale zeigen, also eine Unterfunktion *und* eine Überfunktion. Die Unbalance kann wie ein Pendel von einem zum anderen Extrem schwingen. Ziel ist es, dich in der Mitte einzupendeln, um dein Sakral-Chakra zu harmonisieren.

Das 2. Chakra in der Unterfunktion

- Fehlendes Vertrauen in den Fluss des Lebens, angespannt und ängstlich sein
- Keine Liebe für den eigenen Körper spüren, sich selbst überkritisch betrachten
- Schädliche Verhaltensmuster nicht aufgeben können, gefangen sein in Trägheit und Bequemlichkeit
- Kein Vertrauen zu anderen Menschen aufbauen können
- Nicht berührt werden wollen
- Gefühle werden unterdrückt, weinen fällt schwer
- Schnell beschämt reagieren bei Themen wie Sexualität und Ausdruck von Lust
- Traumata in der Kindheit, verbunden mit sexuellen Übergriffen, Missbrauch, sexueller Unterwerfung oder anderweitiger Dominierung
- Unter geringem Selbstwertgefühl leiden, Angst vor Ablehnung
- Fehlender Zugang zu Kreativität und Musikalität
- Handeln ist langsam und zögerlich, Verantwortung wird gemieden
- Fehlendes Verlangen, keine Leidenschaft, Erleben von Asexualität
- Sich selbst als rigide, starr, unflexibel, verkopft erleben
- Der untere Rücken fühlt sich instabil an, Rückenschmerzen
- Neigung zu Harnwegs- und Prostataerkrankungen, Nierenproblemen
- Starke Stimmungs- und Hormonschwankungen, besonders im Mondzyklus, PMS
- Gelenke und Hüften sind unbeweglich und steif
- Hormonelles Ungleichgewicht, Impotenz und / oder Frigidität, Unfruchtbarkeit
- Schwierigkeiten, Sexualpartner zu gewinnen

Das 2. Chakra in der Überfunktion

- Vergnügen und Genuss hinterherjagen: Konsum, Shopping, Sex, Fernsehen, Unterhaltung, Lustbefriedigung dominieren unser Leben
- Gefangen sein im sozialen Getratsche, Lästern und Unterhaltung (Insta & Co.)
- Die innere Leere nicht aushalten können, Rastlosigkeit
- Hoher Konsum von Genussmitteln (Kaffee, Zucker, Schokolade, Alkohol)
- Kein Gespür für persönliche Grenzen haben, nie genug haben
- Alleinsein meiden, stattdessen Kontakte knüpfen, sozial überaktiv, ruhelos
- Überall anpassen, um zu gefallen, in Abhängigkeiten geraten
- Schönheit und sexuelle Attraktivität ausreizen, um auf sich aufmerksam zu machen
- Gesteigertes sexuelles Verlangen, viele Sexualpartner, Lust mit Liebe verwechseln
- Schwierigkeiten, treu zu sein, sich verbindlich einzulassen
- Süchte: Magersucht, Spielsucht, Computersucht, Social-Media-Sucht, Alkoholsucht, Drogensucht, Sexsucht, Schönheits-Sucht (Beauty-OPs) etc.

Das 2. Chakra in Balance

- Mit Leichtigkeit dem Fluss des Lebens folgen können
- Kreativität sprudelt, Schöpfergeist und Ideenreichtum sind gegenwärtig
- Weich und geschmeidig auf Situationen reagieren können, anpassungsfähig sein
- Weich im Körper, offen für Neues sein
- Eine lebendige, fruchtbare und würdevolle Sexualität leben
- In Verbindung mit seinen Gefühlen stehen, loslassen können
- Sensibel und fürsorglich gegenüber anderen Menschen sein
- Sich sozial engagieren, Menschen zusammenbringen, verbindlich sein
- Tolerant sein gegenüber Andersdenkenden
- Freude an Unterhaltung, Kultur und Künsten
- Arbeit, Spiel und Freizeit in ein gesundes Gleichgewicht bringen
- Freude am Spiel haben
- Tanz und Musik in sich fließen lassen, weich werden können
- Sich gut abgrenzen können, klar sein in dem, was zu dir und was zu anderen gehört
- Wissen aus unterschiedlichsten Quellen aufnehmen können, Neues kreieren
- Den gegenwärtigen Moment annehmen können, im Jetzt sein

DIE 6 WICHTIGSTEN ASANAS FÜR DAS SAKRAL-CHAKRA

Schmetterling / Baddha Konasana

- Der Schmetterling öffnet die äußeren Hüften und die Leistengegend.
- Wirkt beruhigend und kontemplativ, hilft, Stress und Angst abzubauen.
- Setz dich auf ein Bolster oder die Kante einer Decke, falls du die Tendenz hast, im Rücken rund zu werden.

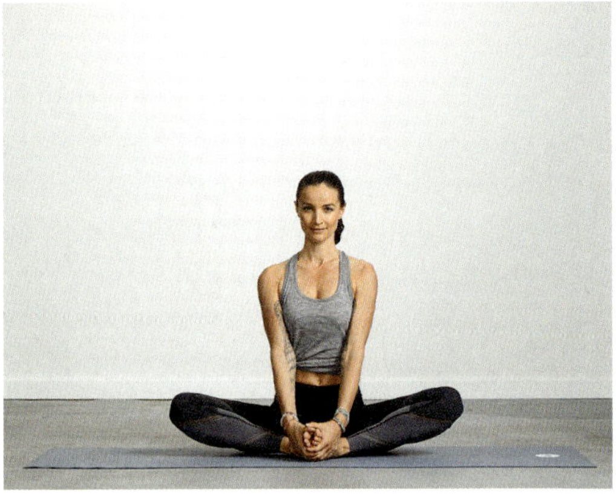

Einbeinige Taube / Eka Pada Rajakapotasana

- Die einbeinige Taube öffnet die äußeren Hüften, dehnt den Psoas-Muskel und die Leisten.
- Streckt die Oberschenkel und die Gesäßmuskulatur (Gluteus maximus).
- Löst festgehaltene Emotionen rund um den Hüftbereich, Ängste, Anspannungen und Stress.

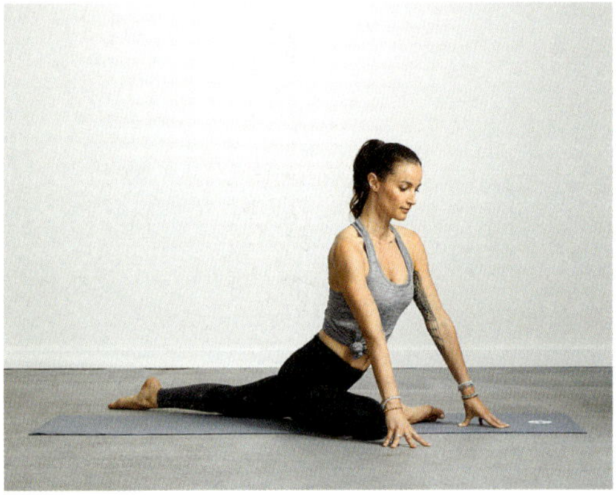

Weite sitzende Grätsche / Upavistha Konasana

- Diese Haltung streckt die Oberschenkelrückseite, dehnt die Adduktoren und fördert die Mobilität in den Hüftgelenken.
- Beruhigt den Geist und das Nervensystem und wirkt kontemplativ.
- Setz dich auf die Kante einer Decke, um die Öffnung der Hüften zu unterstützen.

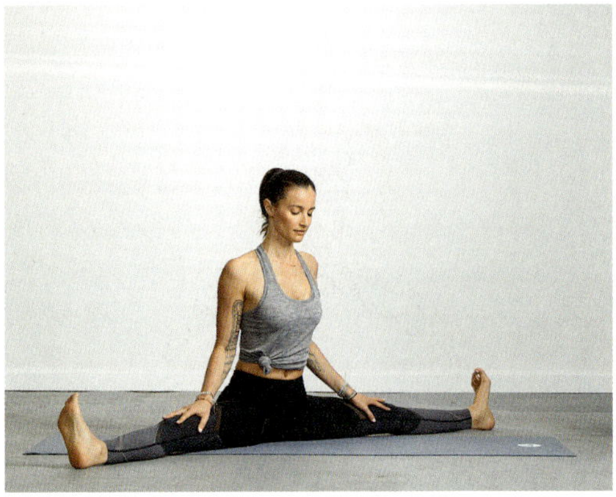

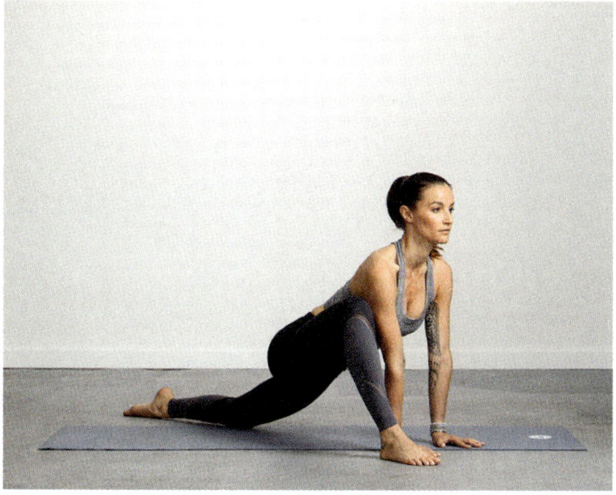

Tiefer Ausfallschritt / Anjaneyasana

- Dehnt den Oberschenkelmuskel (Quadrizeps), die Leistengegend und den Psoas-Muskel.
- Stärkt die Beine und die Gesäßmuskulatur (Gluteus maximus), löst Verspannungen im Leistenbereich.
- Wirkt verinnerlichend, kreiert Freiraum in Körper und Geist.

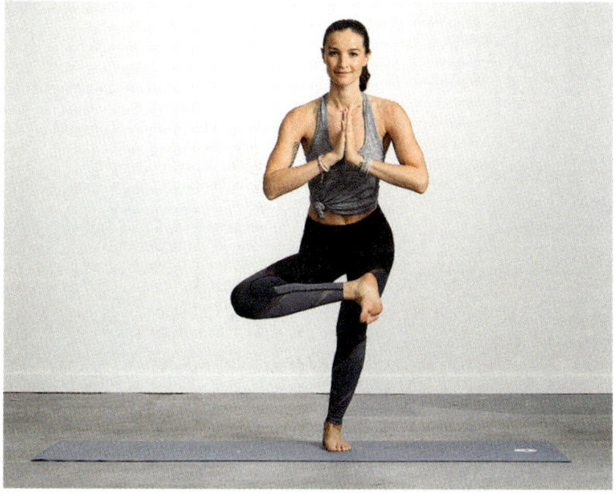

Stehende Figur 4 / Eka Pada Utkatasana

- Stärkt die Beinmuskulatur, dehnt die äußere Hüft- und Gesäßmuskulatur (Piriformis).
- Entlastet den unteren Rücken und löst Verspannungen in den Muskeln rund um das Kreuzbein.
- Wirkt beruhigend auf den Geist, kontemplativ, löst Stress und Ängste.

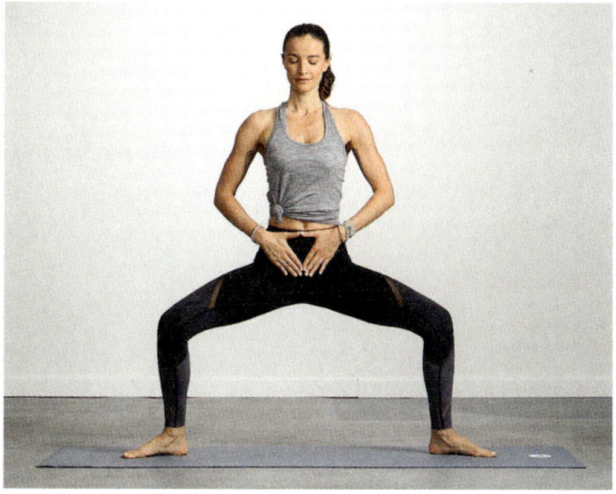

Göttinnen-Haltung / Utkata Konasana

- Stärkt die Beine und kräftigt die Gesäßmuskulatur (Gluteus maximus).
- Dehnt die Beininnenseiten (Adduktoren) und streckt die Rückenmuskeln (Erector spinae).
- Die Göttinnen-Haltung verbindet dich mit deiner inneren Stärke und wirkt erdend.

YOGASEQUENZ FÜR DAS SAKRAL-CHAKRA

Diese Asana-Praxis verbindet dich mit deiner Sinnlichkeit und deinen intuitiven Gefühlen. Der Fokus liegt auf geschmeidigen, fließenden Bewegungen, bei denen wir Atem und Bewegung synchron verbinden, was das Wasserelement und die weiblichen Anteile in uns stärkt. Kreisende, kreative tänzerische Hüftbewegungen unterstützen uns dabei. Stehende und sitzende Vorbeugen mit Hüftöffner-Fokus sind ideal, um das Becken und die Leistengegend zu öffnen und Enge und Steifheit zu lösen, sodass unsere sinnliche Wasser-Energie wieder frei fließen kann. Diese Praxis wirkt besonders für unseren Unterleib und die Fortpflanzungsorgane nährend, schenkt dir mehr Geschmeidigkeit in den Hüften und Flexibilität in Körper und Geist und fördert die Lust am Leben.

Atme während der Sequenz 1:1 Ujjayi und lass mit der Ausatmung zusätzlich gern immer mal wieder durch den geöffneten Mund geräuschvoll los: »Hhhahhh.«

Nicht geeignet bei Kopfschmerzen, Erkältungen und für Migränepatienten. Vorsicht bei Leisten-, Knie- oder Hüftverletzungen. Diese Praxis verstärkt dein Kapha (Erde & Wasser), verringert Pitta (Feuer & Wasser) und geringfügiger Vata (Luft & Äther).

Asanas, die dynamisch praktiziert und mehrfach wiederholt werden, sind folgendermaßen gekennzeichnet:

〉 Anfang des Flows 〈〉 Mitte des Flows 〈 Ende des Flows
R & L: auf der rechten und der linken Seite ausführen

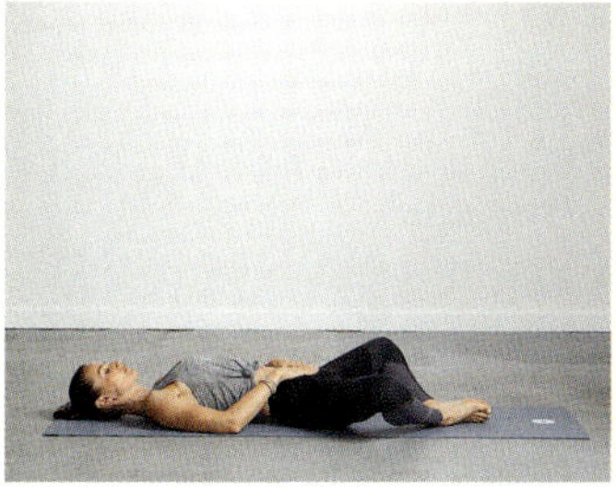

Liegender Schmetterling mit Yoni-Mudra *Hände auf Unterleib legen. Atme gegen die Hände.*

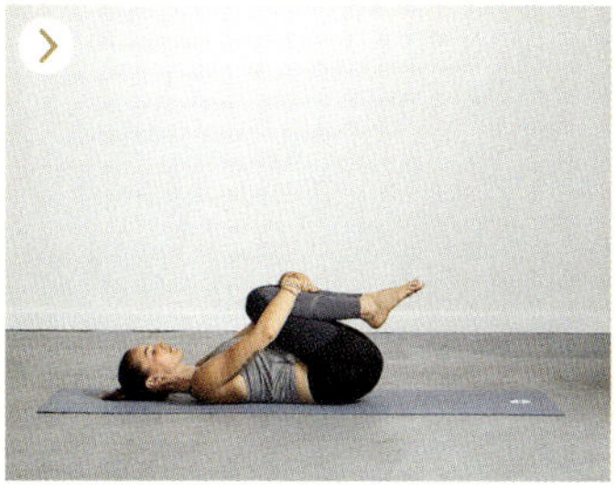

Dynamische Knie-zur-Brust-Haltung

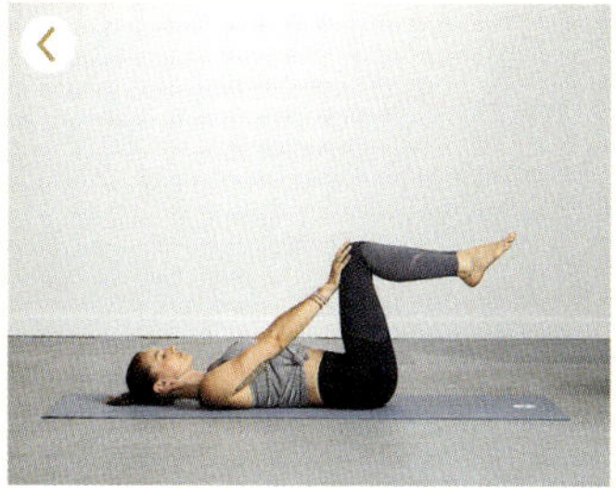

Dynamische Knie-zur-Brust-Haltung *5-mal wiederholen.*

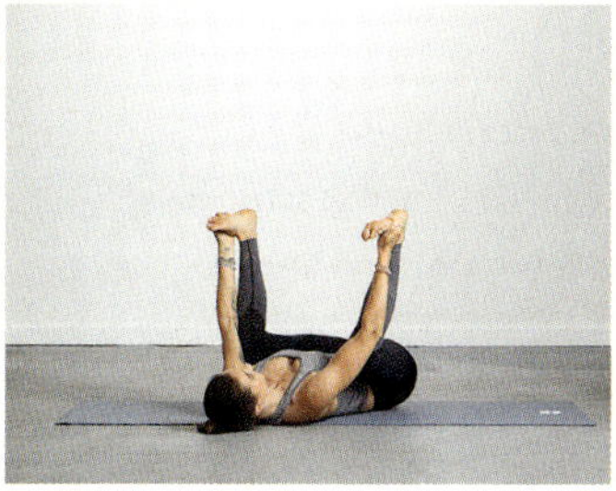

Happy Baby *Für 10 Atemzüge halten.*

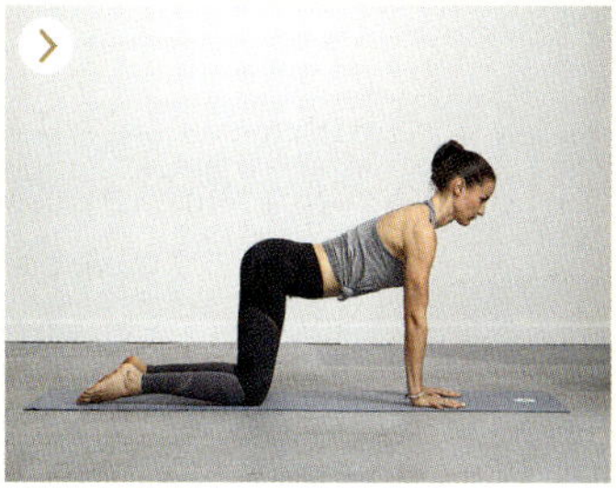

Dynamische Katze-Kuh- und Kindhaltung *Beim Ein- und Ausatmen jeweils bis 5 zählen.*

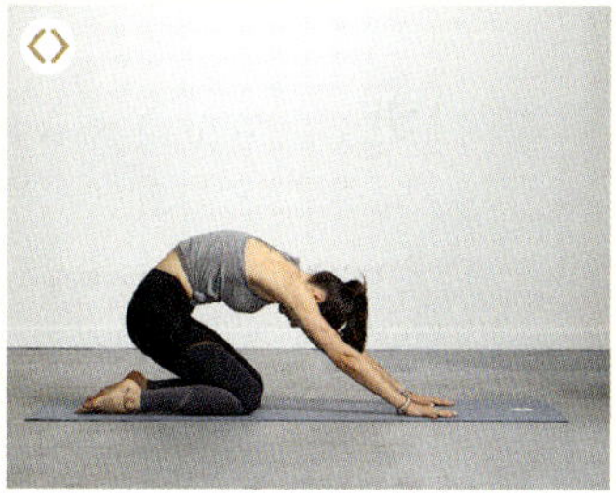

Dynamische Katze-Kuh- und Kindhaltung *Beim Ein- und Ausatmen jeweils bis 5 zählen.*

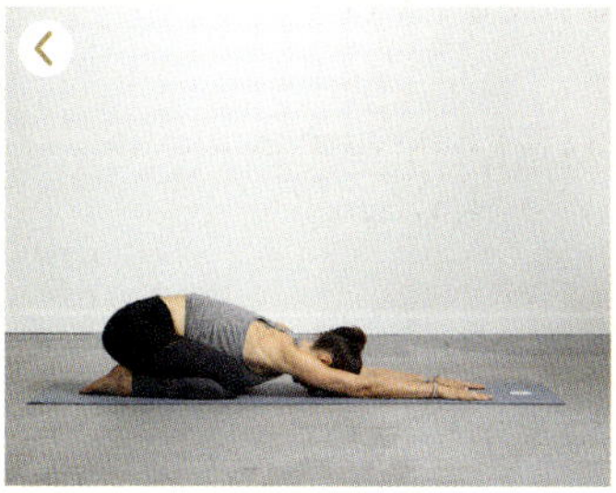

Dynamische Katze-Kuh- und Kindhaltung *Beim Ein- und Ausatmen jeweils bis 5 zählen. 5-mal wiederholen.*

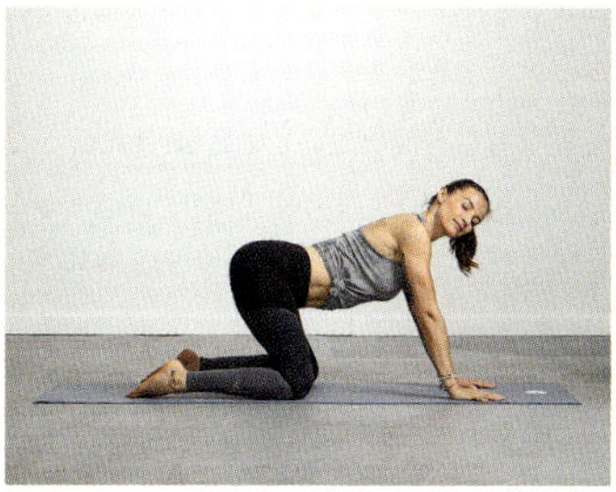

Freie Hüftkreise im Vierfüßler *R & L. Für 2 Minuten.*

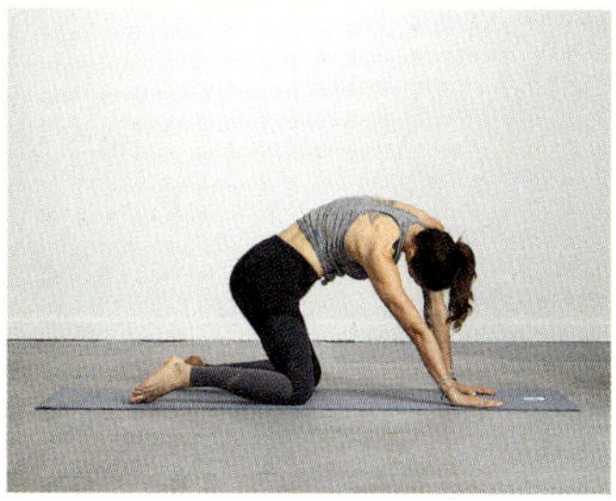

Freie Hüftkreise im Vierfüßler *R & L. Für 2 Minuten.*

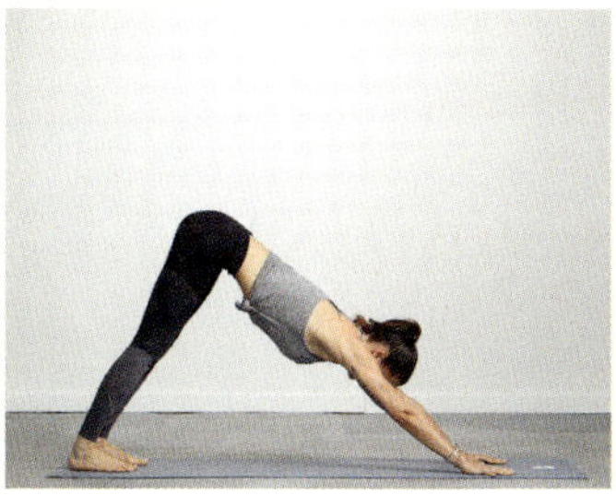

Herabschauender Hund *5 Atemzüge halten.*

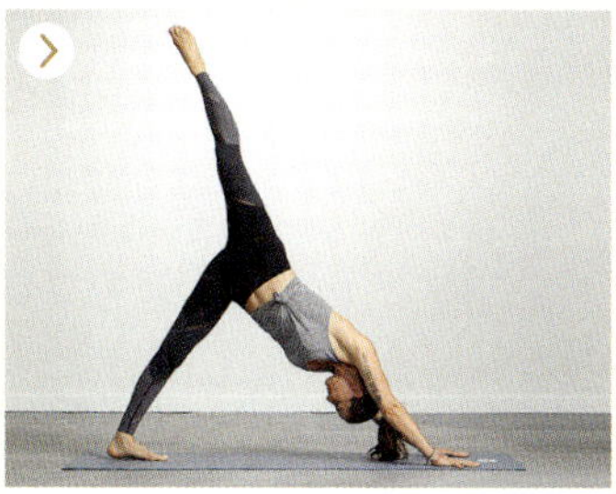

Dreibeiniger Hund *R & L. Hüfte öffnen.*

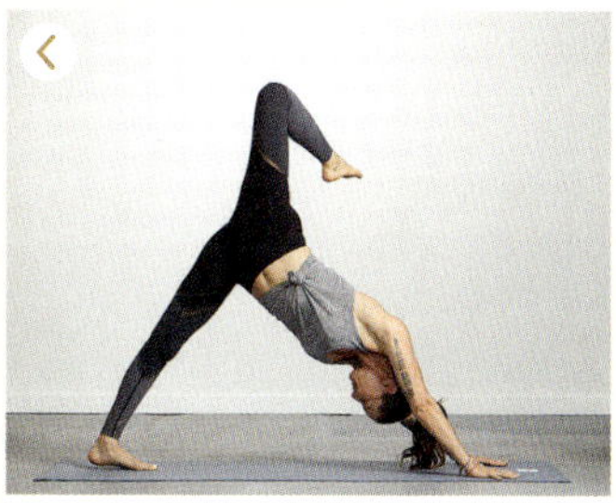

Dreibeiniger Hund *R & L. Fuß umklappen lassen. Anschließend Seitenwechsel.*

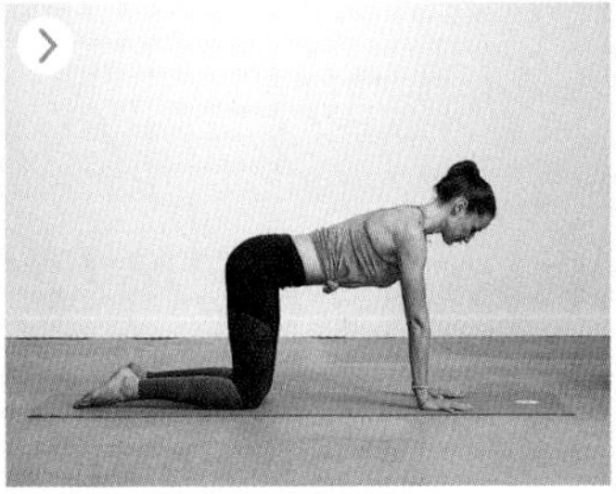

Zurück in den **Vierfüßlerstand.**

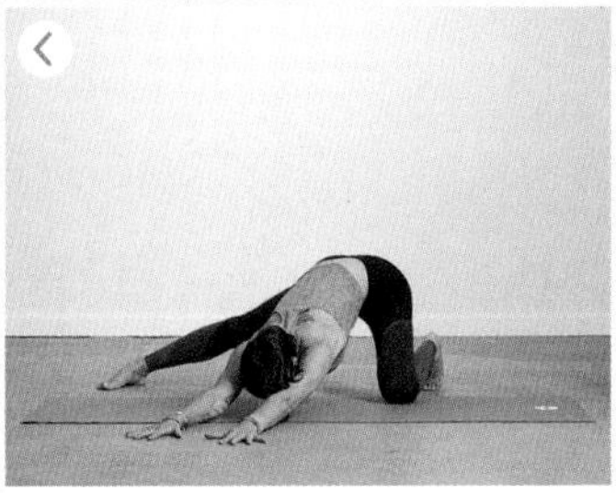

Vierfüßler mit Hüftöffnung *R & L. Für 5 Atemzüge. Anschließend Seitenwechsel.*

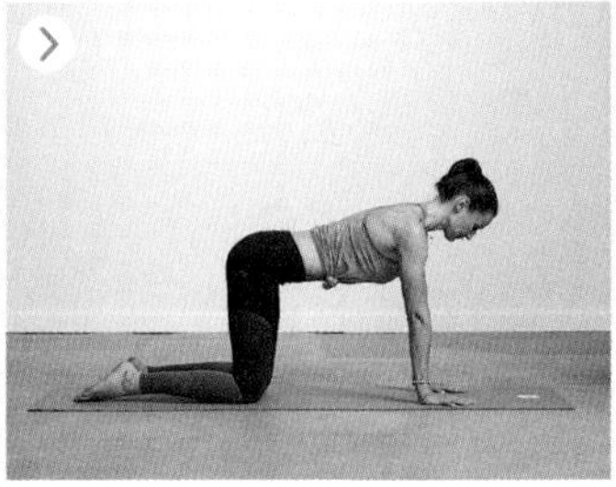

Vierfüßlerstand

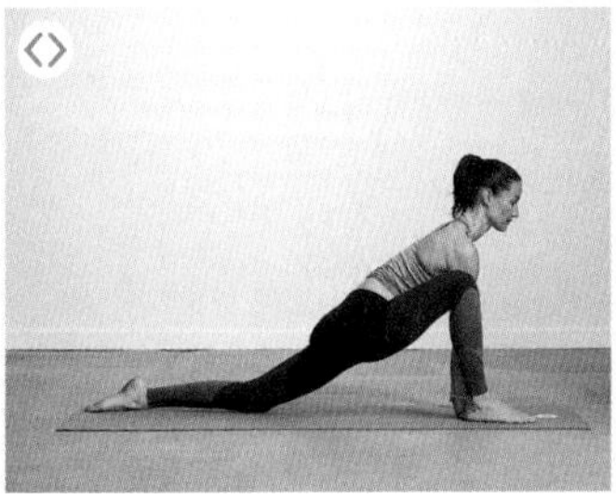

Tiefer Ausfallschritt *R & L.*

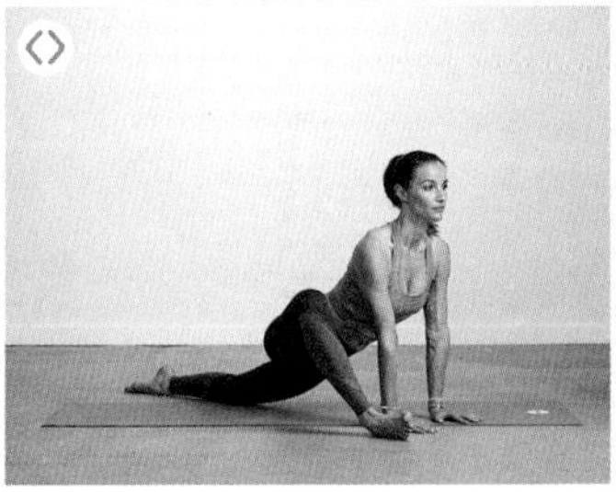

Tiefer Ausfallschritt mit Hüftöffner *R & L. Fuß auf die Außenkante legen.*

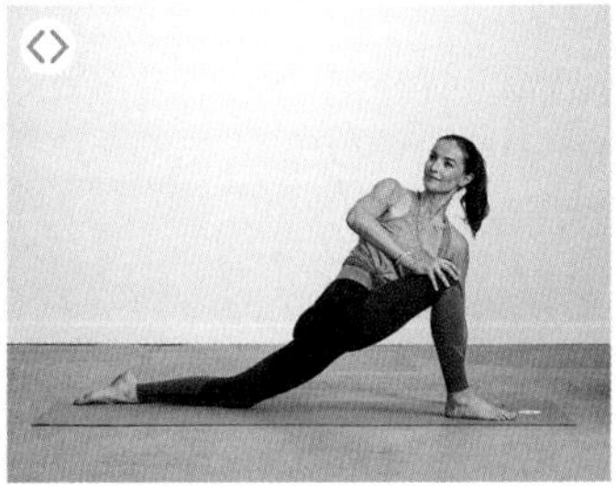

Tiefer Ausfallschritt *Twist, R & L. Hand auf Oberschenkel legen.*

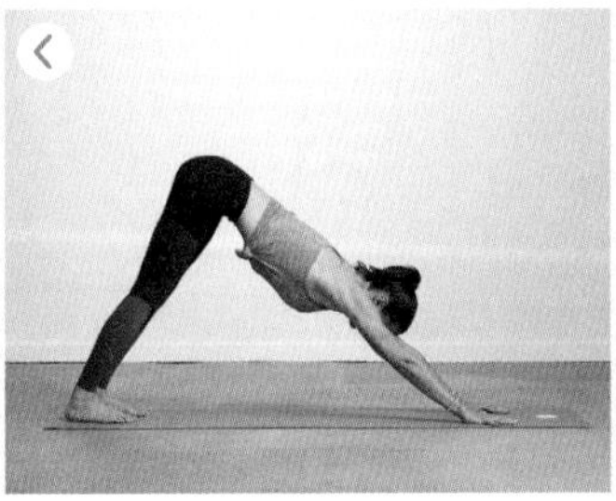

Herabschauender Hund *Für 5 Atemzüge halten. Flow auf der anderen Seite wiederholen.*

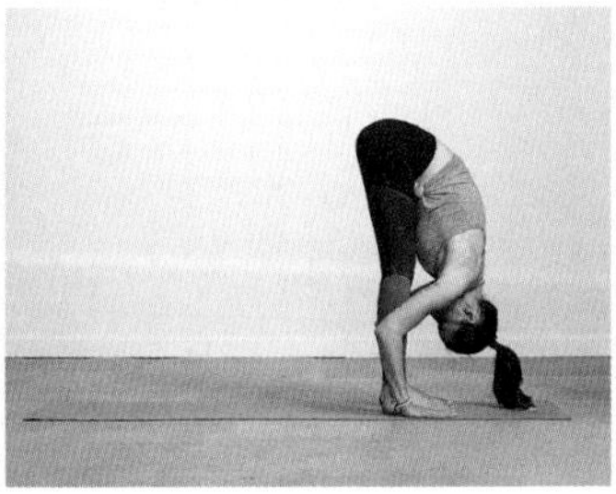

Stehende Vorbeuge *Aus dem Hund nach vorne treten, 5 Atemzüge halten.*

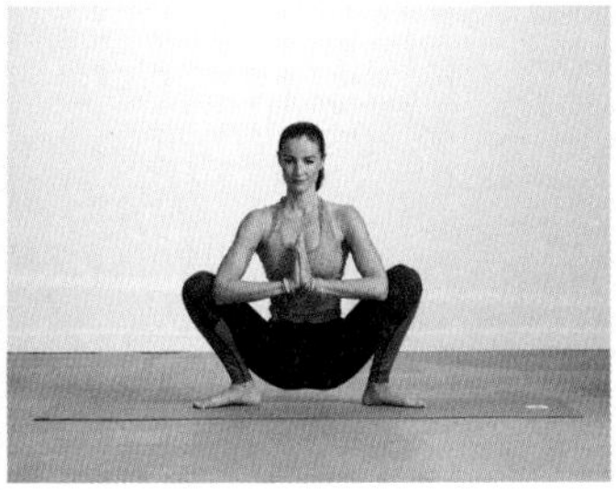

Squat *Hände vors Herz, für 5 Atemzüge.*

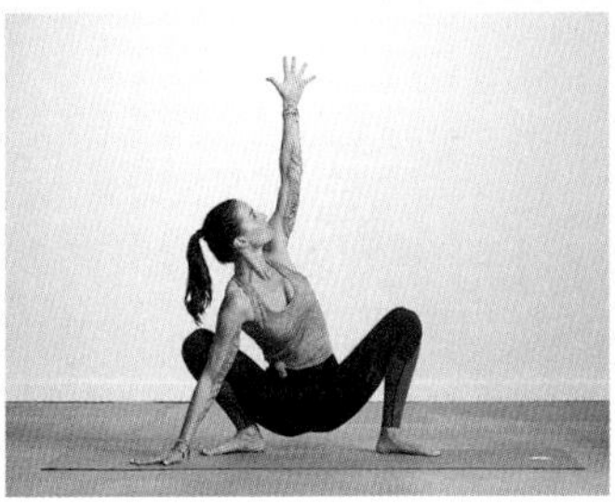

Squat Twist *R & L. Für jeweils 5 Atemzüge halten.*

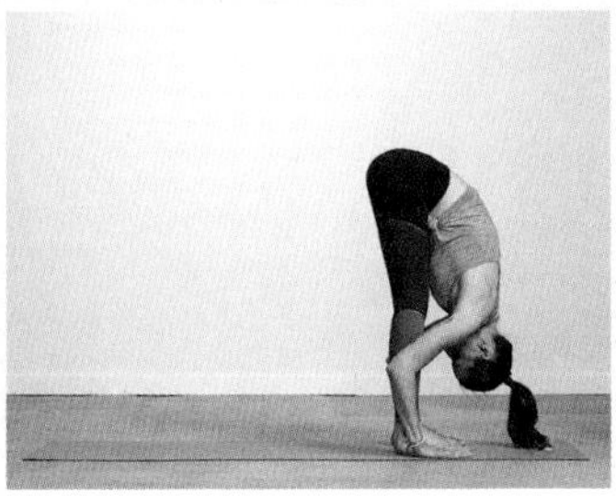

Stehende Vorbeuge

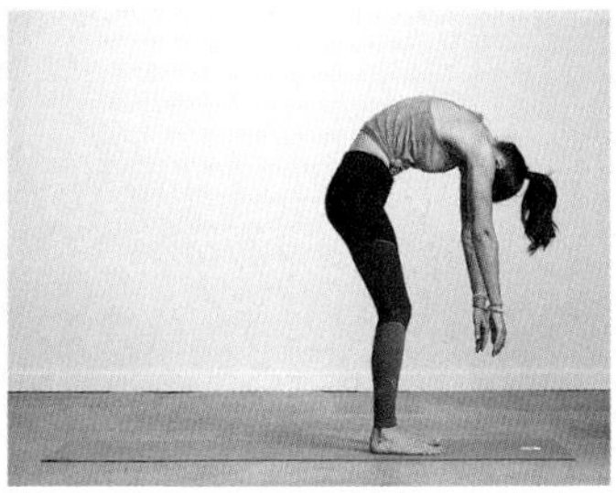

Aufrollen *Langsam Wirbel für Wirbel aufrollen.*

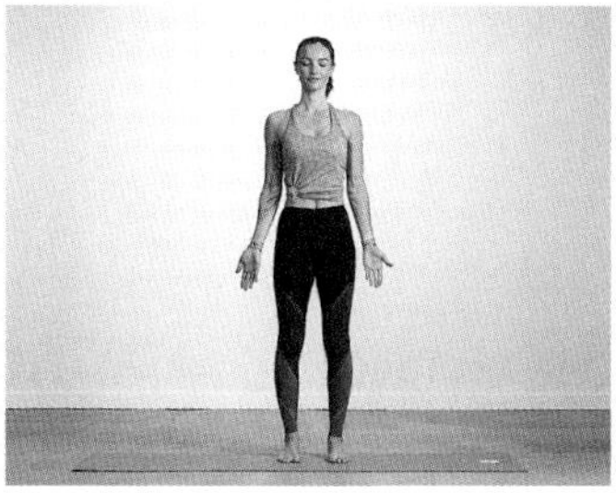

Berghaltung *Pausieren und erden. Für 5 Atemzüge.*

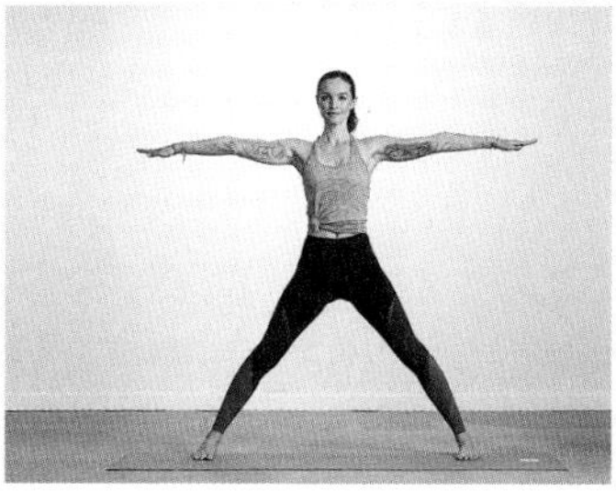

Weite Grätsche *als Übergang in Krieger II.*

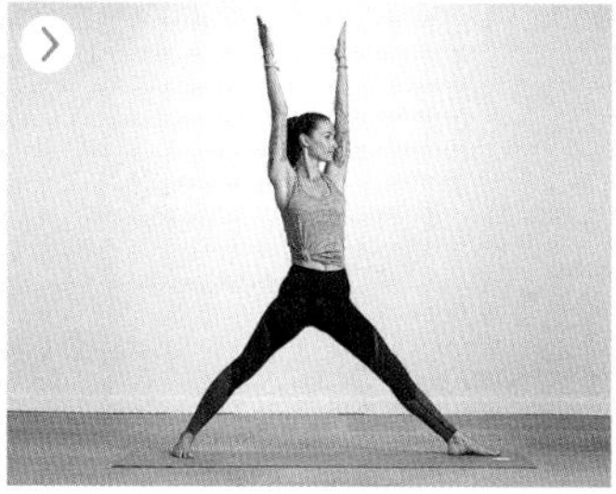

Dynamischer Krieger II *R & L. Beim Ein- und Ausatmen jeweils bis 5 zählen.*

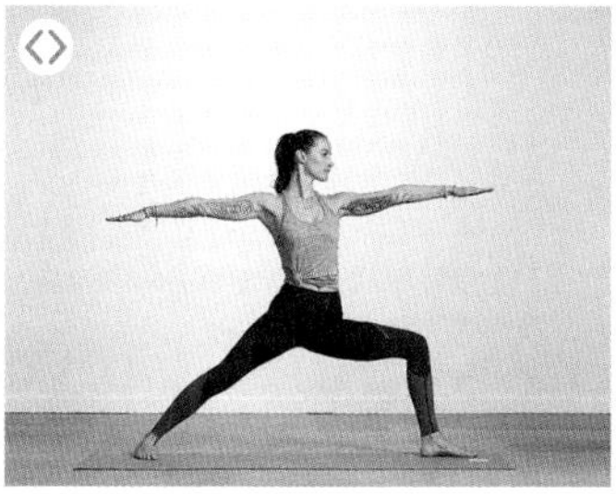

Dynamischer Krieger II *R & L. Beim Ein- und Ausatmen jeweils bis 5 zählen.*

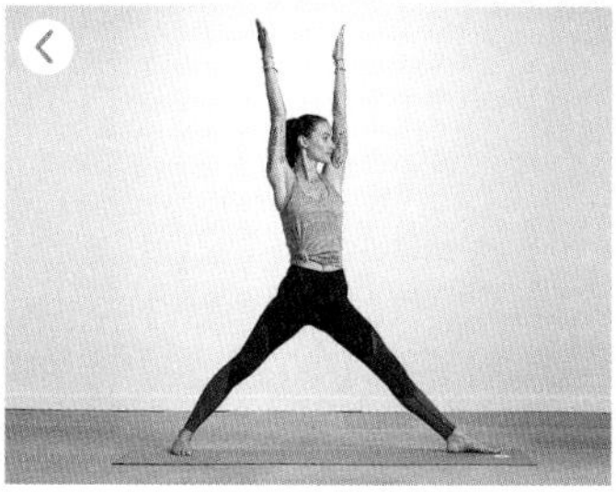

Dynamischer Krieger II *R & L. Beim Ein- und Ausatmen jeweils bis 5 zählen. Pro Seite 5-mal wiederholen.*

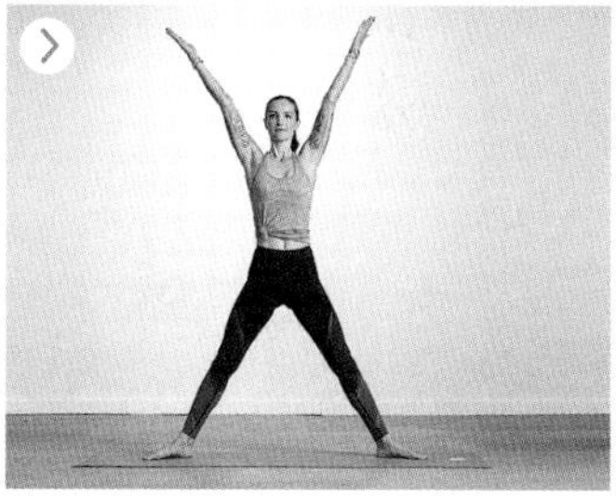

Dynamische stehende Göttinnen-Haltung

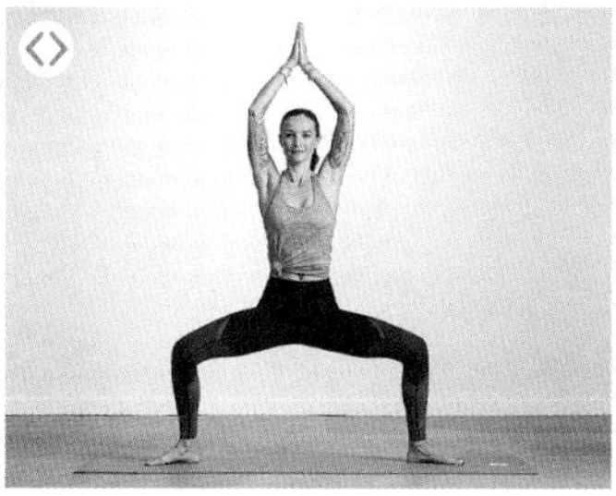

Dynamische stehende Göttinnen-Haltung

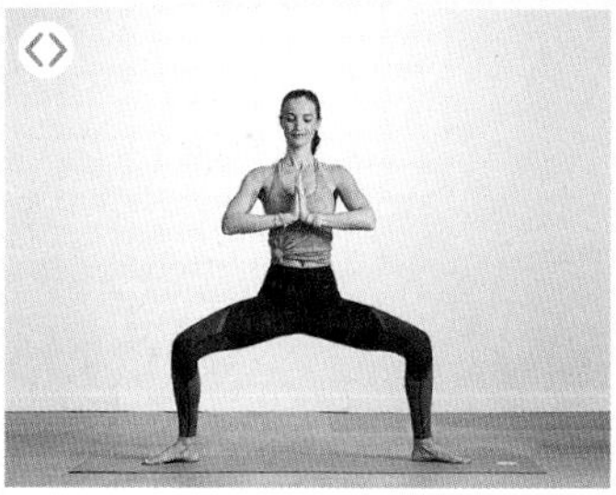

Dynamische stehende Göttinnen-Haltung

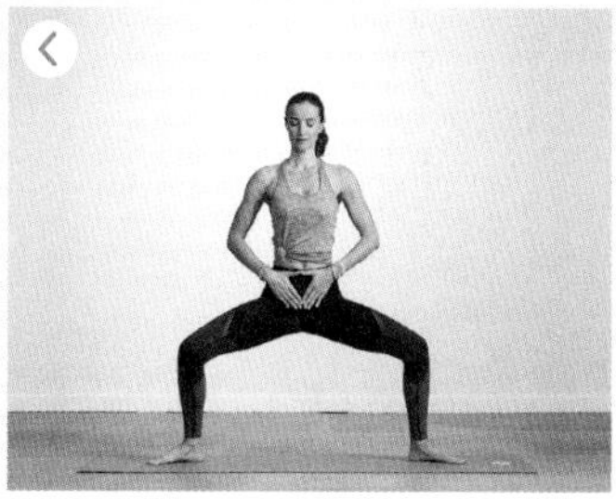

Dynamische stehende Göttinnen-Haltung *mit Yoni-Mudra. Den Flow 5-mal wiederholen.*

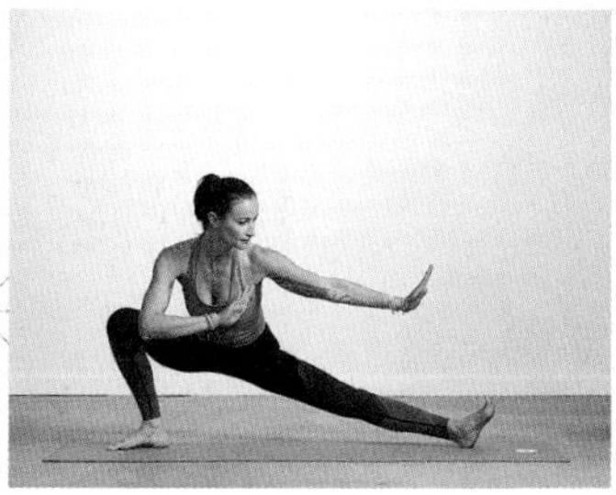

Ninja-Pose mit Adlerarmen *R & L. Für 5 Atemzüge halten.*

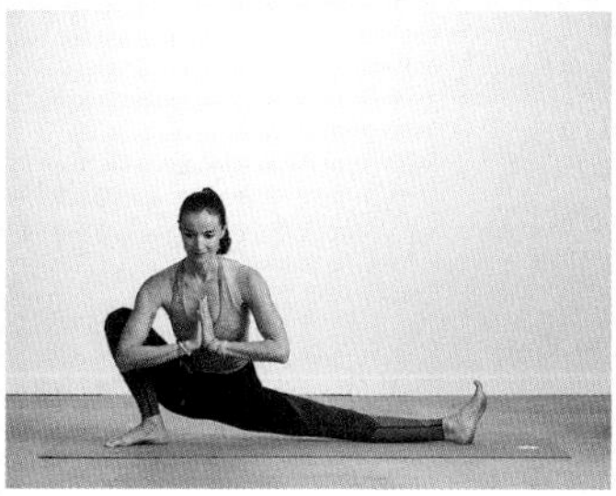

Ninja-Pose mit Adlerarmen *R & L. Dann Seitenwechsel.*

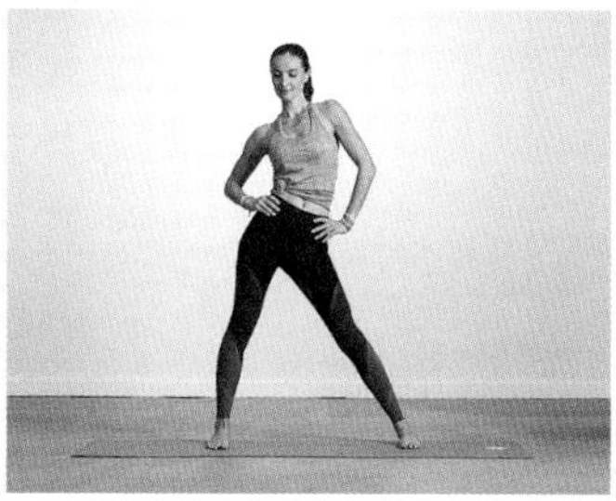

Sinnliches Beckenkreisen *rechts und links herum. Gerne mit Musik.*

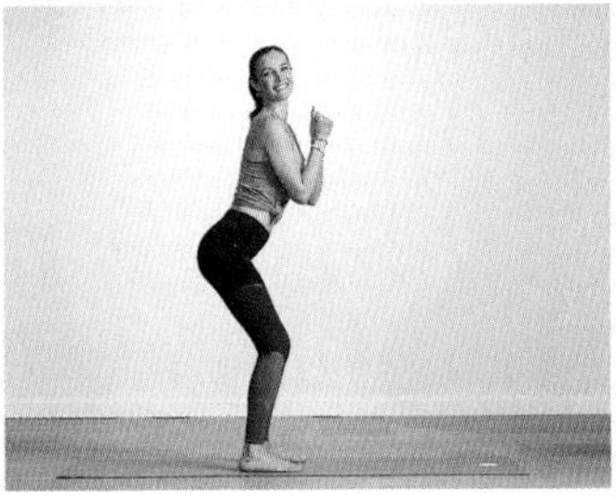

Sinnliches Beckenkreisen *rechts und links herum. Gerne mit Musik. Für insgesamt 2 Minuten.*

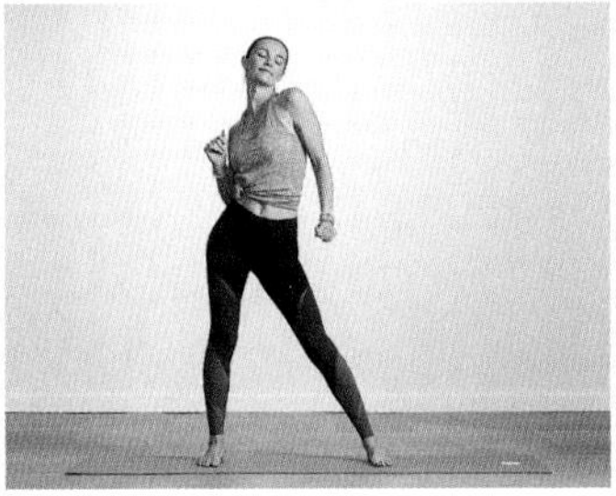

Freies, kreatives Tanzen mit Beckenkreisen. *Gerne mit Musik.*

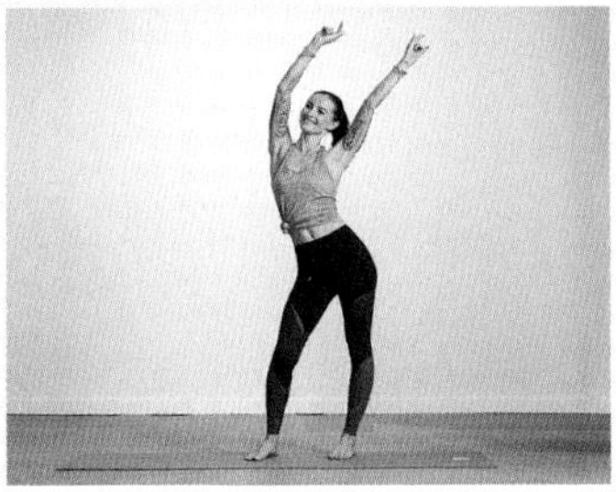

Kreatives Tanzen und Beckenkreisen. *Gerne mit Musik. Für 5 – 10 Minuten.*

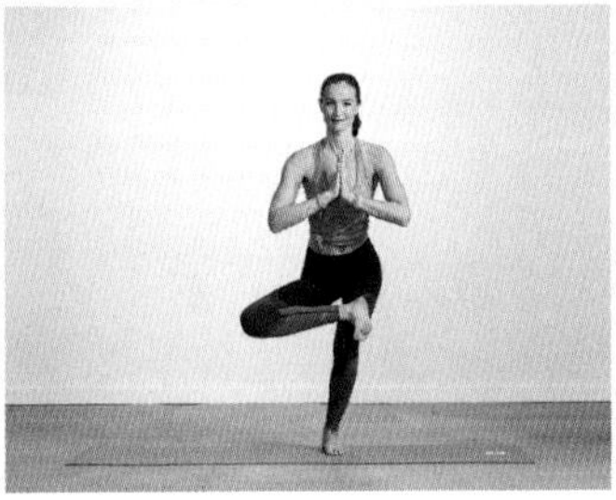

Stehende Figur 4 *R & L. Für 5 Atemzüge halten. Anschließend Seitenwechsel.*

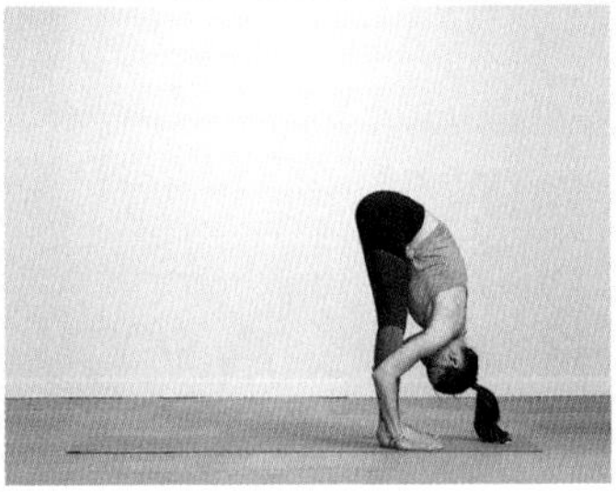

Stehende Vorbeuge *Für 5 Atemzüge halten.*

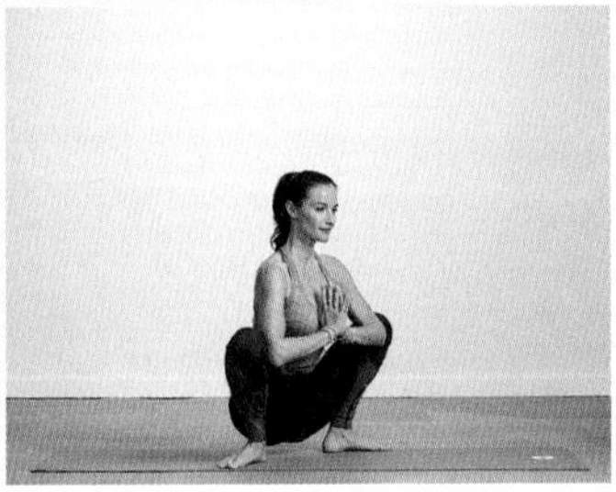

Squat *Für 5 Atemzüge halten.*

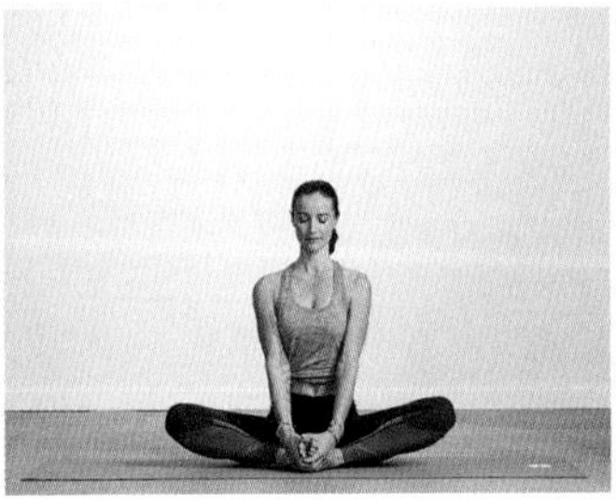

Sitzender Schmetterling *Für 5 Atemzüge halten.*

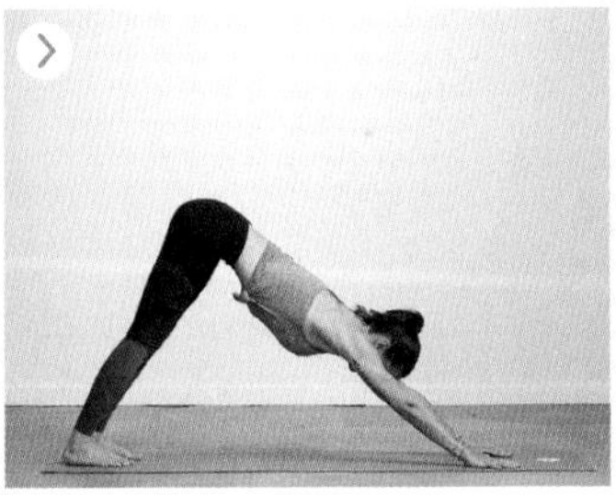

Herabschauender Hund *Für 5 Atemzüge halten.*

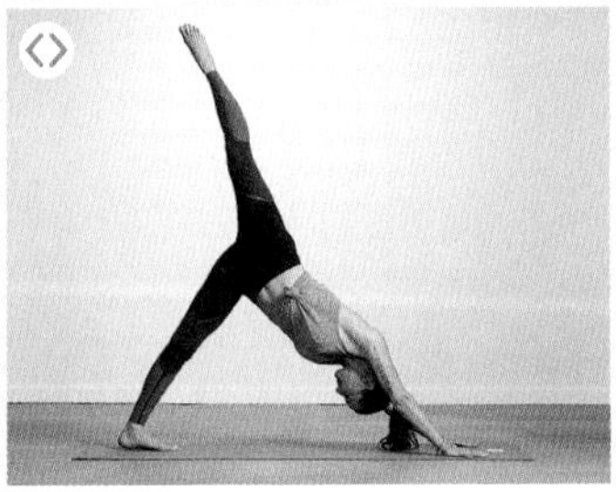

Dreibeiniger Hund *Rechte Hüfte öffnen.*

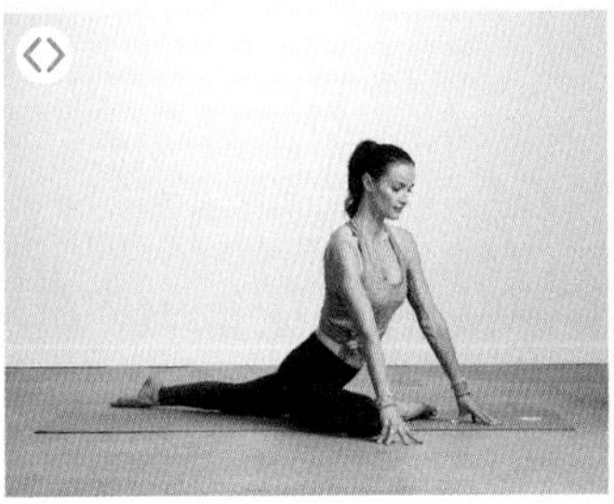

Einbeinige Taube *rechtes Bein vorn.*

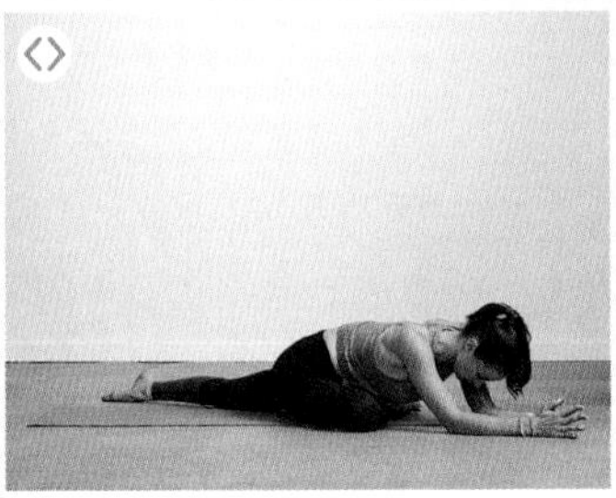

Einbeinige Taube *rechts mit Vorbeuge. Für 1 Minute halten.*

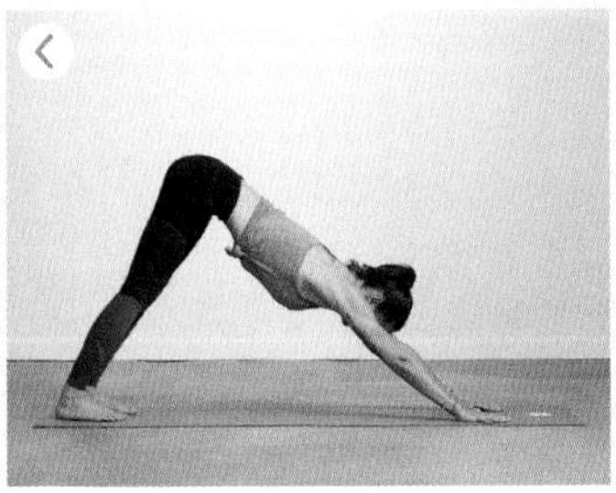

Herabschauender Hund *Schieb dich zurück. Flow auf der anderen Seite wiederholen.*

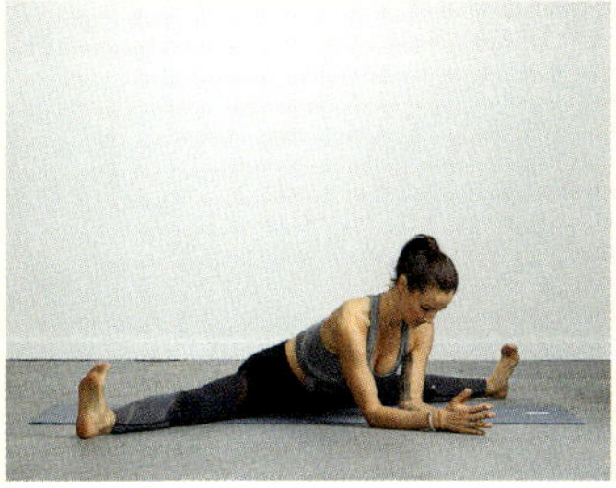

Weite sitzende Grätsche *Für 1 Minute in der Position bleiben.*

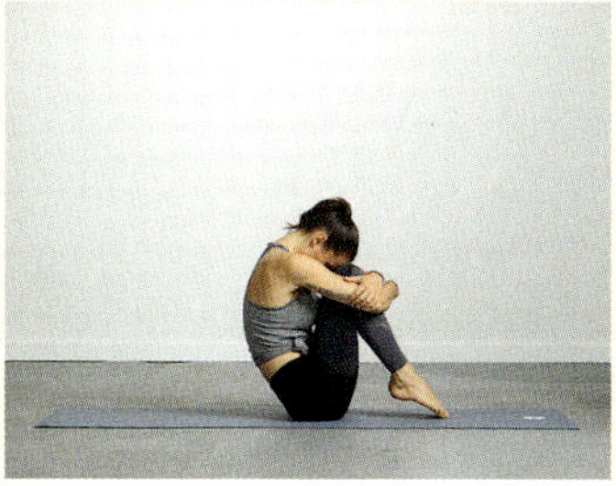

Kosmisches Ei *Für 5 Atemzüge halten.*

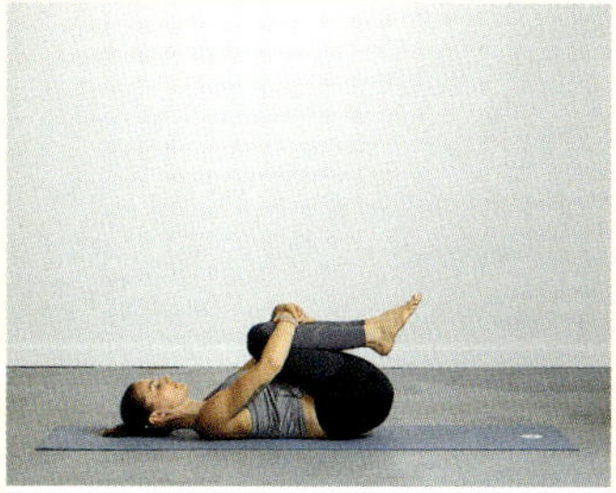

Knie-zur-Brust-Haltung

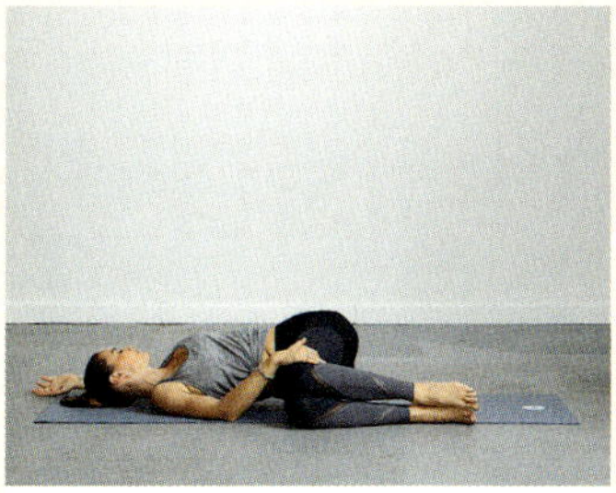

Liegende Drehung *R & L. Für 10 Atemzüge pro Seite.*

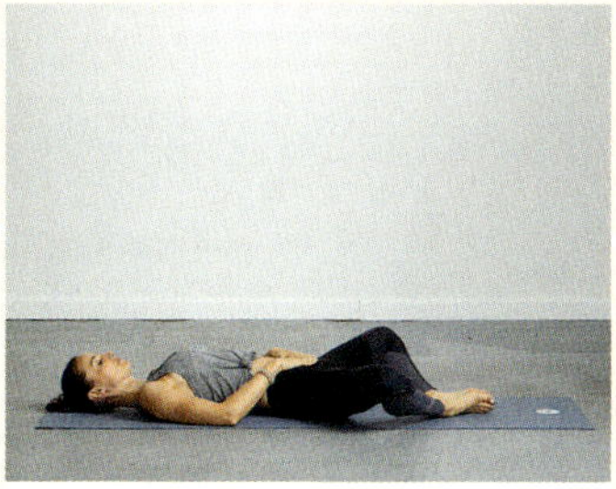

Liegender Schmetterling *Forme mit den Händen ein Yoni-Mudra und lege sie auf deinen Unterleib.*

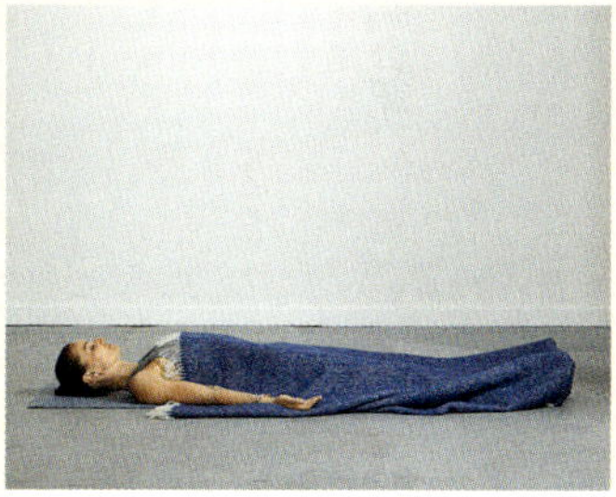

Schlussentspannung *Für 6–8 Minuten in Stille verweilen.*

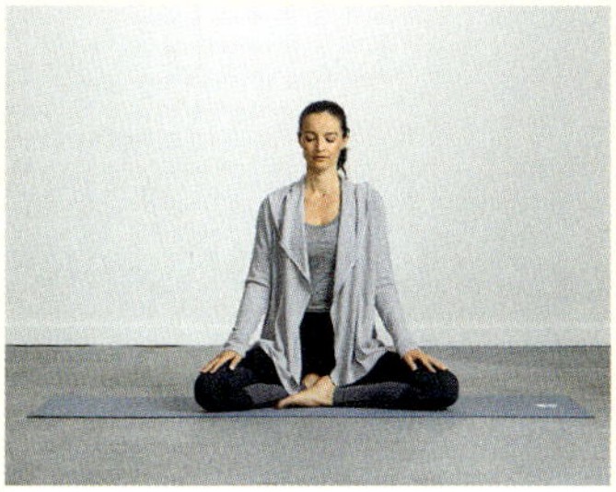

Meditationssitz *für die anschließende Pranayama- und Meditationspraxis.*

PRANAYAMA FÜR DAS SAKRAL-CHAKRA: DIE ATEMWELLE

Damit du die Erfahrung der Atemwelle in deinem Körper noch optimaler nachvollziehen kannst, führe diese Übung im Liegen aus. Diese Übung hilft dir dabei, die Beziehung der zwei respiratorischen Diaphragmen *(Diaphragma abdominale)* und Beckenboden *(Diaphragma pelvis)*, die beim Atemprozess beteiligt sind, besser wahrzunehmen. Die Atemwelle ist eine wichtige Grundübung für alle anderen Yoga-Atemtechniken.

Kontraindikationen: Nicht bei psychischen Erkrankungen; bei Schwangerschaft solltest du nicht zu lange auf dem Rücken liegen bzw. den Oberkörper leicht erhöht polstern. Lies dir die Anleitung der Praxis zweimal durch, bevor du sie im Liegen mit geschlossenen Augen ausführst.

Start

Komm in eine entspannte Rückenlage. Stell die Beine angewinkelt und hüftbreit auf, so sind der Psoas-Muskel (großer Lendenmuskel) und die Lenden entspannt. Schließe deine Augen und richte deine Aufmerksamkeit auf die natürliche Bewegung der Atmung im Bauchraum. Zur Unterstützung kannst du deine Hand auf den Bauch unterhalb des Nabels legen. Nimm wahr, wie sich mit der Einatmung der Bauch wölbt und ausdehnt und wie sich mit der Ausatmung der Nabel in Richtung Wirbelsäule zieht. Richte jetzt deine Aufmerksamkeit ganz bewusst auf die Verbindung von Zwerchfell (innerhalb des unteren Rippenbogens) und Beckenboden (in der Beckenschale). Kannst du die Beziehung von Zwerchfell und Beckenboden in der Atembewegung wahrnehmen? Atme für ein paar Runden bewusst und gleichmäßig. Mit der Einatmung senkt sich das Zwerchfell ab, der Bauch wird weit, die Bauchorgane werden nach außen und bis runter zur innersten Schicht des Beckenbodens geschoben (Diaphragma pelvis). Der Beckenboden nimmt die Druckwelle auf (wie ein Trampolin) und schiebt mit der Ausatmung die Organe zurück Richtung Kopf, der Nabel zieht ran in Richtung Wirbelsäule. Verweile im Wahrnehmen des Kommens und Gehens der Atemwelle zwischen den beiden Diaphragmen Zwerchfell und Beckenboden. Atme so entspannt und gleichmäßig weiter für insgesamt sechs Minuten. Setze dich dann langsam über die Seite wieder auf und nimm die entspannende und wohltuende Wirkung der Praxis war.

Vorteile der Atemwelle

- Beruhigt das Nervensystem und harmonisiert den Geist
- Vertieft die Beziehung zu deiner Atmung und macht auf Unregelmäßigkeiten in der Atmung aufmerksam
- Hilft, den Atem gleichmäßiger und tiefer fließen zu lassen
- Stärkt das Bewusstsein für das Zusammenspiel der Diaphragmen in der Atembewegung

SVADHISTHANA-CHAKRA-MEDITATION

Vorbereitung: Lies dir zuerst alles gut durch, damit du während der Meditation nicht auf die Anleitung schauen musst. Praktiziere am besten mit geschlossenen Augen.

Wichtige Info: Bitte meditiere nicht länger als fünf Tage am Stück auf das 1. oder 2. Chakra, das kann negative Effekte hervorrufen. Es ist empfehlenswert, an drei bis fünf aufeinanderfolgenden Tagen auf das 2. Chakra zu meditieren, um die nährenden und belebenden Qualitäten des Chakras zu erfahren.

- Begib dich in einen aufrechten Meditationssitz und schließe die Augen.
- Erwecke den Körperbereich, der in Verbindung mit dem Svadhisthana-Chakra steht, den Unterleib, indem du zunächst deine Hände aneinanderreibst, bis Wärme zwischen den Handflächen entsteht. Beginne nun mit sanftem Tapping auf dem Unterbauch und den äußeren Hüftknochen. Massiere in sanften Drehbewegungen im Uhrzeigersinn, schließe die Augen und verbinde dich innerlich mit deinem Körper. Reibe dann wieder beide Handflächen aneinander und lass die Hände nun auf dem Unterbauch ruhen. Forme mit den Händen ein Yoni-Mudra: Daumen und Zeigefinger berühren sich und bilden ein Dreieck. Halte die Hände für einige Atemzüge auf deinem Unterleib und verbinde dich innerlich mit ihm.
- Spüre, wie sich der Unterbauch mit jeder Einatmung ausdehnt und mit jeder Ausatmung zusammenzieht. Spüre in deinem Unterleib das Pulsieren, die Lebendigkeit und die Wärme.
- Sieh innerlich orangefarbenes vitalisierendes Licht und Energie, die unter deinen Handflächen vibriert.
- Spüre, wie sich dieses orangefarbene heilende Licht in deinem gesamten Unterleib ausbreitet. Spüre, wie Blase, Gebärmutter, Eierstöcke und Vagina bzw. Hoden, Prostata und Penis von diesem Licht eingehüllt, genährt und getränkt werden.
- Verweile mit diesem Bewusstsein hier und fühle das dort vorhandene Schöpfungspotenzial und die Kraft.
- Sieh innerlich, wie sich das orangefarbene Licht in deinen Zellen ausbreitet und alles durchströmt, bis dein Unterleib komplett mit Prana genährt ist, lebendig und lichtvoll strahlt.
- Schwinge in deinem Sitz leicht von rechts nach links und spüre die Geschmeidigkeit und Liquidität deiner Zellen.
- Erlaube dem Wasserelement, dich weich zu machen. Fühle, was auch immer es in diesem Moment zu fühlen gibt, ohne es zu bewerten oder zu verurteilen.
- Spüre jetzt, wie sich das Bija-Mantra »VAM« (kurzer Vokal) im 2. Chakra entfaltet – weich, wie ein innerer Whirlpool. Höre innerlich das VAM, VAM, VAM an der Spitze deines Schambeins und im gesamten Unterleib vibrieren.
- Lass die heilende, vitalisierende Wirkung des Mantras in Wellen durch deinen Körper strömen.
- Atme tief ein und aus. Spüre das lebendige Element des Wassers in deinen Körperzellen, nimm diese Geschmeidigkeit mit in deinen Tag. Senke das Kinn, schenke dir selbst und deinem Unterleib ein Lächeln der Anerkennung. Namaste.

MANTREN FÜR DAS SAKRAL-CHAKRA

Bija-Mantra: »VAM«
»Vam« hilft, das Sakralzentrum physisch, emotional und spirituell zu balancieren und Blockaden zu heilen. (Das A immer kurz chanten, also VAM und nicht VAAAAM.)

Mantra zu Yemaya – die Göttin des Ozeans ehren: »Yemaya Assessu, Assessu Yemaya, Yemaya Olodo, Olodo Yemaya«

Bedeutung:
»Eine Feier des Augenblicks, wenn der Fluss in den Ozean fließt. Yemaya, Göttin des Meeres und Mutter aller Göttinnen.« Dieses Mantra beschreibt den Lebensfluss, der in den großen Ozean zurückkehrt, aus dem alles entsprungen ist. Man verwendet das Mantra, um sich daran zu erinnern, dass alles miteinander verbunden ist. Yemaya, die Göttin des Ozeans, verfügt über alle Merkmale einer Mutter. Sie wacht über die Familie und schützt alles Weibliche. Sie erinnert Frauen daran, ihre eigenen Bedürfnisse zu pflegen und ihre verdiente Position im Leben einzunehmen.

Übersetzung:
Yemaya – Göttin des Ozeans
Assessu – Danksagung, Fluss
Olodo – Wasser, die Herrscherin des Wassers

Mantra zu Lakshmi – die Fülle und Schönheit des Lebens anrufen: »Aum Shrim Maha Lakshmyai Namaha«

Bedeutung:
»Ich verneige mich vor der göttlichen Mutter, der Kraft, die alles Leben erhält.« Lakshmi ist die hinduistische Form der zeitlosen Muttergöttin, die Göttin der Schönheit und des Wohlbefindens, der Fülle, die alles Leben nährt und erhält. Sie erlaubt uns, das Gute im Leben zu empfangen, sei es in Form einer liebevollen Beziehung, unserer Berufung, eines guten Einkommens oder durch das Empfangen eines Kindes. Lakshmi steht für unsere Fähigkeit, das Leben in vollen Zügen zu genießen.

Übersetzung:
Aum – der Sound des Göttlichen, in dem das gesamte Universum schwingt; ***Shrim*** – ist das Bija- oder Samen-Mantra für die Göttin Lakshmi; ***Maha*** – groß, erhaben; ***Lakshmyai*** – Abwandlung vom Namen Lakshmi, »Yai«, um anzuzeigen, dass etwas für sie ist; ***Namaha*** – ich verneige mich vor dir

Yemaya

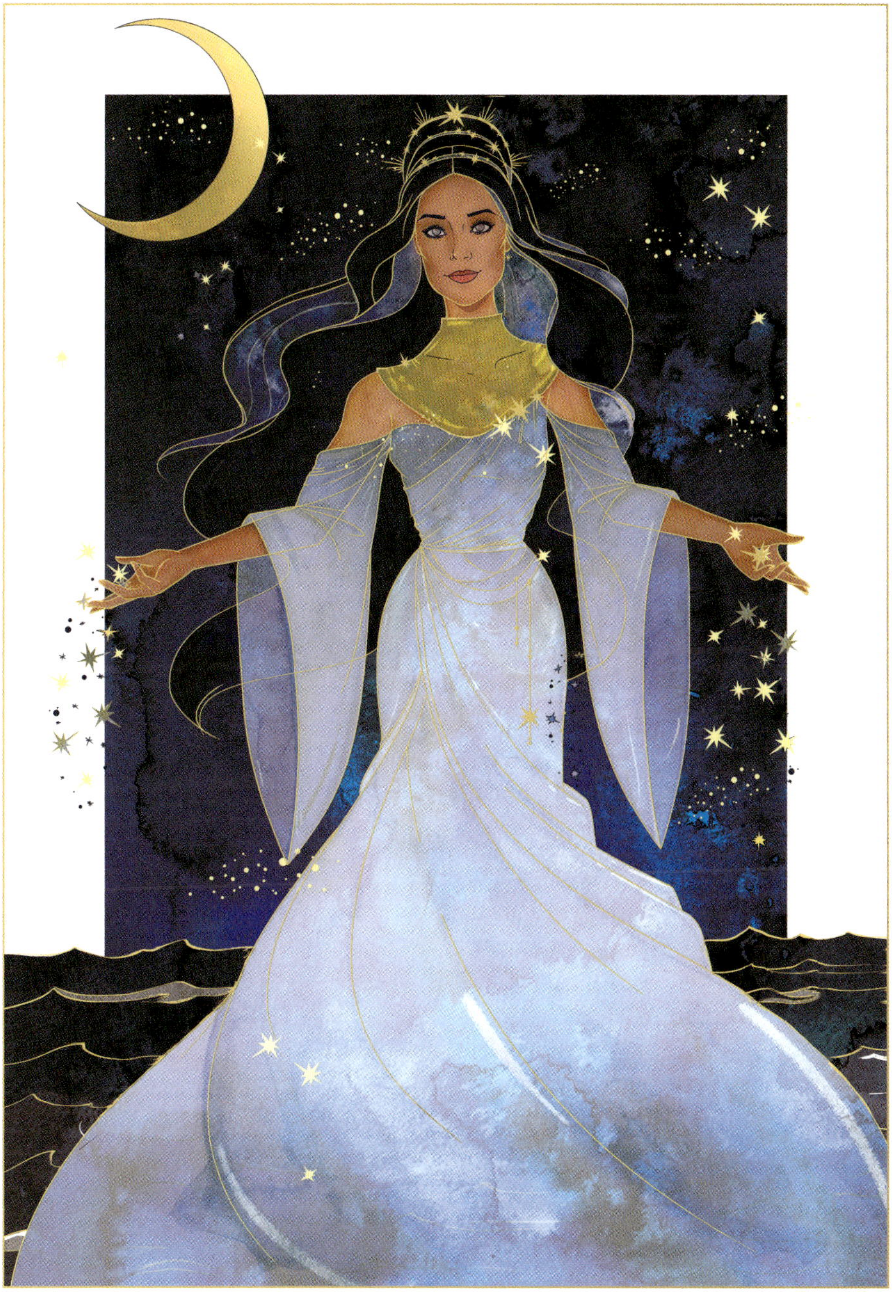

JOURNALING UND REFLEXIONSFRAGEN

Die Antworten auf die nun folgenden Fragen solltest du am besten so schnell wie möglich niederschreiben. Auf diese Weise kannst du den Fluss deines Bewusstseins möglichst ungefiltert zu Papier bringen, denn dein denkender, urteilender Verstand kann sich nicht dauernd dazwischenschalten. Diese Praxis nennt sich *Stream of Consciousness* und lässt dich neue Erkenntnisse über dein Innenleben gewinnen.

- Wie leicht fällt es dir, auf Menschen zuzugehen oder Beziehungen aufzubauen?
- Was stellt in Beziehungen die größte Herausforderung für dich dar?
- Was bereitet dir Lust und Vergnügen?
- Was hilft dir, dich mit deiner Weiblichkeit bzw. deiner männlichen Schöpferkraft zu verbinden?
- Erlaubst du dir, Gefühle zuzulassen, oder verdrängst du sie lieber? Warum? Was hältst du zurück? Was kannst oder willst du nicht loslassen?
- Wie lebst du deine Sinnlichkeit und Erotik?
- Welchen Stellenwert hat Kreativität in deinem Leben? Vermisst du etwas?
- Wie ist deine Beziehung zu deiner Sexualität? Welche Gefühle tauchen auf, wenn du an Erotik und Intimität denkst? Was möchtest du verändern?
- Hast du dich beim oder nach dem Sex schon einmal »benutzt« gefühlt oder hast du schon mal jemand anderen benutzt, um selbst Bestätigung zu erfahren?
- Wie gut bist du darin, deine sexuellen Bedürfnisse zu äußern? Machst du deinen Mund auf und formulierst deine Grenzen (DAS mag ich, DAS mag ich nicht)?
- Was könnte ein erster Schritt auf dem Weg der Heilung deiner Sexualität sein?
- Ist auf dein Wort Verlass? Hast du klare und starke Werte? Hast du einen Ehrenkodex?
- Neigst du dazu, in Beziehungen zu kontrollieren (Handy-Check)? Spielst du Machtspiele?
- Welche deiner Verhaltensmuster erlebst du als negativ, und was möchtest du ändern?
- Was sind die fünf wichtigsten Werte in deinem Leben?

AFFIRMATIONEN ZUM AUSGLEICHEN

Ich fühle mich verbunden.

Ich fühle mich weiblich.

Ich fühle mich sinnlich und sexy.

Mit jedem Atemzug empfange ich Freude und Fülle.

Ich bin weich und flexibel wie Wasser.

Ich fühle mich wohl in meinem Körper.

Ich lasse meine Kreativität fließen.

Ich kann klare Grenzen setzen.

Ich genieße das Leben in vollen Zügen.

Meine Sexualität ist heilig.

Ich erlaube mir Lebenslust und Genuss.

Ich vertraue dem Fluss des Lebens.

Ich fühle alle meine Gefühle.

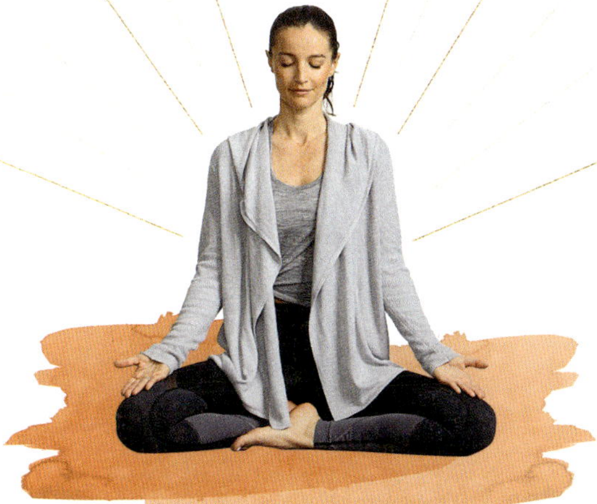

KRISTALLE UND EDELSTEINE

Dem Sakral-Chakra entsprechen orangefarbene, rote und bräunlich-goldene Steine. Eine Auswahl der bekanntesten und am häufigsten vorkommenden Kristalle und Edelsteine, die besonders ausgleichend auf das Sakral-Chakra wirken, sind hier aufgelistet und in ihrer Heilwirkung kurz beschrieben.

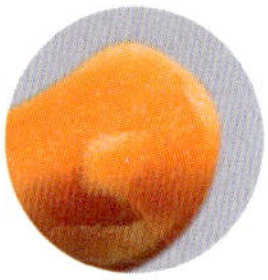

Aventurin

steht für Mut, Optimismus, Wohlstand, Gesundheit und Glück. *Heilsame Wirkung:* lindert Stress, löst Ängste, Nervosität, Unsicherheit, hilft bei Haut- und Verdauungsproblemen, Entzündungen der Fortpflanzungsorgane

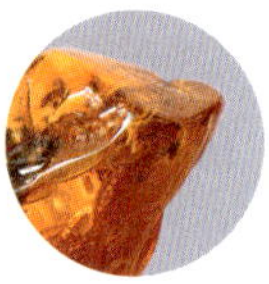

Bernstein

galt in asiatischen Kulturen als »Seele des Tigers«, balanciert Emotionen, unterstützt Spontaneität und Flexibilität. *Heilsame Wirkung:* Essstörungen, Mandelentzündung, Menstruationsbeschwerden, Nierenleiden, kalte Füße und Hände, Schilddrüsenunterfunktion, Unfruchtbarkeit, Infektionen der Schleimhäute, grippale Infekte in Mund- und Nasenraum, aber auch Genitalinfektionen, Depressionen und starke Neigung zum Weinen

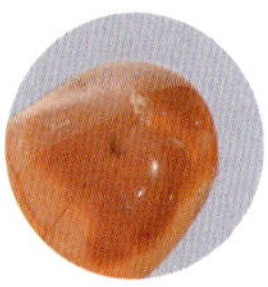

Karneol

steht für Leidenschaft, Kreativität, Sexualität. *Heilsame Wirkung:* Asthma, Blutdruckbeschwerden (zu hoch oder zu niedrig), Geschlechtskrankheiten, Immunschwäche, Lebensmittelallergien, Lebensunlust

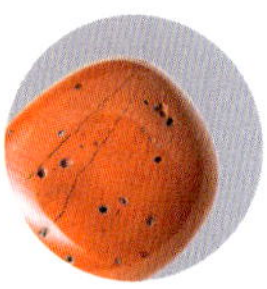

Koralle

verbindet dich mit der Energie des Meeres und hilft dir, im Fluss zu sein. *Heilsame Wirkung:* sexuelle Unlust, Schwangerschaftsbeschwerden, Verkrampfungen und Gliederschmerzen, Durchblutungsstörungen, Unfruchtbarkeit

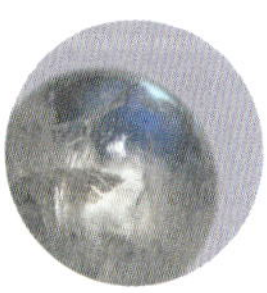

Mondstein

balanciert den Mondzyklus, verbindet dich mit deiner weiblichen Intuition, deiner inneren Weisheit und deiner Sinnlichkeit, emotionale Unterstützung, fördert Selbstliebe. *Heilsame Wirkung:* hilft bei Hormonstörungen, Menstruationsbeschwerden, Entzündung der Fortpflanzungsorgane, Schilddrüsendysfunktion, Wechseljahresbeschwerden, Stress, Lebensunlust, Diabetes

ALLTAGSTIPPS, UM DAS SAKRAL-CHAKRA AUSZUBALANCIEREN

Lebensweise / Lifestyle

- Jeden Tag tanzen, und seien es nur 5 Minuten, kann Wunder bewirken.
- Tanze mit geschlossenen Augen. Das hilft dir, dich mit deiner Weiblichkeit und Sinnlichkeit zu verbinden. Lerne Bauchtanz, lateinamerikanische Tänze: Salsa, Tango etc.
- Erlerne Acro-Yoga – das fördert Spielfreude, Spontaneität und Körperbewusstsein.
- Triff dich mit Freunden, pflege deine sozialen Kontakte, schreibe Briefe.
- Organisiere spontan eine Tanzparty im eigenen Wohnzimmer (nach Corona oder online).
- Experimentiere mit aktiven Formen der Meditation, z. B. Oshos Dynamische Meditation.
- Praktiziere Yoga: Es stärkt dein Körpergefühl, deine Sensibilität und hilft dir, flexibel in Körper und Geist zu bleiben.
- Sei kreativ: Male, schreibe, fotografiere, tanze, singe, stricke, baue, repariere …
- Bewege dich im und am Wasser: Schwimme, segle, tauche …
- Lauf im Mondlicht am Strand, bade in warmen Quellen. Ein Whirlpool tut's auch.
- Tu etwas einfach nur zum Spaß.

Dance more, worry less.

Sinnlichkeit, Selbstfürsorge und Erotik

- Kaufe Blumen, zünde Kerzen an, verschönere dein Zuhause.
- Nimm ein Bad mit Meersalz oder Duftöl.
- Stell einen Zimmerbrunnen auf oder schaff dir ein Aquarium an.
- Lass dir eine Ölmassage geben oder gib selbst eine.
- Beschäftige dich mit deinem Mondzyklus, z. B. mithilfe einer App.
- Berühre dich und verschaffe dir Lust.
- Leg dir ein Kristall-Yoni-Ei zu, besuche einen Yoni-Ei-Kurs.
- Kaufe einen Vibrator (keinen Womanizer, der verringert deine Sensibilität).
- Erkunde deinen Körper und finde empfindsame, wohltuende Stellen.
- Triff dich mit gleichgesinnten Frauen, gründe und pflege einen *Women's Circle.*
- Koche aphrodisierendes Essen, mach dich schlau zum Thema *Slow Food.*
- Lerne etwas über Neo-Tantra, suche sexuelle Heilung in Körpertherapien.

PRAKTISCHE ACHTSAMKEITSÜBUNG: RITUAL ZUR REINIGUNG UND SELBSTFÜRSORGE

In Achtsamkeit ein Bad oder eine Dusche zu nehmen wirkt klärend. Du säuberst dabei nicht nur deinen physischen Körper, sondern auch deinen energetischen. Verbrauchte Energien werden abgewaschen. Du verbindest dich nicht nur außerhalb mit dem Element Wasser, sondern auch innerhalb deiner Zellen. Mach diese Übung einmal pro Woche oder wann immer du das Bedürfnis hast, etwas loszulassen und dich »reinigen« zu wollen.

- Du kannst diese Übung draußen in der Natur praktizieren: in einem See, im Fluss, im Meer, aber auch bei dir zu Hause in der Dusche oder der Badewanne. Bei dieser Übung geht es um die bewusste Intention der Reinigung und nicht um eine bestimmte Dauer.
- Mach es dir gemütlich, je nachdem, wie viel Zeit du aufwenden möchtest. Du kannst diese Übung kurz und knackig gestalten, aber auch lange ausdehnen, je nach Bedürfnis.
- Lege dir dein Lieblingsduschgel, Shampoo und Bodylotion zurecht und ein großes Handtuch (Duschgel und Shampoo natürlich nur zu Hause und nicht in der Natur verwenden).
- Halte einen Moment inne, bevor du ins Wasser steigst, begib dich auf einen Stuhl oder in den Schneidersitz und setze eine bewusste Intention: Was möchtest du loslassen? Wovon möchtest du dich »reinwaschen«, welche Energien, Gefühle, Gedanken, Ängste beschweren dich oder kleben an dir, die du loslassen möchtest?
- Geh dann ins Wasser mit der Intention, alles abzuwaschen, was dich belastet oder was du nicht mehr brauchst.
- Spüre, wie das Wasser von der Kopfkrone beginnend durch den ganzen Körper, durch deine Beine und Fußsohlen in die Erde abfließt und alles, was dich belastet, wegspült.
- Genieße die reinigende, erfrischende Wirkung des Wassers.
- Lass den Wasserstrahl besonders auf deine Kopfkrone prasseln bzw. benetze die Kopfkrone mit Wasser. Fühle das Wasser – das in diesem Moment für alles Gute steht, was du dir in deinem Leben wünschst – wie einen Segen auf dich rieseln.
- Spüre, wie du den Segen aufnimmst und ihn durch den ganzen Körper fließen lässt.
- Beende das Reinigungsritual und trockne dich ab.
- Creme deinen Körper anschließend zärtlich mit einer wohlriechenden Bodylotion oder mit einem Öl ein.
- Wiederhole das Mantra »Ich liebe dich«, während du dich jedem einzelnen Körperteil widmest und innerlich sagst: »Ich liebe dich, mein Arm«, »Ich liebe dich, mein Po«, »Ich liebe dich, mein Bauch«. Schicke jedem Körperteil deine ungeteilte Liebe und Aufmerksamkeit. Auch wenn es sich für dich zu Anfang seltsam anfühlt, lass dich darauf ein, dein Körper hat es verdient. Er ist einzigartig und wundervoll, er braucht deine ganze Fürsorge und Aufmerksamkeit.

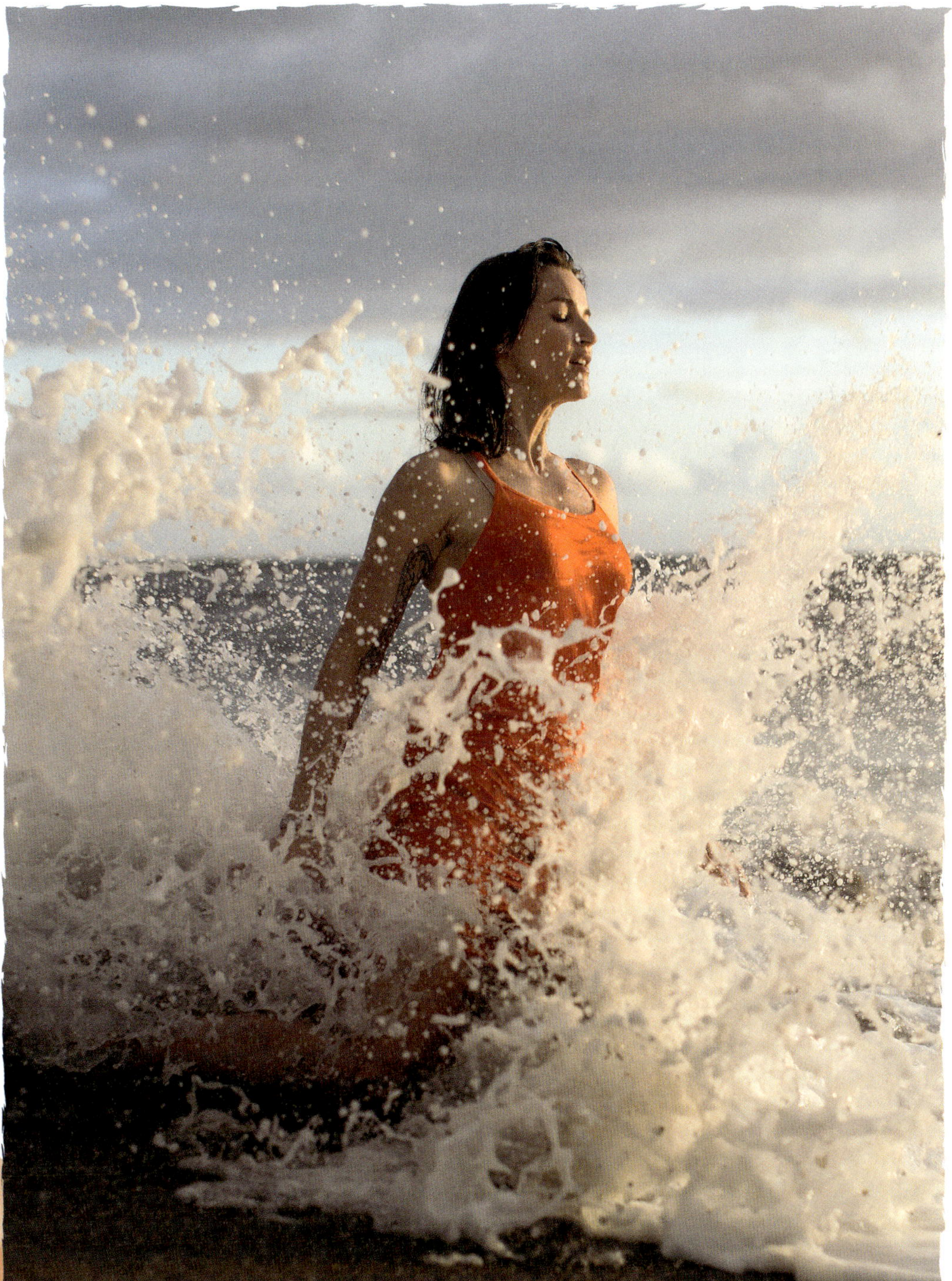

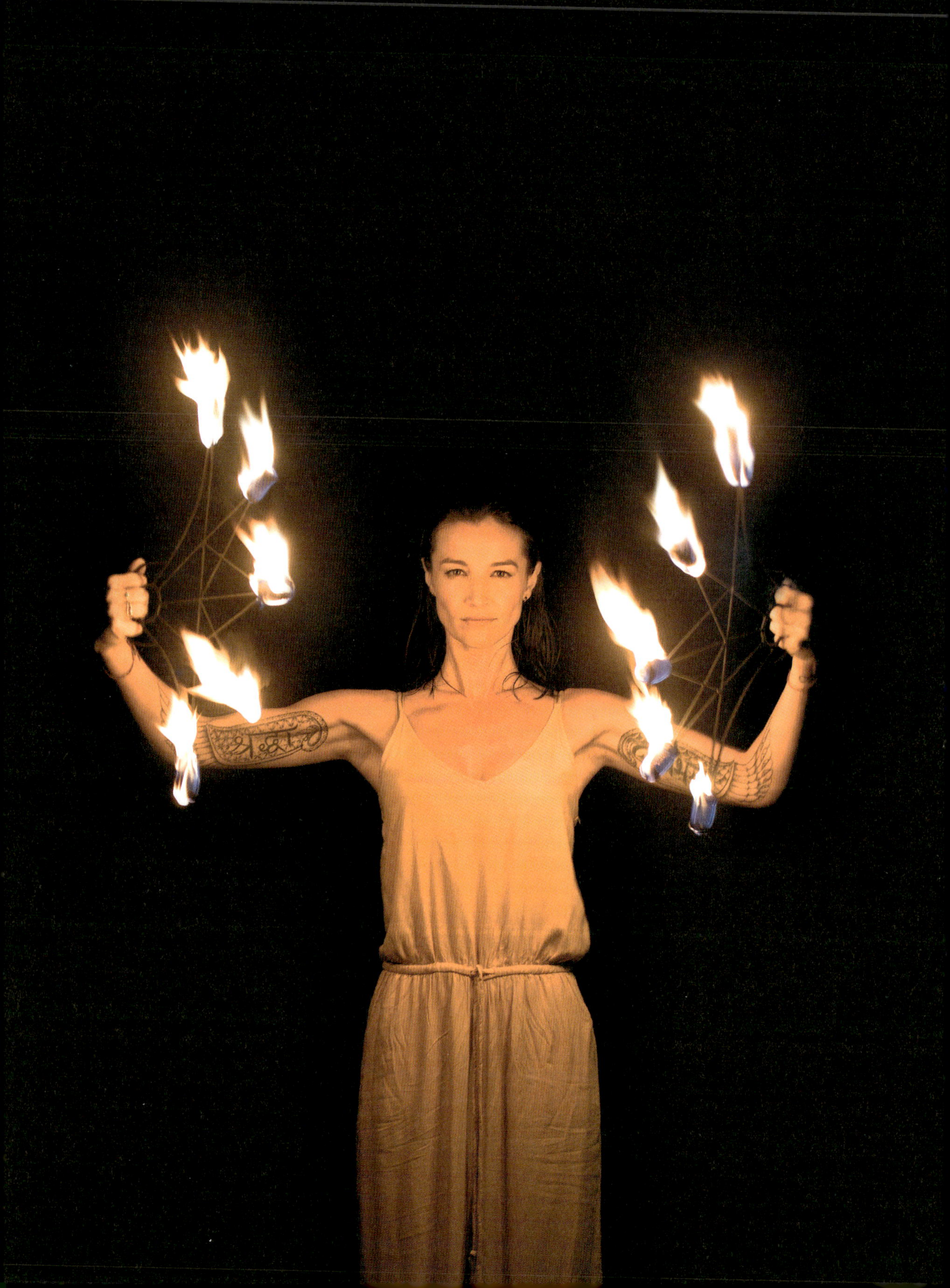

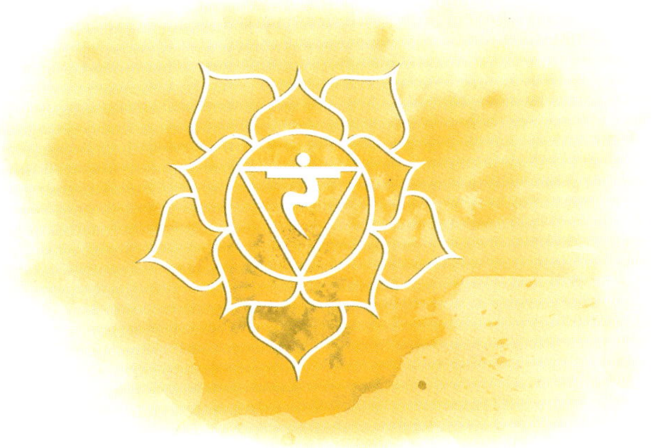

3. CHAKRA

NABEL-CHAKRA

Manipura-Chakra

Die Stadt der verborgenen Juwelen

ICH KANN · I CAN

DAS NABEL-CHAKRA IM ÜBERBLICK

Name	Nabel-Chakra
Sanskritname	Manipura-Chakra
Bedeutung	Die Stadt unserer verborgenen Juwelen
Lokalisierung im Körper	Nabel bis Solarplexus
Yantra / Symbol	Zehnblättrige Lotusblüte, innen liegend ein nach unten zeigendes Dreieck
Zentrale Lebensthemen	Energie, Mut, Selbstbewusstsein, Persönlichkeit, Erfolg, Fokus, Individualität, Disziplin, Durchsetzungskraft, Selbstbestimmung, Tatkraft, Handeln, Talente und Potenziale leben, Ziele verwirklichen, Motivation, Ausdauer, Begeisterungsfähigkeit, Leidenschaft, Kritikfähigkeit, mentale Stärke, Transformation
Schattenaspekte	Wut, Zorn, Schuldzuweisungen, Lügen
Lernaufgabe	Ausdauer und Willenskraft trainieren. Autonomie und Selbstbewusstsein aufbauen. Wofür brenne ich wirklich, was kann ich gut? Wie setze ich meine Potenziale zum Wohle aller Wesen ein?
Farbe	Sonnengelb
Element	Feuer
Wirkende Kraft / Naturgesetz	Verbrennung, Energiestoffwechsel
Ayurvedischer Typ / Dosha	Pitta (Feuer & Wasser)
Lebenswind / Vayu	Samana (Energiewind im Bauchraum, der die körperlichen sowie mentalen Verdauungs-, Transformations- und Integrationsprozesse unterstützt)
Körperbereiche / Karmendriya	Muskulatur, Verdauungssystem, Magen, Dünndarm, Leber, vegetatives Nervensystem
Organe / Drüsen	Darm, Leber, Bauchspeicheldrüse (Insulin, Enzyme), Gallenblase, Magen
Sinneswahrnehmung / Jnanendriya	Auge: Sehen (es gibt eine neurologische Verbindung zwischen den Augen, dem optischen Nerv und dem Solarplexus)
Musik	Feurige, heiße Rhythmen: Tango, Salsa
Ausgleichende, unterstützende Kristalle und Edelsteine	Citrin, gelber Bernstein, gelber Jaspis, Tigerauge
Aroma-Öle	Anis, Bergamotte, Grapefruit, Zitronengras, Ingwer, Zitrone
Ausgleichende, unterstützende Nahrungsmittel	Zitrone, Banane, Mais, gelbe Paprika, Getreide, gelbe Linsen
Gottheiten	Surya (Sonnengott), Agni (Feuergott), Sol (die Sonnengöttin), Lakini, Durga (Göttin der Selbstermächtigung), Kali (Transformation und Neubeginn)
Archetypen	König/in, Krieger/in
Tiere	Löwe, Widder
Bija-Mantra	RAM / RANG
Affirmation	ICH KANN / I CAN

EINFÜHRUNG IN DAS MANIPURA-CHAKRA

Bedeutung von Manipura – Die Stadt der Juwelen

Der Name »Manipura« stammt aus dem Sanskrit und bedeutet »Edelstein« (Mani) und »Stadt« (Pura oder Puri). Daher wird Manipura oft wörtlich als »Stadt der Juwelen« übersetzt. Das hilft uns, dieses Chakra metaphorisch als unser persönliches Schatzzentrum für Kraft, Macht und Wohlbefinden zu betrachten. Es wird auch angenommen, dass es eine magnetische Wirkung besitzt und Prana aus dem Universum zu uns ziehen und speichern kann. Yogische Lehren besagen, dass uns dieses Chakra ein klares Gefühl dafür gibt, wer wir sind und was unser Ziel ist.

Das Nabel-Chakra – so der deutsche Name – ist unser pranisches Energiezentrum und bildet die Grundlage für unser Selbstbewusstsein und unsere persönliche Kraft. Es regelt die Transformation von Nahrung auf der physischen, aber auch auf der geistigen und emotionalen Ebene und ist für die Qualität von Willenskraft, Mut und Entschlossenheit verantwortlich.

Die Kraft des Feuers

Feuer ist die dritte universelle Kraft in der Natur. Wir erfahren sie als Licht und Wärme: an einem Lagerfeuer, durch die Sonne oder eine Kerze. Sie ist die Energie, die die Transformation auf körperlicher und geistig-emotionaler Ebene herbeiführt; die Kraft, die Holz zu Asche zerfallen lässt. Sie ist der Geburtsort unserer manifestierenden Kraft. Vom Nabelzentrum aus steuert sie den Verdauungsprozess und wandelt Nährstoffe aus der Nahrung in Energie um. Auf mentaler und emotionaler Ebene ermöglicht sie uns, Erlebtes zu »verdauen«. Sie ist zuständig für Kreativität, Spontaneität und Veränderungsprozesse.

In der Tradition des Yoga kommt der strahlenden Sonnenkraft im Nabel höchste Bedeutung zu. Das Nabel-Chakra ist das stärkste Energiezentrum im Körper und Speicherort von Kraft, Macht und ausgeprägter Wahrnehmung. Die Yogis sprechen auch von Tapas, dem Feuer der Disziplin, das wir auf dem Weg des Yoga brauchen, um jeden Tag auf unsere Matte zu treten und zu praktizieren; dem Feuer unserer Leidenschaft für unsere tägliche spirituelle Praxis *(Sadhana);* dem Feuer, das durch unsere Praxis entfacht wird und alle mentalen sowie körperlichen Unreinheiten verbrennt; dem Feuer, das alles absorbiert, was wir nicht mehr sind oder nicht mehr brauchen.

Feuer spielt in vielen Kulturen und Traditionen dieser Welt, in Ritualen und Opfergaben eine wichtige Rolle. Feuer verkörpert das Heilige. So hat es bereits Jesus gesagt, und so sagt es auch die tantrische Tradition. Das Feuer ist kein Symbol für das Göttliche, das Feuer ist das Göttliche selbst. Das höchste Ziel in der Hatha-Tradition ist, Kundalini – unser schlafendes Potenzial am Ende unserer Wirbelsäule – zu erwecken. Das kann nur durch das Erwecken und Stärken unseres inneren Feuers in unserem Nabelzentrum geschehen.

Feuer steht auch für das »Heilige Feuer der Tradition«, welches ich mithilfe meiner Arbeit in der modernen Yoga-Welt lebendig halten möchte. Yogische Hatha-Praktiken – Pranayama-Übungen, Bandhas (Energieverschlüsse) und Kriyas (Reinigungstechniken), Bastrika, Kapalabhati, Uddiyana Bandha und Nauli – zielen darauf ab, die Bauchorgane zu stimulieren, die Blutzirkulation anzuregen und die Verdauung zu fördern. Diese Übungen sollen Stagnationen im Bauchraum auflösen und Emotionen freisetzen.

Von Erde und Wasser zu Feuer

Im 3. Chakra steigen wir aus der Dichte der unteren Elemente – der ersten beiden Chakren von Erde und Wasser – in das feinstofflichere Element des Feuers auf. Der Magnetismus von Erdanziehung und Wasserenergie zieht immer nach unten, Feuer wiederum steigt auf.

Schon in der Alchemie (der Lehre von den Eigenschaften der Stoffe und ihren Reaktionen) ist das Zeichen für Feuer ein mit der Spitze nach oben stehendes Dreieck. Geist und Solarplexus sind verbunden. Wir können das Licht unseres Bewusstseins mit dem Feuer unserer Willenskraft des Manipura-Chakras gezielt einsetzen.

Die Energie im 3. Chakra ist eine sich nach vorn bewegende Kraft. Reine, feurige Energie. Im Yoga nennen wir dieses Feuer *Bhuta Agni* – das spirituelle Feuer. Es verbrennt Schlacken in Körper und Geist, transformiert, löst Ego-Anhaftungen und initiiert Veränderungen. Es befähigt dich, mit einem klaren Ziel vor Augen voranzugehen. Im 3. Chakra können wir unsere Seelenaufgabe – unser *Dharma* – in der Welt verwirklichen (mehr zum Thema Dharma im Kapitel zum 7. Chakra). Das 3. Chakra gibt uns die Kraft und den Mut, aktiv zu werden, statt nur in Fantasien und Träumen zu schwelgen.

Das 3. Chakra – die Entwicklung des Ego

Ab dem dritten Lebensjahr verändert sich unsere Selbstwahrnehmung. Im weiteren Verlauf zwischen dem dritten und siebten Lebensjahr kristallisiert sich unsere Persönlichkeit heraus. Wir entdecken unsere Willenskraft und entwickeln ein Gefühl für unsere Identität. Das Element des Feuers entzündet das Licht des Bewusstseins. Shakti tritt in das 3. Chakra ein. Die Hauptthemen des Nabel-Chakras sind Macht und Wille. Das Kind sagt jetzt Dinge wie »Ich will das!« oder »Ich kann das alleine!«. Es erforscht seine Persönlichkeit und wie es die Welt um sich herum beeinflussen kann. Durch Handlungen entwickelt es ein Selbstkonzept und ein Selbstwertgefühl. Anhand der Umgebung, in der wir aufwachsen und die uns in den ersten sieben Jahren unseres Lebens entscheidend beeinflusst, formt sich unser Ego. Für Eltern erwächst jetzt der Balanceakt, einerseits das Selbstbewusstsein des Kindes zu fördern und andererseits Grenzen zu setzen, sodass es seine Bedürfnisse angemessen äußern kann, auf andere Rücksicht nimmt und lernt, frustrierende Gefühle zu bewältigen. Grenzen geben Halt und Sicherheit. Auf Eltern, die angemessene Grenzen setzen, kann sich ein Kind verlassen, da diese im richtigen

Moment die Verantwortung übernehmen und reagieren. Grenzen sind notwendig, um das Zusammenleben zu sichern.

Während die ersten beiden Chakren für das Unbewusste stehen, entwickelt sich im 3. Chakra die Bewusstheit – unser ICH-Bewusstsein (wir nennen dieses Ich-Bewusstsein im Yoga *Ahamkara*). Durch unseren Namen, unseren Beruf und unseren Wohnort definieren wir uns selbst und andere. Eine neue Ebene der Reflexion und Orientierung kommt hinzu: Selbstwahrnehmung und die Erfahrung, ein eigenständiges Individuum zu sein. Es ist wichtig zu verstehen, dass dieses Ego eine »Hilfskonstruktion« ist und manchmal belastend wirkt. Unser Ego nimmt sich als getrennt von der Welt wahr und agiert aus »Überlebensinteresse« heraus. In seiner Angst vor Auslöschung produziert es Begierden, Hass und Wut. Unser Ego führt uns an die schlimmsten inneren Orte: dort, wo wir uns minderwertig, getrennt und einsam fühlen.

Aus der Sicht des Tantra entwickeln sich die meisten Menschen nie über den Einfluss dieser ersten drei Chakren – der Ego-Identifizierung – hinaus. Die meisten werden von ihrem Überlebenstrieb, ihrem Ego gesteuert, statt es zu nutzen. Sie schlafwandeln durch ihr Leben wie Zombies und sind nicht »Herrin im eigenen Haus«. Darum wird der Yogaweg auch der »Weg des Erwachens« genannt. Damit ist das Erwachen zu unserem wahren Selbst, unserer unendlichen, unsterblichen Seele – als reines Bewusstsein jenseits von Namen und gesellschaftlicher Stellung – gemeint.

»Your Ego is not your Amigo.«

Osho

Das Ego in Richtung Herz entwickeln

Es wäre schön, wenn sich unser Bewusstsein im Laufe unseres Lebens ganz von selbst auf die Ebene des Herzens und in Richtung Liebe und Mitgefühl bewegen würde. Doch wenn du die Evolution der Menschheit betrachtest, wirst du eines Besseren belehrt: Trotz überwältigender Technologie werden wir immer noch von unseren biologischen Trieben und unserem Verlangen geleitet. Es werden immer noch zu viele Kriege geführt, weltweit haben über 730 Millionen Menschen nur unter 1,90 Dollar täglich zum Überleben. Allein in Deutschland sind 15 Millionen Menschen von Armut und Ausgrenzung bedroht.

Wir müssen also selbst etwas tun, wenn wir bessere Menschen, sozialere Wesen werden wollen. Ehrliche Selbstreflexion, das kritische Hinterfragen unserer Denk- und Verhaltensmuster sowie das Arbeiten an unseren Schwächen sind essenziell auf dem Weg der persönlichen Weiterentwicklung. Ziel sollte es sein, unser Ego in Richtung Herzzentrum auszurichten, auf die höheren Bewusstseinsebenen. Die Praktiken des Hatha-Yoga helfen uns, die Limitationen zu lösen, die uns an unser Ego binden – und dieser Weg geht durch das Nabelzentrum.

Aus der Perspektive des Tantra garantiert die menschliche Geburt, dass sich Energie durch die drei unteren Chakren bewegt; die höheren Chakren jedoch müssen durch wirksames Gebet, spirituelle Praxis oder durch eine Erfahrung von grundlegender Veränderung der Denk -und Verhaltensmuster erreicht werden. Geschieht das nicht, wird das Bewusstsein weiterhin von der Angst ums Überleben, von Anhaftungen und dem Ego beherrscht. Leider verbringen die meisten Menschen ihr ganzes Leben auf dieser Stufe der Entwicklung.

König/innen- und Krieger/innen-Kraft

Manipura ist mit den Archetypen der Königin und der Kriegerin verbunden. Der Archetyp der Königin verkörpert das Bild einer weiblichen Führungsrolle in ihren verschiedenen Erscheinungsformen. Die Königin erscheint gleichzeitig als Herrscherin und Weise, als Geliebte und Mutter. Ihre Stärke und ihre besondere Ausstrahlung beruhen auf der Entwicklung und Vereinigung ihrer weiblichen und männlichen Persönlichkeitsanteile. Sie steht für Willenskraft, Zielstrebigkeit und Selbstvertrauen, ist energisch, zielgerichtet, willensstark und gewinnend. Die Königin in uns hilft uns, unsere Welt nach unseren Vorstellungen zu gestalten und Herrscherin über unser Reich zu sein. Mit dem Zepter als Symbol erinnert sie uns daran, unsere Macht nicht an andere abzugeben, sondern sie zu unserem eigenen Wohl und dem Wohle anderer einzusetzen.

Die Kriegerin ist der Teil in dir, der mutig nach vorne geht und vom Träumen ins Handeln kommt. Es geht darum, die eigene Kraft zu erkennen und dich mit deinem inneren Krieger/innen-Feuer zu verbinden. Die Kriegerin in deinem Leben zu sein kann bedeuten, dich mutig ins Ungewisse zu wagen, um wichtige Veränderungen anstoßen zu können. Das 3. Chakra hat das Ziel der Transformation, der Überwindung von Trägheit. Transformation kannst du herbeiführen, indem du dich von alten Gewohnheiten, Glaubens- und Verhaltensmustern trennst und auf höhere Ziele ausrichtest.

»There is no passion to be found playing small – in settling for a life that is less than the one you are capable of living.«

Nelson Mandela

Die Disziplinierung des Geistes – deine Kraft für höhere Ziele einsetzen

Die Sonne ist das stärkste Symbol für das transformative Feuer. Unser inneres Sonnenzentrum umfasst einen wesentlichen Teil in unserer Beziehung zu Prana, zum Leben selbst. Wenn Prana – unsere Lebenskraft – nicht gezähmt wird, kann sie zerstörerisch wirken wie ein wildes Tier. Prana sich selbst zu überlassen resultiert in Erschöpfung und Krankheit. Wenn wir unsere Energie zu sehr an materielle und irdische Objekte fesseln, wird Lebenskraft verbrannt.

Ziel der Yogis ist es, Prana im Körper zu sammeln, wie Elektrizität in einer Batterie, und zu höheren Zielen zu lenken, damit keine kostbare Lebensenergie verschwendet wird. Im Yoga wollen wir eine tiefere Beziehung zu Prana – dieser Lebenskraft und Intelligenz – aufbauen, wir wollen sensibler werden für unsere eigene Energie und die Energie um uns herum. Deshalb ist der erste wichtige Schritt auf dem traditionellen Yogaweg das Erlernen der Beruhigung des Geistes, ihn durch unsere Atmung zu kontrollieren und zu stabilisieren. Auf dieser Basis können wir unsere Beziehung zu Prana vertiefen, Prana sammeln und speichern – und in konstruktive Bahnen lenken.

Fokus & Action bitte!

Manipura ist die Kraft, die uns morgens aus dem Bett springen lässt, uns zum Joggen ermuntert oder zur Meditation auf die Yogamatte einlädt. Sie fördert Willenskraft und Disziplin. Im Yoga nennen wir diese Qualität auch Tapas. Tapas ist essenziell, um Dinge im Leben zu verfolgen, an ihnen festzuhalten und sie zu Ende zu bringen. Disziplin müssen wir entwickeln, um auf unser Ziel ausgerichtet zu bleiben. Das Manipura-Chakra ist unser *call to action*. Es gibt zum Beispiel Tage, da fühle ich mich nicht fit genug, um zu unterrichten oder zu schreiben. Ich liebe, was ich tue, aber Körper und Geist sind manchmal träge und möchten lieber auf der Couch liegen und Netflix schauen – ja, auch das ist möglich. Aber wenn wir ein bestimmtes Ziel erreichen und unsere Bestimmung (Dharma) leben wollen, dann kostet es Anstrengung und Disziplin. Disziplin ist ein tägliches Training, sie wird uns nicht geschenkt.

Die Fähigkeit, in die Zukunft zu planen, ist das, was uns Menschen im Wesentlichen vom Tier unterscheidet und zu etwas Besonderem macht. Doch in einer Welt mit Abertausend Möglichkeiten, voller Technologiegläubigkeit und einer stetig wachsenden Unterhaltungsbranche wird es immer schwerer und scheinbar unattraktiv, sich auf nur eine Sache zu konzentrieren und unsere Energie gezielt einzusetzen. In unserer schnelllebigen Welt – besonders durch die vielen Talentshows – wird suggeriert, jeder könne auch ohne Anstrengung schnell erfolgreich werden. Liest du allerdings die Biografien bedeutender Schriftsteller, Wissenschaftler und Künstler, zeigt sich, wie viel Mühe und Zeit sie in ihren Erfolg investiert haben. Dabei ist zu bemerken, dass der Erfolg häufig nicht ihr Ziel war, er kam nebenbei. Basis war ihre bedingungslose Hingabe an eine Sache, jahrelanges, meist tägliches Üben. Hier gilt die 10 000-Stunden-Regel, die besagt, dass man ca. 10 000 Stunden üben muss (das sind ungefähr zehn Jahre, wenn man täglich drei Stunden übt), um auf einem Gebiet wirklich gut zu werden und Meisterschaft zu erlangen.

»Denke immer daran, dein Fokus bestimmt deine Realität.«

George Lucas

MEIN PERSÖNLICHER BEZUG

Raus aus der Opferhaltung und rein in die Selbstermächtigung

In der Vergangenheit habe ich mich in Beziehungen häufig missverstanden gefühlt. Das begann schon in der Schule, wo ich mir als »früh entwickeltes« Mädchen oft dumme sexistische Sprüche gefallen lassen musste. Ich habe mich nicht dagegen gewehrt, sondern mich verschämt zurückgezogen. Ich war verunsichert, machte mich kleiner, als ich tatsächlich war, fühlte mich verletzt und habe geweint. Ich hatte Angst, meine Meinung zu äußern, geschweige denn eine Diskussion zu beginnen. Sensible Menschen nehmen sich Kritik oder Beleidigungen häufig sehr zu Herzen. Sie wagen es nicht zu widersprechen. So ging es auch mir: Ich habe mich in der Rolle des Opfers wiedergefunden.

In meinen ersten Liebesbeziehungen bin ich wieder in dieses vertraute Muster gerutscht. Ich wählte keine Partner auf Augenhöhe, sondern dominante Machotypen, bei denen die Dynamik Täter/Opfer vorgezeichnet war. Das lief natürlich unbewusst ab. In der Arbeit mit meinem inneren Kind habe ich gelernt, dass der Opferrolle eine Schutzfunktion zugrunde liegt. Sie entsprach meiner erlernten Überlebensstrategie. Es gelang mir nicht, mich zu wehren oder den Mann zu verlassen. Es dauerte einige Zeit und Phasen der Selbsterkenntnis, bis ich schließlich genügend Klarheit hatte.

Opferbewusstsein basiert auf Angst, führt zu Eifersucht, Gier, Krieg und all jenen Dingen, die dem Frieden in der Welt entgegenstehen. Es entmachtet nicht nur die Opfer und die Unterdrückten, sondern auch diejenigen, die ihre Mitmenschen zu Opfern machen. Opferbewusstsein vergiftet das Leben körperlich, emotional und spirituell. Entscheide dich und übernimm für das, was dir geschieht, die Verantwortung. Wir haben die Wahl, Opfer zu sein oder in die Selbstermächtigung, das heißt unsere Krieger/innenkraft, zu treten. Die Kriegerin des Lichts in deinem Leben zu sein, das ist selten der bequeme Weg, aber ein Weg, der Wahrheit, Größe und Erfüllung offenbart.

»Love it, change it or leave it.«

Henry Ford

Verantwortung für unsere Gedanken und Taten übernehmen

»Ab jetzt übernehme ich Verantwortung für mein Leben« ist ein kraftvoller Satz, der beängstigend wirken kann. Selbstverantwortung für die eigenen Taten und Entscheidungen zu übernehmen ist ein wichtiger Schritt zum Erwachsenwerden und im eigenen Reifungsprozess. Als ich zum ersten Mal von dem Modell der Glaubenssätze hörte, eröffnete sich mir eine neue Welt. Ein Glaubenssatz ist die Annahme von etwas, was jemand für wahr hält. Ein Glaubenssatz ist ein Glaube oder eine Entscheidung, die wir über uns selbst und/oder über unser Modell der Welt treffen. Die meisten Erwachsenen tragen destruktive Glaubenssätze aus der Kindheit in sich, Sätze wie »Du bist nicht gut genug«, »Du musst dich mehr anstrengen«, und handeln unbewusst immer noch nach diesen Glaubenssätzen, die sie in ihrer Kindheit erfahren haben.

Glaubenssätze sind sehr kraftvoll. Wenn ich z. B. in meinem Unterbewusstsein die Auffassung vertrete, »Ich bin dumm« oder »Männer sind Schweine«, dann werde ich höchstwahrscheinlich Erfahrungen machen, die das bestätigen. Hierfür passt der Begriff der selbsterfüllenden Prophezeiung. Ich habe für mich erkannt, dass mich niemand ohne mein Einverständnis emotional verletzen kann. Wenn jemand sagt: »Du bist hässlich«, dann kann das nur bei mir »landen«, wenn eine innere Resonanz erfolgt, wenn ich es als Wahrheit annehme. Selbstverantwortung für die eigenen Gedanken und Gefühle zu übernehmen ist ein großer Schritt zur inneren Befreiung.

»Niemand ist für deine Gedanken und Gefühle verantwortlich außer du selbst.«

Osho

Der Bauch als Quelle von Gesundheit

Unser Bauch ist empfindsam, weich und verletzlich, denn in den Bauchorganen speichern wir Gefühle wie Scham, Schuld, Frustration und Wut. Ich hatte lange keine positive Beziehung zu meinem Bauch und damit auch zu seiner innewohnenden Kraft. Bei einer Massage hörte ich mich sagen: »Nein, den Bauch bitte nicht massieren.« Ich mochte in dieser Verletzlichkeit nicht berührt werden. Das hat sich geändert, als ich erkannt habe, welche schlafenden »Schätze« sich in meiner Körpermitte verbergen.

Ayurveda lokalisiert den Sitz aller Krankheiten im Darm, und mittlerweile erkennt auch die westliche Medizin an, dass ein starkes Immunsystem mit einem gesunden Gleichgewicht der Bakterien im Magen-Darm-Trakt einhergeht. Auch unbewusste Blockaden, Ängste und Traumata können längerfristig zu einer Anspannung führen, wodurch unsere Zellen nicht mehr ausreichend mit Energie versorgt werden und in der Folge möglicherweise komplexere Störungen entstehen.

Gesellschaftlich bedingte Glaubenssätze (»Ich muss einen trainierten Bauch und eine schmale Taille haben, um attraktiv zu sein«) hindern uns daran, unseren Bauch anzunehmen und zu lieben. In Afrika ist ein runder Bauch ein Symbol für Wohlstand, und auch in asiatischen Kulturen wird ein Kugelbauch als Zeichen für Energie gedeutet. In der Kampfkunst bezeichnet *Hara* die Kraft aus der Mitte, aus der heraus der Kämpfer in Bewegung tritt. Tänzer beginnen ihren Tanz aus einer bewegten Mitte heraus, und an Babys können wir beobachten, dass erste Bewegungen vom Zentrum aus initiiert werden.

GLEICHGEWICHT UND UNGLEICHGEWICHT IM NABEL-CHAKRA

Unbalancierte Energien im 3. Chakra sind Störungen im Energiesystem und äußern sich entweder in einer Unter- oder in einer Überversorgung. Anhand der folgenden Stichpunkte kannst du ein eventuelles Ungleichgewicht in deinem 3. Chakra erkennen. Es kann aber auch vorkommen, dass sich gleichzeitig Merkmale einer Unterfunktion und einer Überfunktion zeigen. Dieses Ungleichgewicht kann wie ein Pendel von einem zum anderen Extrem schwingen. Ziel ist es, dich in der Mitte einzupendeln, um dein Nabel-Chakra zu harmonisieren.

Das 3. Chakra in der Unterfunktion

- Wenig Selbstbewusstsein, Zweifel an den eigenen Fähigkeiten und Talenten
- Wenig Energie und Tatkraft, körperlich inaktiv sein
- Mangel an Disziplin, Willenskraft und Motivation
- Gefühl von Müdigkeit und Erschöpfung
- Neigung zu Passivität
- Unsicherheit, Entscheidungen werden nicht getroffen
- Schwierigkeiten, Veränderungen herbeizuführen
- Dinge nicht zu Ende bringen
- Angst, für die eigenen Bedürfnisse einzustehen und sich zu zeigen
- Kein stimmiges Gefühl für sich selbst, für die eigene Individualität
- Opferhaltung, andere verantwortlich machen für das eigene Leid
- Schwaches Verdauungsfeuer

Das 3. Chakra in der Überfunktion

- Neigung zu Narzissmus und Selbstüberhöhung
- Starker Fokus auf Leistung und Erfolg, Workaholic
- Wutausbrüche, Machthunger
- Zuweilen aggressiv, dominant
- Rechthaberei, kontrollierend, das letzte Wort haben wollen
- Manipulativ bis zum Betrug, um Ziele durchzusetzen
- Unangenehme Gefühle werden unterdrückt
- Neigung zu Unachtsamkeit und Übermut
- Enormer Aktivitätsdrang, nicht stillsitzen können

- Emotionale Kälte, Mangel an Empathie und Hingabe
- Schwierigkeiten zu entspannen, ruheloser Geist, zerstreute Kreativität
- Magen- und Verdauungsprobleme, Diabetes, Übergewicht, Arthritis
- Leberdysfunktion, Hepatitis
- chronische Müdigkeit, Erschöpfung

Das 3. Chakra in Balance

- Verantwortungsbewusst und zuverlässig handeln
- Freundliche Gesinnung, Sinn für Humor
- Gesundes Selbstbewusstsein
- Wärme und Großherzigkeit ausstrahlen
- Gute und faire Führungsqualitäten besitzen
- Viele Ideen haben und Zukunftspläne schmieden
- Freude an Veränderung und Spontaneität, über Spielfreude verfügen
- Schwierige Herausforderungen bewältigen, Selbstdisziplin
- Starke Willenskraft und Selbstvertrauen in die eigenen Fähigkeiten
- Ohne Zurückhaltung mit kraftvollem Ausdruck in die Welt hinausstrahlen
- Handlungsstark im Planen von Projekten sein, inspiriert sein, vor Ideen sprühen
- Verantwortung für sich selbst, für die eigenen Taten und Gedanken übernehmen

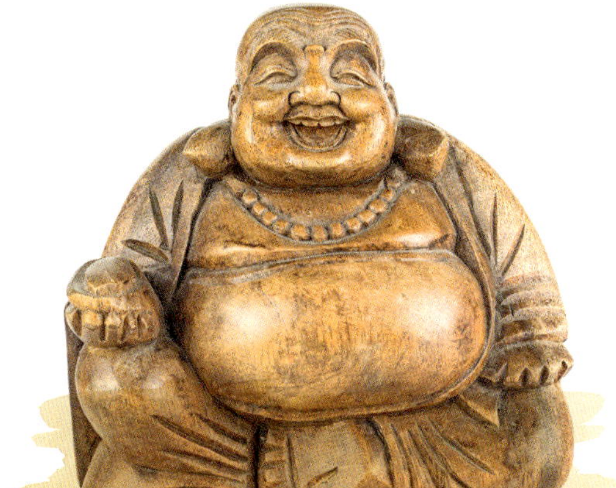

DIE 6 WICHTIGSTEN ASANAS FÜR DAS NABEL-CHAKRA

Boot / Paripurna Navasana

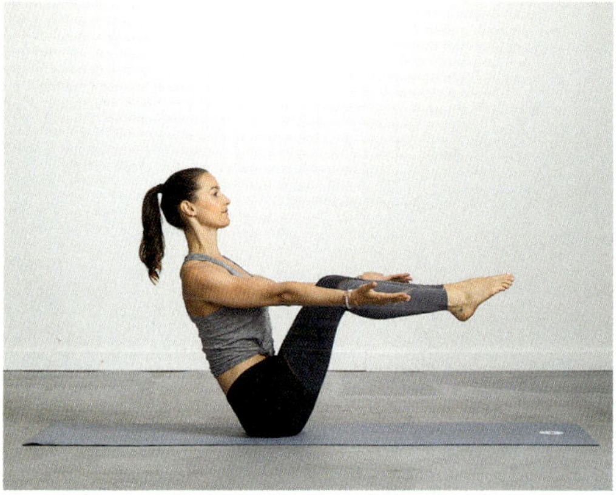

- Das Boot stärkt die Bauch- und Rückenmuskulatur, den Nacken, die Wirbelsäule und die Hüftbeuger.
- Die Übung verbessert das Gleichgewicht und die Verdauung.
- Wirkt stabilisierend, zentrierend auf den Geist und fördert das Selbstbewusstsein.

Seitplanke / Vashistasana

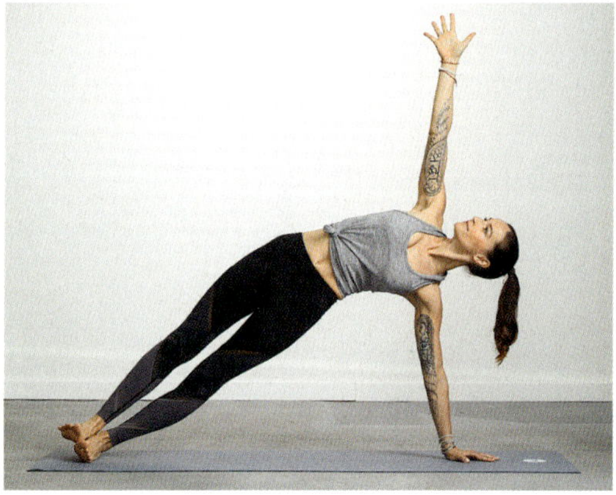

- Diese Übung kräftigt die Armmuskulatur und die seitliche Bauchmuskulatur.
- Der Seitstütz dehnt die gesamte Körperseite.
- Er wirkt vitalisierend, motivierend für den Geist und baut Willenskraft auf.

Dreieck / Trikonasana

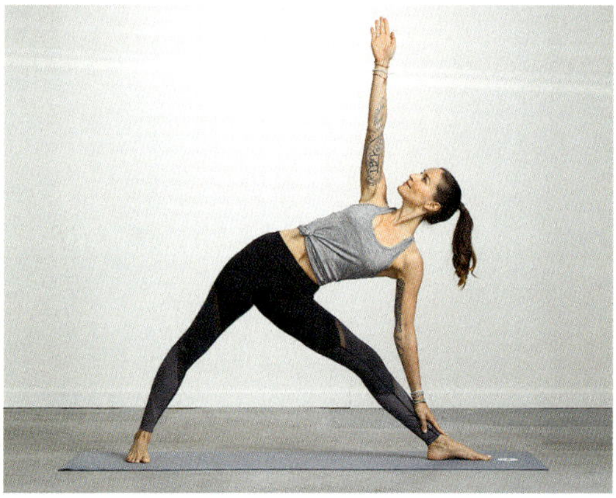

- Das Dreieck dehnt die Innenseite der Oberschenkel (Adduktoren).
- Es öffnet den Brustkorb, die Flanken und die Zwischenrippenmuskulatur und verhilft so zu einer tieferen Atmung.
- Wirkt vitalisierend, inspirierend, erfrischend und zentrierend.

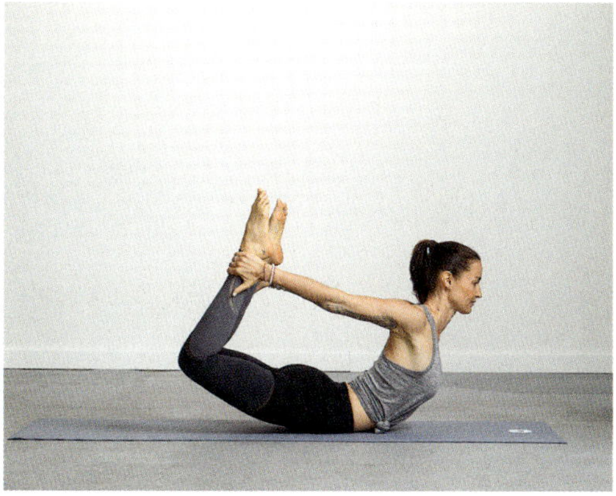

Bogen / Danurasana

- Diese Übung öffnet Brustraum und Schultern, dehnt die Frontseite des Körpers und hält die Wirbelsäule flexibel.
- Der Bogen massiert die Bauchorgane, unterstützt die Lungen und die Atemfunktion.
- Wirkt vitalisierend, energetisierend, kühlend, hilft gegen Depressionen und Ängste.

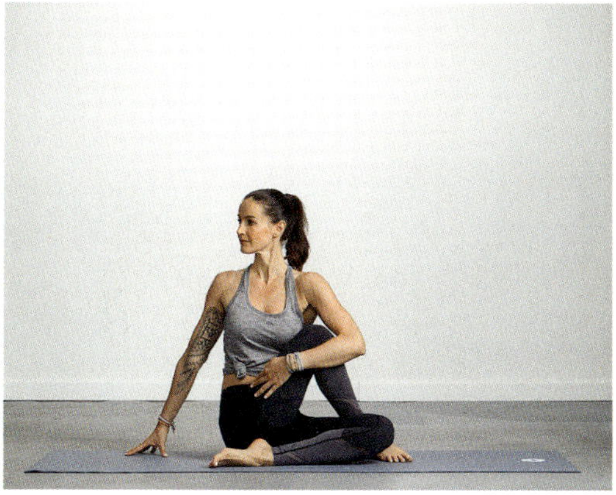

Halber-Fisch-Pose / Ardha Matsyendrasana

- Diese Übung erhöht die Flexibilität in der Wirbelsäule und öffnet die Schultern, massiert die Bauchorgane und hilft, das Verdauungsfeuer Agni anzuregen.
- Sie löst Stress, wirkt verinnerlichend, klärt und reinigt den Geist.
- Fördert das geistig-emotionale »Verdauen« und Integrieren von neuen Informationen.

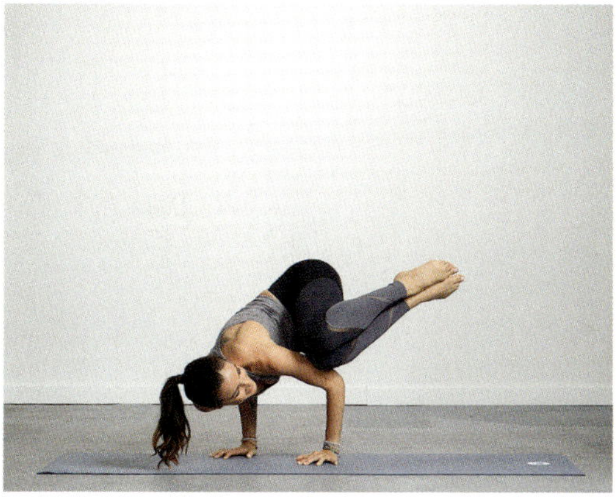

Gedrehte Krähe / Parsva Bakasana

- Die gedrehte Krähe stärkt die Rumpfmuskulatur, besonders Arme, Hände und Bauch.
- Sie trainiert das Gleichgewicht und dehnt die Handgelenke.
- Außerdem fördert sie Selbstvertrauen, Kraft und Spielfreude.

YOGASEQUENZ FÜR DAS NABEL-CHAKRA

Diese Yogasequenz für das Nabel-Chakra verbindet dich mit dem Feuer deiner Willenskraft, erhöht dein Selbstbewusstsein und deine positive Strahlkraft. Der Fokus liegt auf Asanas, die innere Hitze kreieren und Kraft im Sonnenzentrum aktivieren, wie z. B. Zentrumsübungen, Rückbeugen in Bauchlage, Drehungen (mit Armbalance) und Seitbeugen.

Da Rückbeugen und Seitbeugen besonders energetisierend wirken und das sympathische Nervensystem anregen, ist sie besonders gut zum Wachwerden am Morgen geeignet. Außerdem wirkt die Sequenz aktivierend und regt das Verdauungsfeuer Agni an. Übe während der gesamten Praxis die 1:1-Ujjayi-Atmung und zu Beginn ggf. Kapalabhati. Bitte nicht abends vor dem Schlafengehen üben, denn das kann Schlafstörungen hervorrufen.

Diese Praxis verringert dein Kapha (Erde & Wasser), erhöht Pitta (Feuer & Wasser) und auch Vata (Luft & Äther). Sie ist nicht geeignet bei Schwangerschaft, Bluthochdruck und Bandscheibenvorfall.

Asanas, die dynamisch praktiziert und mehrfach wiederholt werden, sind folgendermaßen gekennzeichnet:

〉 Anfang des Flows 〈〉 Mitte des Flows 〈 Ende des Flows
R & L: auf der rechten und der linken Seite ausführen

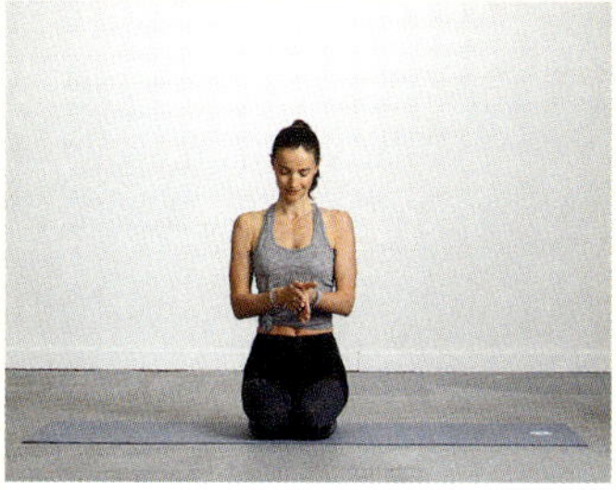

Komme an im Fersensitz *Reibe deine Hände aneinander, sodass Wärme entsteht.*

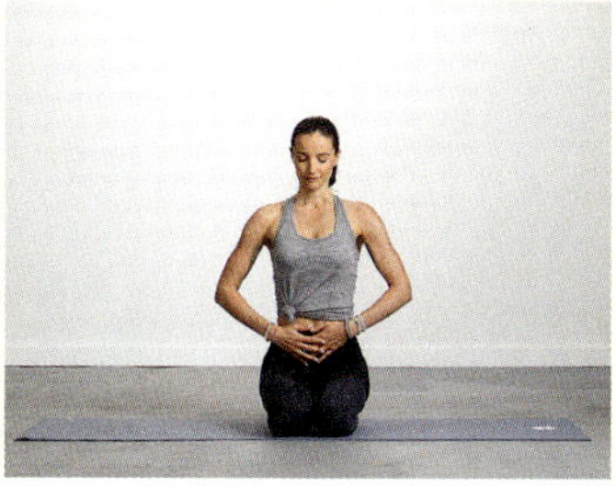

Fersensitz *Lege dann die Hände auf deinen Bauch. Verbinde dich mit deinem Nabelzentrum.*

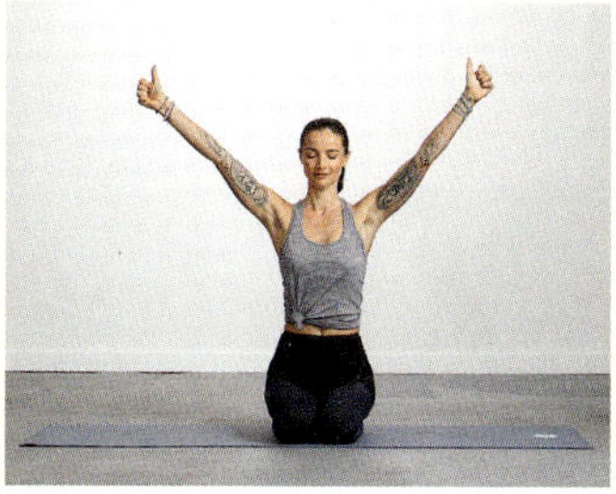

Bhastrika *Atme 2 Runden Feueratmung à 1 Minute und halte dabei beide Daumen hoch (Achtung, Kontraindikationen).*

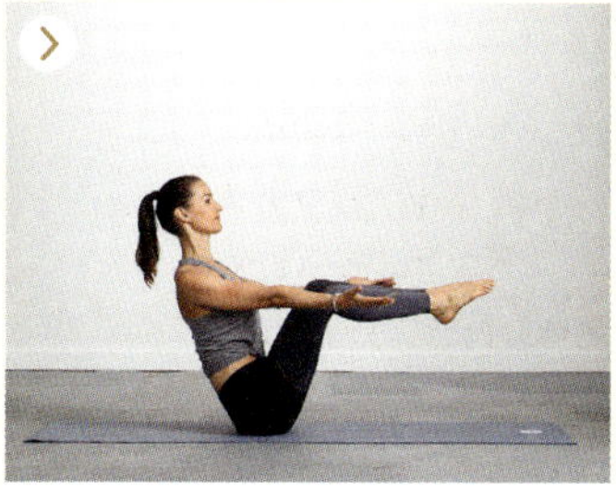

Dynamisches Boot & halbes Boot

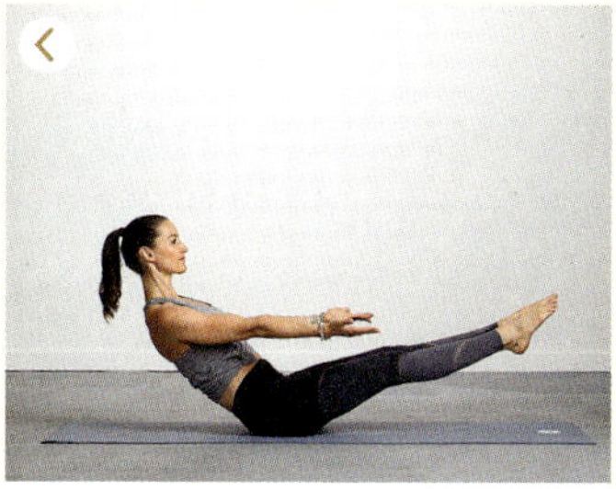

Dynamisches Boot & halbes Boot *5-mal wiederholen.*

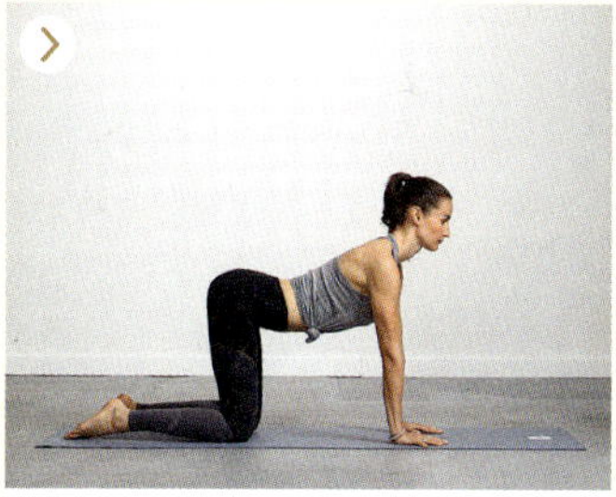

Dynamische Katze-Kuh *5-mal wiederholen. Atem fließt gleichmäßig 5-mal ein und 5-mal aus.*

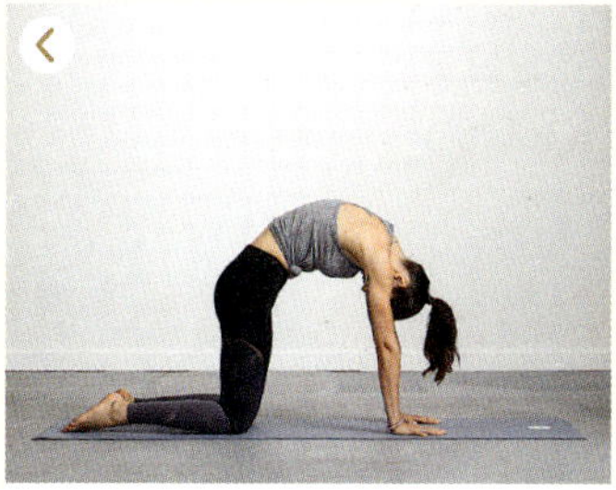

Dynamische Katze-Kuh *5-mal wiederholen. Atem fließt gleichmäßig 5-mal ein und 5-mal aus.*

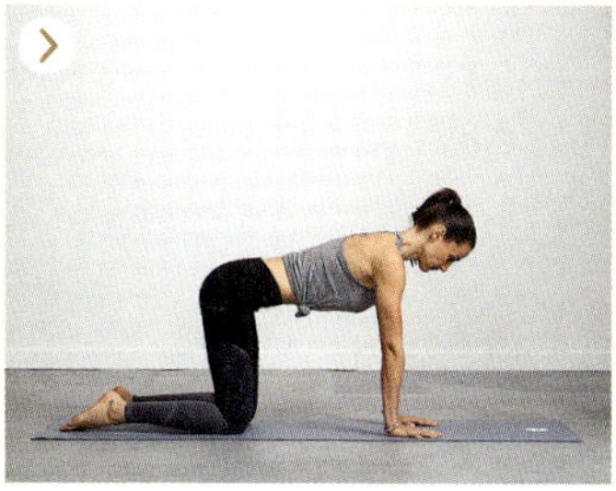

Vierfüßler / Baby-Push-ups

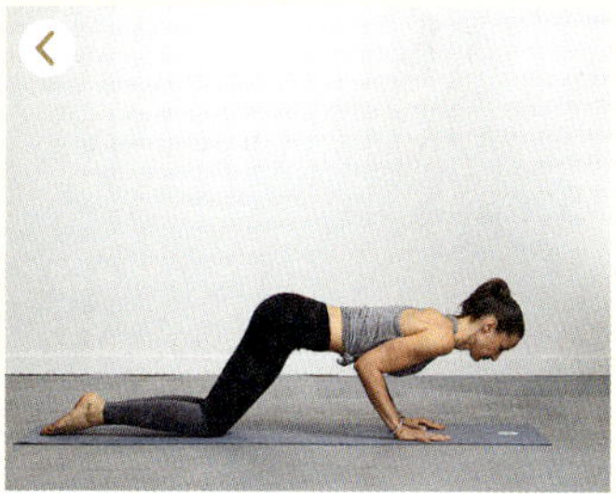

Vierfüßler / Baby-Push-ups *10-mal wiederholen.*

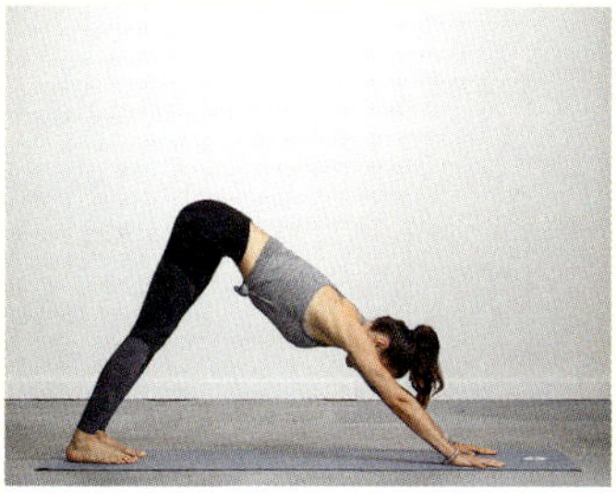

Herabschauender Hund *Für 5 Atemzüge halten.*

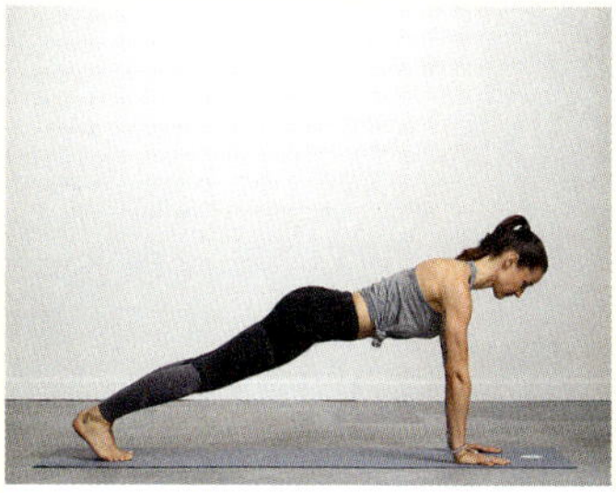

Plank *Für 5 Atemzüge halten, Zentrum stark.*

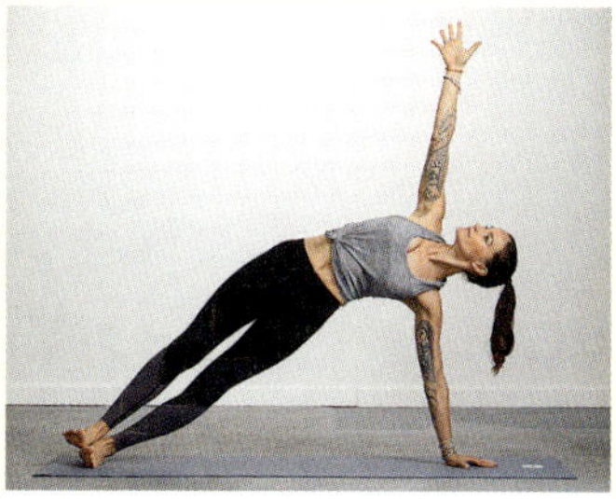

Seitplank *R & L. Für jeweils 5 Atemzüge halten.*

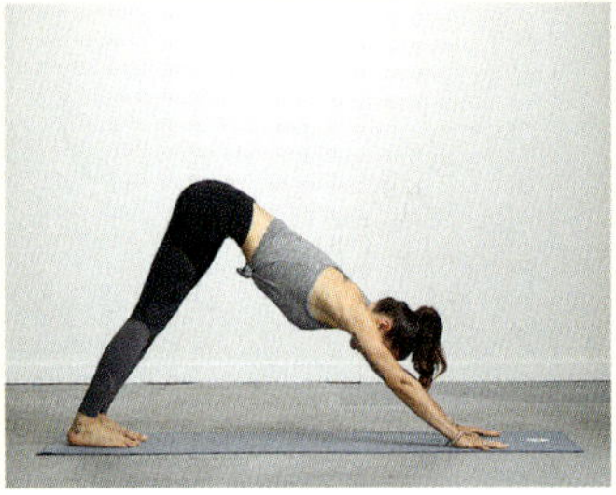

Herabschauender Hund

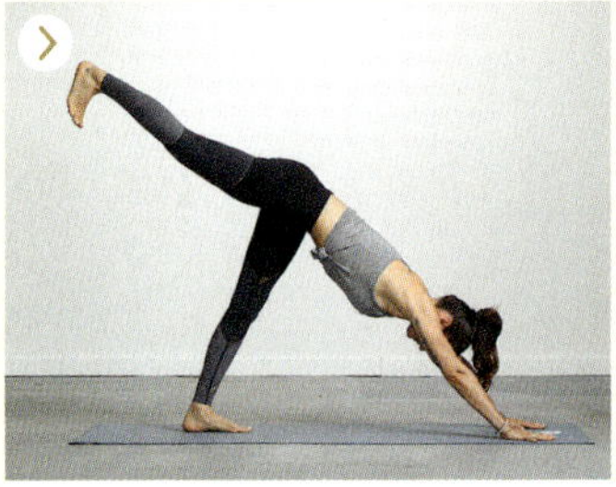

Dreibeiniger Hund *rechtes Bein. Hüfte bleibt gelevelt.*

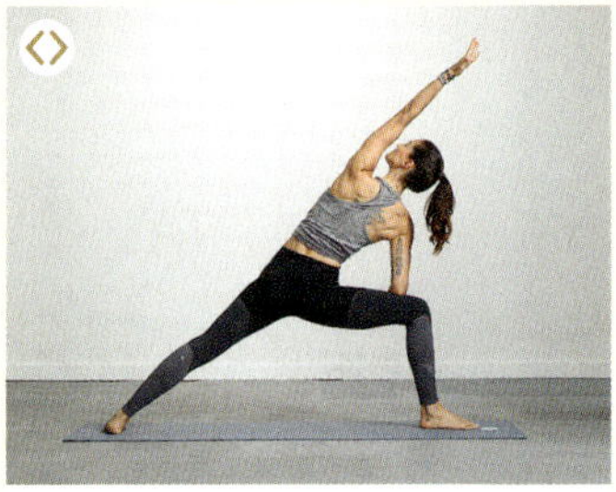

Seitwinkel *rechts. Für 5 Atemzüge bleiben.*

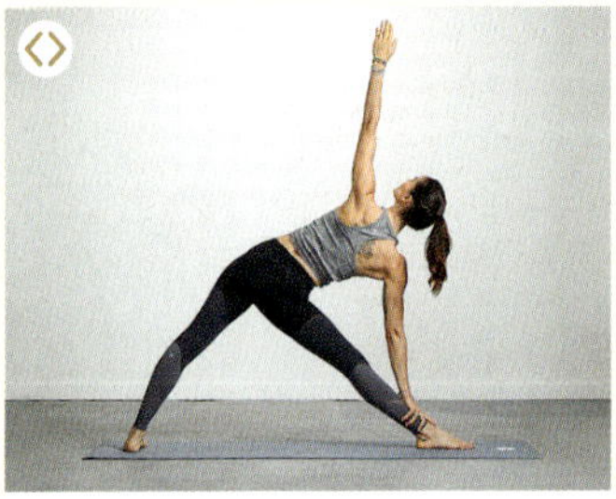

Dreieck *rechts. Für 5 Atemzüge bleiben.*

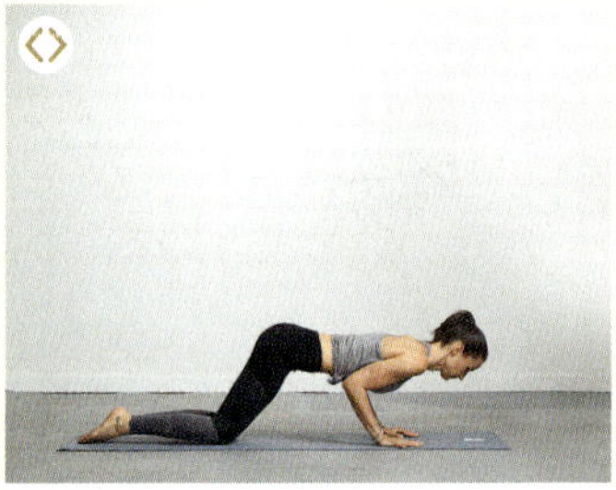

Vinyasa 1. Variante *Knie, Brustbein, Kinn am Boden ablegen.*

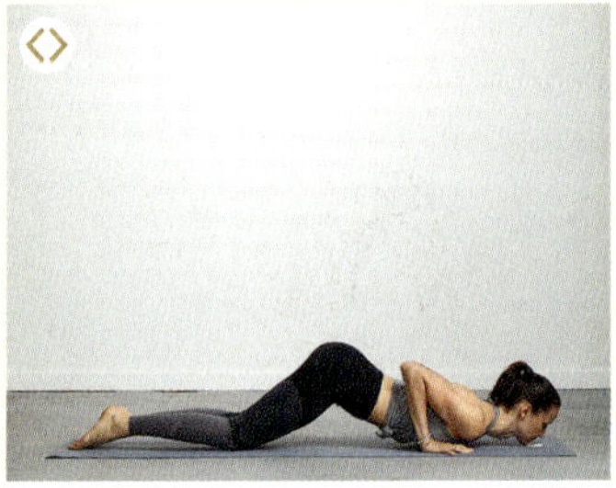

Vinyasa 1. Variante *Knie, Brustbein, Kinn am Boden ablegen.*

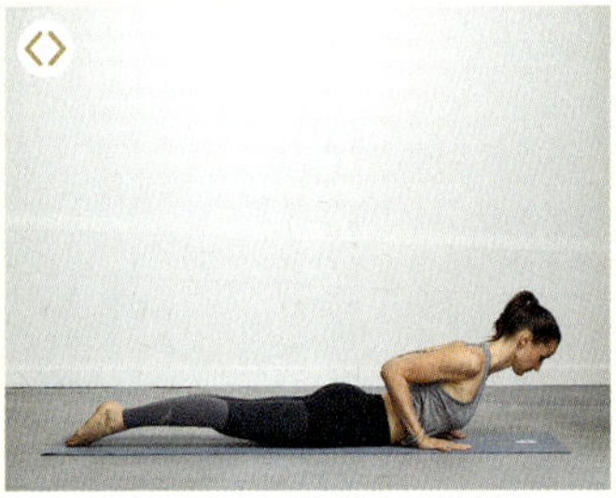

Vinyasa 1. Variante *Knie, Brustbein, Kinn wieder anheben.*

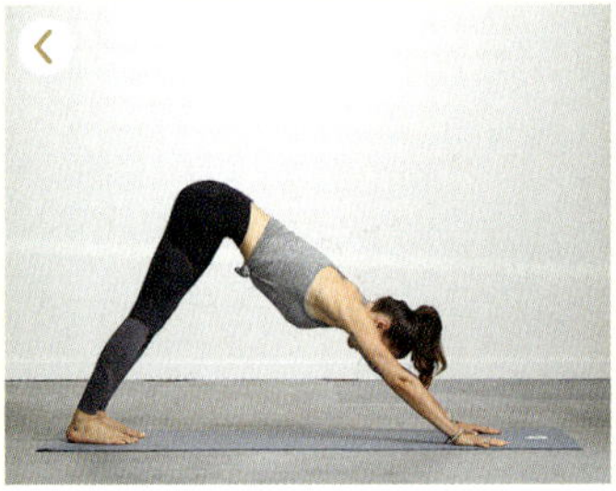

Herabschauender Hund *Den Flow auf der linken Seite wiederholen.*

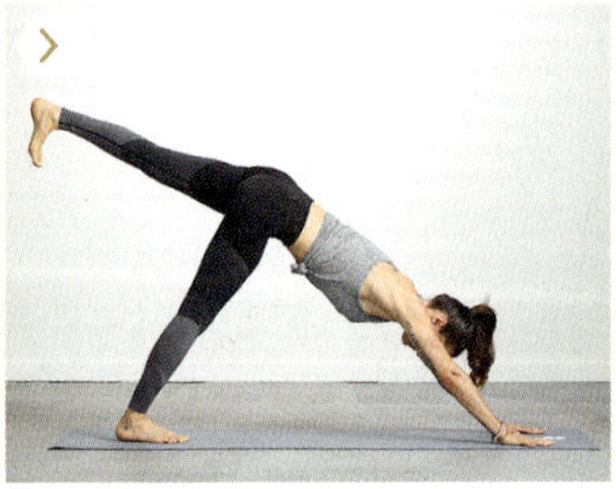

Dreibeiniger Hund *linkes Bein. Hüfte bleibt gelevelt.*

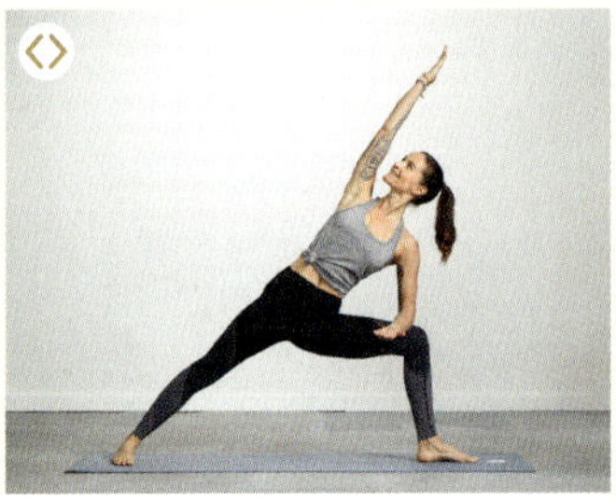

Seitwinkel *links. Für 5 Atemzüge bleiben.*

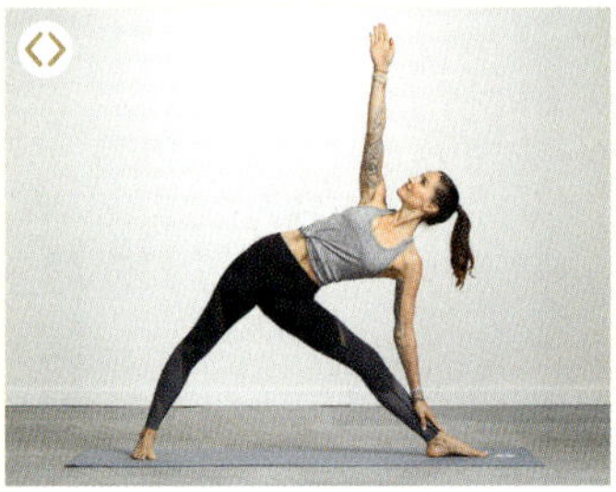

Dreieck *links. Für 5 Atemzüge bleiben.*

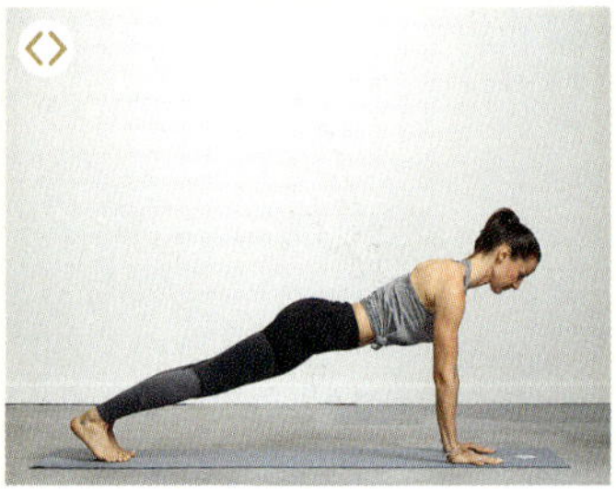

Vinyasa 2. Variante / fortgeschritten oder 1. Variante wählen

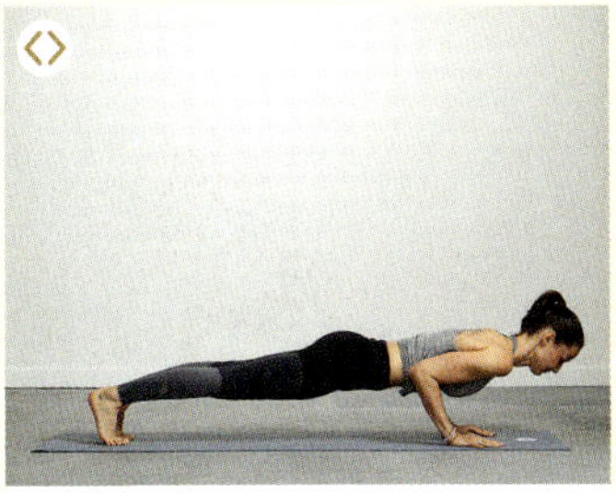

Vinyasa 2. Variante / Fortgeschritten oder 1. Variante wählen

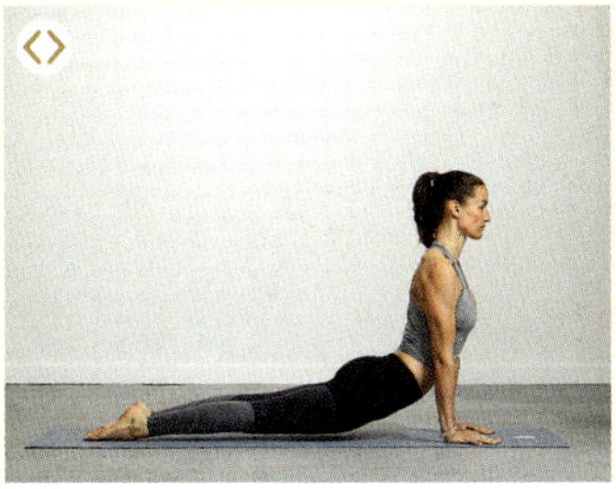

Vinyasa 2. Variante / Fortgeschritten oder 1. Variante wählen

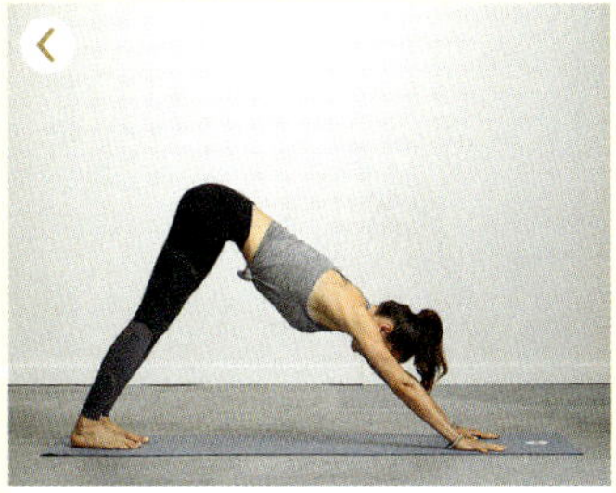

Herabschauender Hund *Für 5 Atemzüge bleiben, stabilisieren.*

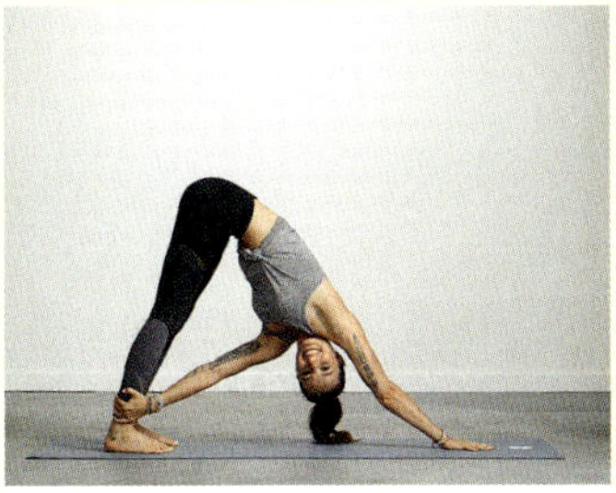

Hund mit Drehung *R & L. Für 5 Atemzüge pro Seite halten.*

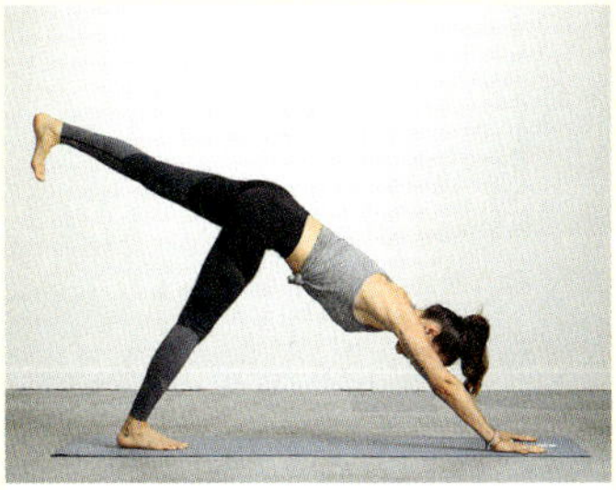

Dreibeiniger Hund *linkes Bein*

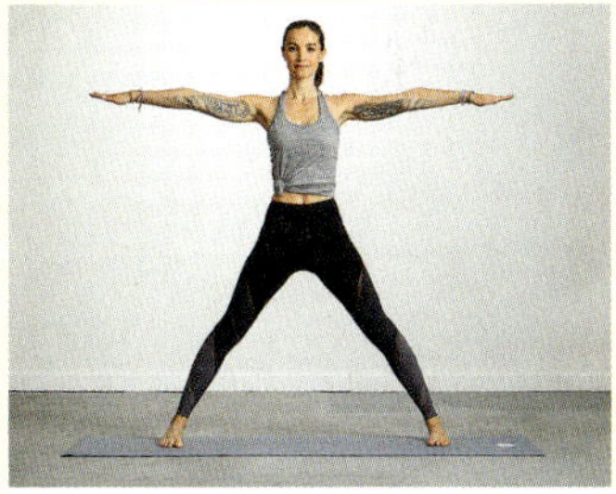

Weite Grätsche

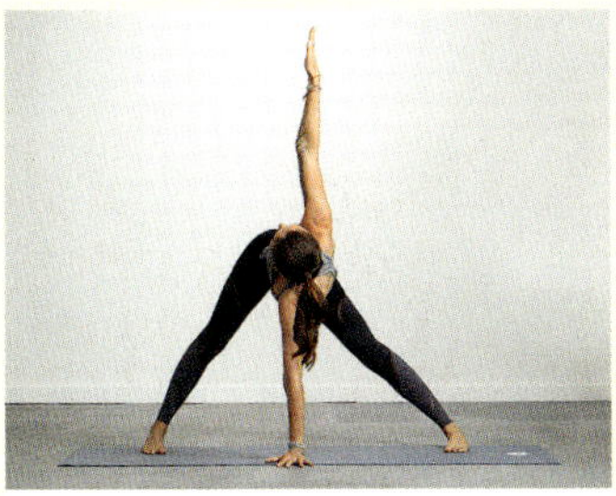

Gedrehte weite Grätsche *R & L. Auf jeder Seite für 5 Atemzüge bleiben.*

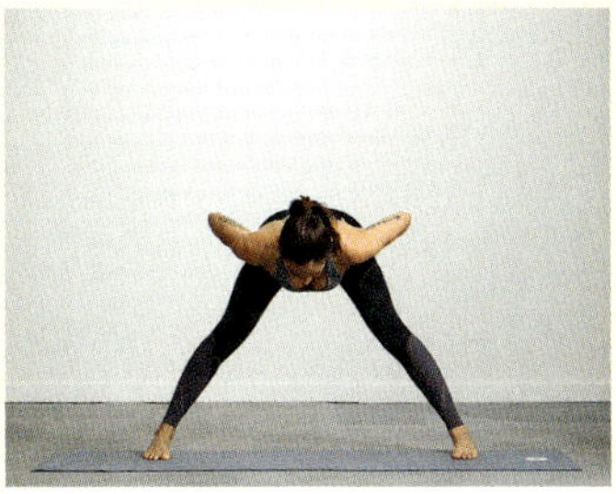

Mit langem Rücken hochkommen.

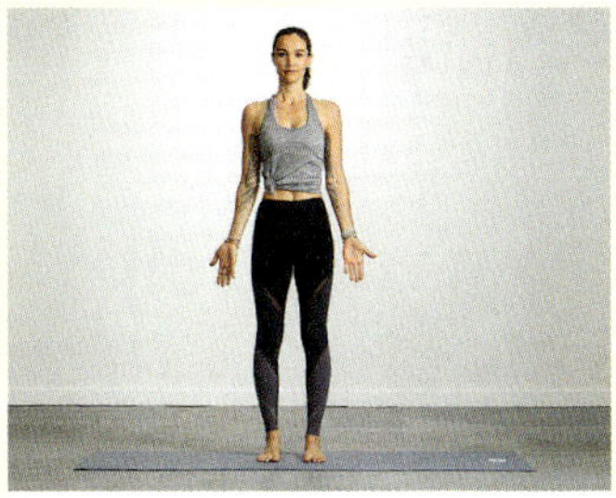

Berghaltung *Pausieren, nachspüren.*

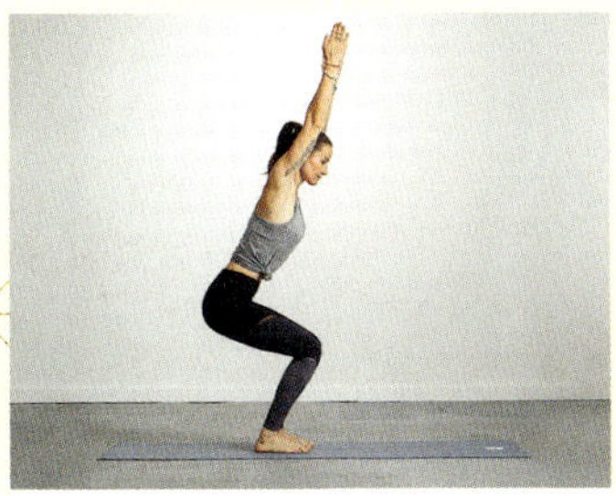

Setz dich tief in den Stuhl.

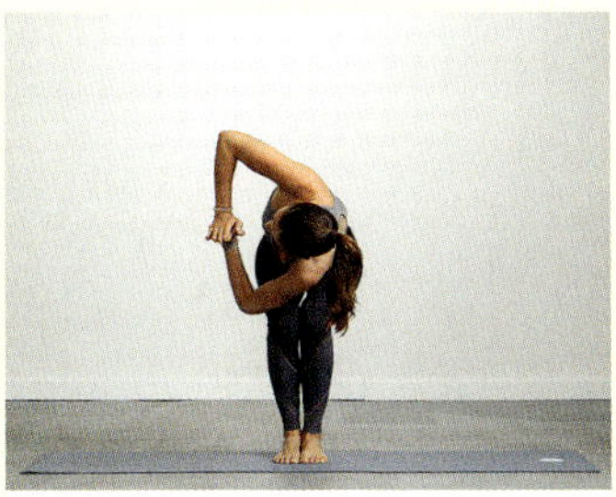

Gedrehter Stuhl *R & L. Für jeweils 5 Atemzüge.*

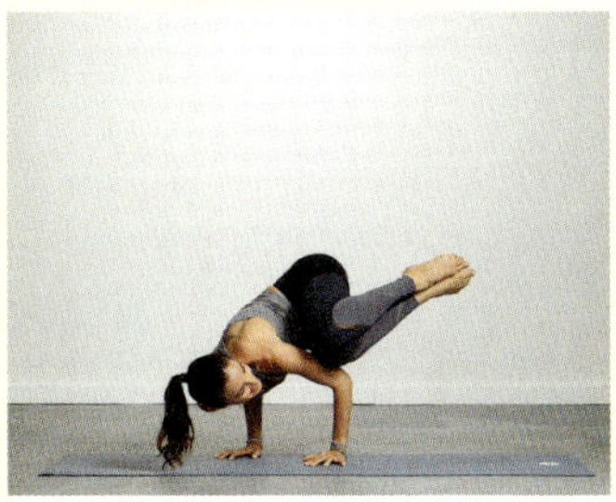

Seitliche Krähe *aus dem gedrehten Stuhl heraus, R & L. Pro Seite 2-mal wiederholen.*

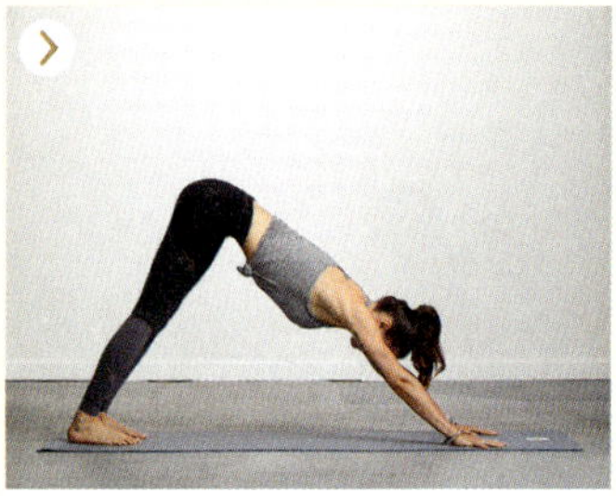

Herabschauender Hund

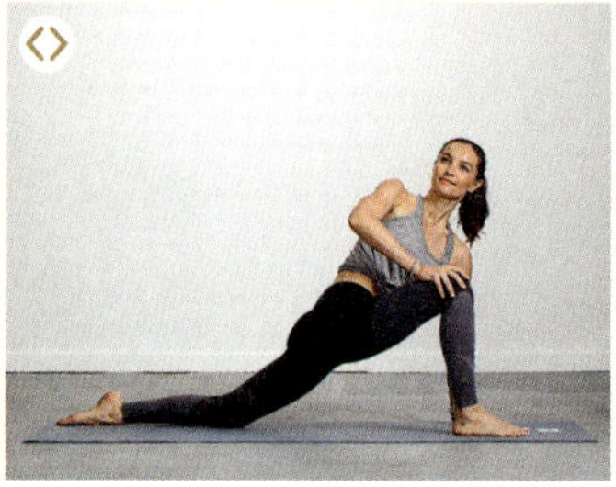

Tiefer Ausfallschritt mit Drehung *R & L.*

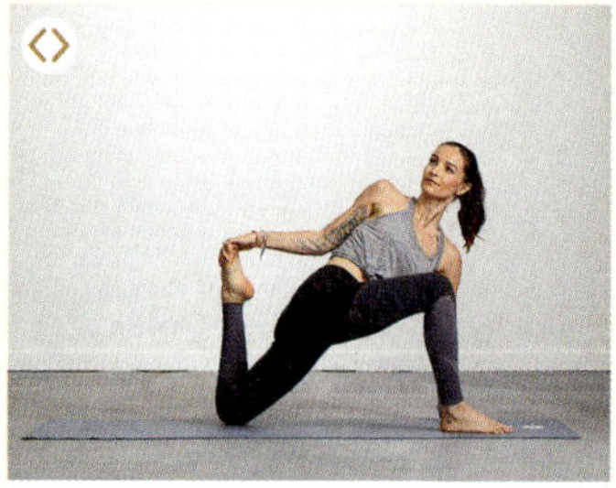

Tiefer Ausfallschritt mit Drehung und Fuß ranziehen *R & L.*

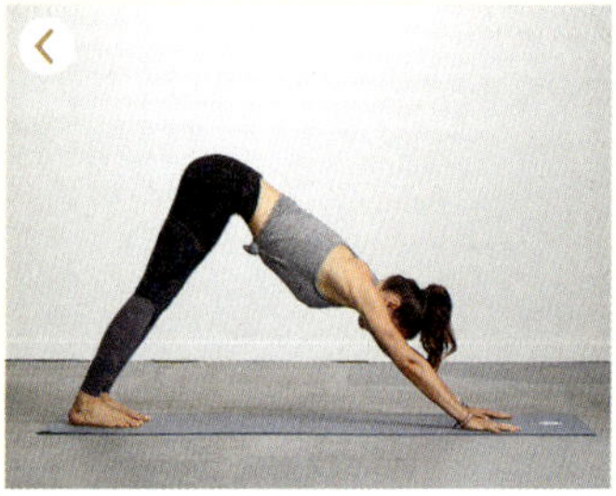

Herabschauender Hund *Den Flow auf der linken Seite wiederholen.*

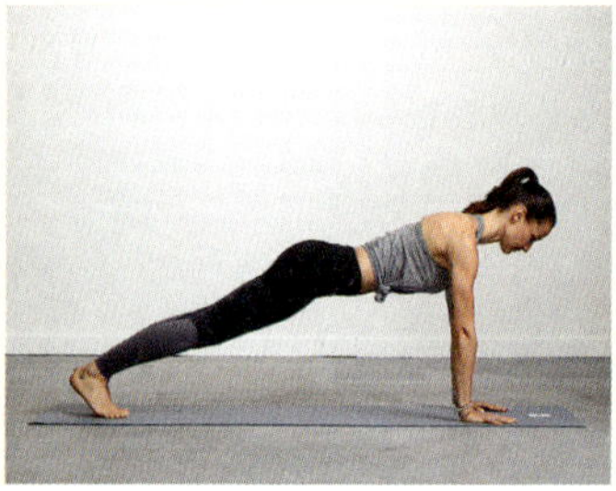

Plank *In Bauchlage ablegen.*

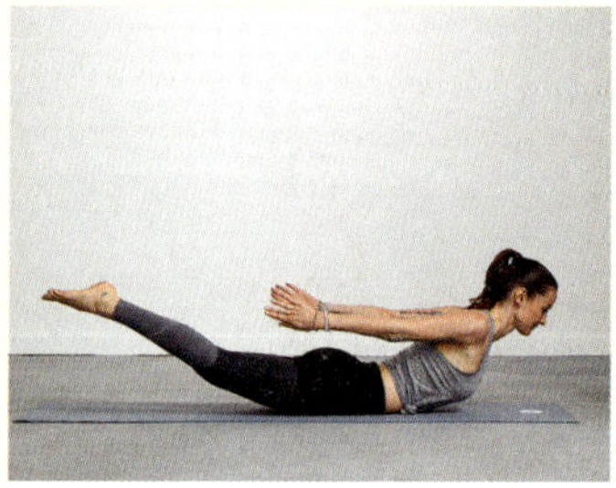

Heuschrecke *Beide Arme an den Seiten. Für 10 Atemzüge halten, in den Bauch atmen.*

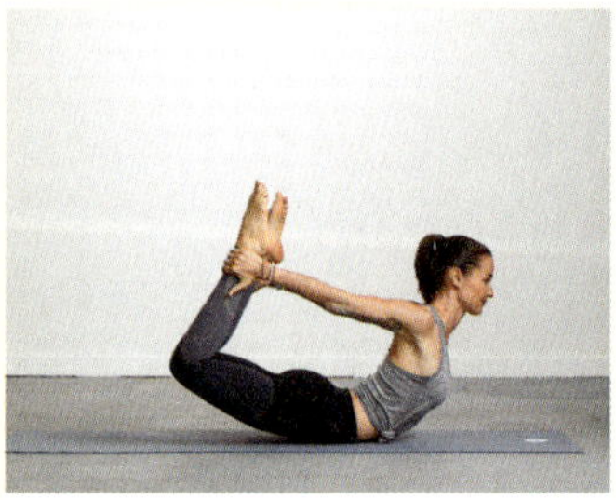

Bogen *1 Minute halten, in den Bauch atmen.*

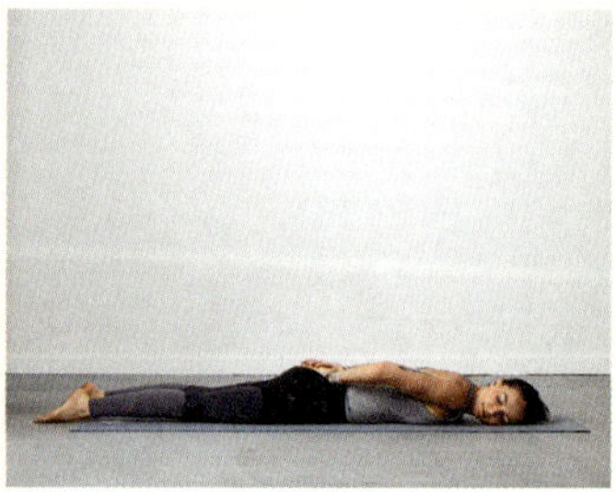

In Bauchlage pausieren, nachspüren.

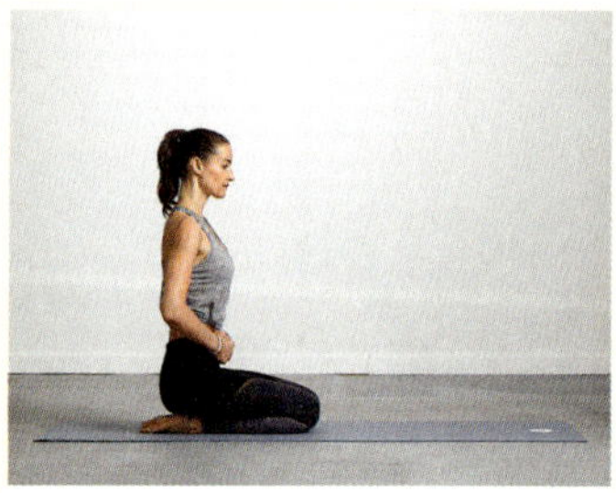

Heldensitz *Hände auf Bauch, pausieren.*

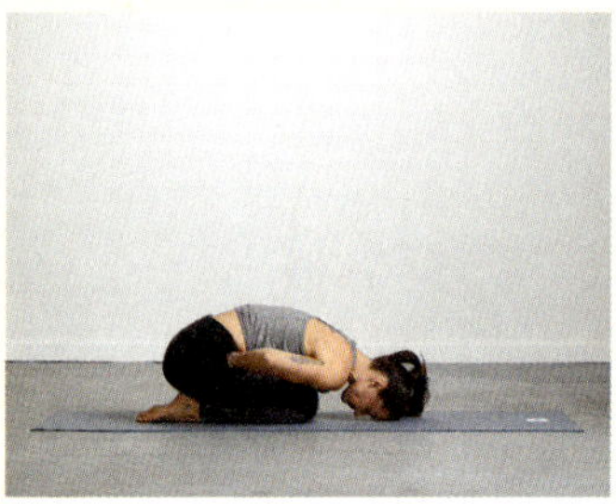

Kindhaltung *mit Fäusten in den Bauch. Gegen die Hände atmen (Vorsicht, Kontraindikationen). Für 10 Atemzüge.*

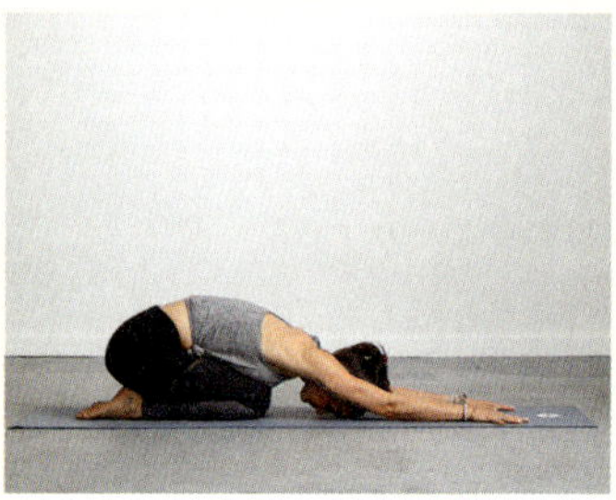

Neutrale Kindhaltung *Für 5 Atemzüge bleiben.*

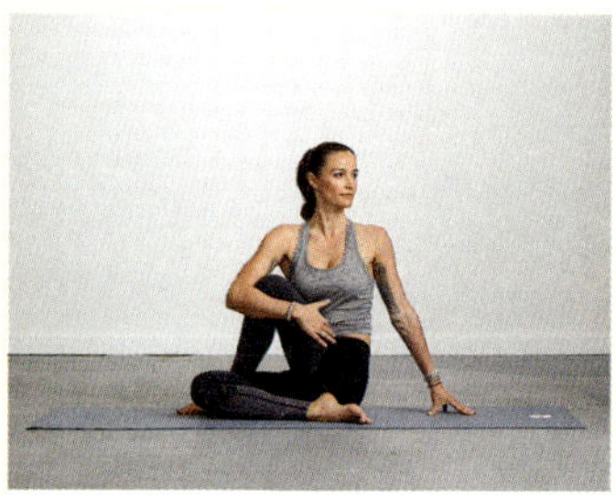

Halber-Fisch-Pose mit Drehung *R & L. Für 10 Atemzüge bleiben.*

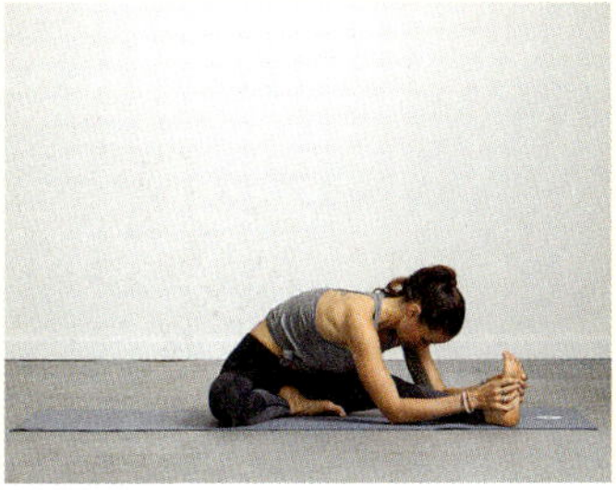

Kopf-zum-Knie-Stellung *R & L. Für 10 Atemzüge bleiben.*

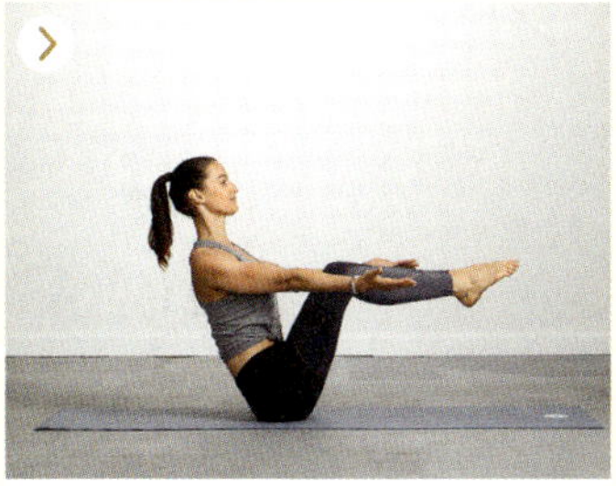

Dynamisches Boot & Halbes Boot

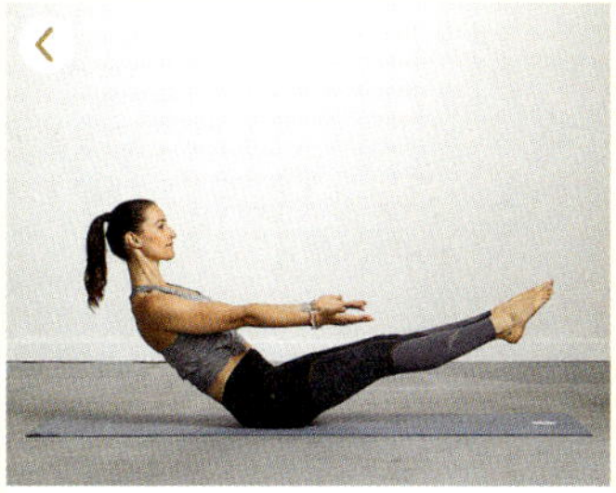

Dynamisches Boot & Halbes Boot *5-mal wiederholen.*

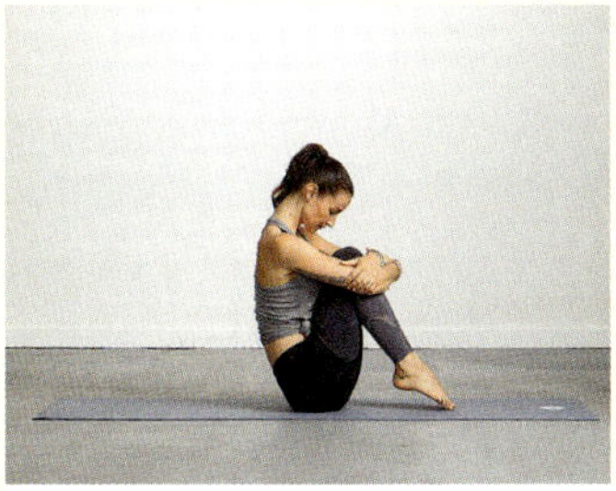

Kosmisches Ei *Bewusstsein ganz bei dir. Für 5 Atemzüge bleiben.*

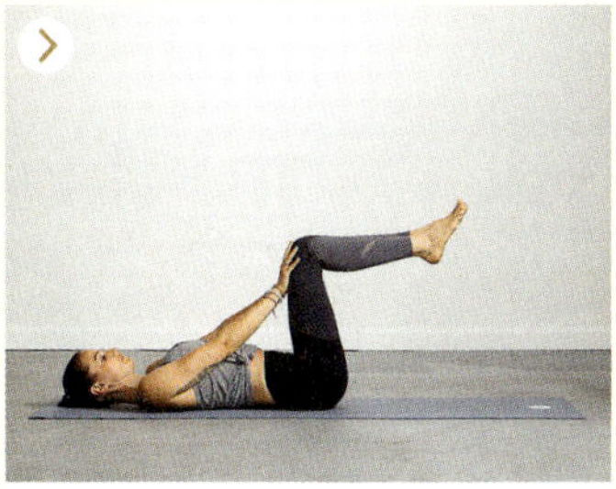

Dynamische Knie-zur-Brust-Haltung

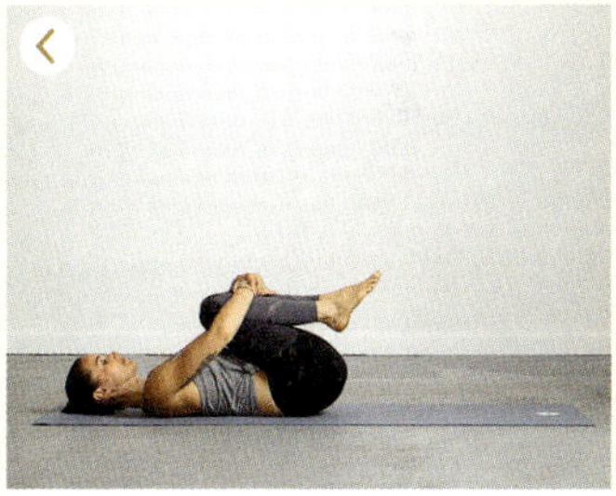

Dynamische Knie-zur-Brust-Haltung *5-mal wiederholen.*

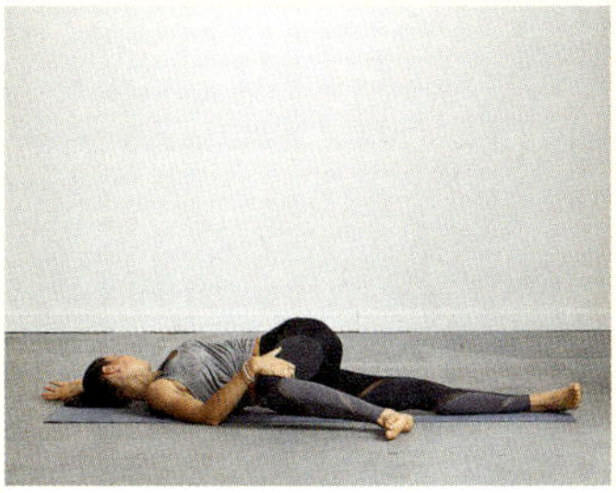

Einbeiniger liegender Twist *R & L. Für je 10 Atemzüge halten.*

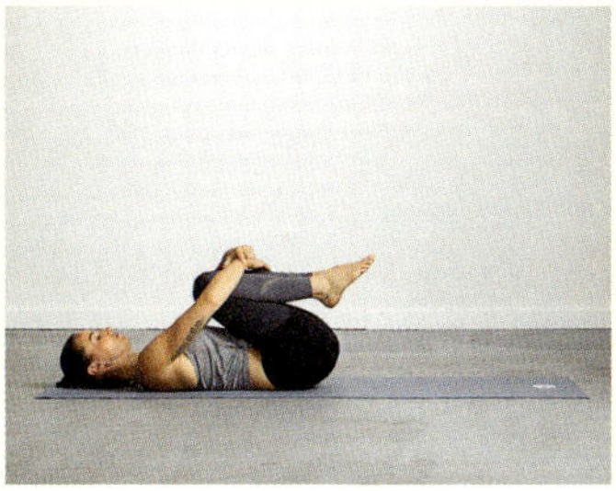

Knie-zur-Brust-Haltung

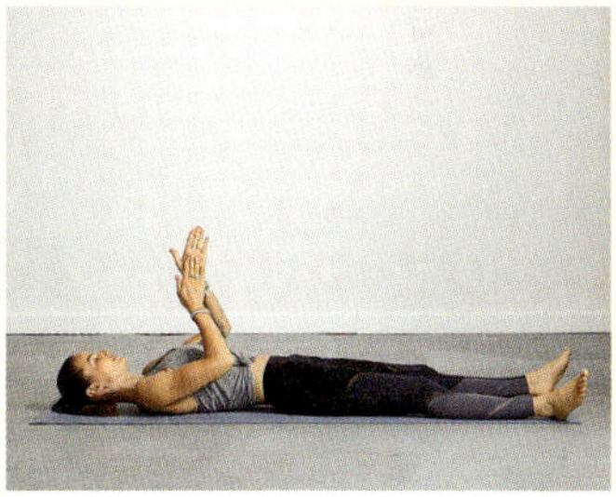

Hände reiben

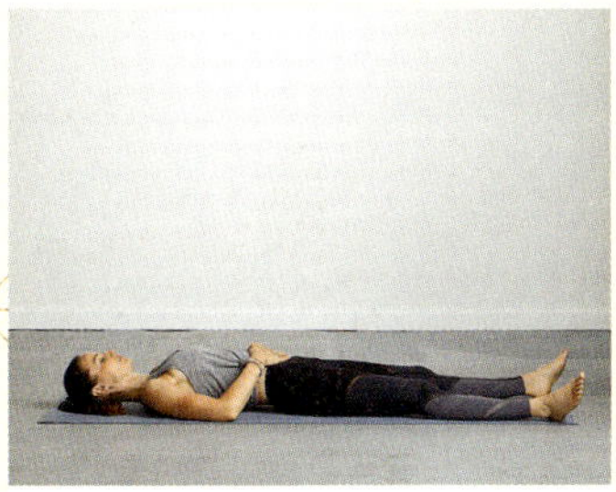

Hände auf den Bauch legen *1 Minute in den Bauch atmen.*

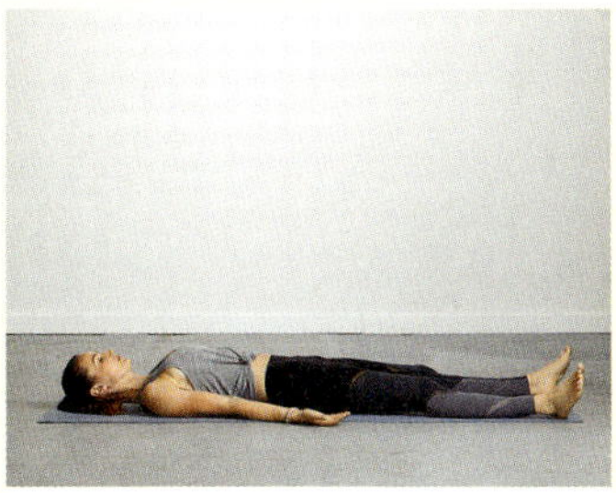

Schlussentspannung *für 6–8 Minuten. Spüre der Praxis nach und lass alles los.*

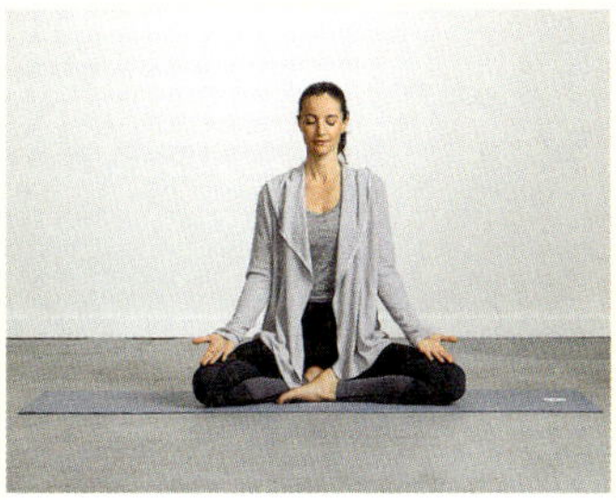

Meditationssitz *Schließe an mit mind. 10 Minuten Pranayama & Meditation.*

PRANAYAMA FÜR DAS NABEL-CHAKRA: BHASTRIKA PRANAYAMA – DIE FEUERATMUNG

Das Sanskrit-Wort »Bhastrika« kann mit Blasebalg übersetzt werden, denn bei der Bhastrika-Atmung ist die Bewegung unserer Lungen ähnlich der eines Blasebalgs. Die Blasebalgatmung wird auch als Feueratmung bezeichnet, denn wir entzünden Agni, das innere Feuer, in unserem Nabelzentrum und kreieren Hitze. Anders als bei Kapalabhati (Schädelreinigungsatmung), wo die Einatmung passiv geschieht und nur die Ausatmung aktiv erfolgt, sind bei Bhastrika Pranayama die Ein- und Ausatmung und die Bewegung der Lungen gleichermaßen kraftvoll. Der Atem muss eingesaugt und mit etwas Kraft ausgestoßen werden. Die Atmung erfolgt durch die Nasenlöcher. Der Körper sollte bei der Atempraxis ruhig bleiben. Nur Lungen, Zwerchfell und Bauch sollten sich bewegen und wie ein Blasebalg fungieren. ***Kontraindikationen:*** Bitte nicht während der Periode oder Schwangerschaft anwenden, auch nicht bei Herzrhythmusstörungen, Bluthochdruck, Kopfschmerzen oder Migräne.

Start

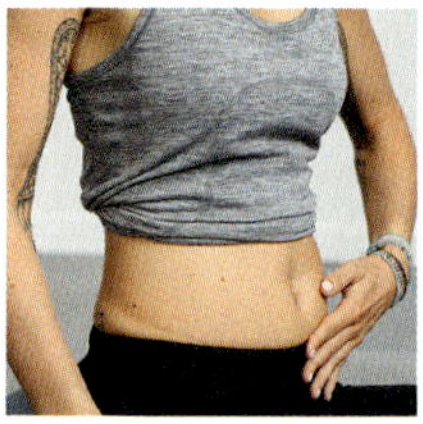

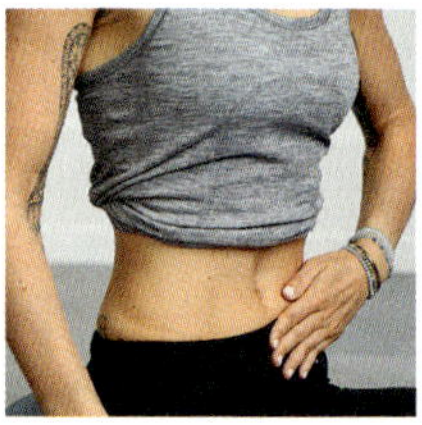

Komm in eine bequeme und aufrechte Sitzposition, schließe deine Augen. Atme ein paarmal tief durch die Nase ein und aus. Beginne mit Bhastrika, indem du kraftvoll durch die Nase einatmest, den Bauch und die Lungen ausdehnst wie einen Blasebalg und mit der Ausatmung die Lungen kraftvoll zusammenschiebst. Nutze das Zwerchfell wie eine Pumpe, um die Bewegung zu kreieren. Praktiziere kraftvoll, dynamisch und rhythmisch, entfache das innere Feuer. Atme in diesem Rhythmus für zehn Atemzüge weiter, dann atme einmal lang und möglichst tief aus. Das Ende dieser Ausatmung schließt eine Runde ab. Wiederhole dann für 3–5 weitere Sets. Während du mit der Atemtechnik vertraut wirst, erhöhe zunehmend die Schnelligkeit des Atemrhythmus. Lass am Ende der Praxis deine Atmung wieder ruhiger werden und sich anpassen. Spüre die Wärme und Kraft in deinem Körper. Verweile noch für eine Minute in Stille und spüre der belebenden Wirkung nach.

Vorteile von Bhastrika

- Energetisiert Körper und Geist
- Massiert die Bauchorgane und regt das Verdauungsfeuer Agni an
- Aktiviert das Feuer im Nabelzentrum
- Stärkt das Immunsystem
- Reduziert Kapha, bringt alle drei Doshas in Balance
- Reinigt das Blut und den Körper von Giftstoffen
- Hilft bei niedrigem Blutdruck, Allergien, Asthma, Atemwegserkrankungen

MANIPURA-CHAKRA-MEDITATION

Vorbereitung: Lies dir zuerst alles gut durch, damit du während der Meditation nicht auf die Anleitung schauen musst. Praktiziere am besten mit geschlossenen Augen.

Wichtige Info: Das 3. Chakra ist ein sogenanntes Master-Chakra, das die beiden unteren Chakren dominiert. Wenn wir auf das 3. Chakra meditieren, balancieren wir auch automatisch die beiden anderen. Unsere Aufmerksamkeit in der Meditation hier zu bündeln schenkt uns Zentrierung, Selbstbewusstsein und Intentionskraft. Wenn du diese Meditation für einen ganzen Monat praktizierst, wirst du dauerhaft positive Veränderungen erfahren.

- Begib dich in einen aufrechten Meditationssitz.
- Reibe deine Handflächen aneinander, sodass Hitze entsteht, und lege sie anschließend auf deinen Nabel, um dich mit diesem Kraftzentrum zu verbinden.
- Spüre die angenehme Wärme im Bauchraum.
- Löse nach ein paar Atemzügen die Hände vom Bauch und lege sie entspannt auf die Oberschenkel.
- Beobachte nun, wie sich dein Bauch bewegt – mit der Einatmung weg von der Wirbelsäule, mit der Ausatmung hin zur Wirbelsäule.
- Der Atem ist ruhig und unangestrengt. Versuche nicht, den Atem zu formen.
- Bleib hier mit deinem Fokus. Halte deine Aufmerksamkeit im Nabelzentrum.
- Spüre oder sieh jetzt innerlich in deinem Nabel eine leuchtende Flamme.
- Dein Nabelzentrum ist der Sitz deines inneren Feuers, der Speicherort von Prana, deiner Lebensenergie.
- Begegne dir hier selbst mit all deinen Stärken und Potenzialen.
- Halte deinen Fokus, deine gesamte Aufmerksamkeit auf diese Flamme gerichtet.
- Dieses Licht schenkt dir Selbst-Bewusstsein.
- Erlebe dieses pulsierende Licht in deiner Körpermitte als Intelligenz des Lebens.
- Spüre dich selbst in diesem Licht, der Urkraft des Lebens.
- Sieh innerlich, wie die Strahlkraft deines inneren Feuers immer heller wird, sich in alle Richtungen ausdehnt, deinen Körper und deinen Geist erleuchtet.
- Verweile weiterhin mit der Aufmerksamkeit im Nabel.
- Spüre jetzt, wie sich hier das Bija-Mantra RAM entfaltet.
- Lass das Mantra in deinem Nabelzentrum pulsieren – RAM, RAM, RAM (kurzer Vokal).
- Erlaube dem Mantra, sich ganz zu entfalten, in Körper und Geist.
- Lass dich nun immer mehr in die Stille führen.
- Verweile in dieser Erfahrung der Meditation in Stille für mindestens drei Minuten, oder auch länger, wenn du magst.
- Senke nun das Kinn und verbeuge dich in Respekt vor dieser Erfahrung und dieser Kraft. Namaste.

MANTREN FÜR DAS NABEL-CHAKRA

Bija-Mantra: »RAM«

Chanten und meditieren über das RAM-Mantra stärkt das Selbstbewusstsein sowie die Willens- und Transformationskraft. (RAM ist ein energetischer, feuriger Klang. Das A wird immer kurz gechantet, also RAM, nicht RAAAAM.)

Mantra zur Kraft des Feuers: »Om Agniye Namaha«

Bedeutung:

»OM, ich meditiere über die Kraft des Feuers Agni in meinem Zentrum. Die Kraft, die mir hilft, ins Tun und Handeln zu kommen. Die Kraft, die mich nach vorne treibt und mir Mut schenkt, Veränderungen zu initiieren. Ich verehre Agni, das Feuer, die leuchtende Kraft der Wahrheit, den wilden Krieger, der Kraft und Freude schenkt.«

Übersetzung:

Om (Aum) – steht für das Göttliche; der universelle Klang der Schöpfung; Urklang
Agni – Feuer
Namaha – ich verneige mich vor dir, ich ehre dich

Mantra zum Licht der Intelligenz: »Om Bhur Bhuvah Swah, Tat Savitur Vareñyam, Bhargo Devasya Dhīmahi, Dhiyo Yonah Prachodayāt«

Bedeutung:

»Wir meditieren über den großen Schöpfer, der uns göttliches Licht schenkt. Savitur, der alle Bereiche erleuchtet. Möge dieses göttliche Licht unser Bewusstsein erleuchten.« Dieses Mantra ist eines der ältesten und kraftvollsten Sanskrit-Mantren aus dem Rig Veda. Es gehört zu den Maha, den großen Mantren. Dieses Mantra bietet Schutz, reinigt unseren Geist und unser Herz von negativen Gedanken und karmischen Anhaftungen.

Übersetzung:

Om (Aum) – der Urklang; ***Bhur*** – physischer Körper; ***Bhuvah*** – Lebenskraft; ***Swah*** – Seele; ***Tat*** – Das (Gott); ***Savitur*** – Sonne, Schöpfer; ***Vareñyam*** – verehren; ***Bhargo*** – Glanz (göttliches Licht); ***Devasya*** – Höchster, Herr; ***Dhīmahi*** – meditieren; ***Dhiyo*** – Intellekt; ***Yo*** – möge dieses Licht; ***Nah*** – unser; ***Prachodayāt*** – erleuchten, inspirieren

Ra

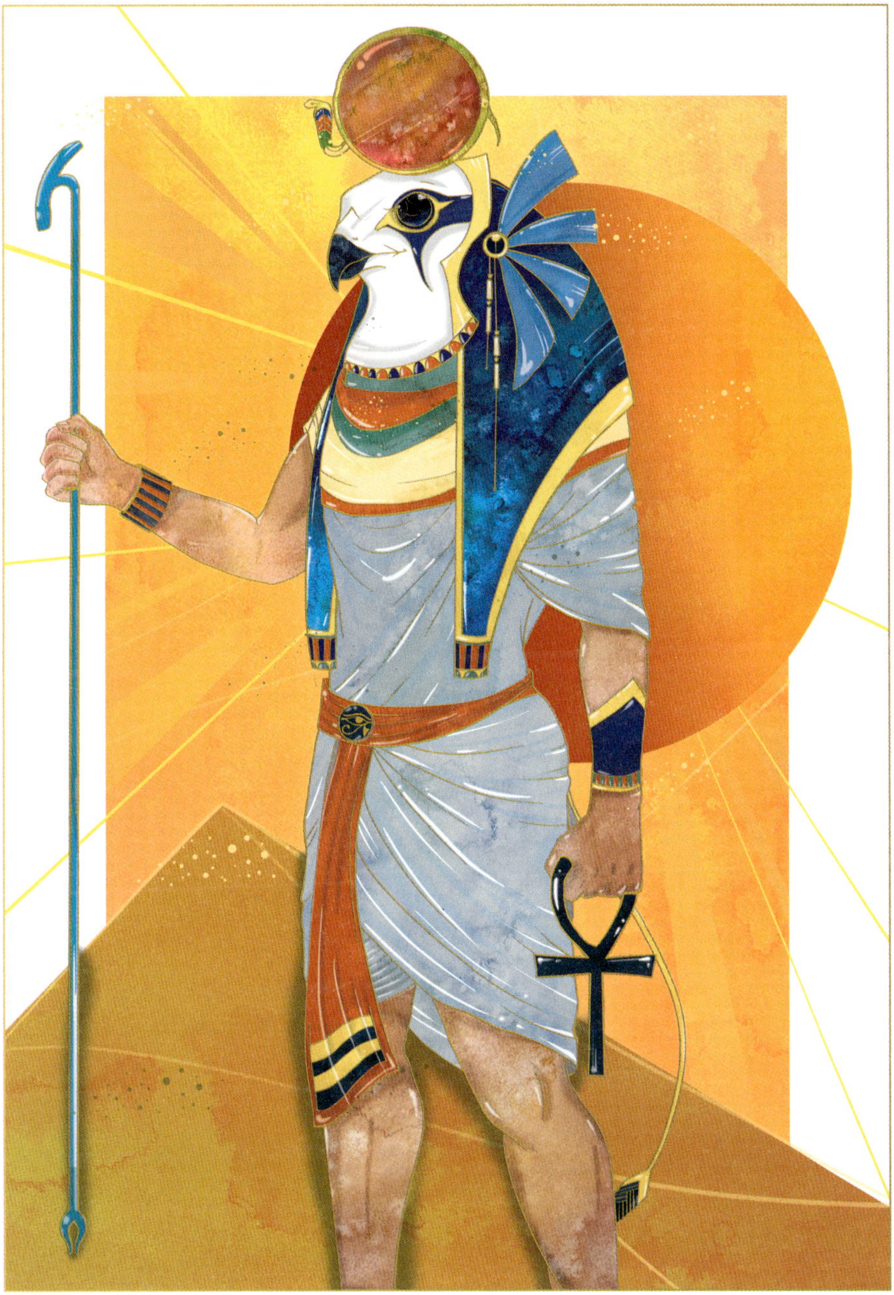

JOURNALING UND REFLEXIONSFRAGEN

Du solltest den Fluss deines Bewusstseins möglichst ungefiltert aufs Papier bringen. Beantworte daher die folgenden Fragen am besten, indem du sie so schnell wie möglich niederschreibst. Dadurch kann sich dein urteilender Verstand nämlich nicht dazwischenschalten. Diese Praxis nennt sich *Stream of Consciousness* und ist eine Technik, die dazu dient, neue Erkenntnisse über dein Innenleben zu gewinnen.

- Was ist deine Leidenschaft, wofür brennst du?
- Worauf fokussierst du einen Großteil deiner Energie?
- Was sind deine Stärken und Talente?
- Mach eine Liste mit deinen Stärken. Wenn du dir nicht sicher bist, frag deine Freunde, Eltern, Partner und Geschwister.
- Was hält dich davon ab, deine Power zu leben?
- Was bedeutet Erfolg für dich?
- Wer sind deine Vorbilder, fiktiv oder real?
- In welchen Bereichen deines Lebens möchtest du dich weiterentwickeln?
- Welche Gedanken begrenzen dich?
- Welche Gedanken stärken dich?
- Erlaubst du dir, NEIN zu sagen?
- Kannst du dir und anderen Fehler eingestehen?
- Entschuldigst du dich?
- Welchen Einfluss haben andere Menschen auf deine Gefühle?
- Fällt es dir leicht, Dinge in die Tat umzusetzen, die du dir vorgenommen hast?
- Bringst du Angefangenes zu Ende?
- Was schiebst du vor dir her?
- In welchen Bereichen deines Lebens kannst du mehr Verantwortung übernehmen?

AFFIRMATIONEN ZUM AUSGLEICHEN

Ich strahle unbegrenztes Licht aus.

Ich übernehme Verantwortung.

Ich kann meine Ziele erreichen.

Ich bin mutig und probiere Neues aus.

Es ist okay, Fehler zu machen.

Ich nehme mir Raum.

Ich bin voller Energie.

I get shit done.

Ich bleibe dran.

Ich bin kraftvoll.

Ich überwinde meine Ängste.

Ich bin unendliches Potenzial.

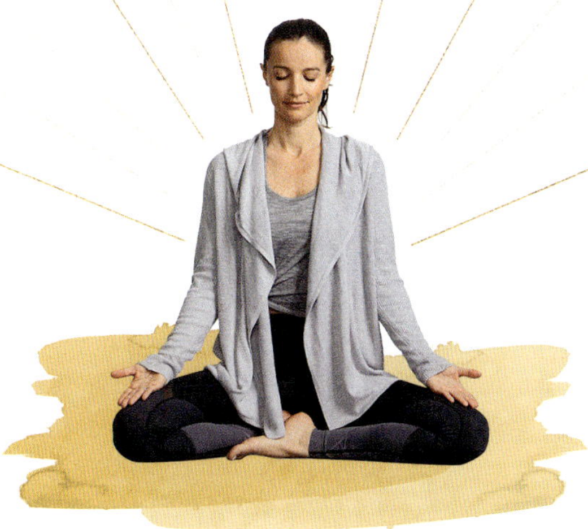

KRISTALLE UND EDELSTEINE

Dem Nabel-Chakra werden sonnengelbe, bräunliche und goldfarbene Steine zugeordnet. Ausgleichende und unterstützende Kristalle und Edelsteine sind der Citrin, der gelbe Bernstein, der gelbe Jaspis und das Tigerauge.

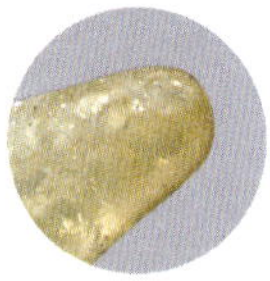

Citrin

schenkt Freude, Motivation, Strahlkraft und Positivität, stärkt das Selbstbewusstsein, unterstützt deine Wünsche, enthält Sonnenenergie. *Heilsame Wirkung:* hilft bei Hautentzündungen, Arthritis, Diabetes, Kopfschmerzen, Lebererkrankungen, Menstruationsbeschwerden, Arthrose, Depressionen

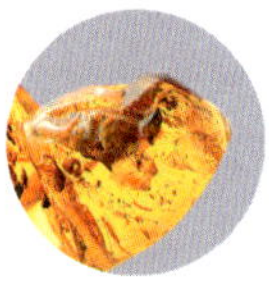

Gelber Bernstein

wird in asiatischen Kulturen als »Seele des Tigers« bezeichnet, ist ein begehrter Kraft- und Heilstein, balanciert die Emotionen aus, sorgt für Optimismus und Zuversicht, wirkt gegen Depressionen, stärkt das Selbstvertrauen, fördert Flexibilität, Kreativität und Aufgeschlossenheit, weckt Lebensfreude, kräftigt die Entscheidungsfreudigkeit, hilft gegen Kummer, Sorgen und Verlustängste. *Heilsame Wirkung:* unterstützt die Immunabwehr, beschleunigt die Wundheilung, hilft bei Entzündungen der Schleimhäute, bei Hautproblemen, Erkrankungen der Atemwege, Erkältungen, Zahnungsschmerzen bei Kindern, Allergien (z.B. Heuschnupfen), Zahnschmerzen und Zahnfleischentzündungen, Magen-Darm-Beschwerden, Leber- und Gallenbeschwerden, Essstörungen, Mandelentzündung, Menstruationsbeschwerden

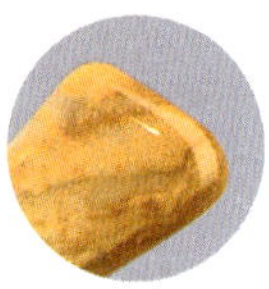

Gelber Jaspis

schenkt Energie und Lebenslust, fördert Unbeschwertheit und Optimismus, fördert deine Zielsetzung, Ausdauer und Willenskraft, aktiviert die Selbstheilungskräfte. *Heilsame Wirkung:* unterstützt die Verdauung, hilft bei Magen-Darm-Beschwerden, wirkt lindernd auf jede Form von Leber- und Gallenerkrankungen

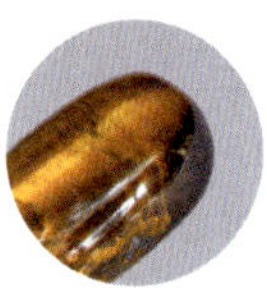

Tigerauge

schenkt Willenskraft, Motivation, Mut, Krieger-Energie, Klarheit bei Entscheidungen, wirkt gegen Stress und Depressionen, balanciert Stimmungsschwankungen aus. *Heilsame Wirkung:* hilft bei Rückenbeschwerden, Arthrose, Migräne, Stoffwechselstörungen, Hormonstörungen, Nervenempfindlichkeit

ALLTAGSTIPPS, UM DAS NABEL-CHAKRA AUSZUBALANCIEREN

Lebensweise / Lifestyle

- Verbringe Zeit im Sonnenlicht, lass dir die Sonne »auf den Bauch scheinen«.
- Zünde ein Feuer oder eine Kerze an.
- Kauf dir gelbe Blumen, trage gelbe Kleidung, besuche ein Sonnenblumenfeld.
- Steh noch vor dem Sonnenaufgang auf.
- Beginne deinen Tag mit Bewegung: Sport, Joggen, Boxen, Krafttraining, Kampfkunst; alles, was dich in Schwung bringt.
- Baue dein Core-Kraftzentrum auf; mach dafür Sit-ups, Liegestütze und Krafttraining.
- Setze dir ein realistisches Ziel und teile den Weg dahin in kleine Schritte ein, die du gehen kannst, um es zu erreichen.
- Geh Risiken ein, probiere etwas Neues, Ungewohntes aus (bei Schwäche).
- Entrümple deine Wohnung, putze das ganze Haus.
- Kreiere Disziplin (Tapas), um positive Gewohnheiten in deinem Leben zu integrieren.
- Verlass deine Komfortzone.
- Lachen hilft, das Nabelzentrum zu erwecken.
- Tu alles, was deine Energie schnell in Bewegung bringt.
- Setze etwas um, was du dir schon länger vorgenommen hast.
- Mach die Selbstbewusstseins-Übung auf der nächsten Seite.

Ernährungstipps, die deine Feuerenergie balancieren (Pitta ausbalancierend):

- Kühlende und basische Speisen: Salate, Obst- & Gemüse-Smoothies
- Leicht verdauliche Speisen: gedünstetes Gemüse, Reis, Hirse, Nüsse, Samen
- **Weniger hiervon:** viel Kaffee; scharfes Essen; weißer Zucker; alles, was zu sauer schmeckt; stark verarbeitete Lebensmittel; Milch und tierische Produkte; alles, was erhitzend und scharf ist (verstärkt unser Pitta)

PRAKTISCHE ACHTSAMKEITSÜBUNG: YES I CAN!!! – STÄRKE DEIN BEWUSSTSEIN

Wenn wir Angst verspüren, zeigt sich das auch in unserer Körperhaltung: Angst macht uns klein, wir knicken ein, die Schultern sinken nach vorn, als wollten wir uns verstecken. Die folgende Übung, die ich an der Schauspielschule gelernt habe, half mir, mein starkes Lampenfieber und Versagensängste zu überwinden. Sie ist sehr effektiv und hilft dir auf direktem Wege, dich wieder groß zu machen und an deine innewohnende Kraft zu erinnern, deine Willenskraft zu aktivieren, selbstbewusster zu werden und wieder mehr an dich selbst zu glauben.

Du kannst die Übung vor einem wichtigen Termin, einem Vorstellungsgespräch oder einer Prüfung durchführen. Sie wirkt aber nur richtig, wenn du die Anweisungen genau befolgst und nicht vorher aufhörst. Also bitte durchhalten. Du schaffst das!

- Stell dich hin, die Füße mehr als hüftbreit auseinander, die Zehen zeigen nach außen, die Knie sind leicht gebeugt, damit die Energie frei fließen kann.
- Strecke jetzt beide Arme in einer V-Form in Richtung Himmel, als ob du jubeln würdest.
- Hebe das Kinn an, schau geradeaus nach vorn, der Blick klar und direkt.
- Verweile in dieser Haltung für drei Minuten – ganz genau drei Minuten – hör nicht vorher auf.
- Bleibe in der Herausforderung dieser Übung, lass den Atem weiter tief und gleichmäßig fließen. Mit deinem Körper formst du den Buchstaben Y für Yes!!!
- Nimm nun folgende Affirmation dazu: YES I CAN. Sag es fünfmal laut und deutlich!
- Fühle die Wahrheit hinter diesem Satz bis in deine Zellen: Ja, ich kann alles schaffen. Ja, ich nehme die Herausforderungen in meinem Leben an. YES I CAN!
- Aktiviere deine Willenskraft, halte drei Minuten durch, auch wenn die Arme schwer werden. Atme tief ein und aus.
- Senke dann langsam die Arme. Spüre deine Kraft und Größe, die Brust weiterhin aufrecht, der Atem ruhig und tief, der Blick klar nach vorne gerichtet für die anstehenden Herausforderungen.
- Glaub an dich und an deine dir innewohnende Stärke: YES YOU CAN!

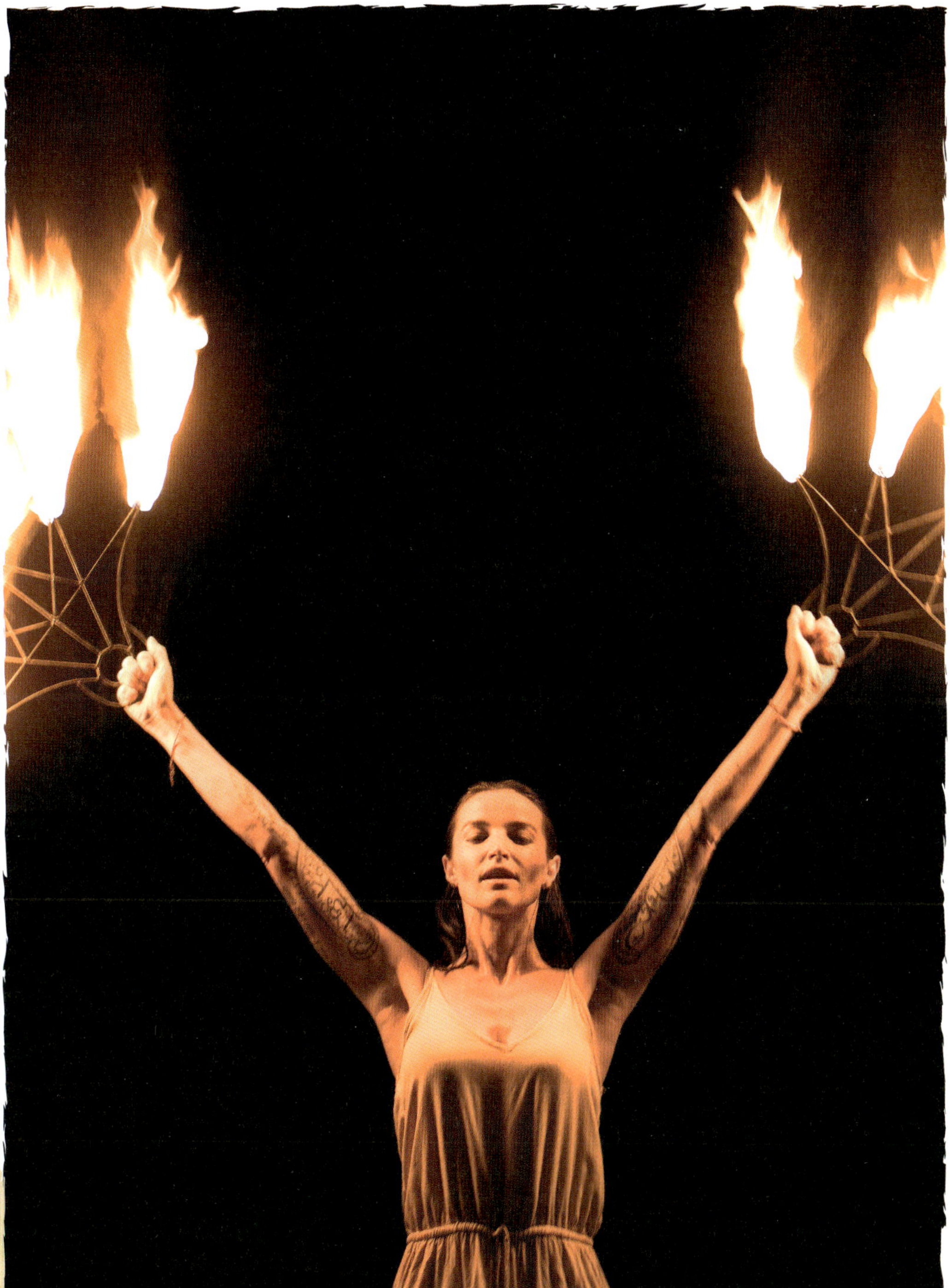

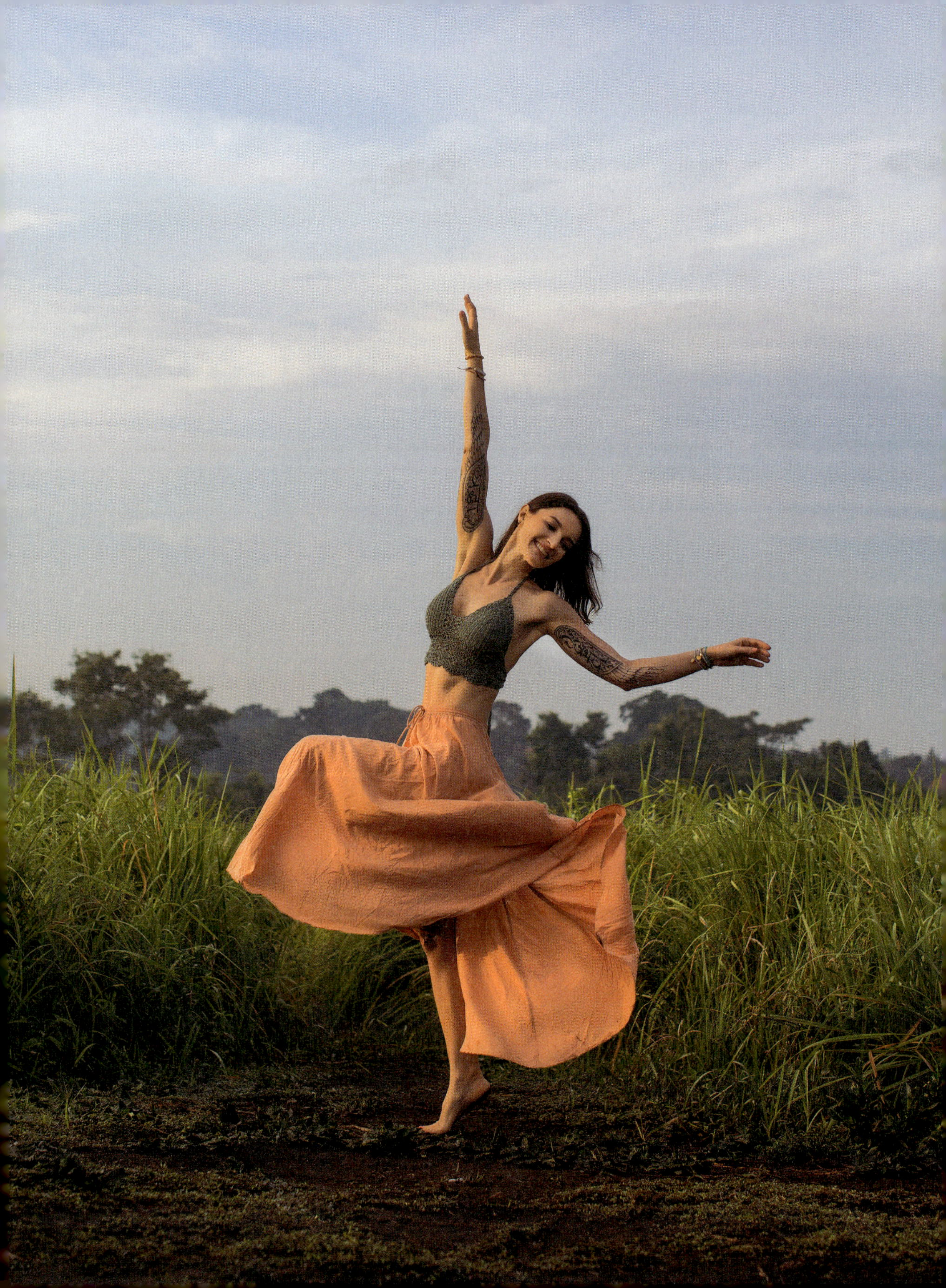

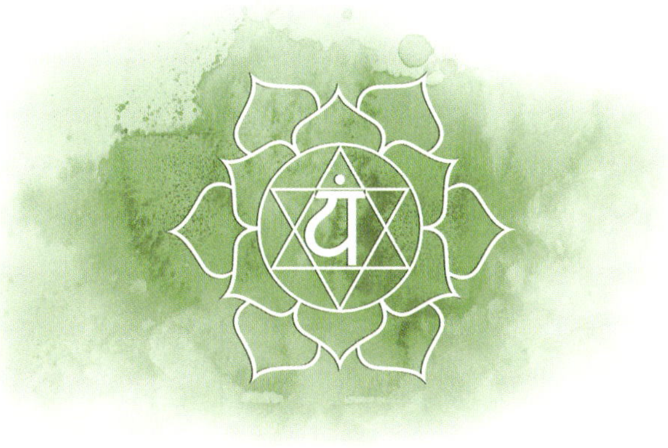

4. CHAKRA

HERZ-CHAKRA

Anahata-Chakra

Der Klang des Herzens

ICH LIEBE · I LOVE

DAS HERZ-CHAKRA IM ÜBERBLICK

Name	Herz-Chakra
Sanskritname	Anahata-Chakra
Bedeutung	Reiner (unbeschädigter, unverletzter) Klang, ein Ort, zu dem kein Schmerz Zutritt hat, Herz-Lotus
Lokalisierung im Körper	In der Mitte der Brust, auf Höhe des physischen Herzens, zwischen den Schulterblättern
Yantra / Symbol	Zwei graublaue ineinandergreifende Dreiecke (Davidstern) in einem Kreis, umringt von zwölf Blütenblättern
Zentrale Lebensthemen	Glückseligkeit, Freude, Leichtigkeit, Frieden, Zufriedenheit, die Höhle des Herzens als Sitz des Lichtes der Seele, bedingungslose Liebe, dein Höchstes Selbst, Mitgefühl, Hilfsbereitschaft, Sensibilität, Einheitsbewusstsein, Menschlichkeit, Harmonie, Balance, Schönheit, Toleranz, Dankbarkeit, Heilung, Romantik, Vergebung, Großzügigkeit
Schattenaspekte	Bedürftigkeit, emotionale Abhängigkeit, Neid, Eifersucht
Lernaufgabe	Liebe und Mitgefühl mit sich selbst und anderen leben, täglich Dankbarkeit, über die eigenen egoistischen Bedürfnisse und Sichtweisen hinauswachsen, bedingungslos lieben, emotionale Stabilität und eine Balance zwischen Geben und Nehmen entwickeln
Farbe	Hellgrün, Hellrosa
Element	Luft
Wirkende Kraft / Naturgesetz	Ausdehnung und Kontraktion, Luftmoleküle, die sich voneinander abstoßen, jede Entfaltung bewegt sich nach außen, die Kraft, die uns atmen und das Herz schlagen lässt
Ayurvedischer Typ / Dosha	Vata (Luft und Äther)
Lebenswind / Vayu	Prana Vayu (Energiewind, der in der Herz- und Lungengegend lokalisiert ist, er fließt nach innen und oben; er ist der vitalisierende Wind, der uns hilft zu atmen)
Körperbereiche / Karmendriya	Herz, Lungen, Haut, Hände, Arme, Schultern, Brustkorb, Brüste, Zwerchfell, Lymphsystem
Organe / Drüsen	Herz, Lunge, Haut, Thymusdrüse (Immunsystem)
Sinneswahrnehmung / Jnanendriya	Tasten
Musik	Harmonische sakrale und klassische Musik, Klaviermusik, Harmonium
Ausgleichende, unterstützende Kristalle und Edelsteine	Aventurin, Rosenquarz, grüne Jade, Smaragd, rosa Turmalin, rosa Koralle
Aroma-Öle	Rose, Jasmin, Geranie, Melisse, Rosmarin, Estragon
Ausgleichende, unterstützende Nahrungsmittel	Alles, was grün ist: Obst & Gemüse wie z. B. Brokkoli, Salat, Spinat, Kohl, Kiwi, grüne Äpfel
Gottheiten	Vishnu, Krishna, Lakshmi, Quan Yin, Radha, Kali Ma, Ishana Rudra Shiva, Vayu, Jesus Christus, Maria, Maria Magdalena
Archetypen	Liebende, Seelenverwandte, Heilige
Tiere	Hirsch / Reh, Antilope, Taube
Bija-Mantra	YAM / YANG
Affirmation	ICH LIEBE / I LOVE

EINFÜHRUNG IN DAS ANAHATA-CHAKRA

Bedeutung von Anahata – Der immerwährende Klang

Anahata, das vierte der sieben Hauptchakren, befindet sich in der Mitte der Brust. Aus dem Sanskrit übersetzt bedeutet es »rein« oder »unverletzbar«. Anahata-Nada bezieht sich auf das vedische Konzept des vollkommenen Klangs (den Klang des himmlischen Reiches). Anahata bedeutet aber auch Reinheit. In Verbindung mit Luft beeinflusst das Anahata-Chakra die Qualitäten von Liebe, Mitgefühl und Akzeptanz. Der »reine Klang« des Herzens schwingt unaufhörlich. Die Frage lautet: Können wir dieses Lied hören? Die Bedeutung von »unverletzbar« bezieht sich auf die tantrische Vorstellung eines unvergänglichen Lichtes im Herzen. Dort haben Dunkelheit, Trauer und Negativität keinen Zutritt. Das Licht unserer Seele ist unzerstörbar, es wird Vishok Jyotir genannt. Im Zentrum des Anahata-Chakras befindet sich Atman, das unveränderliche, unsterbliche Selbst. Im Tantra sprechen wir von der »Höhle des Herzens, in der die Seele wohnt«. Dieses Selbst zu verwirklichen ist nur möglich, wenn wir uns selbst und andere Lebewesen bedingungslos lieben lernen.

Das Anahata-Chakra ist auch der Sitz der Anahata-Nada, ein Klang, der nicht erschaffen werden, sondern nur gehört werden kann, und auch das ist nur am tiefsten Punkt der Meditation möglich. Ein ausgeglichenes Anahata-Chakra fördert Liebe, Mitgefühl, Vergebung und Selbsterkenntnis. Im negativen Aspekt kann es zu Besessenheit, emotionaler Instabilität, Herzerkrankungen und einem niedrigen Immunitätsniveau führen.

Die Kraft der Luft

Die Energie des 4. Chakras ist nicht so leicht wahrzunehmen wie die der grobstofflicheren Elemente der unteren Chakren. Es handelt sich um das Element Luft, das im Vergleich zu den anderen am wenigsten Dichte aufweist. Seine Qualitäten sind Ausdehnung, Offenheit, Frische, Leichtigkeit – aber auch Abstoßung. Der Effekt der Abstoßung kann spürbar werden, wenn sich die gleichen Pole zweier Magneten aufeinander zubewegen – sie drücken sich gegenseitig weg.

Wenn wir uns die Planeten anschauen, sehen wir einen endlosen Kreislauf von Beziehungen, perfekt koordiniert und ausbalanciert. Die Planeten umkreisen und bewegen sich mit der Anziehungskraft der Sonne und wiederholen ihre Bewegungsmuster unendlich weiter. Anahata trägt zu der ausdehnenden und erweiternden Energie des Universums bei. Auf der körperlichen Ebene ermächtigt uns die Energie von Anahata zu atmen und hält unser Herz am Schlagen. Durch die Kontrolle der Atmung können wir Geist und Körper kontrollieren lernen.

Das 4. Chakra in der Entwicklung

Um das vierte Lebensjahr, wenn sich das Herz-Chakra entwickelt, stehen die Erfahrung von Toleranz, Mitgefühl und die Balance von Geben und Nehmen im Vordergrund. Kinder lernen in dieser Phase, mit anderen Kindern zu teilen, und es entwickeln sich erste Freundschaften. Die Freude des Kindes drückt sich im spontanen Spiel, Tanz, Malen und Singen aus. So ist jedes gemalte Kinderbild ein seelischer Ausdruck und verdient die Wertschätzung der Erwachsenen.

»Your heart is the light of this world. Don't cover it with your mind.«

Mooji

Die oberen Chakren – vom Ego zur Seele

Das Herz ist die Brücke zwischen Ego und Seele; es ist der Ort der Entwicklung vom ICH zum WIR. Auf der körperlichen Ebene ist der Abstand zwischen dem 3. und dem 4. Chakra der größte zwischen den Chakren. Und auch auf der Entwicklungsebene ist es ein großer Sprung von unserem kleinen ICH zum Höheren Selbst – sowohl psychologisch als auch energetisch. Ein klares Zeichen dafür, dass das 4. Chakra erwacht ist, zeigt sich darin, dass du mehr Kontrolle über dich hast und nicht mehr den willkürlichen Impulsen deiner unteren Chakren ausgeliefert bist. Dein Herz zu öffnen stellt einen entscheidenden Abschied von deiner »niederen Natur« dar. Das Herzzentrum hat ein deutlich höheres Potenzial, spirituelle Energie zu erzeugen, als die drei unteren Chakren gemeinsam es könnten. Das Herz ist das ultimative Ziel im tantrischen Hatha-Yoga.

Das Herzzentrum: Vereinigung von Spiritualität und Materie

Nachdem wir das Feuer unseres Willens und unserer persönlichen Kraft entfacht haben, steigen wir jetzt die Leiter der Chakren vom Reich der Manifestation und des Körpers zu den subtileren Ebenen auf. Die ersten drei Chakren (Wurzel-, Sakral- und Nabel-Chakra) beziehen sich vor allem auf uns selbst, unsere Persönlichkeit und unsere Beziehung zur materiellen Welt. Das Herz ist die Mitte und verbindet die materielle mit der spirituellen Welt. Wir wollen in den oberen Chakren den Geist beruhigen und ihn zum Herzen lenken. Im Herzen kommt alles ins Gleichgewicht. Die Aufgabe des Herz-Chakras ist es, die verschiedenen Aspekte unseres Seins zu balancieren, die spirituelle und die materielle Ebene zu vereinen und ein Gefühl der Ganzheit herzustellen – den Samen des inneren Friedens. Es ist das Zentrum von Liebe und Harmonie. Geist und Materie werden auch in Shiva und Shakti ausgedrückt; in ihrem unendlichen Tanz der Kreation strahlt ihre Liebe durch die gesamte Existenz und ermöglicht dem Universum zu expandieren.

Das Symbol des Herz-Chakras sind zwei ineinanderliegende Dreiecke – der Davidstern. Er steht für die »heilige Hochzeit« von weiblicher und männlicher Energie, Geist und Materie, Shiva und Shakti, die ihre Balance im Herzen finden. Es ist der Stern der Strahlkraft, die von einem offenen Herzen ausgeht.

Yoga öffnet Türen zu unserem Herzen, der Essenz unseres Seins.

Das Herz ist ein Ort von non-dualem Bewusstsein, der Sitz der Seele und des liebevollen Gewahrseins. Hier sind wir unserem natürlichen Selbst am nächsten. Im Yoga heißt es *Ananda Shakti* – Glückseligkeitsbewusstsein oder auch Christus- oder Krishna-Bewusstsein. Unser wahres Selbst ruht in Freude und Frieden in der Höhle des Herzens. Die tantrische Tradition verortet hier das Licht der Seele, wo die Dunkelheit keinen Zutritt hat.

Von menschlicher zu göttlicher Liebe

Was ist Liebe? Diese Frage erforschen spirituelle Lehrer, Philosophen, Poeten, Künstler und Wissenschaftler seit Jahrhunderten. Fest steht: Egal ob Mensch oder Tier, liebevolle Zuwendung ist entscheidend für eine gesunde Entwicklung, besonders in der Kindheit. Wer als Baby Liebe erfährt und sichere Bindungen entwickeln kann, gewinnt dadurch langfristig – auch an Freiheit. Grausame Forschungen an Affenbabys in den 1950er-Jahren haben gezeigt, dass neugeborene Babys sterben, wenn sie keinen liebevollen Körperkontakt mit ihren Müttern erfahren, obwohl sie ausreichend Nahrung bekommen. Liebe ist wie ein Grundnahrungsmittel.

Das Herz-Chakra ist mit dem Tastsinn verbunden, denn wir gehen besonders mit den Händen *in Verbindung*. Wir umarmen andere Menschen, berühren sie mit unseren Händen und treten so in Kontakt. Viele Menschen verwechseln jedoch Liebe mit Sexualität, Leidenschaft und Begierde. Die Liebe, von der wir auf der Ebene des Herzzentrums sprechen, unterscheidet sich wesentlich von der Bedürftigkeit, die sich im 2. Chakra darstellt. Svadhistana-Chakra hat eine ständig wechselnde Natur, die von Bedürfnissen und Leidenschaften gesteuert wird; die Liebe im Anahata-Chakra ist dagegen dauerhaft, beständig und nicht von persönlicher Lustbefriedigung gesteuert. Auf einen weiteren Aspekt weist der Dalai Lama hin, indem er sagt: Liebe ist die Abwesenheit von Beurteilung! Wenn wir aufhören, mit kritischem Blick über uns selbst und andere zu urteilen, und durch die Augen der Liebe schauen, dann wird alles und jeder Mensch schön und erstrahlt in seiner Vollkommenheit.

Das Herz-Chakra ist der Sitz der Seele und Ort des liebevollen Bewusstseins. Das Ziel ist es, bedingungslose Liebe, Akzeptanz und Mitgefühl uns selbst und allen Lebewesen gegenüber zu kultivieren. Bedingungslose Liebe ist die reinste und höchste Form der Liebe, sie fordert nichts im Gegenzug. Diese Liebe ist unabhängig von einer anderen Person; sie wird als innerer Zustand erfahren. In Verbindung mit den oberen Chakren wird diese Liebe zu Bhakti – göttlicher Liebe, die Erkenntnis der göttlichen Gegenwart in der gesamten Schöpfung. Der Weg des Herzens zu diesem Ziel führt über das liebevolle und mitfühlende JA zu uns selbst als Voraussetzung für das JA zu anderen. Ein geöffnetes Herz-Chakra wirkt auf andere Menschen spontan heilend und verwandelnd.

Finde das Liebenswerte in deinem eigenen Herzen, dann findest du das Liebenswerte in jedem Herzen.

Wie kann ich mein verschlossenes Herz öffnen? Umarme deinen Schatten!

Es ist leicht gesagt: »Verbinde dich mit deinem Herzen!« oder »Sprich aus deinem Herzen!«. Für viele von uns ist das aber nicht so einfach umzusetzen. In der westlichen Zivilisation, die von Geld, Macht und Erfolg geprägt ist, haben viele Menschen den Kontakt zu ihrem Herzen und ihrer Gefühlswelt verloren. Um nicht verletzt zu werden, haben wir uns im Laufe unseres Lebens Schutzmauern ums Herz gebaut. Wir betäuben uns mit Essen, Medikamenten, Zigaretten, Drogen, Social Media, Alkohol – alles kann zur Droge werden, um unangenehme Dinge nicht fühlen zu müssen. Womit betäubst DU dich? Wonach greifst du, wenn du dich traurig, enttäuscht, einsam oder leer fühlst? Wovor fliehst du?

Über 50 Prozent der Deutschen nehmen verschreibungspflichtige Medikamente ein. Allerdings betäuben wir damit nicht nur unseren Schmerz, sondern auch unsere Freude. Wir stumpfen ab, nichts kann uns mehr wirklich berühren. Ein Zeichen dafür ist die Art und Weise, wie wir miteinander umgehen. Grausamkeiten geschehen in jeder Sekunde auf der Welt. Wären wir mitfühlender, wäre es uns nicht möglich, Kälber ihren Müttern wegzunehmen, Tiere zu töten und ihnen das Fell abzuziehen. Daran erkennen wir, dass die Entwicklung der Menschheit noch nicht auf der Ebene des Herz-Chakras angekommen ist, weshalb wir unser Herz weiterentwickeln und den Mut aufbringen müssen, Liebe und Mitgefühl für alle Lebewesen zu leben und dementsprechend zu handeln.

»Liebe und Mitgefühl sind Notwendigkeiten, kein Luxus. Ohne sie kann die Menschheit nicht überleben.«

Dalai Lama

Wenn wir Fortschritte auf unserem spirituellen Weg machen wollen, müssen wir uns mit unseren persönlichen Schatten auseinandersetzen. Wir müssen uns die unschönen Seiten in uns anschauen, in denen Angst, Hass, Wut und Missgunst herrschen. Tantra möchte, dass wir alles umarmen – auch den Tod und die Dunkelheit, das Leben in seiner Gesamtheit. Das Helle und das Dunkle bedingen sich wie zwei Seiten einer Münze. Es kann nur dort Licht entstehen, wo wir uns entscheiden, auch unsere Schatten zu umarmen. Und wir brauchen Mut für diese innere Reise: das Anerkennen unserer inneren Dämonen, das Zurückkehren zu schmerzhaften Kindheitserinnerungen. Doch wenn dir deine Schatten erst vertraut sind, brauchst du dich vor nichts mehr zu fürchten.

Sie werden Schatten genannt, weil sie unbewusst ausgelebt werden und wir sie selbst häufig nicht sehen können. Andere Menschen sehen sie meist besser als wir selbst. Deshalb empfehle ich dir, auf dem Weg der Selbsterkenntnis Unterstützung zu holen: von einem spirituellen Lehrer, Coach oder Therapeuten. Asanas, Bandhas, Mudras und Pranayama sind reinigende Techniken, um die Schichten, die unser Herz und unsere Seele umgeben, zu lüften und unsere Herzen zu reinigen. Es gibt die unterschiedlichsten Wege dorthin; einer davon ist der Karma-Yogaweg. Es ist das Yoga der guten Tat, das Gesetz von Ursache und Wirkung. Ein Karma-Yogi zu sein bedeutet schlichtweg, ein guter Mensch zu sein, anderen Gutes zu tun. Es gibt viele Menschen, die Yogis sind, ohne es zu wissen. Es geht im Yoga eben nicht darum, flexibel zu werden, sondern vor allem darum, das eigene Herz zu entwickeln, die Fähigkeiten von Liebe und Mitgefühl zu stärken.

»Man erlangt nicht dadurch Erleuchtung, indem man sich Lichtgestalten vorstellt, sondern indem man sich der Dunkelheit bewusst wird.«

C. G. Jung

Die Kraft der Dankbarkeit

Vor 30 Jahren begannen Martin Seligman und seine Kollegen, auf dem Gebiet der *Positiven Psychologie* zu forschen. Das war eine revolutionäre Idee, denn im Bereich der Psychologie fokussierte man sich damals eher auf Geisteskrankheiten, Traumata, Sucht und Stress. Was wir inzwischen gelernt haben, ist, dass uns die Pflege persönlicher Eigenschaften in Zeiten von Widrigkeiten und emotionalen Turbulenzen stärkt und zu mehr Glück und Belastbarkeit führt.

Von allen menschlichen Attributen, die man entwickeln kann, ist Dankbarkeit am stärksten mit der psychischen Gesundheit verbunden. Robert Emmons begann im Jahr 2007, Dankbarkeit durch eine »psychologische Linse« zu erforschen. Er fand heraus, dass Dankbarkeit unser geistiges und körperliches Wohlbefinden entscheidend verbessert. Sie führt zu einem erhöhten Selbstwertgefühl, stärkt das Herz, das Immunsystem, senkt den Blutdruck, vermindert Angstzustände, Depressionen, Kopfschmerzen, Stress u.v.m.

Dankbarkeit ist etwas, das wir trainieren können. Eine bewährte Methode ist, ein Dankbarkeitstagebuch zu führen: Jeden Abend schreibst du einige Erlebnisse auf, die du als positiv empfunden hast: der Duft von Kaffee am Morgen, ein unerwarteter Anruf, eine Blume am Wegrand, ein Lächeln, ein Lied, den Bus noch erwischt … Besonders an weniger guten Tagen ist es wichtig, die kleinen Dinge zu sehen, die nicht selbstverständlich sind. Ein weiterer Weg, um Positivität aufzubauen, besteht darin, Dankbarkeitsrituale (siehe im Anhang) durchzuführen. Diese Methode hilft dir, deinen Geist für Optimismus, Freude und Glück empfänglicher werden zu lassen.

MEIN PERSÖNLICHER BEZUG

Heartbreak – Liebeskummer

Als ich 2015 zum ersten Mal nach Bali kam, verliebte ich mich, ganz typisch, in einen der bekanntesten und attraktivsten ansässigen Yogalehrer: ein »wilder« Mann mit langem Haar, Motorrad und Tattoos, und leidenschaftlicher Yogi. Wir schienen wie füreinander geschaffen, und es dauerte nicht lange, und wir wurden ein Paar. Es folgte eine intensive Zeit: Wir bauten gemeinsam sein inzwischen erfolgreiches Yogastudio auf. Aus einer kleinen Hütte wurde ein Zentrum mit zwölf Angestellten und täglichem Unterricht. Wir waren 24/7 zusammen, machten alles gemeinsam. Es schien keine Trennung zwischen uns zu geben. Täglich flossen Liebesbekundungen, und ich war im siebten Himmel. Diese Liebe schien sich zu erfüllen, als er Träume für eine gemeinsame Zukunft äußerte: Er wolle Kinder haben, wir würden heiraten. Kein Schatten schien unser Glück zu trüben.

Heute weiß ich nicht mehr, wie ich die Vorzeichen übersehen konnte: Er flirtete gern, war unruhig und leicht reizbar. Eine Ex-Freundin von ihm erzählte mir, dass er auch ihr Heiratsversprechen gemacht habe, ihre Beziehung aber bald dramatisch endete. Auch bei uns begann es zu kriseln, wir stritten immer häufiger. Ich schob es auf unsere unterschiedlichen Kulturen und auf die daraus entstandenen Missverständnisse, schließlich sprachen wir ja nur Englisch miteinander. Doch er tickte, was die Geschlechterrollen anging, eher traditionell; ich war im Westen mit einem Verständnis von Gleichberechtigung groß geworden. Aus Angst vor Trennung tat ich alles, um seine »schlechte Laune« zu besänftigen – und verlor mein Selbstbewusstsein. Von einem auf den anderen Tag trennte er sich von mir, und alles war weg: Ich hatte kein Zuhause mehr, keinen Job, keine Arbeitserlaubnis. Ich war komplett abhängig geworden. Ich verspürte Ohnmacht und Panik, wollte nicht wahrhaben, was da gerade passierte. Wir wollten doch heiraten. Waren wir nicht füreinander bestimmt?

In den nächsten Wochen erlebte ich ein Gefühlschaos aus Enttäuschung, Trauer, Wut und Hilflosigkeit. Gleichzeitig fühlte ich mich an einer wichtigen Weggabelung in meinem Leben: Der eine Weg würde in Depressionen und Selbstmitleid führen, der andere nach innen, in die Selbsterforschung und Verantwortung. Ich wählte den zweiten, mit den Worten meines Lehrers im Ohr: *Im Falle eines Heartbreaks haben wir immer zwei Möglichkeiten: den Weg des Zusammenbruchs oder den des Durchbruchs.* Ich wusste, dass ich an einen Ort gehen musste, wo ich heilen konnte; das war für mich Indien. Ich wollte verstehen, warum ich diese große Enttäuschung in meinem Leben kreiert hatte. In Indien habe ich mich meinen Schatten gestellt und Kindheitswunden angeschaut, was schmerzhaft, aber unglaublich befreiend war. Enttäuschte Liebe kann ein Katalysator sein, der uns mit uns selbst konfrontiert und zu Selbsterkenntnis führt. Der andere Mensch wird zum Spiegel.

Meine letzte Stunde im Yogastudio war ironischerweise am Valentinstag. Ich glaube in diesem Fall nicht an Zufälle. Ich machte das Beste aus der herzzerreißenden Situation und entschied mich für das Thema:

Krishna – Gott der bedingungslosen Liebe: Radha, seine Partnerin, erkennt, dass ihre Liebe zu Krishna die bedingungslose Liebe zu Gott ist. Die Lehre dieser Geschichte lautet, dass deine Liebe nicht nur auf einen Menschen ausgerichtet sein sollte, sondern dass die Liebe, die du in dir fühlst, deine Liebe ist. Wenn der andere geht, dann bleibt diese Liebe. Du kannst sie auf dich und auf alle Lebewesen dieser Erde richten.

»Deine Fähigkeit, einen anderen Menschen zu lieben, hängt von deiner Fähigkeit ab, dich selbst zu lieben.«

Thich Nhat Hanh

Bhakti-Yoga – Der Yoga der Hingabe und Liebe (Liebe zu Gott)

Als kleines Kind habe ich oft im Wald gespielt, um Kontakt mit den Waldelfen, Feen und Kobolden aufzunehmen. Ich brachte Opfergaben zu Bäumen, habe Kristalle, Steine und Federn dort versteckt und mit den unsichtbaren Wesen gesprochen. Ganz natürlich habe ich eine Form von Bhakti-Yoga praktiziert, ohne es zu wissen. *Bhakti* ist das Bewusstsein, dass etwas existiert, das größer ist als wir, sich ihm hinzugeben und das eigene Herz voller Vertrauen zu öffnen. Das geschieht u. a. durch Opfergaben, wie es z. B. auf Bali praktiziert wird. Die Frauen flechten kleine Bambuskörbchen, in die sie Blüten und Geschenke für die Gottheiten legen und ihnen täglich darbringen.

Diese Hingabe an etwas Größeres wird auch *Ishvara Pranidhana* genannt – die Praxis, sich vor etwas Größerem zu verneigen, das das Universum durchdringt. Das setzt voraus, dass wir eine Beziehung zu der göttlichen Kraft herstellen, die durch unser Leben hindurch wirkt und uns einlädt, unser Ego aufzugeben, unsere Herzen zu öffnen und den höheren Zweck unseres Seins zu akzeptieren. Hingabe fordert uns auf, jeden Moment stark und integer zu sein, während wir gleichzeitig weich bleiben, um mit dem Strom fließen zu können. Wenn wir die Aufmerksamkeit von unserem persönlichen Drama wegnehmen und auf Distanz zu uns gehen, können wir ein größeres Bild unseres Lebens erkennen. Wenn wir sagen »Auch das akzeptiere ich«, dann praktizieren wir Ishvara Pranidhana.

Beginne Bhakti-Yoga in dein Leben zu integrieren, indem du Akzeptanz, Mitgefühl, Wertschätzung und Toleranz gegenüber dir selbst und anderen übst. Nimm dir Zeit, um herauszufinden, was deinem Herzen guttut: Rituale, Zeremonien, Gebete, Danksagungen. Es ist hilfreich, Mantren zu rezitieren, zu chanten oder zu singen und einen Altar in deinem Zuhause einzurichten.

»Durch die totale Hingabe an an Gott wird Samadhi erlangt.«

Yogasutra

GLEICHGEWICHT UND UNGLEICHGEWICHT IM HERZ-CHAKRA

Unbalancierte Energie in einem Chakra – eine Störung im Energiesystem – kann sich entweder in einer Unter- oder in einer Überversorgung äußern. Mithilfe der folgenden Stichpunkte kannst du ein eventuelles Ungleichgewicht in deinem 4. Chakra feststellen. Es kann aber auch sein, dass sich gleichzeitig beide Merkmale zeigen, also eine Unterfunktion *und* eine Überfunktion. Die Unbalance kann wie ein Pendel von einem zum anderen Extrem schwingen. Ziel ist es, dich in der Mitte einzupendeln, um dein Herz-Chakra zu harmonisieren.

Das 4. Chakra in der Unterfunktion

- Unsensibel und kaltherzig auftreten
- Kein Mitgefühl für andere empfinden, sich schwer einfühlen können
- Übertriebene Rationalisierung, Schutzmauern um das eigene Herz bauen
- Herzlosigkeit und Egozentrik, nur um sich selbst kreisen
- Entkopplung vom Herzen, kein Zugang zu den eigenen Gefühlen
- Schwierigkeiten haben, Gefühle zuzulassen und Schwäche zu zeigen
- Verschlossen reagieren, wenn es zu intimen Beziehungen kommt
- Angst vor emotionaler Abhängigkeit und Verletzlichkeit
- Selbstmitleid, in die Opferrolle gehen, andere verantwortlich machen
- Mangel an Selbstliebe, Mitgefühl und Vergebung
- Schwelende Unzufriedenheit, den Fokus auf die negativen Dinge im Leben legen
- Schwarzmalerische Weltsicht, Pessimismus, Depression
- Ein schwaches Immunsystem, oberflächliche Atmung, Asthma
- Herz- und Lungenkrankheiten, Bluthochdruck

Das 4. Chakra in der Überfunktion

- Sich abhängig von der Meinung anderer machen
- Übertriebene Anhänglichkeit, den anderen in Zuneigung ersticken
- Große Bedürftigkeit in Beziehungen bis zu Abhängigkeit
- Tendenz, zu weit nach innen zu gehen, verloren in mentalen Wolken
- Anderen zu viel geben und sich selbst und die eigenen Bedürfnisse dabei vernachlässigen
- Überempfindlich reagieren
- Mangelnde Abgrenzung, Kontaktschwierigkeiten

- Mit unbewussten Schuldgefühlen oder tiefer Traurigkeit belastet sein
- Verwickelt sein in karmische unbewusste Negativität
- Mit sarkastischen Sprüchen fordernd oder herrisch werden
- In Worten und Handlungen betrügerisch oder manipulativ sein
- Viel geben und dafür Dankbarkeit und Gegenleistung erwarten

Das 4. Chakra in Balance

- Mitfühlend und einfühlsam gegenüber allen Wesen handeln
- Großzügigkeit und Liebe aus vollem Herzen an andere geben
- Mit liebevollen Augen auf sich selbst schauen, gesunde Selbstliebe
- Intuitiv und sensibel für die Gefühle und emotionalen Zustände anderer Menschen sein
- Offen, akzeptierend und tolerant sein, alle Wesen als gleichberechtigt ansehen
- Menschen in deiner Umgebung vereinen und heilen
- Natürliche Wärme, Leichtigkeit und Fröhlichkeit ausstrahlen
- Anderen Menschen das Gefühl von Angenommensein und Geliebtsein geben
- Hilfsbereit und zuverlässig
- Bei allem, was man tut, mit dem Herzen dabei sein
- Praktisch, organisiert und analytisch in Bezug auf Projekte und Ziele sein
- Spontaner Ausdruck der Freude, der eigenen wahren Natur
- Freundlich und liebevoll gegenüber anderen
- Natürlicher Ausdruck der Dankbarkeit dem Leben gegenüber
- Favorisierung kreativer Aktivitäten und heilender Berufe
- Ein gesundes Immunsystem

DIE 6 WICHTIGSTEN ASANAS FÜR DAS HERZ-CHAKRA

Brücke / Setu Bhandasana

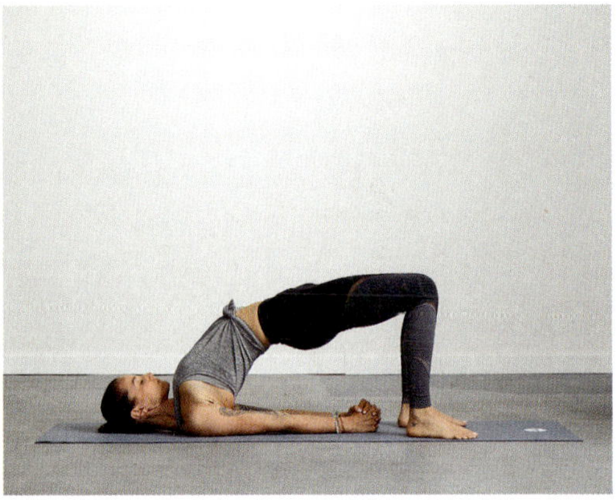

- Öffnet Brustkorb und Schultern, dehnt die Frontseite des Körpers, stärkt den Rücken.
- Hält die Wirbelsäule flexibel, stimuliert Lungen und Schilddrüse, löst Symptome der Menopause.
- Wirkt energetisierend und kräftigend, hilft bei milden Depressionen und Ängsten.

Kobra / Bhujanghasana

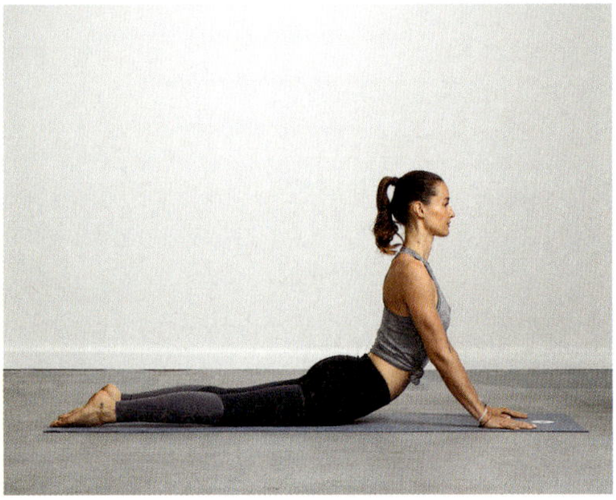

- Öffnet Brustwirbelsäule und Schultern, stärkt die Muskulatur in den Armen und im Gesäß.
- Die Kobra stärkt Lungen und Herz und verbessert die Atmung.
- Sie energetisiert und erhitzt Körper und Geist, hilft gegen Müdigkeit und Antriebslosigkeit.

Seitwinkel / Utthita Parshvakonasana R & L

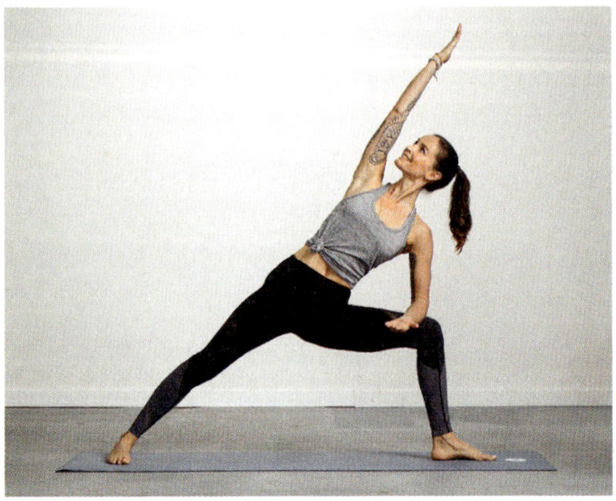

- Der Seitwinkel dehnt die Innenseite der Oberschenkel (Adduktoren).
- Er öffnet die Flanken und die Interkostale Zwischenrippenmuskulatur.
- Geistig und emotional wirkt diese Übung vitalisierend, inspirierend, erfrischend und zentrierend.

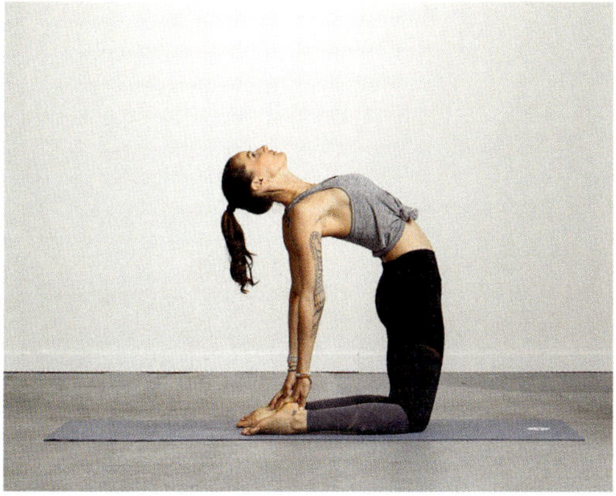

Kamel / Ustrasana

- Öffnet Brustraum und Schultern, dehnt die Frontseite des Körpers, dehnt die Bauchmuskulatur.
- Hält die Wirbelsäule flexibel, unterstützt die Herz-, Lungen- und Atemfunktion.
- Wirkt geistig und emotional sehr energetisierend, motivierend; hilft gegen Ängste und Müdigkeit.

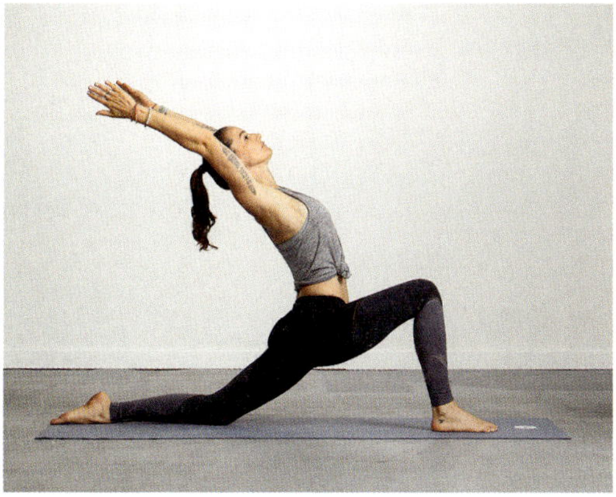

Tiefer Ausfallschritt / Anjaneyasana R & L

- Dehnt den Oberschenkelmuskel, die Leistengegend und den Psoasmuskel.
- Stärkt die Beine und die Gesäßmuskulatur, unterstützt die Lungen- und Atemfunktion.
- Wirkt auf den Geist aktivierend, motivierend, herzöffnend, stimmungshebend.

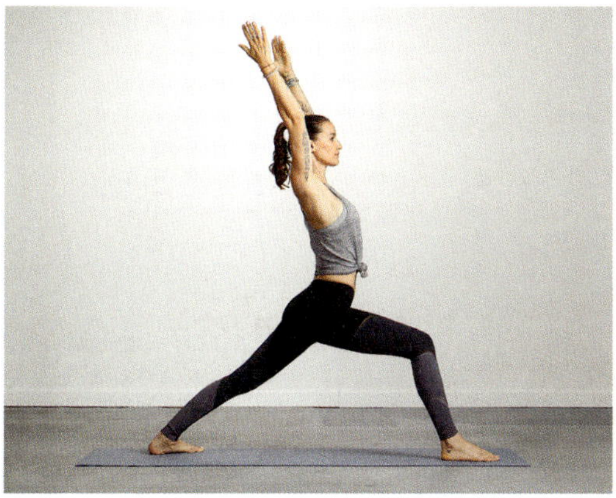

Krieger I / Virabhadrasana I

- Öffnet Brustraum und Schultern, dehnt die Frontseite des Körpers, hält die Wirbelsäule flexibel.
- Öffnet die Hüftbeuger, dehnt den Oberschenkelmuskel, unterstützt Lungen- und Atemfunktion.
- Wirkt aktivierend, stimmungshebend, fördert Selbstbewusstsein, stabilisiert Körper und Geist.

YOGASEQUENZ FÜR DAS HERZ-CHAKRA

In der folgenden Yoga-Asana-Praxis geht es darum, uns mit der Freude und Strahlkraft unseres Herzens zu verbinden und unser Herz uns selbst und anderen in Mitgefühl zu öffnen. Dies erzielen wir mit Rück- und Seitbeugen, denn sie öffnen den Herz- und Lungenbereich des Körpers. Wenn du den Fokus auf eine tiefe Brustkorbatmung legst und – wenn du kannst – dein Einatmen länger als dein Ausatmen sein lässt, unterstützt du den öffnenden Effekt noch mehr, denn dadurch wird das sympathische Nervensystem angesprochen.

Diese Praxis wirkt aktivierend und vitalisierend, stärkt das Immunsystem und ist besonders gut am Morgen geeignet, um wach und positiv gestimmt in den Tag zu starten. Sie setzt Freude und lichtvolle Energie frei, sodass du beherzt JA zum Leben sagen kannst. Am Abend vor dem Schlafengehen solltest du die Sequenz nicht anwenden, da sie zu aktivierend wirkt.

Rückbeugen bzw. intensive Streckungen der Körpervorderseite sind bei Schwangerschaft, Bluthochdruck oder Migräne nicht geeignet. Diese Praxis verringert dein Kapha (Erde & Wasser) und erhöht Vata (Luft & Äther) und Pitta (Feuer & Wasser).

Asanas, die dynamisch praktiziert und mehrfach wiederholt werden, sind folgendermaßen gekennzeichnet:

〉 Anfang des Flows 〈〉 Mitte des Flows 〈 Ende des Flows
R & L: auf der rechten und der linken Seite ausführen

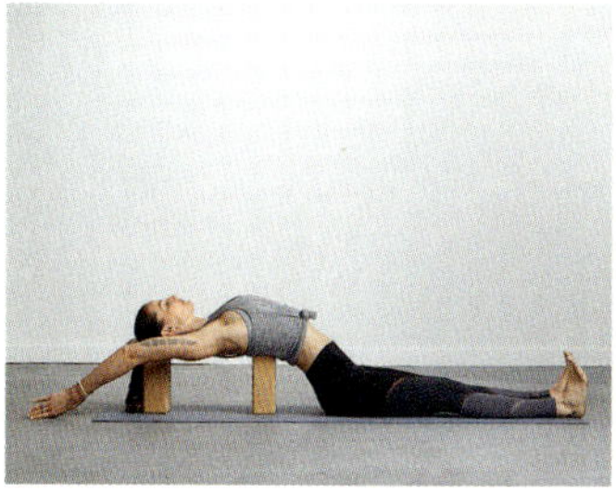

Ankommen, über zwei Blöcken liegend für 5 Minuten in den Brustkorb atmen.

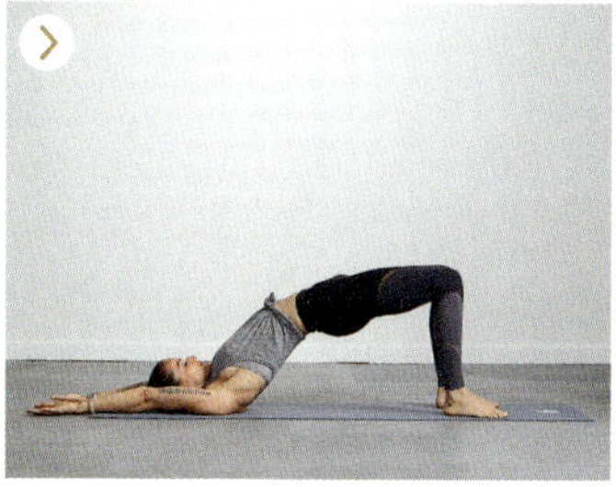

Dynamische Brücke *Einatmen für 6 Zählzeiten, ausatmen für 4 Zählzeiten.*

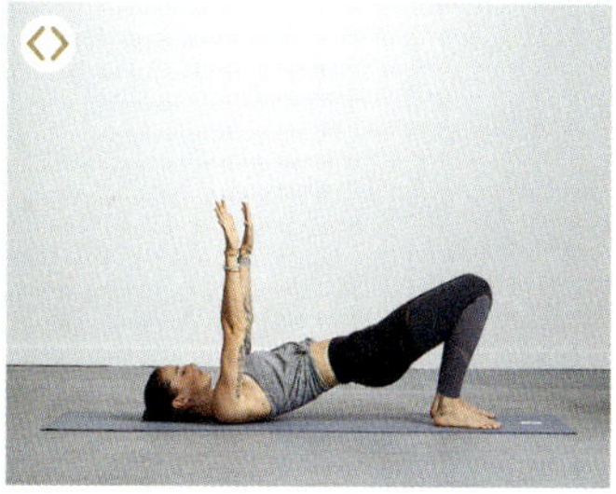

Dynamische Brücke *Einatmen für 6 Zählzeiten, ausatmen für 4 Zählzeiten.*

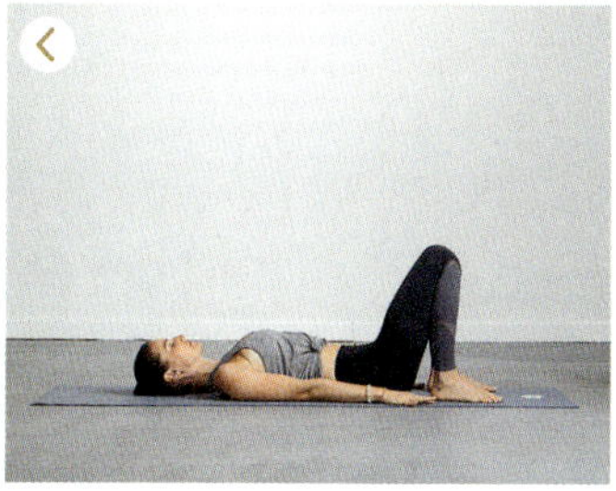

Dynamische Brücke *Einatmen für 6 Zählzeiten, ausatmen für 4 Zählzeiten. 5-mal wiederholen.*

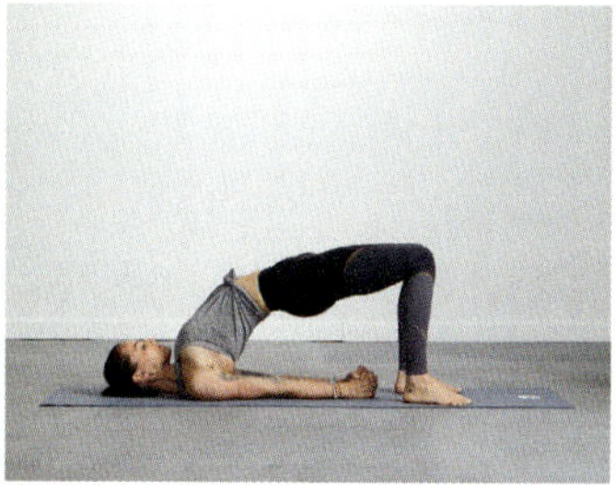

Brücke *Halten, tief in den Herzraum atmen. Für 5 Atemzüge bleiben.*

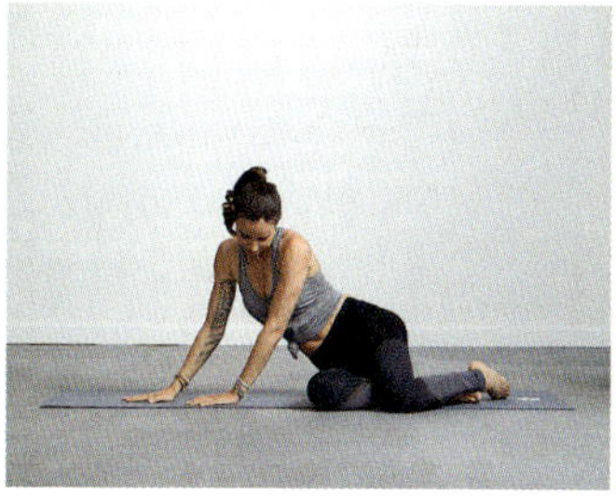

Über die Seite hochkommen.

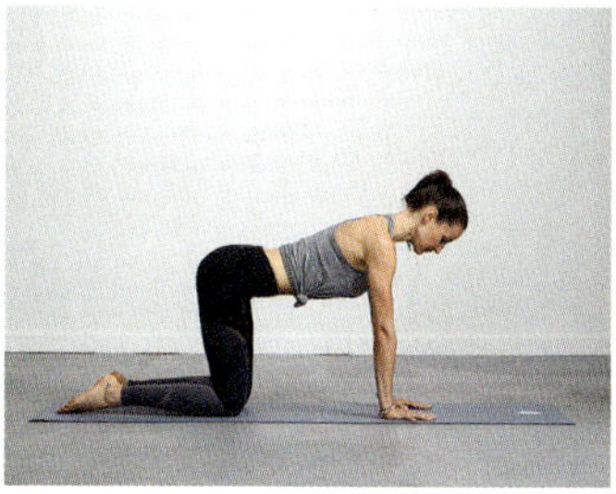

Vierfüßlerstand

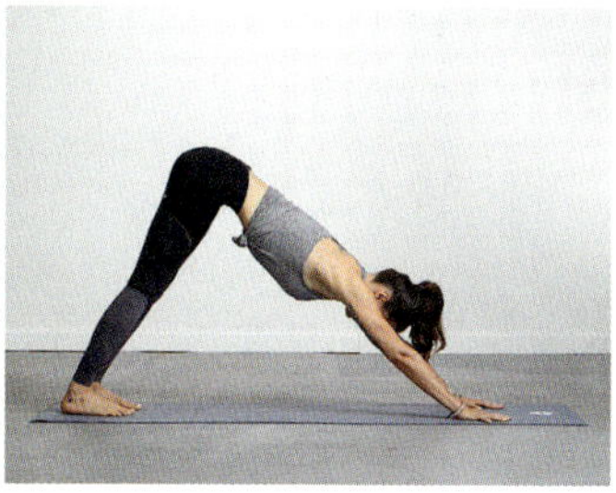

Schieb dich in den **Herabschauenden Hund.** *Für 5 Atemzüge bleiben.*

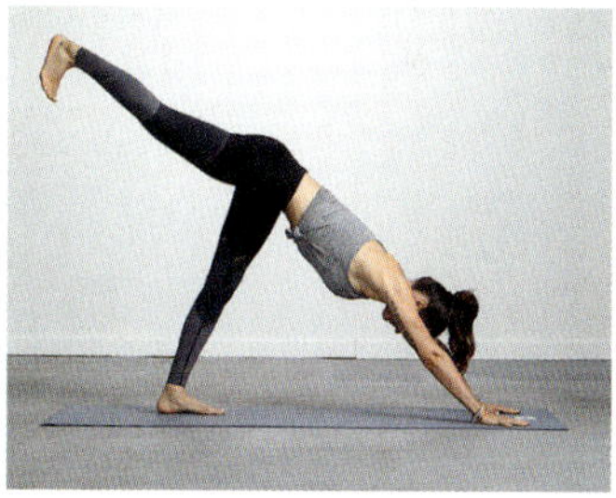

Dreibeiniger Hund *rechtes Bein*

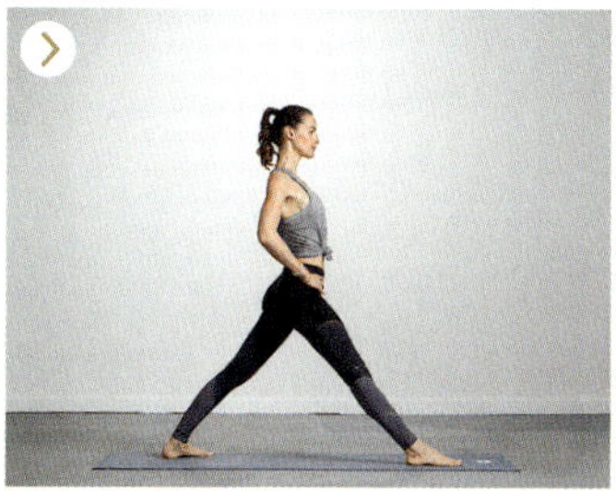

Dynamischer Krieger *rechts, 6:4-Atmung*

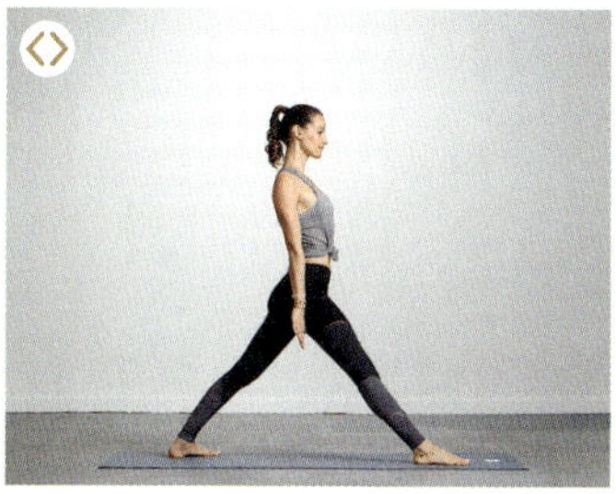

Dynamischer Krieger *rechts, 6:4-Atmung*

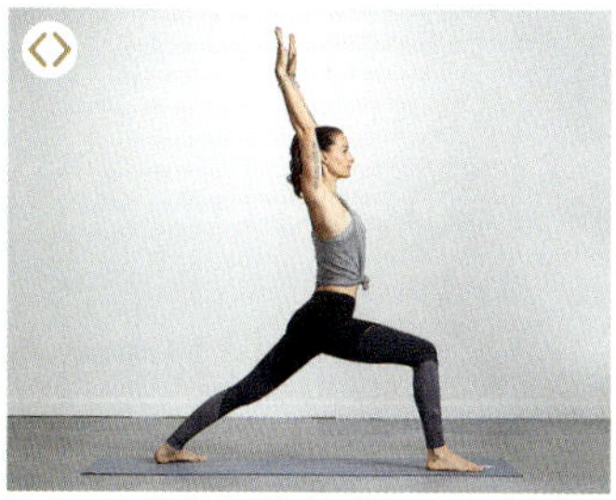

Dynamischer Krieger *rechts, 6:4-Atmung*

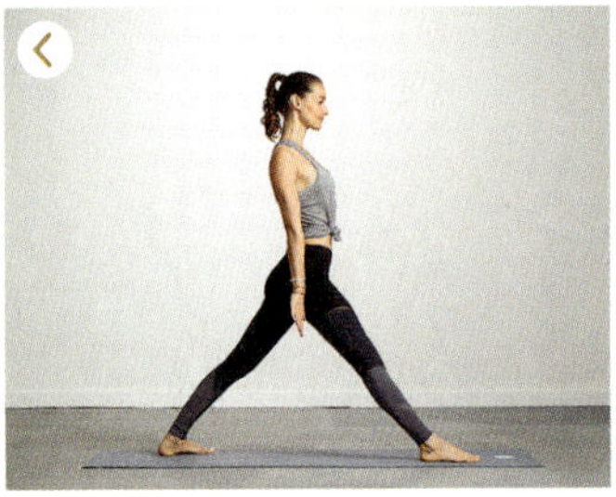

Dynamischer Krieger *rechts, 6:4-Atmung*

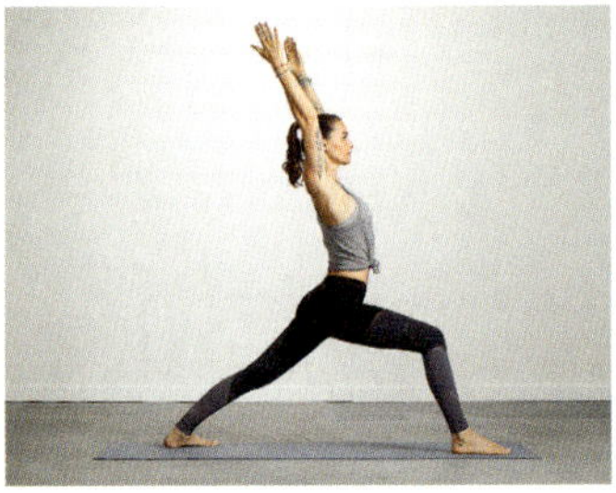

Krieger 1 *Position halten, 5 Atemzüge in den Herzraum.*

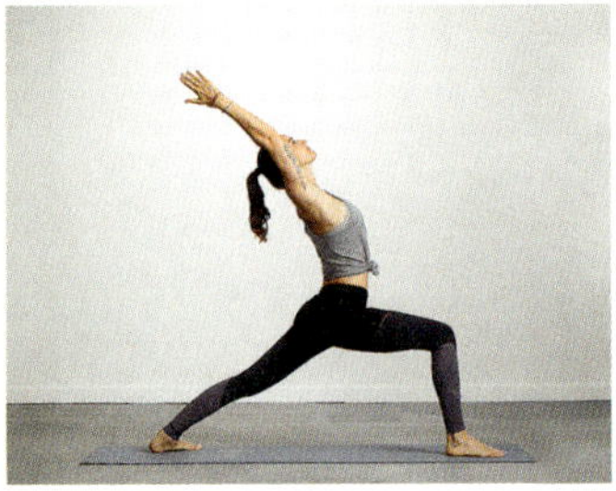

Krieger 1 *mit tiefer Rückbeuge. Position halten, 5 Atemzüge in den Herzraum.*

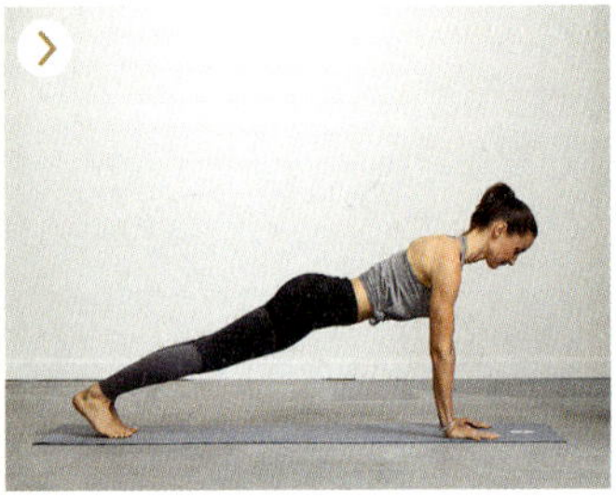

Vinyasa Level 1 oder 2: *Aus der* **Plank**

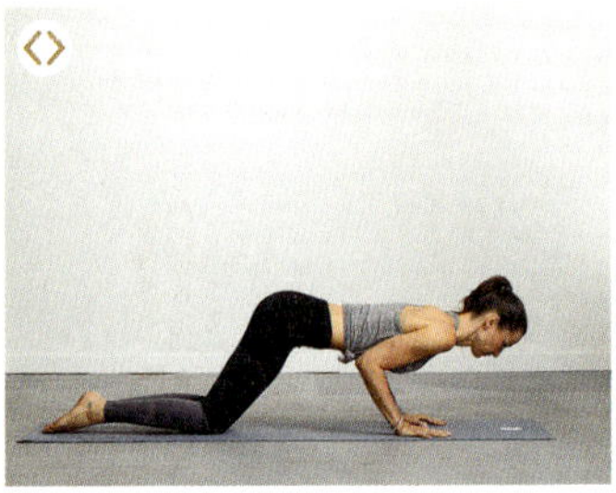

Vinyasa Level 1: *Kontrolliert Knie, Brustbein, Kinn ablegen.*

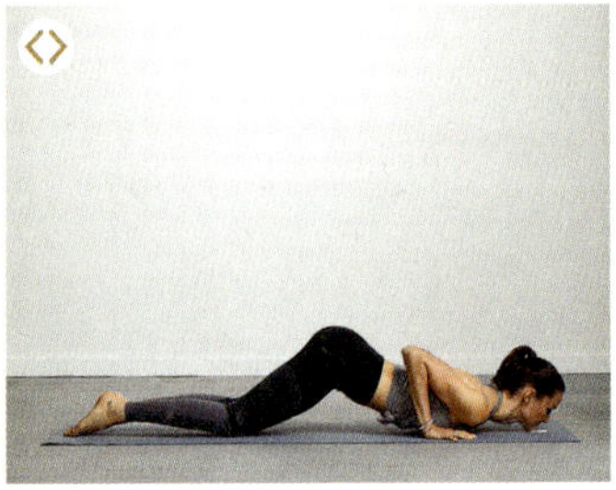

Vinyasa Level 1: *Kontrolliert Knie, Brustbein, Kinn ablegen.*

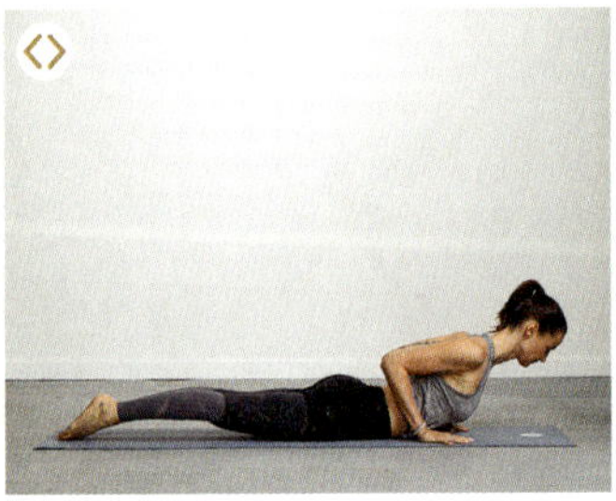

Vinyasa Level 1: Baby Kobra

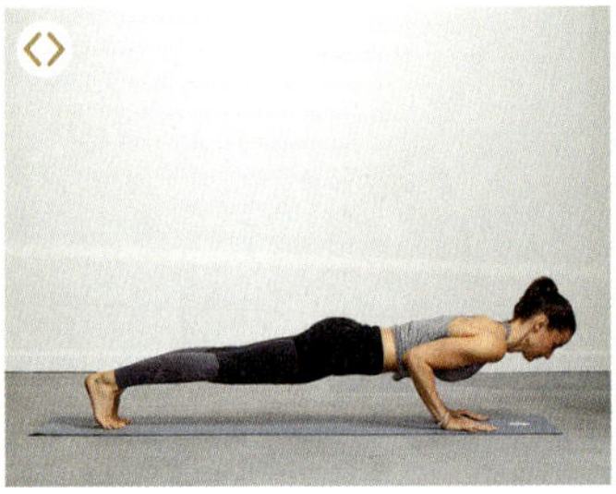

Oder Vinyasa Level 2: Liegestütz

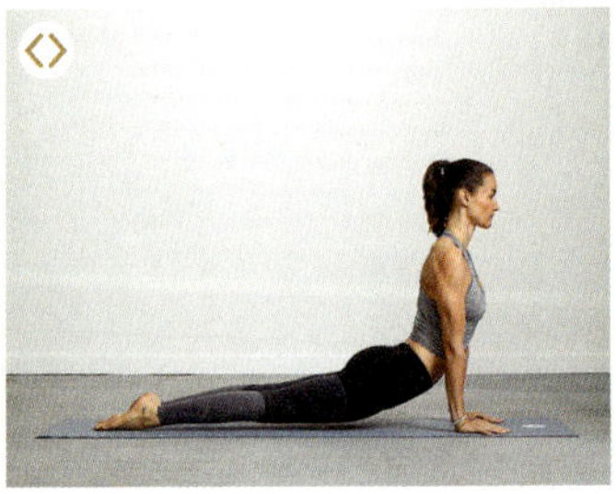

Oder Vinyasa Level 2: Heraufschauender Hund

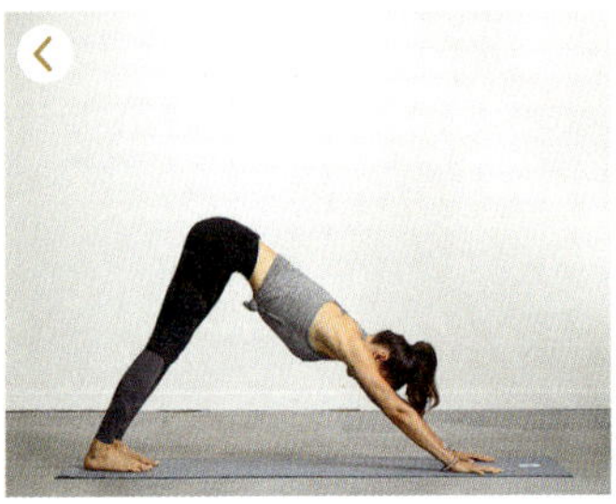

Vinyasa *Schieb dich zurück in den Hund, 5 Atemzüge halten. Dann Wiederholung Dynamischer Krieger links, mit Vinyasa.*

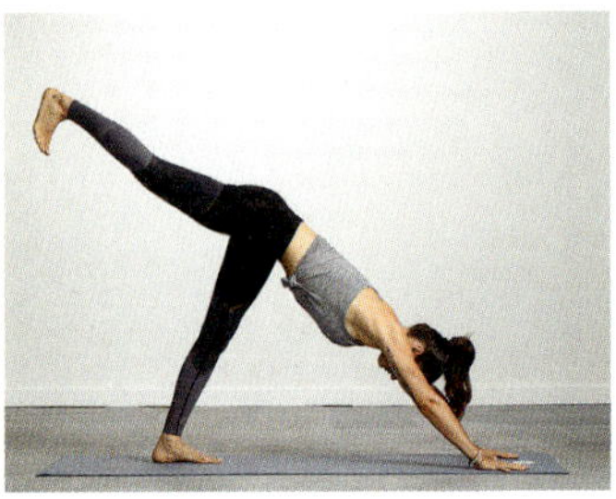

Dreibeiniger Hund *rechts*

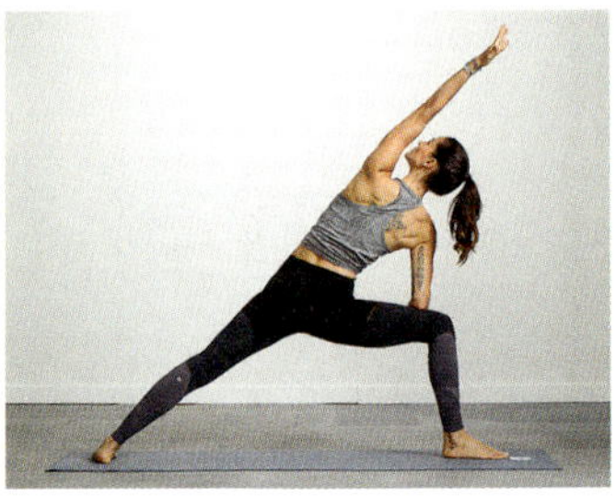

Seitwinkel *R & L. Für 5 Atemzüge bleiben. Dann auf der anderen Seite wiederholen.*

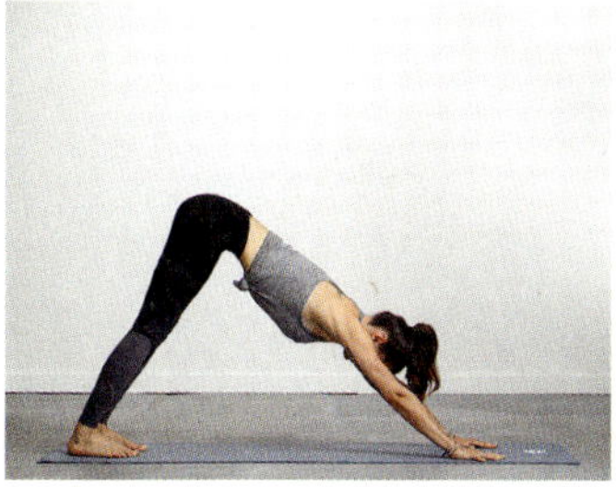

Herabschauender Hund

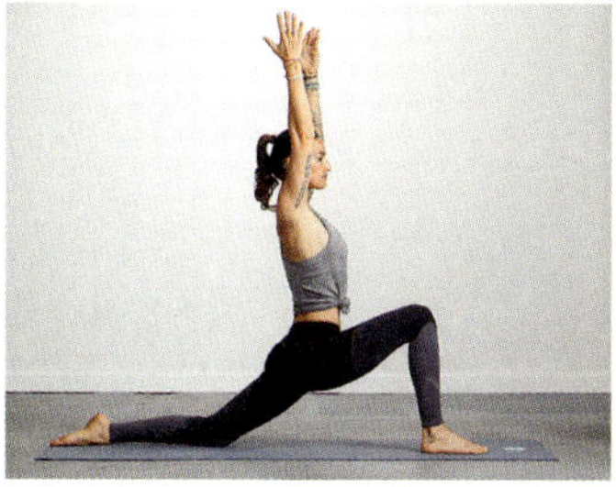

Tiefer Ausfallschritt *R & L. Für 5 Atemzüge bleiben.*

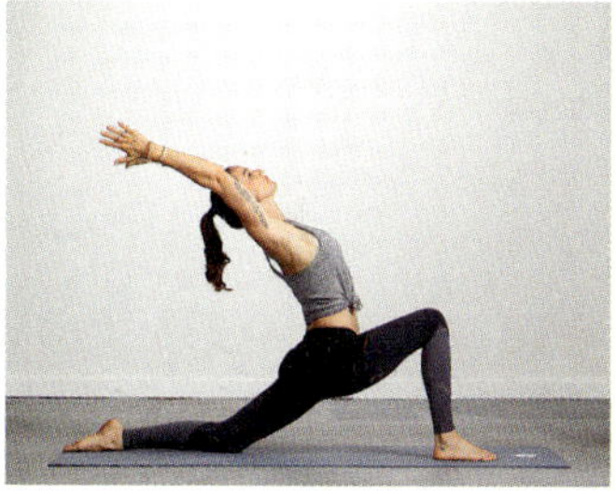

Tiefer Ausfallschritt *R & L. Rückbeuge vom Brustkorb verstärken.*

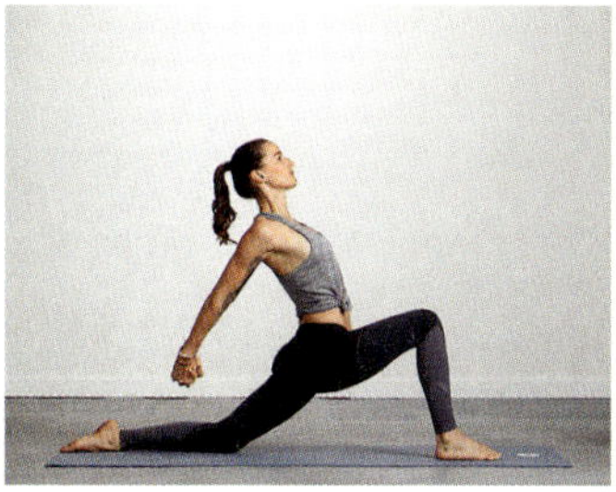

Tiefer Ausfallschritt *R & L, Variation. Atme in den Herzraum, Hände hinter dem Rücken verschränken.*

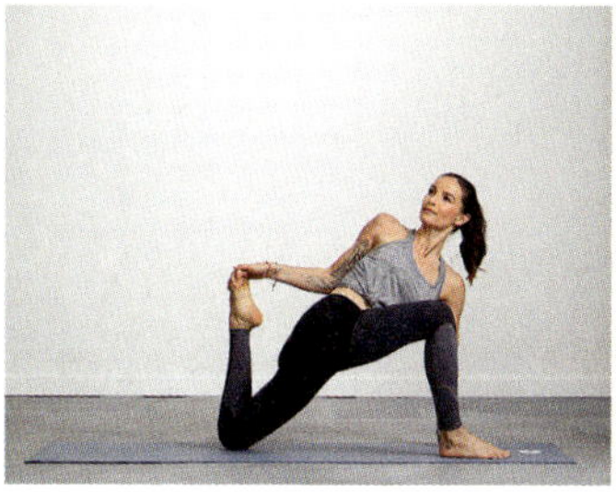

Tiefer Ausfallschritt *R & L, Variation. Atme in den Herzraum, Fuß ranziehen.*

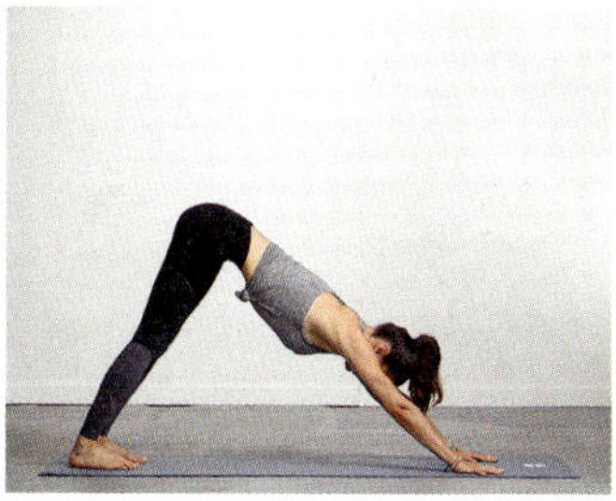

Herabschauender Hund *Das Ganze links wiederholen.*

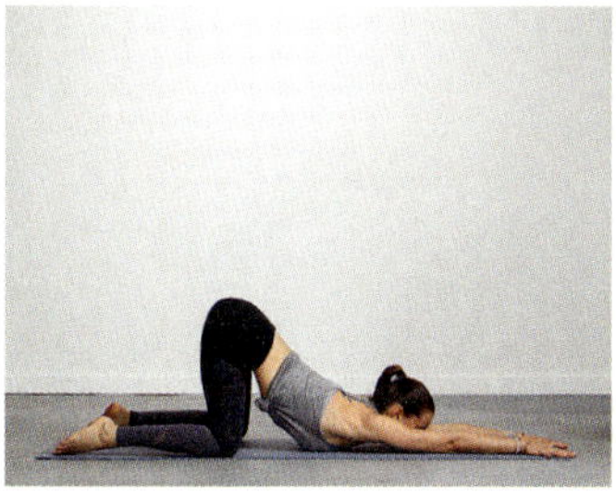

Herzöffner *Für 1 Minute bleiben.*

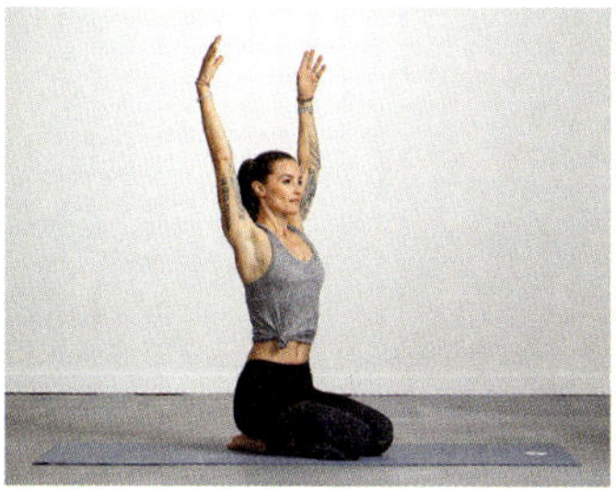

Fersensitz *mit Armkreisen. 3-mal mit »Hahhh« ausatmen.*

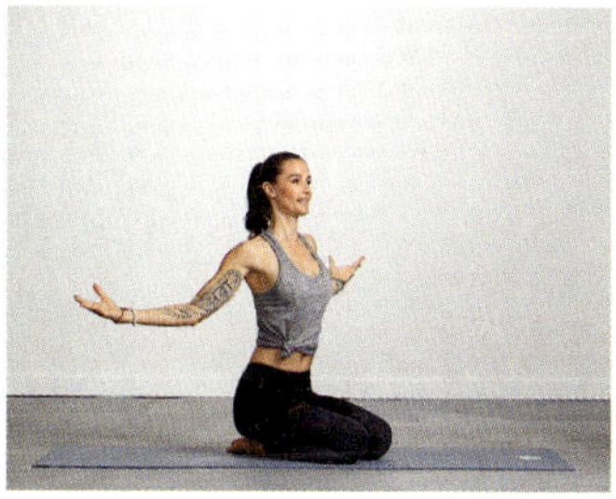

Fersensitz *mit Armkreisen. 3-mal mit »Hahhh« ausatmen.*

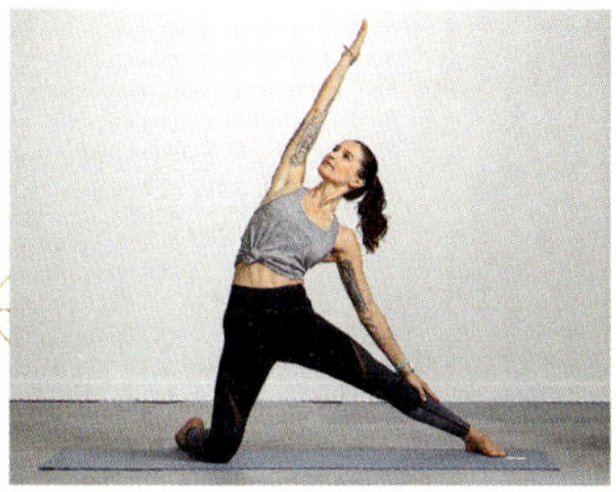

Das Tor *R & L. Für 5 Atemzüge bleiben.*

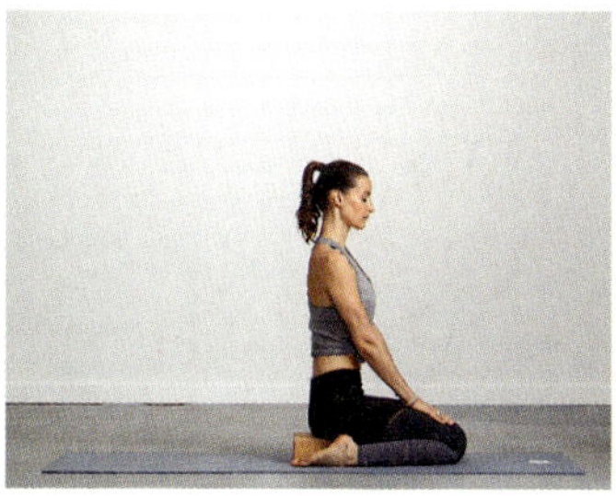

Heldensitz *auf Block*

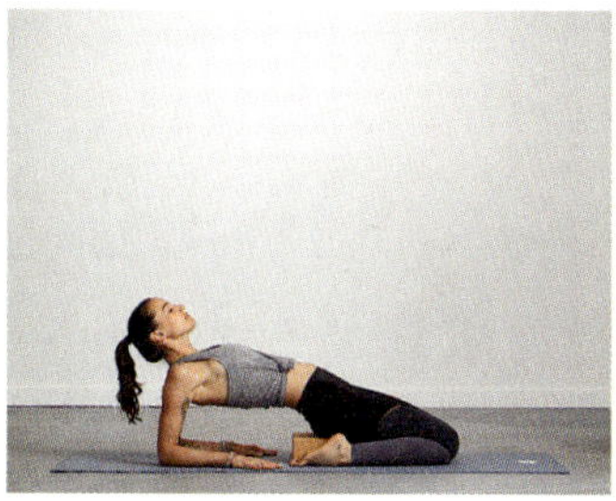

Liegender Held *Variation auf Block. Für 10 Atemzüge bleiben.*

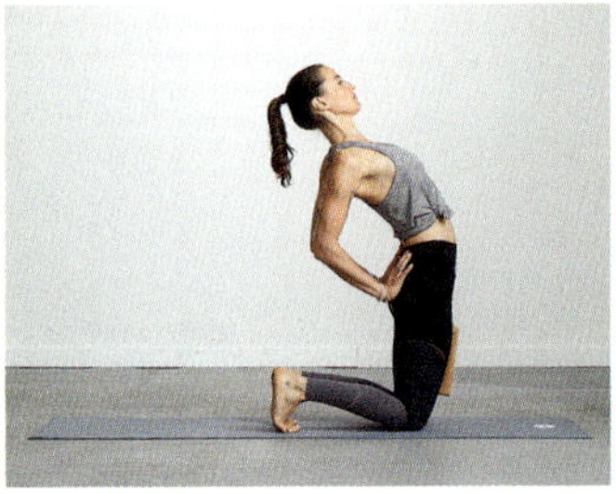

Halbes Kamel *mit Block. Für 5 Atemzüge bleiben.*

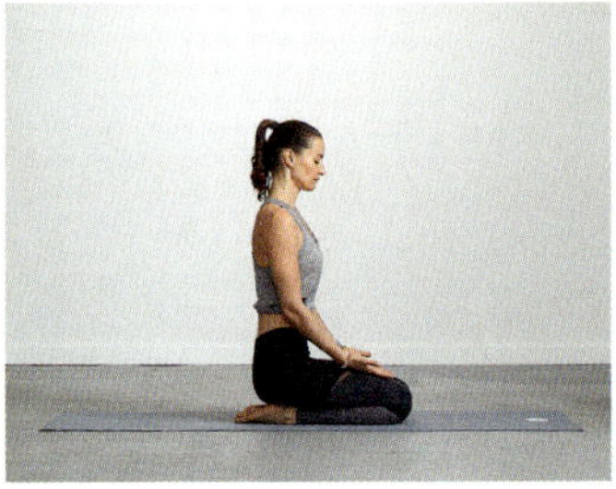

Pausieren und Wirkung nachspüren.

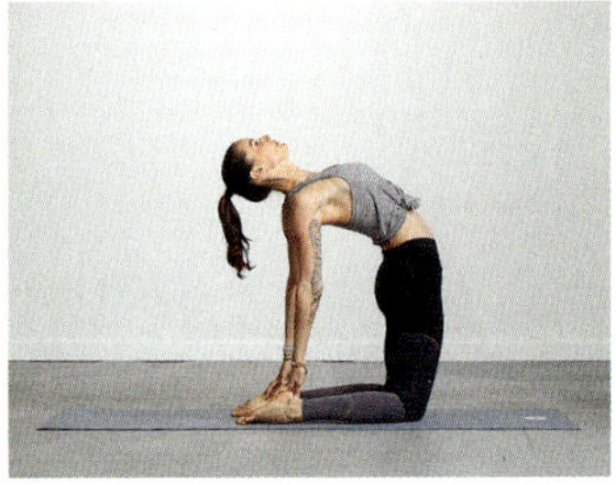

Ganzes Kamel *5 Atemzüge halten.*

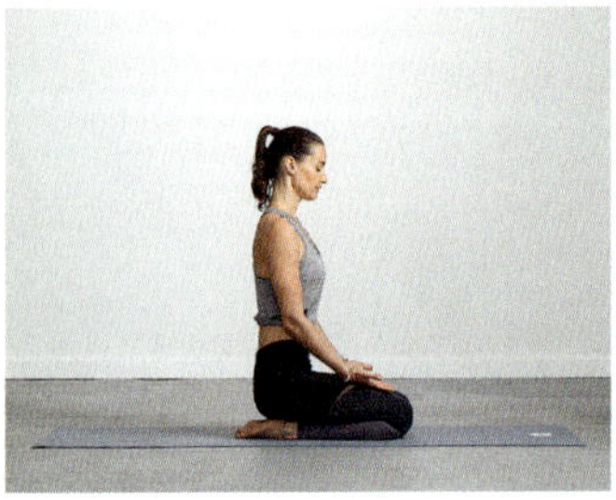

Pausieren und Wirkung nachspüren.

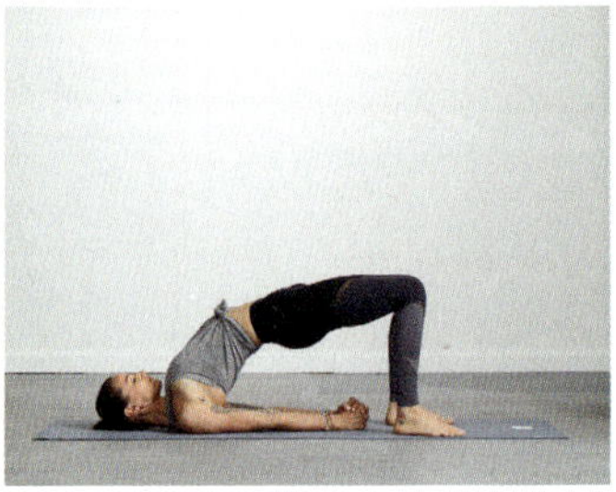

Komme in die Rückenlage für die **Brücke.** *Für 5 Atemzüge halten.*

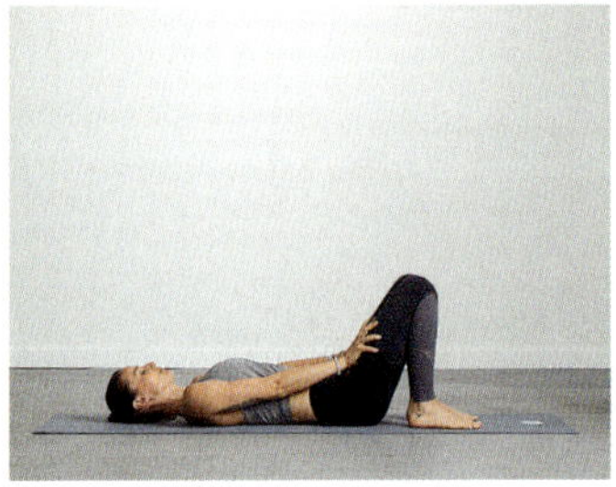

Entspannen, nachspüren, Oberschenkel wegschieben.

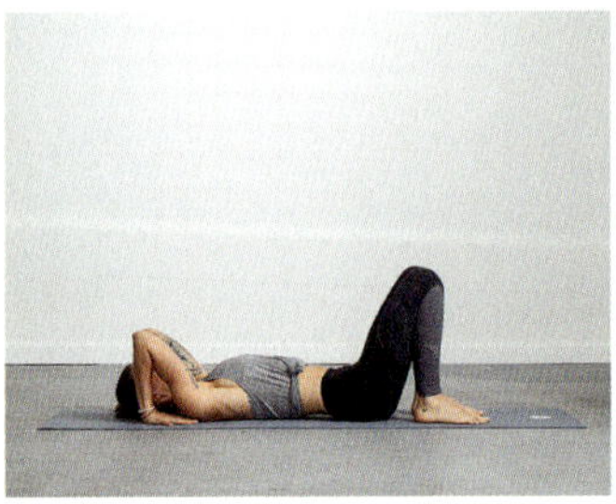

Vorbereitung fürs **Rad**

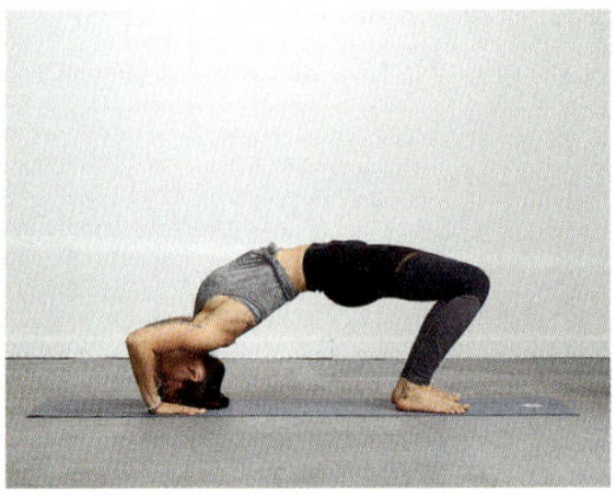

Vorbereitung fürs **Rad**

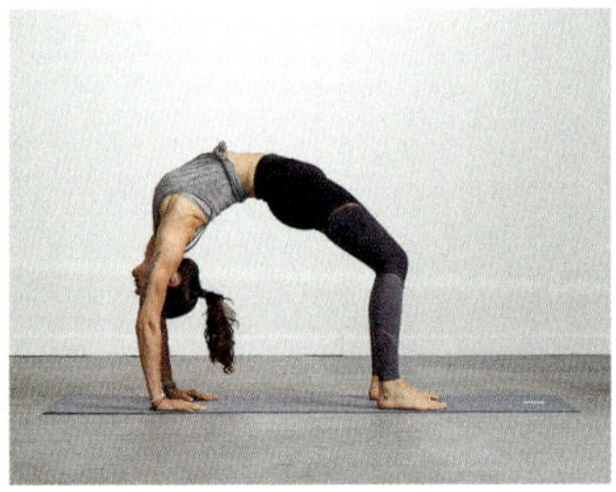

Vollständiges Rad *Für 5 Atemzüge bleiben, 2-mal wiederholen.*

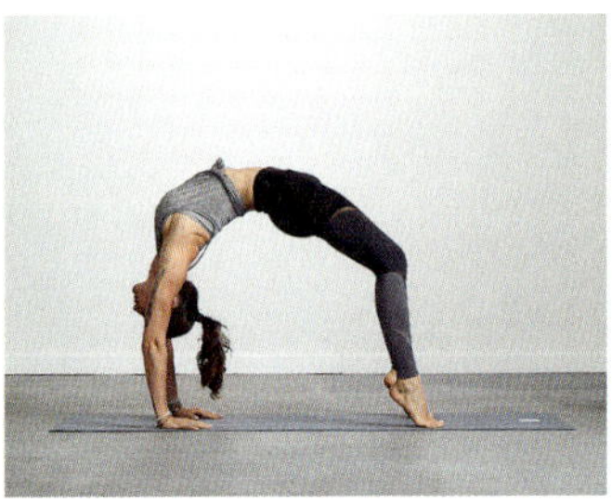

Zum Lösen komme auf die Zehenspitzen, langsam abrollen.

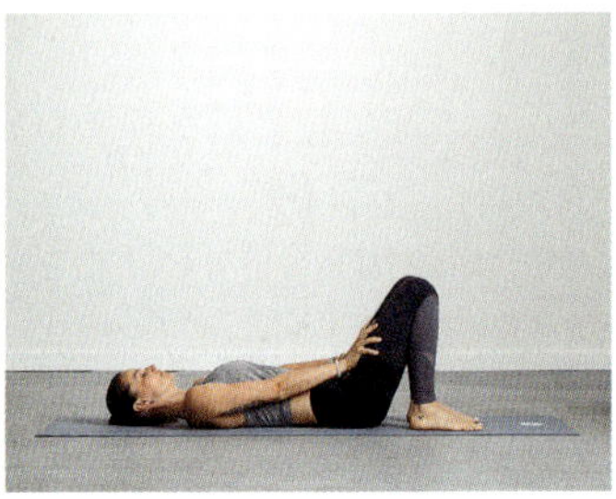

Nachspüren, Oberschenkel wegschieben. Unteren Rücken langmachen.

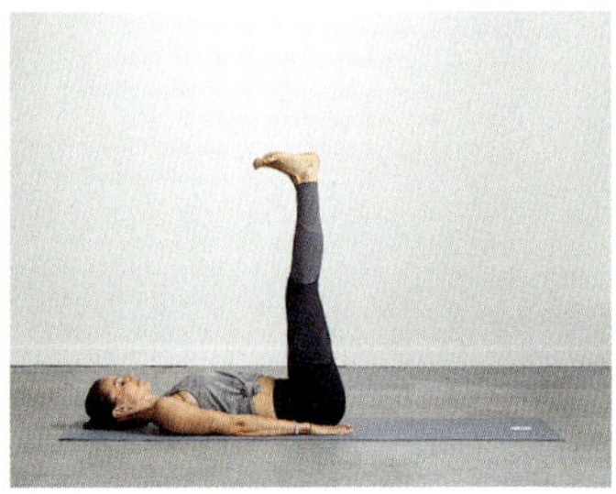

Zentrumsübung *Beine heben und senken. 10-mal wiederholen.*

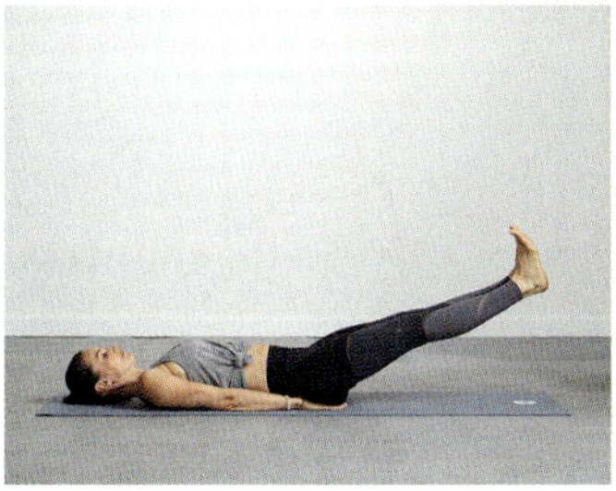

Zentrumsübung *Beine heben und senken.*

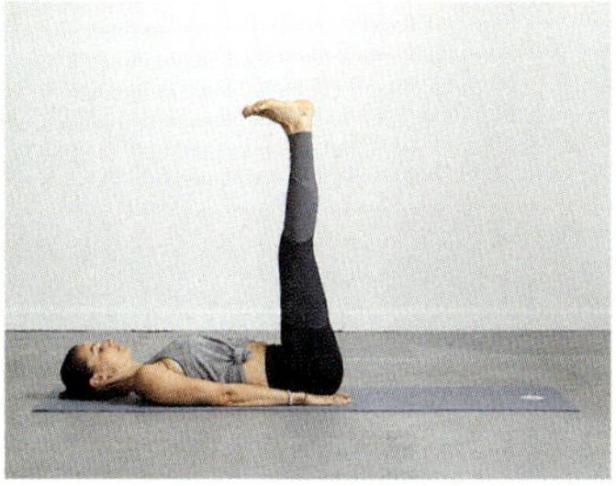

Zentrumsübung *Beine heben und senken.*

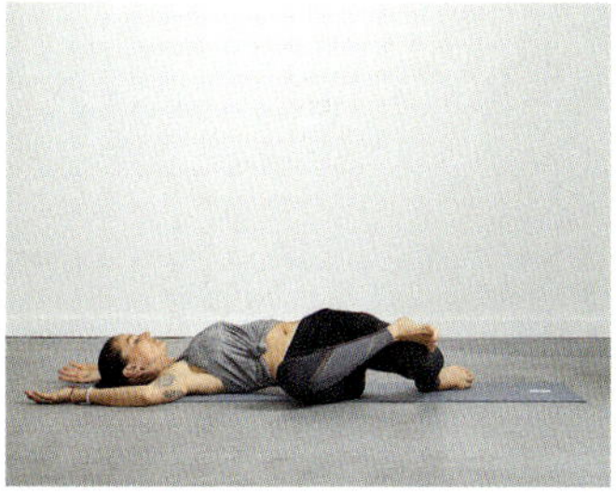

Drehung im Liegen *mit Fuß auf Knie, R & L. Für 5 Atemzüge halten.*

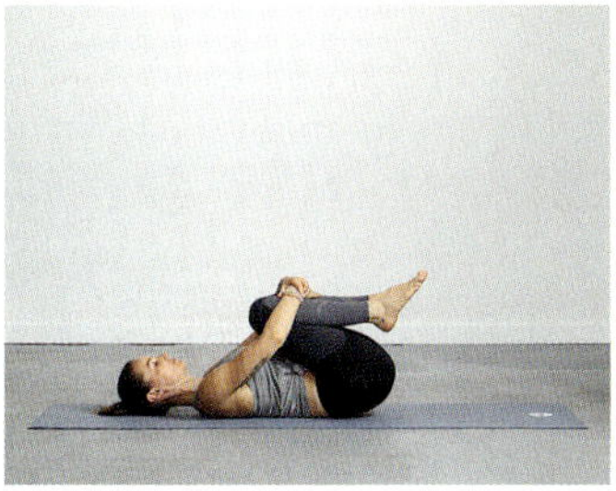

Knie zur Brust

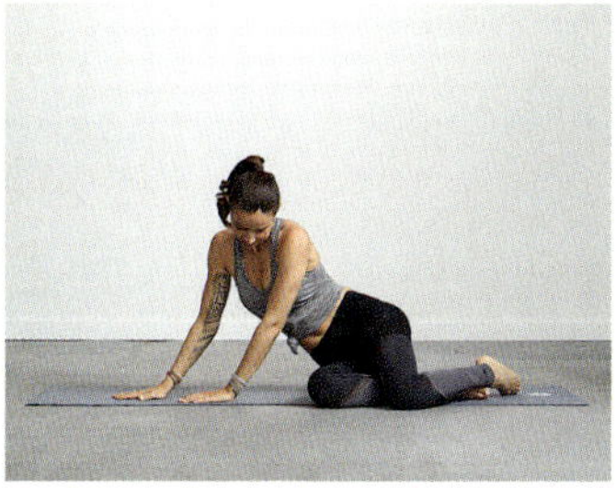

Über die Seite aufsetzen.

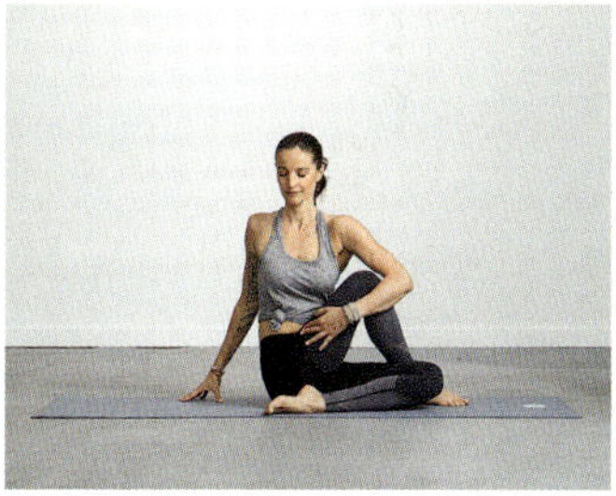

Sitzende Drehung *R & L. Pro Seite 10 Atemzüge halten.*

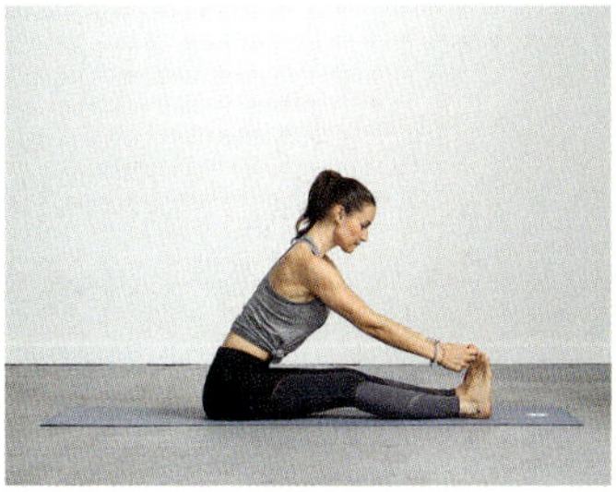

Ganze sitzende Vorbeuge *In den Bauch atmen. Für 1 Minute bleiben.*

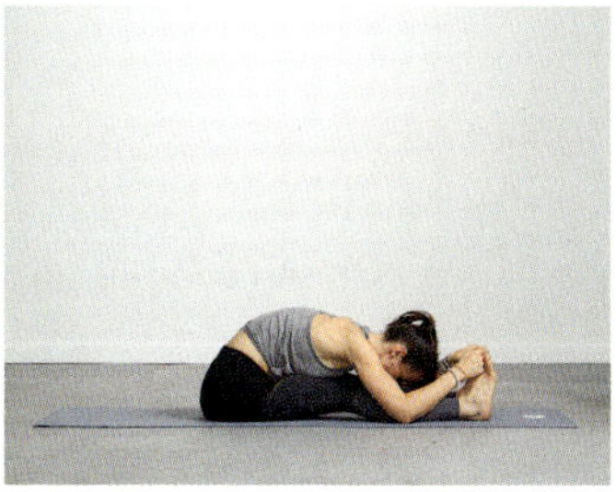

Ganze sitzende Vorbeuge *In den Bauch atmen. Für 1 Minute bleiben.*

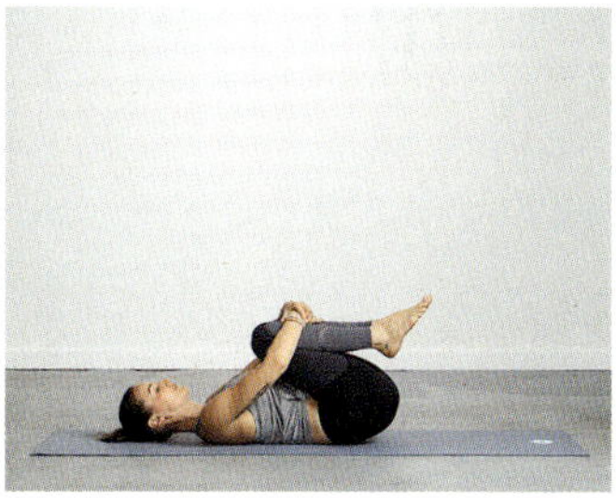

Knie zur Brust *5 Atemzüge in den unteren Bauch nehmen.*

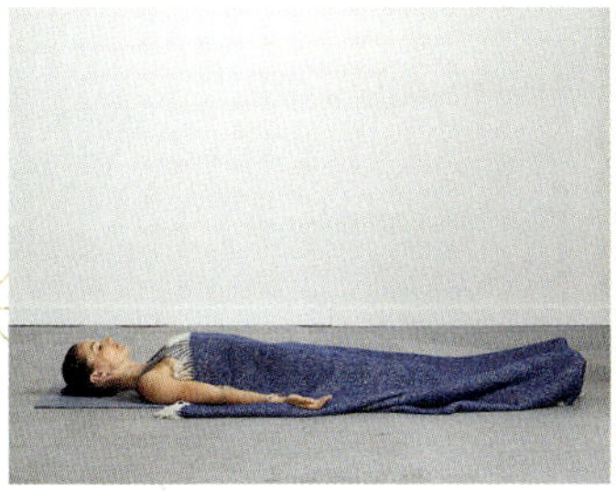

Schlussentspannung *Lass für 6–8 Minuten alles los.*

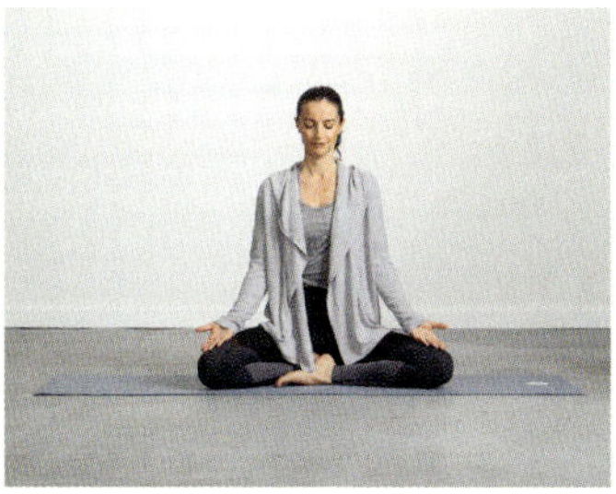

Meditationssitz *für die anschließende Pranayama- und Meditationspraxis*

PRANAYAMA FÜR DAS HERZ-CHAKRA: DIE SONNENATMUNG

Diese Pranayama-Praxis nennen wir die Sonnenatmung, mit der wir die Fähigkeit entwickeln, unsere Einatmung zu vertiefen. Wir üben, tiefer in den Brustkorb und den Herzbereich zu atmen, und sprechen damit das sympathische Nervensystem an, das für unseren Wach- und Aktivitätszustand verantwortlich ist. Diese Atempraxis wirkt aktivierend und ist somit besonders wertvoll in den Morgenstunden, um wach und voller Energie in den Tag zu starten. Wir nehmen mehr Prana als gewöhnlich auf, fördern dadurch unsere Motivation und erwecken unseren inspirierenden Geist. Wenn wir zusätzlich Prana im Herzraum halten, trainieren wir unsere Resilienz. Mehr Prana in Körper und Geist bedeutet mehr Energie und erhöhte Immunität.

Kontraindikationen: Herzrhythmusstörungen, Herz- und Lungenerkrankungen, Bluthochdruck, Kopfschmerzen, Migräne. Bitte keine Atempause *(Kumbhaka)* bei Schwangerschaft. Bitte nicht abends vor dem Schlafengehen praktizieren, denn die Übung wirkt aktivierend.

Start

Finde dich in einem aufrechten Meditationssitz ein und schließe deine Augen. Entspanne deine Schultern, Arme, Gesichtszüge, deinen Nacken. Entspanne auch dein Gesäß und den unteren Bauch. Lass alle Anspannung von dir abfallen, ohne dabei die Länge in der Wirbelsäule zu verlieren. Zieh das Kinn leicht in Richtung Brust und richte deine Aufmerksamkeit nach innen. Verbinde dich mit deiner Atmung und nimm wahr, wie dein Atem ein- und ausströmt. Vertiefe nun deine Atemzüge und beginne mit dem vollständigen dreiteiligen yogischen Atem. Atme mit der vollständigen Kapazität deiner Lungen tief in Bauch, Brustkorb und Schlüsselbeinbereich. Wenn du mit dem Ujjayi-Atem vertraut bist, dann beginne jetzt damit. Gleiche zunächst die Ein- und Ausatmung in einem 1:1-Rhythmus an, beginne dann, die Einatmung systematisch so zu verlängern:

Atemrhythmus der Sonnenatmung

- beim Einatmen bis 4 zählen, beim Ausatmen bis 4 zählen
- beim Einatmen bis 6 zählen, beim Ausatmen bis 4 zählen
- beim Einatmen bis 8 zählen, beim Ausatmen bis 4 zählen

Ergänzung für Fortgeschrittene: Antara Kumbhaka und Jalandhara Bandha

Optional: Übe die Atempause *Antara Kumbhaka* mit *Jalandhara Bandha* (dem Kinnverschluss).

- Einatmen für 6 oder 8 Zählzeiten, halten für 4 Zählzeiten (Antara Kumbhaka, die Atemleere am Ende der Einatmung), ausatmen für 4 Zählzeiten (5 Runden)
- Atemrhythmus: 6:4:4 oder 8:4:4

Schließe an diese Atempraxis ein paar Minuten »Sitzen in Stille« an oder fahre direkt mit der Anahata-Chakra-Meditation fort.

ANAHATA-CHAKRA-MEDITATION

Vorbereitung: Lies dir zuerst alles gut durch, damit du während der Meditation nicht auf die Anleitung schauen musst.

Wichtige Info: Das Herz-Chakra ist eines der sogenannten Master-Chakren und damit ein passender Fokus in der Meditation, um hier dein Bewusstsein zu verankern. Auf dein Herz-Chakra zu meditieren verbindet dich mit deiner dir innewohnenden Freude und Zufriedenheit, mit dem Licht des inneren Lehrers. Es ist eine wunderbare Praxis, um Traurigkeit und Depression zu heilen.

- Begib dich in einen aufrechten Meditationssitz und schließe die Augen.
- Beginne damit, deine Hände aneinanderzureiben, sodass Wärme zwischen deinen Handflächen entsteht. Lege dann deine Handflächen auf dein Herzzentrum – die linke Hand über die rechte.
- Spüre bewusst in deinen Herzraum. Wie fühlt sich dein Herz in diesem Moment an? Groß oder klein? Eng oder weit? Begrenzt oder frei? Nimm wahr, ohne zu urteilen.
- Nimm ein paar tiefere Atemzüge und spüre bei jeder Einatmung, wie sich dein Brustkorb hebt und ausdehnt. Spüre mit jeder Ausatmung, wie sich dein Brustkorb senkt.
- Löse nach ein paar Atemzügen deine Hände und lege sie leicht auf die Oberschenkel.
- Halte dein Bewusstsein im Herzbereich und sieh innerlich eine mandelförmige Flamme im Zentrum des Herzens. Spüre bei jeder Einatmung, wie sich das Licht dieser Flamme ausdehnt und deinen gesamten Brustbereich ausfüllt. Spüre, wenn du ausatmest, wie das Licht in die Flamme zurückkehrt. Setze dies für einige Minuten fort.
- Lass deinen Atem mit der Zeit wieder mühelos und ruhiger werden.
- Wenn der Atem stiller und ruhiger wird, wird auch der Verstand stiller werden, und du bemerkst, dass das Licht eine ganz eigene Intelligenz hat, unabhängig von deinem Atem.
- Richte dein Bewusstsein zum Zentrum der Flamme. Spüre, wie dein Bewusstsein mit dem Licht verschmilzt.
- Spüre, dass dieses Licht alles durchdringt und du Teil dieses Lichts bist. Du hast ein Gefühl vollständiger Erfüllung und nichts mehr zu wollen.
- Dieses Gefühl, all deine Wünsche erfüllt zu haben, ist Ananda Shakti, die Quelle der sich selbst erfüllenden Freude. Ruhe dich aus und berühre Vishok Jyotir, das Licht im Herzen.
- Spüre jetzt, wie sich das Bija-Mantra des 4. Chakras entfaltet, das Mantra YAM (der Vokal kurz gesprochen).
- Höre innerlich das YAM, YAM, YAM in deinem Herzzentrum und wie es sich vom Zentrum aus mit feinen pulsierenden Flügelschlägen ausbreitet.
- Lass die harmonisierende Wirkung des Mantras durch deinen Körper und Geist strömen.
- Bleibe noch für einige Minuten in stiller Meditation im Herzzentrum verankert. Höre innerlich das Mantra aus den Tiefen deines Herzens emporsteigen.
- Senke dann zum Abschluss das Kinn in Richtung Herz. Lege noch einmal die Handflächen auf dein Herzzentrum und schenke deinem Herzen ein Lächeln der Dankbarkeit. Namaste.

MANTREN FÜR DAS HERZ-CHAKRA

Bija-Mantra: »YAM«
»Yam« bedeutet Gleichgewicht und Harmonie. Es ist ein sanfter, wohltuender Klang. Das Chanten oder Meditieren des Yam-Mantras kreiert ein Gefühl von Harmonie und Zufriedenheit. (Hinweis: Das A, den Vokal bei den Bija-Mantren, immer kurz chanten, also YAM, nicht YAAAAMMMM.)

Mantra für das Glück und die Befreiung aller Lebewesen: »Lokah Samastah Sukhino Bhavantu«

Bedeutung:

»Mögen alle Wesen überall glücklich und frei sein, und mögen Gedanken, Worte und Handlungen meines eigenen Lebens in irgendeiner Weise zu diesem Glück und zu dieser Freiheit für alle beitragen.« In Zeiten großer Veränderungen und globaler Unsicherheit sind wir manchmal ratlos. Dieses Mantra vermittelt uns ein Gefühl von Verbundenheit, Kraft und innerem Frieden. Mit diesem Gebet können wir Liebe und Mitgefühl in die Welt um uns herum senden.

Übersetzung:

Lokah – die Welt, der Ort, das Reich, das Universum; ***Samastah*** – das Ganze; ***Sukhino*** – kommt vom Wort Sukha, was Glück oder Freude bedeutet; ***Bhavantu*** – »möge jeder«

Mantra zur Reinheit deines Herzens: »Om Mani Padme Hum«

Bedeutung:

»Oh, du Juwel in der Lotusblume.« Das Mani-Mantra ist eines der bedeutendsten buddhistischen Mantren. Es bedeutet, dass in uns allen das Juwel der Lotusblume versteckt ist. Es wird angenommen, dass das wiederholte Rezitieren oder Chanten dieses Mantras mit der richtigen Intention den Schlamm und den Dreck (unsere Ego-Anhaftungen) abwäscht. Wenn du zusätzlich das Lotus-Mudra vor dem Herzen formst, kann sich dessen Wirkung noch verstärken.

Übersetzung:

Om (oder Aum) – der Urklang der Schöpfung; ***Mani*** – Juwel – die Silbe hilft bei der Auflösung von Eifersucht und Begierden; ***Padme*** – Lotus – die Silbe hilft bei der Auflösung von Vorurteilen, Urteilen und Besitz; ***Hum*** – löst Anhaftungen an Aggressionen und Hass

Kuan Yin

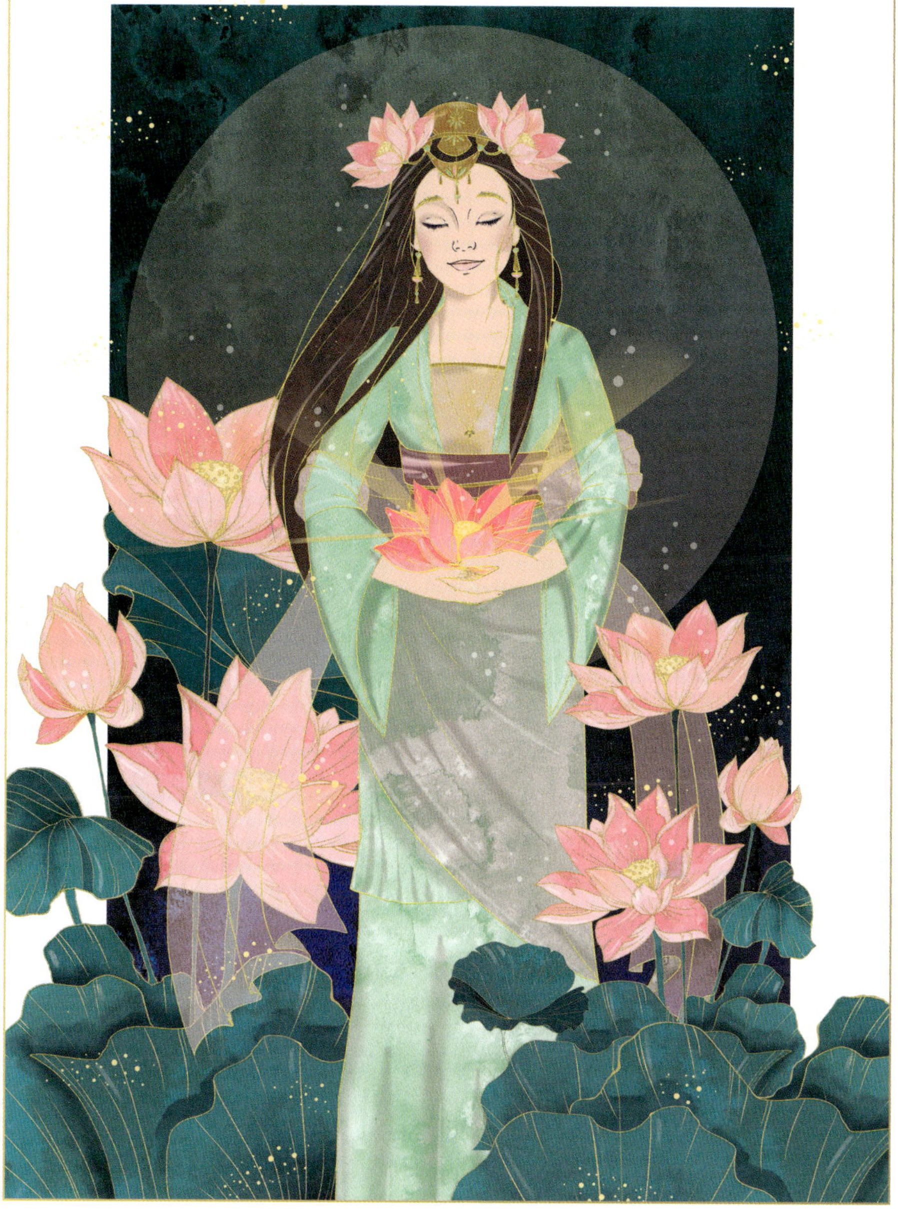

JOURNALING UND REFLEXIONSFRAGEN

Wenn du diese Fragen beantwortest, dann schreibe die Antworten am besten so schnell wie möglich auf, damit sich dein denkender, urteilender Verstand nicht dazwischenschalten kann. Du solltest den Fluss deines Bewusstseins möglichst ungefiltert zu Papier bringen. Diese Praxis nennt sich *Stream of Consciousness* und lässt dich neue Erkenntnisse über dein Innenleben gewinnen.

- Was bringt dein Herz zum Singen?
- Wann lässt du dich von Menschen körperlich oder emotional berühren?
- Hörst du die Stimme deines Herzens? Folgst du ihr?
- Welche Gedanken, welche Begriffe tauchen auf, wenn du an Liebe denkst?
- Wann erlaubst du dir, dich verwundbar und verletzlich zu zeigen?
- Wie liebevoll bist du mit dir? Wie schenkst du dir selbst Aufmerksamkeit?
- Wie könntest du mehr Liebe in dein Leben bringen?
- Welche Beziehungen in deinem Leben brauchen Heilung und Vergebung?
- Vor wem verschließt du dein Herz? Wie wirkt sich das aus?
- Wann bist du verurteilend dir selbst und anderen gegenüber?
- Wie hat sich deine Definition von Liebe in den letzten Monaten und Jahren verändert?
- Welche Arten der Liebe kennst du? Welche lebst du? Welche vermeidest du?
- Welche Gefühle brauchen heute deine Aufmerksamkeit? Welche Gefühle hast du dir in letzter Zeit nicht erlaubt?
- Gib deinen Gefühlen eine Stimme. Wenn ein bestimmtes Gefühl sprechen könnte, was würde es sagen? Wenn du z. B. traurig bist, was würde deine Traurigkeit jetzt sagen?
- Wofür bist du dankbar? Mach es dir zur Gewohnheit, jeden Tag fünf Dinge aufzuschreiben, für die du dankbar bist.
- In welchen Momenten empfindest du tiefen Frieden in deinem Herzen?

»Sei dankbar für das, was du hast, dann wirst du am Ende mehr haben.
Wenn du dich darauf konzentrierst, was du nicht hast,
wirst du niemals genug haben.«

Oprah Winfrey

AFFIRMATIONEN ZUM AUSGLEICHEN

Ich bin mit allem verbunden.

Ich bin Liebe.

Ich lasse mich berühren.

Ich vergebe mir selbst und anderen.

Mein Herz schlägt im Rhythmus des Universums.

Ich wähle liebevolle Beziehungen.

Mein Herz ist das Licht dieser Welt.

Ich lausche dem Klang meines Herzens.

Ich teile gerne, was ich habe.

Mein Herz ist erfüllt von Dankbarkeit.

Meine Liebe ist bedingungslos.

Ich nehme mein Leben genau so an, wie es ist.

Ich stelle mich in den Dienst, anderen zu helfen.

Ich erlaube mir, alles zu fühlen.

Freude ist meine wahre Natur.

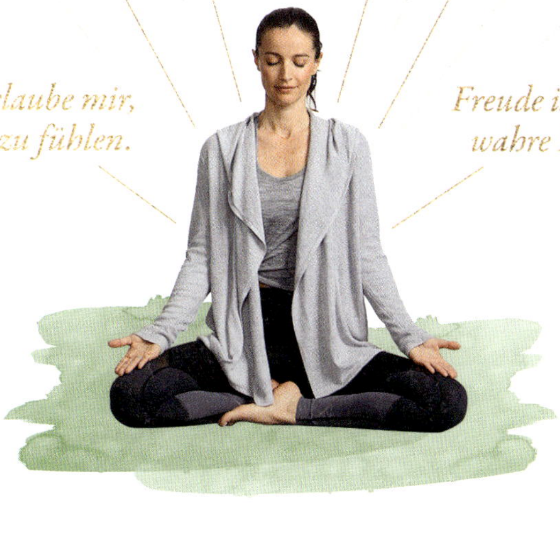

KRISTALLE UND EDELSTEINE

Dem Herz-Chakra entsprechen rosa und grüne Steine. Eine Auswahl der bekanntesten und am häufigsten vorkommenden Kristalle und Edelsteine, die besonders ausgleichend auf das 4. Chakra wirken, ist hier aufgelistet und in ihrer Heilwirkung kurz beschrieben.

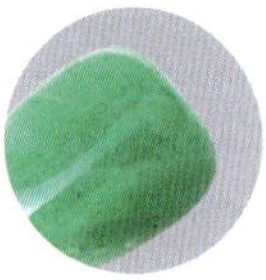

Aventurin
steht für Mut und Optimismus, hilft dir, deine Komfortzone zu verlassen, mehr Risiken einzugehen, und schenkt dir den Mut, deinem Herzen zu folgen. *Heilsame Wirkung:* hilft bei Ängsten, Gereiztheit, Nervosität, Unsicherheit, Allergien, Asthma, Ausschlag, niedrigem Blutdruck, Haarausfall, sprödem Haar, Akne

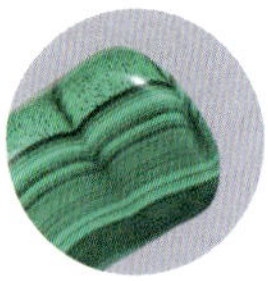

Grüne Jade
steht für Glück, Frieden und Harmonie, Weisheit des Herzens. Entspannt und beruhigt das Herz. *Heilsame Wirkung:* hilft bei Unruhe, Rastlosigkeit, Traurigkeit, Depressionen, Lebensunlust, Stress, Lungenerkrankungen, Erkältungen, Herzkrankheiten, Bluthochdruck, Diabetes, Magersucht

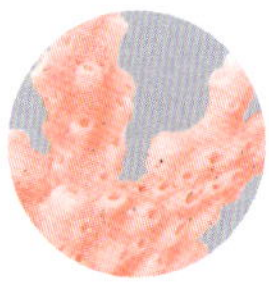

Rosa Koralle
stärkt Liebesgefühle, Freude und Lebenslust, harmonische Partnerschaft und Freundschaft, gesunde Sexualität. Schutzstein vor neidischen Menschen. *Heilsame Wirkung:* lindert Ängste, psychische Spannungen, sexuelle Unlust, hilft gegen Unfruchtbarkeit

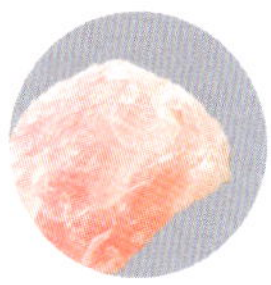

Rosenquarz
hat eine sanfte, nährende Energie, die dich mit der Essenz der Liebe verbindet; stärkt Selbstliebe und Selbstakzeptanz, aktiviert und öffnet das Herz, heilt das Herz von alten Wunden. Senkt das Stresslevel und hilft dir, dich zu entspannen, fördert Harmonie und Vergebung, balanciert die Hormone. *Heilsame Wirkung:* hilft bei Angstzuständen, Gefühlskälte, Liebeskummer, Stottern, Asthma, Erkältungen, Herzschmerzen, Gliederschmerzen, Herzinfarkt, Nervenentzündungen, Unfruchtbarkeit, übermäßigem Schwitzen, Erkrankungen der Geschlechtsorgane

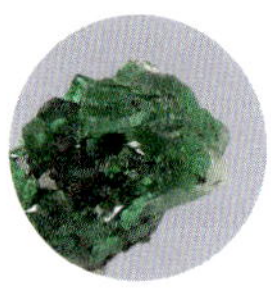

Smaragd
steht für Liebe, Schönheit und Harmonie, vertieft die Liebe und soll das geistige Wachstum fördern, schenkt uns Frieden und Harmonie in unserem Herzen. *Heilsame Wirkung:* Heilstein gegen alle Gebrechen, verjüngende und erfrischende Wirkung

ALLTAGSTIPPS, UM DAS HERZ-CHAKRA AUSZUBALANCIEREN

Lebensweise / Lifestyle

- Mach einen stillen Spaziergang in der Natur, suche Wälder und Wiesen auf.
- Zünde eine rosa / grüne Kerze an, kaufe rosafarbene (pink / rosa) Blumen.
- Umgib dich auch sonst mit den Farben Rosa und Grün: Vorhänge, Bettwäsche, Kleidung etc.
- Male, spiele, tanze, singe – tu alles, was dein Herz erfreut; sei ein Sonnenkind.
- Klebe dir Affirmationen an den Spiegel: »Du wirst geliebt«, »Du bist wunderbar« u. a.
- Lies Bücher des Dalai Lama und von Thich Nhat Hanh.
- Hilf einem Freund in Not.
- Zeige deine Liebe, sprich sie aus, sag anderen, was du an ihnen magst.
- Schaue mit den Augen der wertfreien Liebe: Betrachte alles und jeden als göttlich und heilig.
- Übe, auf dein Herz zu hören. Frage dich: Was würde mein Herz dazu sagen?
- Mach Geschenke und bereite kleine Überraschungen, z. B. jemandem eine Karte schreiben.
- Lege einen Rosenquarz auf dein Herz.
- Sei großzügig und gib anderen, was du geben kannst.
- Zeige dich selbst verwundbar, um dich für echte Verbindungen zu öffnen.
- Praktiziere täglich ein Dankbarkeitsritual: Schreibe fünf Dinge auf, für die du dankbar bist.
- Übe Vergebung, praktiziere die hawaiianische Vergebungsmeditation »Ho'oponopono«.
- Pranayama-Yoga: Übe tiefes und längeres Einatmen.
- Bhakti-Yoga: Bete, öffne dein Herz und gib dich dem Göttlichen hin.
- Karma-Yoga: Organisiere eine Wohltätigkeitsveranstaltung, z. B. Yoga für einen guten Zweck.
- Spende regelmäßig an Hilfsorganisationen (eine Liste mit empfohlenen Organisationen findest du auf meiner Website: wandabadwal.com).

»Du selbst verdienst deine Liebe und Zuneigung genauso wie jeder andere im gesamten Universum.«

Buddha

PRAKTISCHE ACHTSAMKEITSÜBUNG: DANKBARKEITSÜBUNGEN FÜR JEDEN TAG

- Besorge dir Notizbuch und Stift und lege beides neben dein Bett. Liste jeden Abend vor dem Einschlafen fünf positive Erfahrungen des Tages auf. Das kann alles sein, so unscheinbar es auch sein mag. Es geht dabei darum, die Aufmerksamkeit auf die kleinen Dinge zu lenken, die wir gerne übersehen oder für selbstverständlich nehmen: ein wärmender Sonnenstrahl, der wiedergefundene Lieblingsschal, eine schöne Passage in einem Buch, die Weichheit deiner Haut, der süße Geschmack einer Mandarine, der Duft von Flieder im Vorbeigehen, das Zwitschern einer Amsel auf dem Hausdach, die lachenden Augen eines Kindes, das weiche Fell eines Hundes, das Geräusch des Regens am Fenster, der Duft von gebackenen Waffeln … Diese Übung fördert nachweislich positives Denken und deine Achtsamkeit. Mach das mindestens einen Monat lang.
- Sage während des Tages oft »Danke«, besonders zu Menschen, die dich unterstützen. So wächst in dir das Gefühl der Liebe und Wertschätzung.
- Schreibe einen Dankesbrief an jemanden, der dein Leben verändert hat. Gib ihm den Brief wenn möglich persönlich.
- Drücke deine Dankbarkeit vor den Mahlzeiten aus, allein oder mit deinen Lieben.
- Drücke deine Dankbarkeit deinem Partner gegenüber aus oder zeige ihm / ihr Dankbarkeit.
- Übe einen Tag lang, dich nicht zu beschweren oder dich selbst und andere zu beurteilen.
- Schreibe auf, was du an dir selbst schätzt, mach eine »Was ich an mir mag«-Liste.

Das beste Mantra ist DANKE.

Ho'oponopono – Ein hawaiianisches Heilungs- und Vergebungsgebet

Ho'oponopono ist ein traditionelles Ritual der Hawaiianer zur Aussöhnung und Vergebung. Es wird für Heilung, Transformation und inneren Frieden verwendet; um die Selbstheilungskräfte in uns zu aktivieren und Konflikte zwischen Menschen zu heilen. Doch Ho'oponopono geht weit über Vergebung hinaus, denn es umfasst Liebe und Dankbarkeit. Man bittet in diesem Reinigungsritual die Person, mit der man im Streit liegt, um Vergebung – auch wenn diese Person gar nicht anwesend ist.

In der hawaiianischen Kultur wird angenommen, dass Krankheiten durch Stress, Schuld und fehlende Vergebung entstehen und diese gelöst werden müssen, um Heilung auf ganzheitlicher Ebene zu ermöglichen. Du kannst dieses Gebet auch verwenden, um Frieden in eine Situation zu bringen, in der dir eine andere Person Schmerzen zugefügt hat, oder um dir selbst für etwas zu vergeben, was du für falsch hältst.

Es umfasst die Möglichkeit, dem Universum zu sagen: »Ich erlaube diesen dunklen und schweren Energien nicht länger, in meinem Körper und meinem Leben zu sein.«

Nimm dir für diese Praxis 15 Minuten Zeit und achte darauf, dass du ungestört bist. Setz dich mit geschlossenen Augen hin, lege deine Handflächen auf dein Herz, nimm ein paar tiefe Atemzüge und verbinde dich mit deinem Herzzentrum. Verbinde dich dann innerlich mit der Person, mit der du dieses Vergebungsritual praktizieren möchtest. Das kannst auch du selbst sein. Wiederhole 9-mal innerlich das folgende Mantra und spüre, wie sich jeder Satz in deinem Herzen entfaltet. Ho'oponopono umfasst ein einfaches Mantra:

»Es tut mir leid. Bitte verzeih mir. Ich liebe dich. Ich danke dir.«

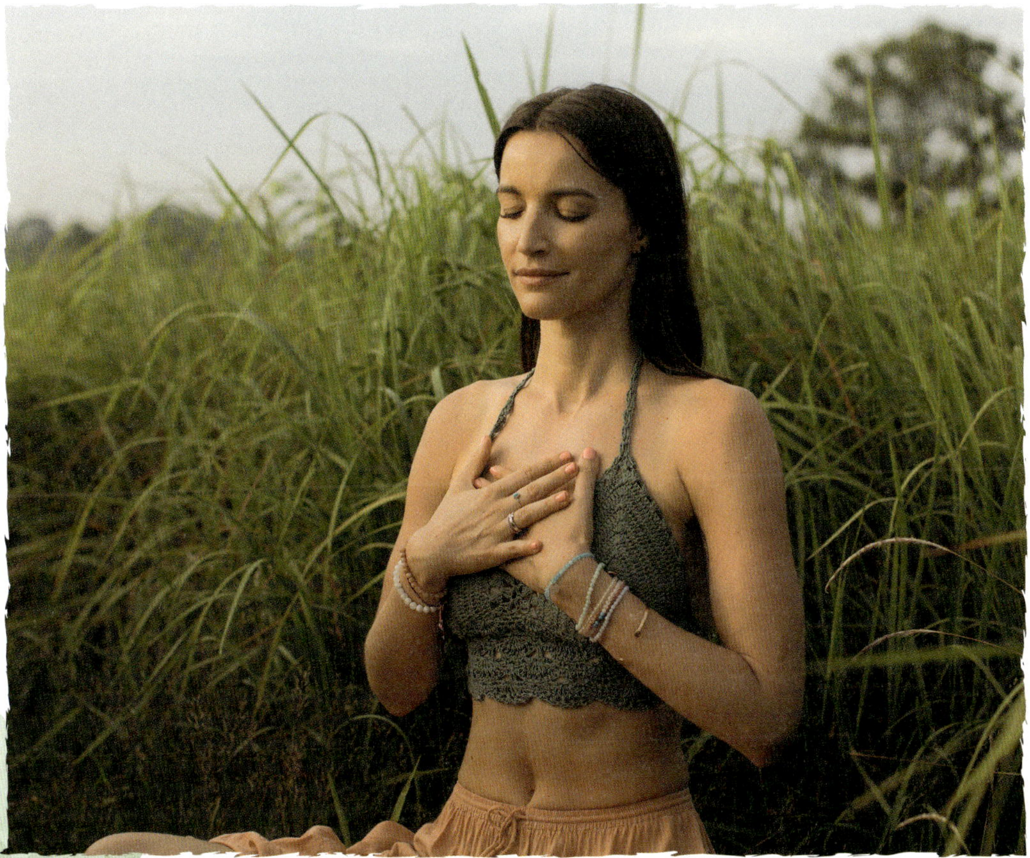

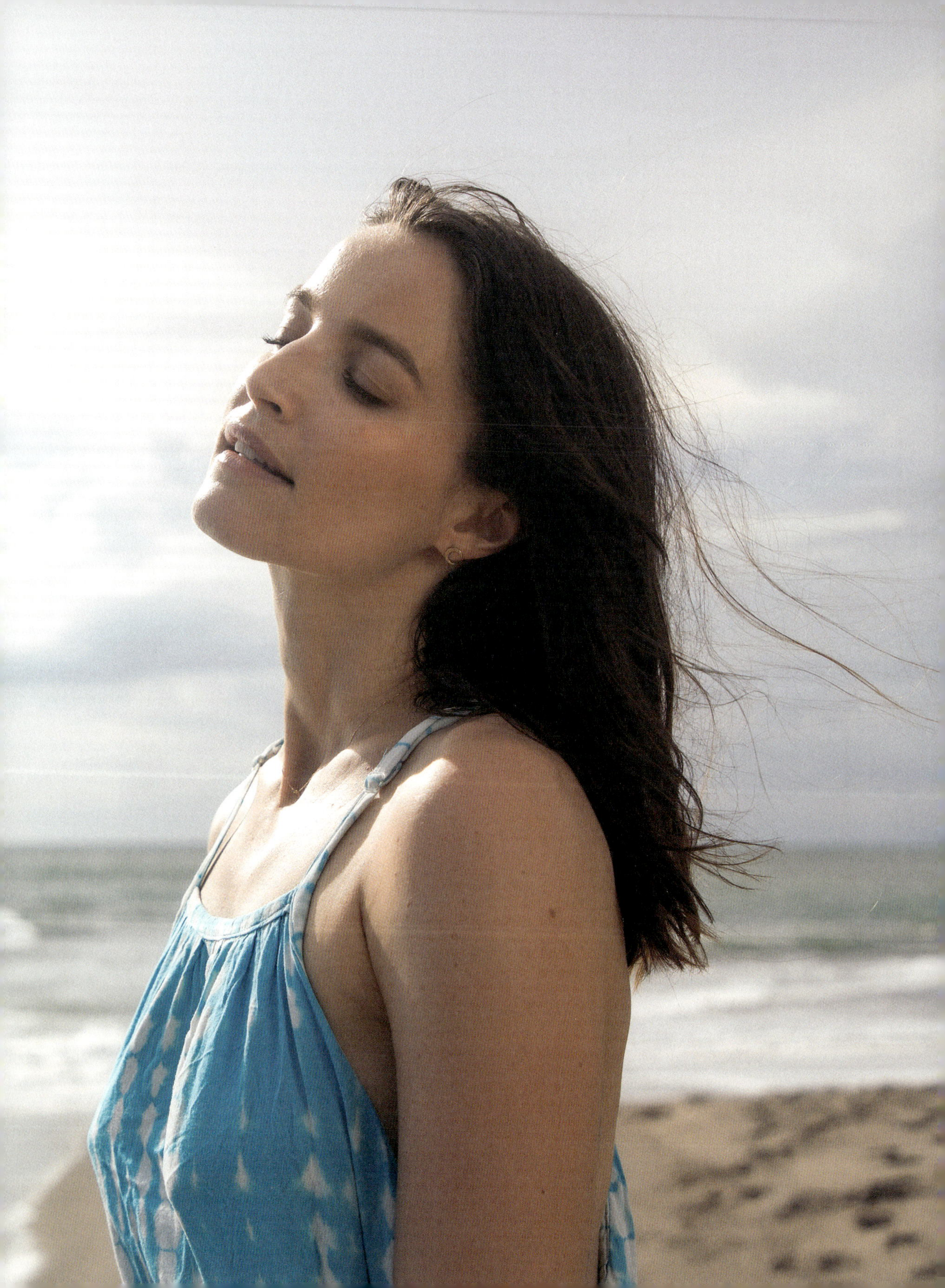

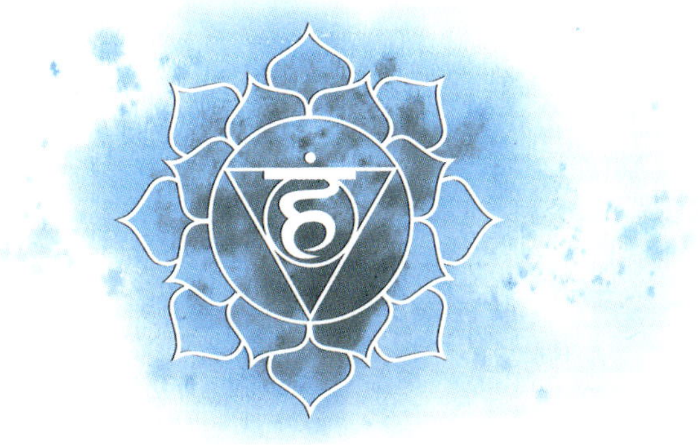

5. CHAKRA

KEHL-CHAKRA

Vishuddha-Chakra

Sprich deine Wahrheit

ICH SPRECHE · I SPEAK

DAS KEHL-CHAKRA IM ÜBERBLICK

Name	Kehl-Chakra
Sanskritname	Vishuddha-Chakra
Bedeutung	Sehr rein, Reinheit
Lokalisierung im Körper	Kehle
Yantra / Symbol	Himmelblauer Kreis (Vollmond), umringt von 16 Blütenblättern
Zentrale Lebensthemen	Kommunikation, Klang, Resonanz, Vibration, Kreativität, Selbstausdruck, Musik, Wahrheit, Offenheit, Authentizität, Reinheit, Telepathie, Kunst, Musik, Inspiration, Schreiben, Singen, Schauspiel, Sprache, innere Stimme, Freiheit
Schattenaspekte	Zu viel reden, keine Stille aushalten können, nicht in Stille sein können
Lernaufgabe	Unsere Stimme erheben, unsere Wahrheit sagen, unabhängig davon, was andere davon halten, uns zeigen, gesehen und gehört werden, Stille aushalten und konzentriert zuhören können. Was willst du in dieser Welt ausdrücken? Was sollst du lernen? Was soll bleiben?
Farbe	Himmelblau
Element	Äther, Raum (Akasha)
Wirkende Kraft / Naturgesetz	Resonanz, Vibration, elektromagnetische Schwingung, lebendige Kraft, unendlicher Raum durch Lichtwellen, stimulierte Gedanken, frei fließend, lebendige Kraft / Macht
Ayurvedischer Typ / Dosha	Vata (Luft und Äther)
Lebenswind / Vayu	Udana – der Energiewind, der sich im Hals- und Kopfbereich befindet, lässt Luft nach oben in den Kopf strömen, initiiert Klang, Enthusiasmus und Inspiration
Körperbereiche / Karmendriya	Hals, Mund, Nacken, Schultern, Kehlkopf, Speiseröhre, Kieferbereich, Ohren, Sprechapparat, Luftröhre, Lunge
Organe / Drüsen	Bronchien, Stimmbänder, Atmungsapparat, alle Teile des Mundes, inbegriffen Zunge und Speiseröhre, Schilddrüse und Nebenschilddrüse (Thyroxin)
Sinneswahrnehmung / Jnanendriya	Hören
Musik	Ätherische Klänge (Aeoliah)
Ausgleichende, unterstützende Kristalle und Edelsteine	Azurit, Aquamarin, Chalzedon, Lapislazuli, Opal, Türkis, Topas
Aroma-Öle	Pfefferminze, Eukalyptus, Teebaum, Kamille, Salbei
Ausgleichende, unterstützende Nahrungsmittel	Blaubeeren
Gottheiten	Sarasvati – die Fließende, Iris (persönliche Wahrheit), in der griechischen Mythologie ist sie die Personifizierung des Regenbogens und Botschafterin der Götter, Ganga (steht für Reinigung und Güte)
Archetypen	Der / Die Suchende, Guru
Tiere	Schwan, weißer Elefant
Bija-Mantra	HAM / HANG
Affirmation	ICH SPRECHE / I SPEAK

EINFÜHRUNG IN DAS VISHUDDHA-CHAKRA

Bedeutung von Vishuddha – Zentrum der Reinheit

Das 5. Chakra wird das »Zentrum großer Reinheit« genannt. Manche sagen, dass der Name seine Herkunft mit der Absicht verbindet, in Reinheit und Wahrheit zu sprechen, was auch teilweise zutrifft. Eine weitere Bedeutung von Vishuddha betrifft die Reinheit von Prana, ein anderer Begriff dafür ist »Äther«. Fortgeschrittene Yogis erfahren diese subtile Lebenskraft als reines, manifestiertes Potenzial und versuchen, sich ihm mithilfe von Stimme, Tönen, Mantren und der magnetischen Kraft des 6. Chakras (im nächsten Kapitel) anzunähern.

»Alles ist Energie, und das ist alles, was es gibt. Gleiche dich der Frequenz der Realität an, die du möchtest, und du kreierst diese Realität. Es kann nicht anders sein.«

Albert Einstein

Die Kraft des Äthers – Die subtile Welt der Schwingungsebenen

Wir existieren in einem Ozean von Vibrationen, einem weiten Feld elektromagnetischer Energie in einem fortwährenden Bewegungszustand und komplexer Vielfalt verschiedenartiger Frequenzen. Auf molekularer Ebene existiert Äther als Harmonie zwischen den Atomen. Klang kann die zelluläre Struktur von Materie beeinflussen, er kann harmonisieren, aber auch disharmonisch wirken. Wenn Harmonie vorhanden ist, bewegen sich die Atome / Moleküle in einem kosmischen Tanz, der die feste materielle Welt erschafft, so wie wir sie wahrnehmen. Wenn es zu Disharmonie kommt, sind das Ergebnis Desintegration und Krankheit. Auf universeller Ebene durchdringt diese vibrierende Kraft die Unendlichkeit des Raumes mithilfe von Lichtwellen und elektromagnetischer Schwingung, die wir mit unseren fünf Sinnen nicht wahrnehmen können. Sie beeinflusst subtil das feine Zusammenspiel der Zellgruppen. Ebenso wie Musik beruhigend oder stimulierend wirken kann, bewirken die Vibrationen von Vishuddha einen divergenten Effekt in unserer inneren Welt.

Die fünfte Kraft ist feiner als die des 4. Chakras – es ist die Energie von Vibrationen. Auch wenn wir es mit unseren Ohren nicht hören, erzeugt doch jedes Objekt eine Schwingung und einen eigenen Klang. Könnten wir unsere Sinneswahrnehmungen entsprechend schärfen, würden wir alle Töne zusammengenommen als das heilige AUM-Mantra wahrnehmen – der Klang, in dem das Universum schwingt. Pure Energie (Äther) benennt im Sanskrit das Leben unterhalb des atomaren, sichtbaren Levels. Es ist die Kraft, die von der heutigen Wissenschaft als »Elektromagnetismus« bezeichnet wird, so wie es die Quantentheorie zu erfassen versucht.

Jede Vibration, als Welle oder tanzendes Teilchen, ist in Kontakt mit anderen Vibrationen, die sich aufeinander beziehen und gegenseitig beeinflussen. In das 5. Chakra einzutreten bedeutet, sich in ein Bewusstsein einzuschwingen, das die Welt um uns herum als subtiles, schwingendes Feld wahrnimmt. Klang, Vibration, Worte, Rhythmus – vom ersten Schrei eines Babys bis zu den Harmonien einer Symphonie sind wir Bestandteil eines Netzwerks aus Schwingungen im Universum. Kommunikation ist das koordinierende Prinzip des Lebens. Kommunikation kann als symbolisches System gesehen werden, das die subtile mit der manifestierten Welt verbindet. Es formuliert unsere Gedanken in Worte, die in physische Manifestationen übergehen können. Im Wort findet das Bewusstsein ein Werkzeug, mit dessen Hilfe es sich organisieren kann.

Wir alle beeinflussen uns gegenseitig und die Welt um uns herum, abhängig davon, welche Energie wir gerade in uns tragen. Wenn wir einen Raum betreten, können wir diese Energien erspüren. Gehen wir damit in Resonanz, beeinflussen sie uns. Unsere eigene Energie wirkt auf andere und kann sie inspirieren. Wir können uns entscheiden, ob wir gute oder schlechte Vibrationen in unsere Umgebung senden, mit der vorherrschenden Vibration mitschwingen oder eine neue initiieren. Eines der Ziele von Yoga ist es, unser Bewusstsein zu verfeinern, um die subtileren Ebenen von Klang und Schwingung wahrzunehmen. Forschungen im Rahmen der Parapsychologie bestätigen, dass eine Ebene existiert, in der Phänomene, die mit den Gesetzmäßigkeiten der herkömmlichen Realität nicht erklärbar sind, häufiger auftreten. Als Beispiele dienen Telepathie und Heilung aus der Distanz.

Das 5. Chakra in der Entwicklung

Das 5. Chakra entwickelt sich rund um das fünfte Lebensjahr. In dieser Zeit ist das Kehl-Chakra besonders sensibel. Die Sprachentwicklung macht den Sprung von der Kinder- zur Erwachsenensprache. Das Kind lernt neben der Körpersprache die verbale Kommunikation. Es entwickelt die Fähigkeit zur Kommunikation als Verbindung von Innen- und Außenwelt. Eltern können die Entwicklung des Kommunikations-Chakras unterstützen, indem sie viel mit ihrem Kind sprechen, vorlesen, diskutieren, erzählen und sich erzählen lassen, dem Kind ermutigende Fragen stellen und ihm so helfen, den Geist zu stimulieren, neugierig zu sein und sich auszudrücken. Kinder in diesem Alter haben meist das Bedürfnis, die Buchstaben zu lernen. Zeige Interesse an dem, was dein Kind lernen möchte, und unterstütze seinen Wissensdrang. Nimm dein Kind mit zu neuen Orten, die ihr gemeinsam erkundet, z. B. Museen, Theater – geht auf Entdeckungsreisen.

Der Rhythmus des Lebens

Alle Vibrationen und Schwingungen sind charakterisiert von Rhythmus, Wiederholung und regulären Mustern durch Zeit und Raum. Diese Zyklen sind tief verwurzelt in der Funktion unseres Bewusstseins. Von der ersten Kontraktion im Mutterleib bis zum letzten Lebenshauch sind wir rhythmische Wesen. Wir tanzen in dem, was Ram Dass »den einzigen Tanz, den es gibt« nennt. Der Wechsel der Jahreszeiten, Tag und Nacht, die Zyklen des Mondes, Ebbe und Flut, die weibliche Menstruation. Auch die Bewegung des Atems und das konstante Schlagen des Herzens sind Beispiele. Alle lebenden Wesen unterliegen wechselnden Zyklen: einem Rhythmus.

Wenn wir in Harmonie mit dem 5. Chakra handeln, leben wir im Einklang mit diesen Schwingungsebenen. So beeinflusst die Art und Weise, wie wir unseren Tag beginnen, entscheidend den restlichen Tagesverlauf. Wenn du deinen Tag ruhig und zentriert beginnst, mit Yoga und Meditation, wirst du voraussichtlich auch die folgenden Interaktionen eher in einem entspannten Modus verbringen. Wenn wir den Tag hektisch beginnen, werden wir auch diesen Rhythmus mit in den restlichen Tag hineinnehmen und damit alle folgenden Tätigkeiten entsprechend beeinflussen.

From one sound does it all emerge, and to one sound it shall return.
And the sound is AUM.

Zentrum der Kommunikation und Ausdruck von Wahrhaftigkeit

Vishuddha steht für reine, wahrhaftige Kommunikation. Mit dem Kehl-Chakra in Kontakt zu treten lässt dich dich selbst erkennen und deine Gaben mit der Welt teilen. Im Kehl-Chakra geht es darum, deine Wahrheit auszusprechen, deine Bedürfnisse zu formulieren und zu offenbaren. Das Kehl-Chakra ist die Brücke zwischen Denken und Fühlen.

Das 5. Chakra ist ein wichtiges Tor zwischen Geist und Körper, zwischen Innen- und Außenwelt. Es ist das Zentrum von Kommunikation in vielen Formen: Klang, Vibration, Inspiration, kreativer Selbstausdruck. Kommunikation ist die Vermittlung von Information auf allen Ebenen. So kommunizieren wir unser Innenleben vor allem durch das gesprochene Wort nach außen, aber auch mithilfe von Mimik und Gestik teilen wir uns anderen mit. Auf der organischen Ebene der Zellen findet Informationsaustausch statt. Ohne den elektrischen Austausch zwischen Gehirnwellen und dem Muskelgewebe könnten wir uns nicht bewegen. Ohne den Transfer der Hormone in den Zellen gäbe es kein Wachstum. Wenn die DNA keine genetische Information kommunizieren würde, könnte das Leben nicht existieren. Kommunikation – gleichgültig ob chemisch, elektrisch, mental oder verbal – kreiert und erhält das Leben. Über unser Kehl-Chakra bringen wir alles zum Ausdruck. Auch durch kreative Ausdrucksformen wie Kunst, Tanz oder Musik kommunizieren wir unsere Innenwelt nach außen, für andere sichtbar. Freude, Angst, Liebe, Wut, unsere Träume und Wünsche – wir zeigen, wie wir fühlen, wie es in uns ausschaut. Im Kehl-Chakra finden wir auch die Fähigkeit der Selbstreflexion. Die Kommunikation, die mit und in uns selbst stattfindet. Wir führen innere Dialoge, bevor wir etwas laut aussprechen und in die Tat umsetzen.

Sprache entwickelt sich, indem wir die Dinge benennen und ihnen Namen geben. Etwas zu benennen fokussiert das Bewusstsein. Benennungen geben unseren Gedanken Struktur und Bedeutung. Wir verfügen über immense Speichermöglichkeiten für Bilder, Gedanken und Erinnerungen. Wenn wir die 5. Ebene erreichen, nehmen wir einen weiteren Schritt Abstand zu der physischen Ebene. Wir kommen in Kontakt mit physischer Transzendenz, können Limitationen transzendieren.

In der heutigen Welt können wir via Lichtgeschwindigkeit miteinander kommunizieren. Wir sitzen in Europa, schreiben eine Nachricht auf unserem Handy, und Sekunden später erreicht sie unsere Freundin in Australien. Dank des World Wide Web können wir uns live per Video sehen und miteinander kommunizieren, ohne uns wegbewegen zu müssen. Als Menschheit haben wir die Limitationen von Zeit und Raum so selbstverständlich überwunden, als würden wir die Straße überqueren. Wir haben Zeit und Raum mit der modernen Technologie erweitert.

Kommunikation ist eine wichtige Basis des Lernens und der Bildung. Durch Bücher, Zeitschriften, Filme, Bilder und Unterhaltungen bekommen wir Informationen über andere Länder und Kulturen und können so unseren Horizont erweitern. Kommunikation erlaubt uns, unsere eigene Welt größer werden zu lassen und uns weiterzubilden.

Worte sind leere Hüllen, bis wir sie mit Bedeutung füllen.

Das Vishuddha-Chakra bedeutet auf Sanskrit »Zentrum der Reinheit«. Neben der Materie sind Ton, Klang und Vibration die reinsten Formen von Wirklichkeit. Wenn wir genau hinhören, gibt uns die Stimmlage eines Menschen häufig direkten Aufschluss über seine Gefühlslage. Klingt die Stimme eng, angespannt, gepresst oder ruhig, aus dem Bauch heraus und entspannt? Durch unsere Stimme äußern wir psychologische Merkmale; Ängste, Stress und Verspannungen, schlechte Erfahrungen aus der Kindheit können sich in unserer Stimme negativ niederschlagen.

Wenn wir über die Fähigkeit verfügen, aus dem Herzen zu sprechen, ohne Scham, sondern mit Klarheit unsere Gefühle und Bedürfnisse ausdrücken, wirkt das ungetrübt und glaubhaft. An Kindern können wir beobachten, wie diese sich ganz rein und klar ausdrücken ohne Vorbehalte, ohne Angst vor »So etwas sagt man nicht«, also ohne Angst vor der gesellschaftlichen Norm. Wenn ein Baby Hunger oder Durst hat, fängt es an zu schreien. Das ist seine Form reiner Kommunikation, daran ist nichts verfälscht. Es ist ein Ausdruck reinen Seins, was durch das Wort Vishuddha ausgedrückt wird.

Listen more, talk less.

Kreativität und individueller Ausdruck

Menschen, deren Vishuddha-Chakra entwickelt ist, sind oft talentierte Musiker oder Künstler, die gerne von einer göttlichen Muse oder Gunst sprechen, die sie inspiriert, während sie ihre Kunst entwickeln oder aufführen (Mozart, Beethoven, Picasso oder van Gogh zählten dazu). Diese Muse kann als Sarasvati beschrieben werden. Sie ist die Schirmherrin des 5. Chakras und wird gern mit einem Schwan abgebildet, der über einen klaren, ruhigen See gleitet. Sarasvati bedeutet »die Fließende«. Sie symbolisiert die Fähigkeit, höhere Weisheit durch Wissen und die Intuition des 5. Chakras fließen zu lassen. Autoren berichten von der Erfahrung, »etwas anderes« als sie selbst schreibe »durch sie«. Sie denken nicht bewusst über Inhalte nach, sie bewegen sich in einem Zustand, der *flow state* genannt wird (bereits im 2. Chakra benannt).

Dieser Zustand wird auch im Forschungsbereich der Neurowissenschaft über Meditation beobachtet: Unser Frontallappen, unser denkender Geist, ist während einer Meditation nachweislich ruhiger, während die rechte Gehirnhälfte deutlich aktiver ist.

Laute Welt, leise Welt

Unsere Welt ist laut geworden. Wir sind ständig in Formen der Kommunikation involviert, sei es durch unsere eigene Stimme, durch das Smartphone, per SMS, in E-Mails oder Gesprächen mit anderen. Wir brauchen den Austausch, denn wir sind soziale Wesen. Unser Bedürfnis, ständig zu sprechen, zu antworten und immer erreichbar zu sein, nimmt überhand. Wir bleiben in der Außenwelt und verlieren dabei den Kontakt nach innen, zu uns selbst. Wir hören unsere leise innere Stimme nicht mehr. Sie wird schlichtweg durch den Lärm der Außenwelt übertönt. Deshalb ziehen sich »erwachte« Menschen ganz bewusst in die Einsamkeit und Ruhe der Natur zurück, um der lauten Welt zu entsagen. Auch heute gibt es einen Trend, der immer mehr Menschen in die Stille führt, der Klöster und Schweige-Retreats wieder attraktiv macht. Meditation und Stille tun uns gut und sind sinnvolle Wege, um einen Raum zu schaffen, der es uns ermöglicht, das Innere wieder lebendig zu spüren und zu uns selbst zu finden.

»Most of the time we talk to make other people feel comfortable.«

Rod Stryker

MEIN PERSÖNLICHER BEZUG

Öffentliches Sprechen

In meiner Zeit als Musicaldarstellerin und Schauspielerin überfiel mich vor Castings oft ein heftiges Lampenfieber. Es gelang mir noch nicht, mich selbst zu steuern und zu entspannen. Von bewusstem Atmen, Meditation und der Arbeit an Glaubenssätzen hatte ich noch nichts gehört. Meine Ängste schlugen sich auf die Stimme nieder: Sie rutschte mir in den Gesangs-Castings piepsig in den Hals; die Songs klangen ehrlicherweise grauenvoll. Als ich später anfing, Mantren zu singen, war das eine Form der Heilung: Meine Stimme erholte sich, und ich begann meine authentische Stimme zu entdecken.

So wie eine Schauspielerin einen Monolog von 90 Minuten sprechen kann, muss auch eine Yogalehrerin eine leistungsfähige Stimme entwickeln, um durch den Unterricht führen zu können. Das stellt für alle Lehrer eine Herausforderung dar, weshalb viele einer Stimmschulung oder Stunden bei Logopäden bedürfen, um nicht heiser zu werden. Sie lernen, ihre Stimme optimal zu trainieren, indem sie die richtige Atmung einsetzen. Bei einem Workshop oder Training spreche ich manchmal über acht Stunden. Für meine Stimme ist das belastend, aber auch kräftigend; gleichzeitig erweitert sich mein Wortschatz. Am Anfang fühlte ich mich als Yogalehrerin auf einer Art Bühne: Zu Beginn war da eine große Nervosität, doch nach kurzer Zeit war sie vergessen, ich konzentriere mich dann ganz auf das, was ich tun und sagen will. Denn sind wir präsent, verschwindet die Aufregung von selbst.

Seit drei Jahren bilde ich Yogalehrer aus. Das ist ein aufregender Prozess. Wenn wir in die Rolle des Lehrers treten, findet die Wissensvermittlung durch das Medium des Sprechens statt: Wir sprechen unsere Schüler an. Wir wünschen uns, gehört zu werden. In jeder Ausbildung gibt es diesen Moment, wo Schülerinnen mit ihren Ängsten konfrontiert werden, wenn das Unterrichten vor der großen Gruppe zum Thema wird. Es gab schon Nervenzusammenbrüche, wenn der Moment gekommen war, vor anderen zu sprechen. Alte Ängste, Erfahrungen und Glaubenssätze aus der Kindheit werden wach: »Du bist zu laut«, »deine Meinung interessiert keinen«, »halte dich zurück« tauchen wieder auf. Deshalb sollten alle schnellstmöglich in die Rolle des Lehrers treten, um die Angst vor dem Unterrichten zu verlieren. Alle, die sich der Abschlussprüfung innerhalb einer Yogalehrerausbildung stellen, kommen später mit einem überwältigenden Glücksgefühl zurück und fühlen sich gestärkt.

Das Kehl-Chakra ist für viele von uns ein blockierter Bereich. Es ist eine der größten Ängste der Menschen, in der Öffentlichkeit zu sprechen. Umfragen ergaben, dass es für manche Menschen schlimmer erscheint als die Angst vor dem Tod! Vor anderen Menschen aufzutreten ist für die meisten von uns Furcht einflößend. Meist weil wir (manchmal berechtigt) Angst vor Verurteilung durch andere und Blamage haben. Wir wünschen uns, geliebt und angenommen zu werden, gerade so, wie wir sind. Es korreliert mit dem Wunsch, »gehört und gesehen zu werden«. Und wir wissen, wie gut es sich anfühlt, wenn uns jemand wirklich zuhört, uns direkt anschaut beim Sprechen und uns Raum für unsere Wahrheit schenkt – ohne uns dafür zu verurteilen.

Deine Wahrheit sprechen – No matter what they say

Die eigene Wahrheit zu sprechen ist eine herausfordernde Aufgabe. Wir haben Angst vor Ablehnung und Unverständnis, Angst, andere mit unserer Wahrheit zu verletzen. Die Wahrheit auszusprechen bedeutet, das Risiko einzugehen, mir wegen meiner Ansichten den Ärger anderer Menschen auf mich zu ziehen. Vielleicht stehen wir auch allein da mit »unserer Wahrheit«. Wir haben alle den Wunsch nach Zugehörigkeit (Grawe; Konsistenztheorie). Niemand möchte allein stehen. Deshalb gibt es in nahezu jeder Familie Geheimnisse und »versteckte Botschaften«, die unter den Teppich gekehrt werden. Ein Stück weit ist das normal, aber zu viel Ungesagtes vergiftet die Atmosphäre, schafft Misstrauen und belastet unsere Beziehungen.

Studien haben gezeigt, dass es wichtiger ist, WIE wir etwas sagen – also der Klang unserer Stimme –, als der tatsächliche Inhalt dessen, WAS wir sagen: Der Ton macht die Musik. Doch um die eigene Wahrheit aussprechen zu können, müssen wir zuerst wissen, worin unsere Wahrheit besteht. Wir müssen uns selbst ehrlich reflektieren, Verantwortung übernehmen und unserer Wahrnehmung vertrauen.

Speak your truth even if your voice shakes.

Gewaltfrei kommunizieren – das GFK-Konzept

Ein sehr populäres Konzept ist die Methode der gewaltfreien Kommunikation, kurz GFK (GewaltFreie-Kommunikation) genannt, nach Marshall B. Rosenberg. Sie wird weltweit in Familien, Schulen, Therapie und Beratung eingesetzt. Rosenberg war ein bewundernswerter Mensch, der als Mediator in Kriegsgebieten unterwegs war, um Frieden zu stiften. Er war überzeugt, dass Kommunikation und dauerhaft friedliche Beziehungen nur bei echtem empathischem Kontakt gelingen können.

Die Art, wie wir sprechen, spielt eine entscheidende Rolle für unsere Fähigkeit, einfühlsam zu bleiben. Gewaltfrei bedeutet hier: ohne Vorwürfe, Schimpfwörter und Verallgemeinerungen. Es geht darum, im Gespräch mit anderen ganz präsent zu sein. Viele Menschen reden aneinander vorbei und verletzen sich mit Worten und der Art, wie sie miteinander sprechen. Das Ziel der gewaltfreien Kommunikation ist, respektvolle, konstruktive Gespräche zu führen. Es lohnt sich, sie zu erlernen.

GLEICHGEWICHT UND UNGLEICHGEWICHT IM KEHL-CHAKRA

Unbalancierte Energie in einem Chakra – eine Störung im Energiesystem – kann sich entweder in einer Unter- oder einer Überfunktion äußern. Mithilfe der folgenden Stichpunkte kannst du ein eventuelles Ungleichgewicht in deinem 5. Chakra feststellen. Dazu musst du aber noch wissen, dass es auch sein kann, dass sich gleichzeitig beide Merkmale zeigen, also eine Unterfunktion *und* eine Überfunktion. Die Unbalance kann wie ein Pendel von einem zum anderen Extrem schwingen. Ziel ist es, dich in der Mitte einzupendeln, um dein Kehl-Chakra zu harmonisieren.

Das 5. Chakra in der Unterfunktion

- Sehr leise, undeutlich sprechen, fehlerhaft in Artikulation und Sprache
- Mit piepsiger Stimme sprechen, die vor allem aus dem Hals kommt
- Holprige Sprache, über einen kleinen Wortschatz verfügen
- Gebrauch von Füllwörtern – »ähm«, »okay« –, um Unsicherheit zu überdecken
- Angst, in der Öffentlichkeit, vor anderen Menschen zu sprechen
- Die Stimme ist »nicht im Körper« verankert, schwebt
- Mangel an Selbstbewusstsein, keine Führungsqualitäten
- Von der eigenen Herzenswahrheit abgekoppelt sein
- Zu schüchtern, sich selbst zu zeigen zum Tanzen, Singen, steif sein
- Kommunikationsprobleme, mangelnder kreativer Ausdruck, auch schriftlich
- Mangel an Selbstvertrauen, Hemmungen, Phobien
- Widerstand gegen Veränderung, Reisen oder neue Ideen
- Unnachgiebig sein, häufig im Konflikt mit anderen
- Schwierigkeiten im Umgang mit Technik

Das 5. Chakra in der Überfunktion

- Zu viel und zu laut sprechen
- Andere nicht aussprechen lassen
- Übertriebenes Bedürfnis zu sprechen, Stille nicht aushalten können
- Übertriebenes Bedürfnis zu lesen und Wissen anzusammeln
- Die eigene Meinung anderen ungefragt und unsensibel überstülpen
- Überzogenes Bedürfnis, gehört und wahrgenommen zu werden, Ichbezogenheit
- Nicht die Wahrheit sagen, Lügen erfinden über sich und andere

- Schlechte Nachrede und lästern über andere
- Schlechter Zuhörer, Tendenz zum Argumentieren
- Ununterbrochenes Denken, Konzentrationsprobleme, zerstreut sein
- Immer in Bewegung, unruhig sein
- Leicht erregbar, impulsiv und chaotisch
- Halsschmerzen, steifer Nacken, Erkältungen und Schilddrüsenerkrankungen
- Probleme mit den Ohren, schlecht hören
- Geschwollene Mandeln, Sprachstörungen

Das 5. Chakra in Balance

- Wortgewandt, rhetorisch eloquent, gute Kommunikationsfähigkeit
- Klare, volle und wohlklingende Stimme
- Dynamische Sprecherin, bewegt sich in Richtung Führungsposition
- Künstlerischer Ausdruck: Singen, Schauspielen und Musik entstehen natürlich
- Kreativ und talentiert in Musik und Kunst
- Akademisch, intelligent; liebt es zu lesen und Wissen anzuhäufen
- Talentiert auf technologischen und wissenschaftlichen Ebenen
- Liebt den Wissensaustausch mit anderen Menschen
- Kann Gefühle vom Herzen her zeigen, sagt die Wahrheit
- Inspirierend und ohne Angst
- Sich selbst treu bleiben und Nein sagen können
- Innere Aufrichtigkeit, drückt sich auch durch körperliche Aufrichtung aus
- Ausdrucksstarke Individualität, kühn und furchtlos
- Inspirierend; liebt es, neue Ideen zu entdecken
- Offen für Reisen und Erkundung neuer Orte und Ideen, nomadisch
- Anpassungsfähig und vielseitig

DIE 6 WICHTIGSTEN ASANAS FÜR DAS KEHL-CHAKRA

Pflug / Halasana

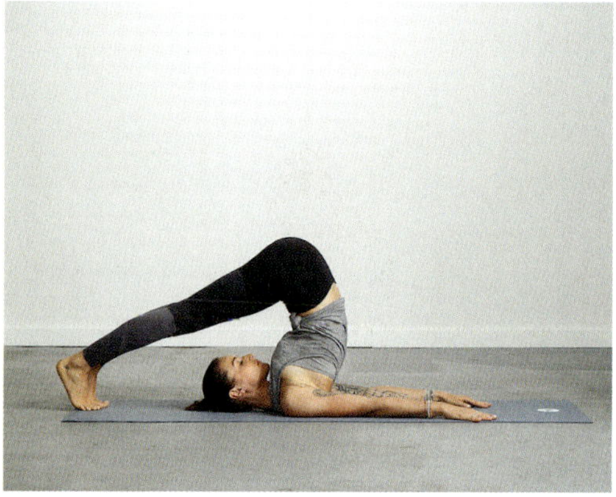

- Der Pflug dehnt die Beinrückseite und den Nacken, streckt die Schultern und die Wirbelsäule.
- Beschwerden wie Verstopfung und Magenbeschwerden können gelindert werden.
- Stimuliert die Bauchorgane und die Schilddrüse, hilft bei Wechseljahresbeschwerden.

Fisch / Matsyasana

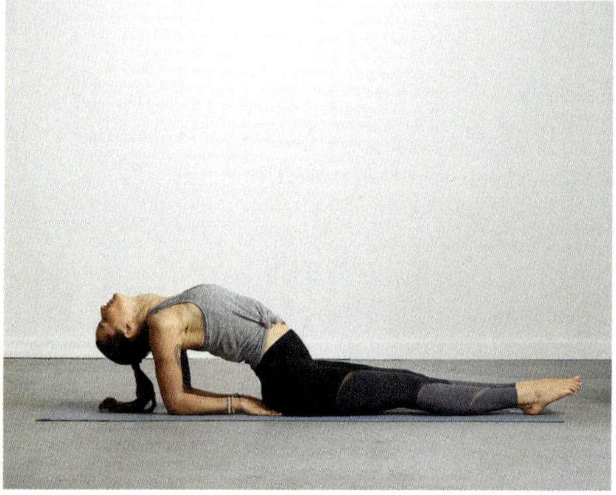

- Diese Übung öffnet Brustraum und Schultern, dehnt Bauchmuskeln und Brustmuskel, öffnet die Kehle und unterstützt die Lungen.
- Stärkt Schultern und obere Rückenmuskulatur.
- Stimuliert die Schilddrüse, lindert Menstruationsschmerzen, hilft gegen Müdigkeit und Ängste.

Das Nadelöhr

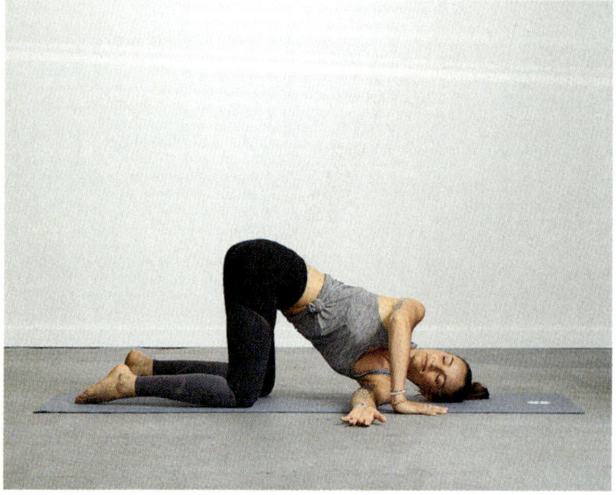

- Das Nadelöhr streckt die Wirbelsäule, löst Verspannungen im Schultergürtelbereich, löst Nackenverspannungen.
- Massiert die Bauchorgane und die Nieren.
- Diese Übung befreit von Stress, Anspannungen und Ängsten.

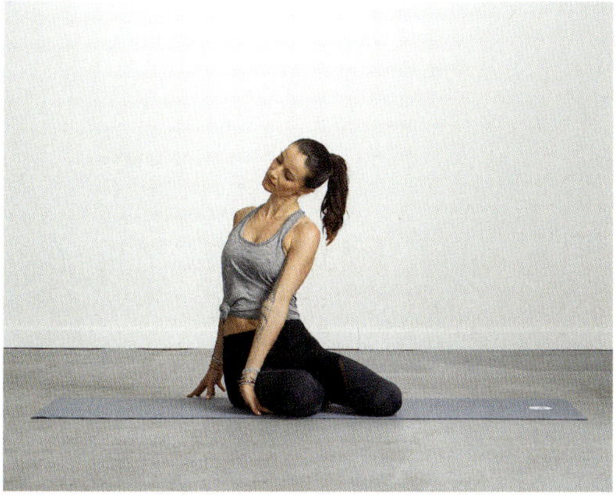

Drehsitz / Bharadvajasana I

- Der Drehsitz erhöht die Flexibilität der Wirbelsäule, öffnet die Schultern, dehnt die äußere Hüfte.
- Massiert die Bauchorgane und dehnt den Nacken. Löst Stress, wirkt verinnerlichend.
- Fördert das geistig-emotionale Verdauen und Integrieren von neuen Informationen.

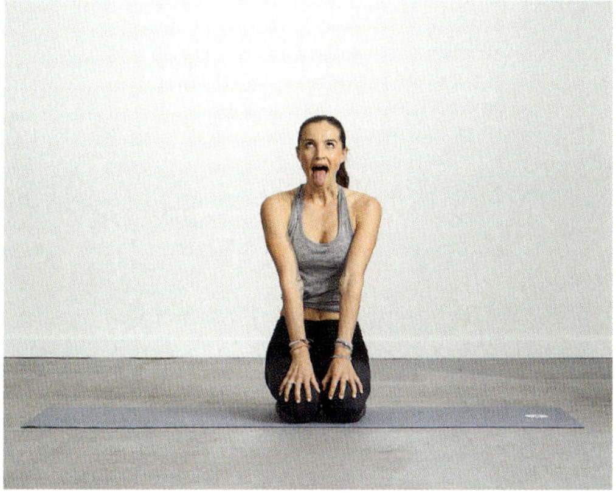

Fersensitz Löwenatmung / Vajrasana mit Simhasana

- Der Fersensitz stärkt und streckt die Rückenmuskulatur, kreiert Länge in der Wirbelsäule.
- Öffnet die Hüften, wirkt zentrierend, fördert innere Aufrichtung und Präsenz.
- Die Löwenatmung löst Verspannungen in Gesicht, Kiefer und Hals und befreit von Stress.

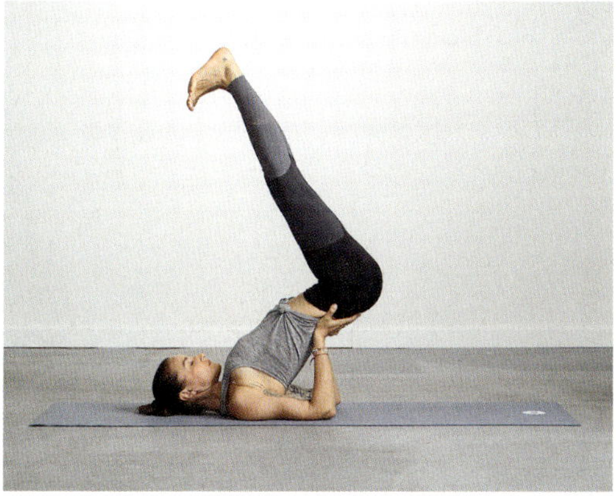

Umkehrhaltung / Viparita Karani

- Stimuliert Schilddrüse und Prostata, verbessert die Verdauung, dehnt den Nacken.
- Hilft bei Schlaflosigkeit, unterstützt die hormonelle Balance.
- Entlastet das Herz-Kreislauf-System. Wirkt beruhigend, kann helfen, die geistige Perspektive / Einstellung zu wechseln.

YOGASEQUENZ FÜR DAS KEHL-CHAKRA

Diese Praxis hilft dir, Verspannungen im Kehl- und Kieferbereich zu lösen, um mutig deine Wahrheit zu sprechen und die Energie des Selbstausdrucks wieder freier fließen lassen zu können. Bei Umkehrhaltungen ist es besonders wichtig, warm zu sein, den Nacken gut vorzubereiten und anschließend entsprechend auszugleichen, um das Verletzungsrisiko in der Halswirbelsäule zu minimieren.

Diese Yogasequenz wirkt beruhigend und spricht vor allem das parasympathische Nervensystem an. Sie ist sowohl für abends als auch für morgens geeignet. Übe während der gesamten Praxis die 1:1-Ujjayi-Atmung und atme immer mal wieder geräuschvoll durch den geöffneten Mund aus, um die Kehle zu öffnen und die Stimme loszulassen: »Hahhh«.

Kopfstand und Schulterstand sind nicht für Yoga-Anfänger geeignet. Vorsicht bei Problemen oder Verletzungen in der Halswirbelsäule. Bitte übe keine Umkehrhaltungen, wenn du schwanger bist bzw. nur, wenn du eine erfahrene Yogini bist und dies mit deinem Arzt abgeklärt hast. Diese Praxis wirkt balancierend für Kapha (Erde & Wasser), Pitta (Feuer & Wasser) und Vata.

Asanas, die dynamisch praktiziert und mehrfach wiederholt werden, sind folgendermaßen gekennzeichnet:

❯ Anfang des Flows ❮❯ Mitte des Flows ❮ Ende des Flows
R & L: auf der rechten und der linken Seite ausführen

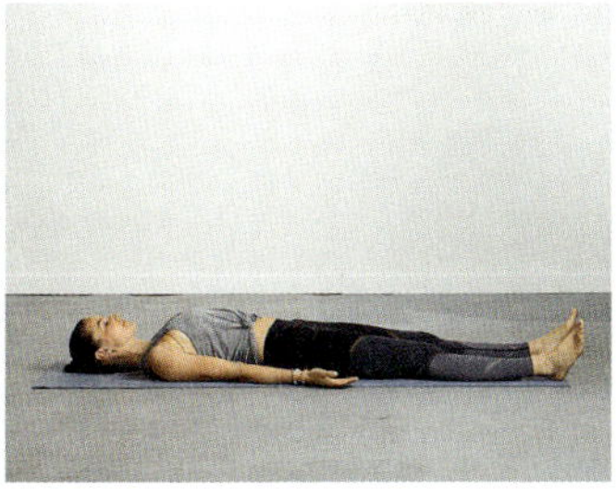

Rückenlage *Ankommen, tief in den Bauch atmen.*

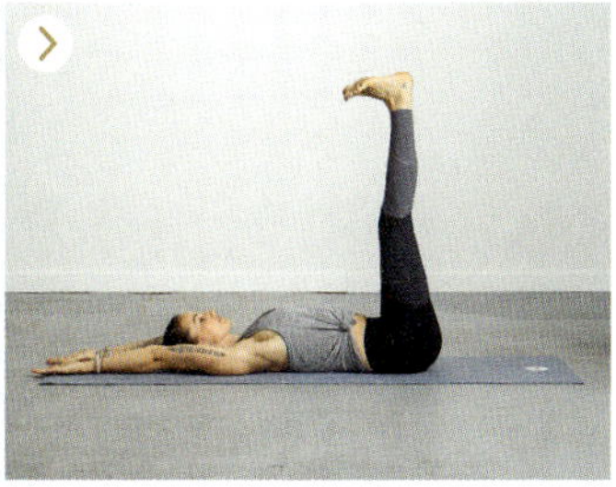

Dynamische liegende Stockpose mit Knie zur Brust

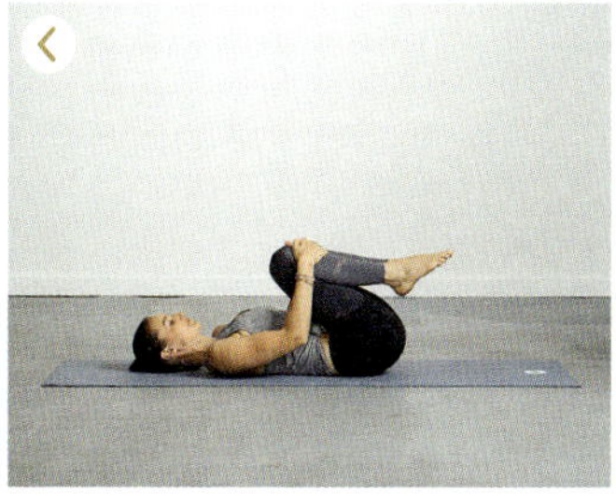

Dynamische liegende Stockpose mit Knie zur Brust *5-mal wiederholen.*

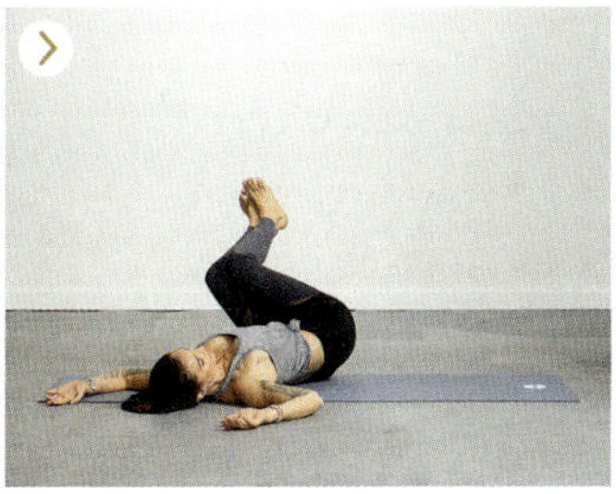

Dynamischer liegender Twist mit Kaktusarmen *Kopf entgegengesetzt drehen, R & L.*

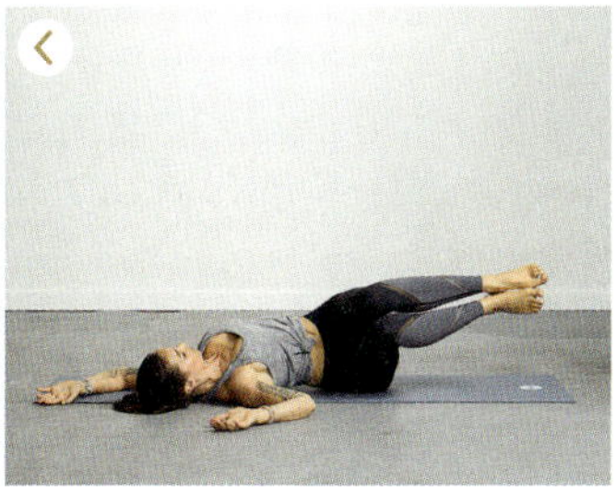

Dynamischer liegender Twist mit Kaktusarmen *Kopf entgegengesetzt drehen, R & L. 5-mal wiederholen.*

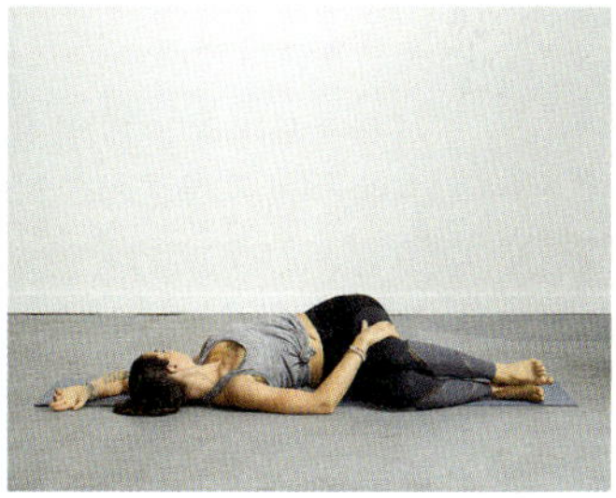

Liegende Drehung *R & L. Für 10 Atemzüge bleiben.*

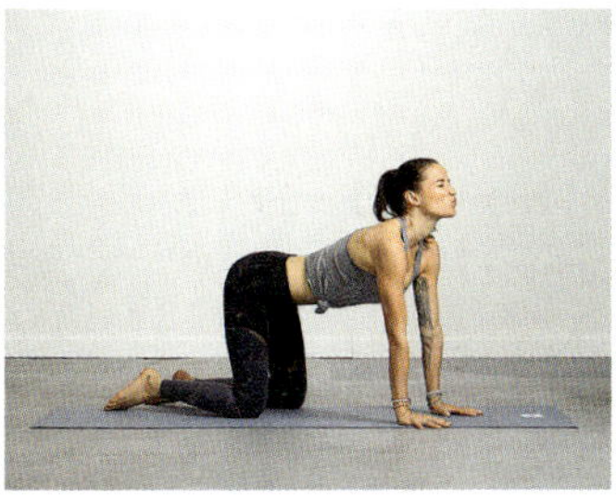

Vierfüßler mit Löwenatmung *Einatmen, anspannen.*

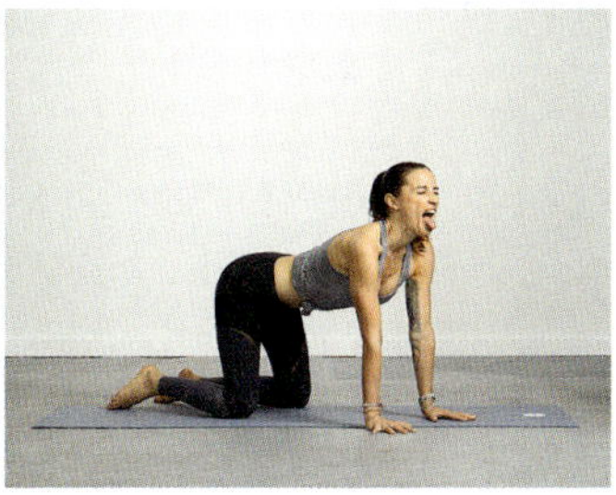

Vierfüßler mit Löwenatmung *Ausatmen, lösen, bei »Hahhh« Zunge raus.*

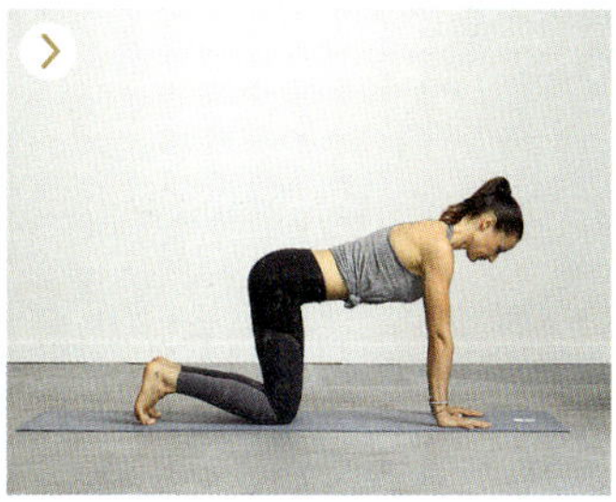

Dynamischer Vierfüßler mit Herabschauendem Hund

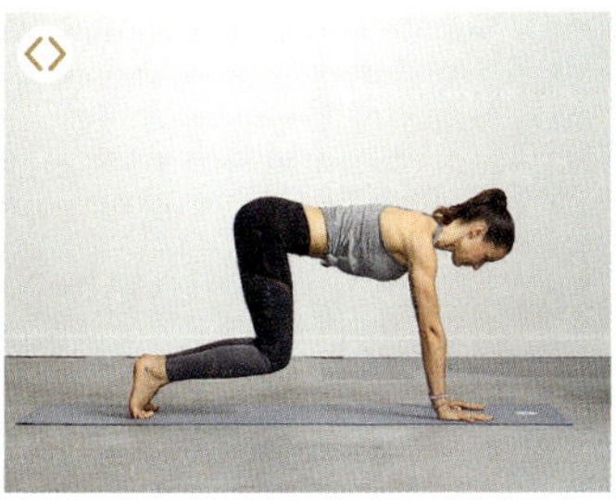

Dynamischer Vierfüßler mit Herabschauendem Hund

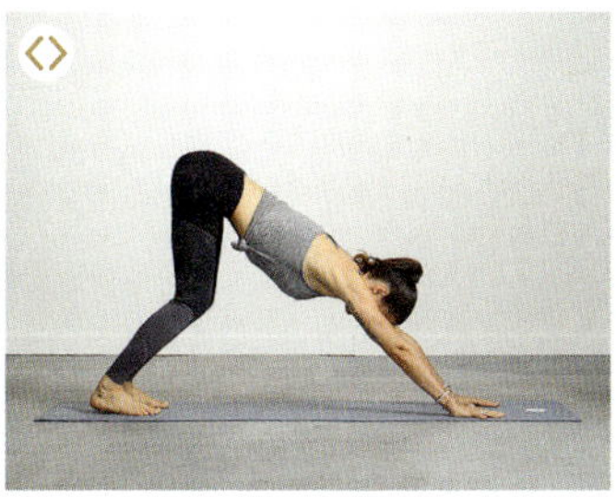

Dynamischer Vierfüßler mit Herabschauendem Hund

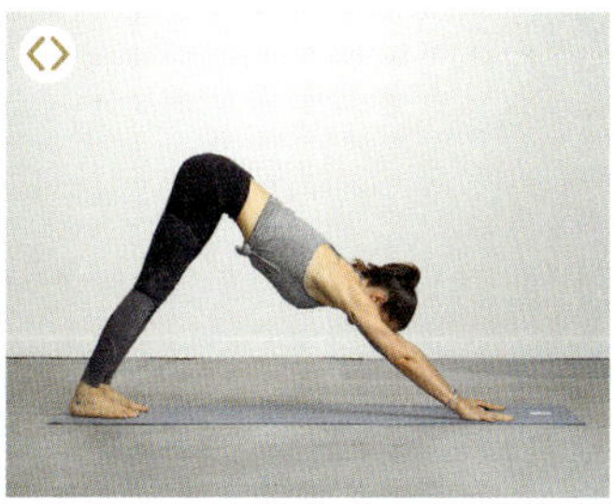

Dynamischer Vierfüßler mit Herabschauendem Hund

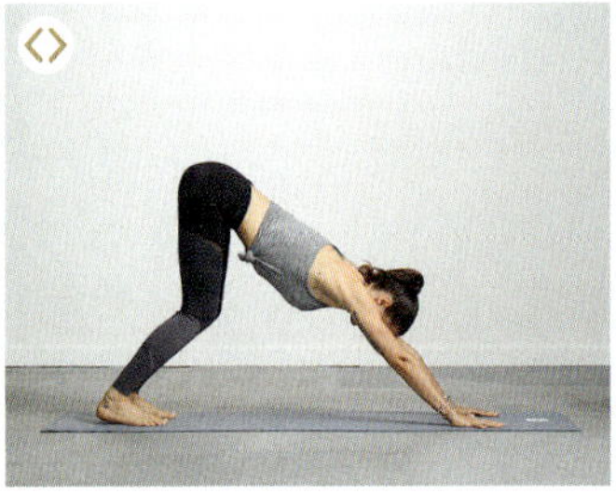

Dynamischer Vierfüßler mit Herabschauendem Hund

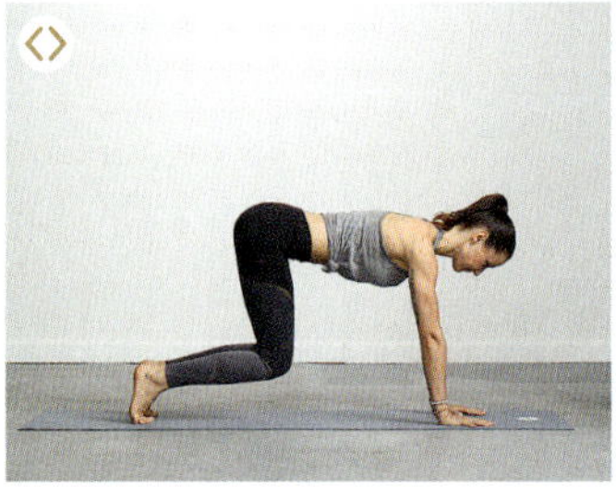

Dynamischer Vierfüßler mit Herabschauendem Hund

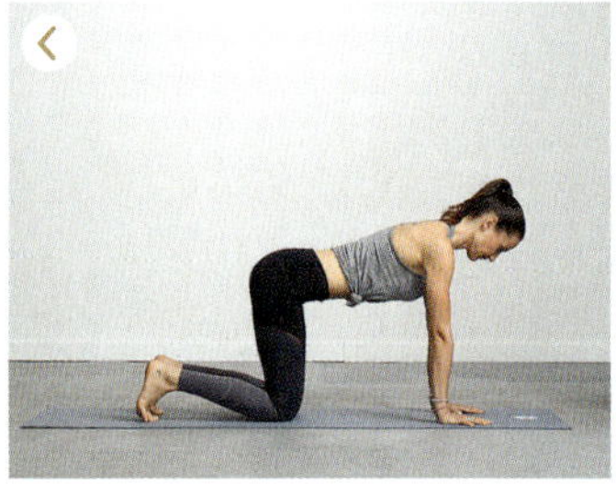

Dynamischer Vierfüßler mit Herabschauendem Hund *5-mal wiederholen.*

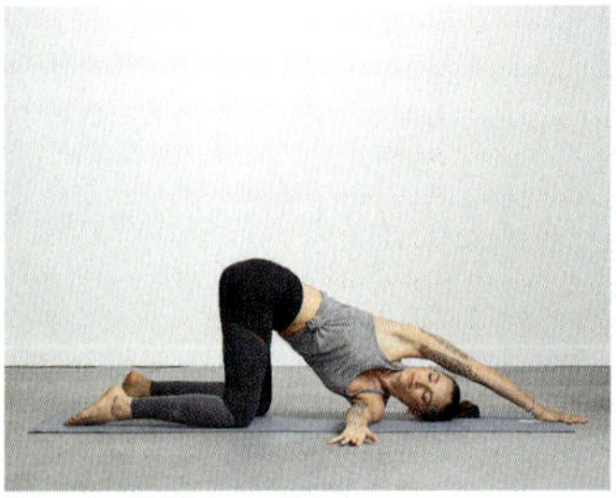

Das Nadelöhr *R & L. Für 10 Atemzüge bleiben.*

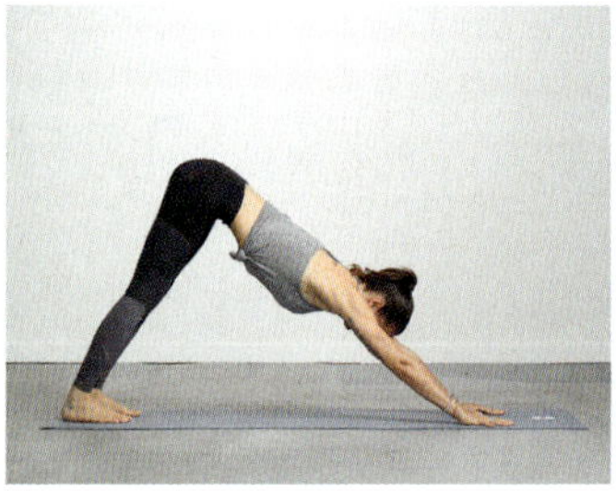

Herabschauender Hund *Für 5 Atemzüge bleiben.*

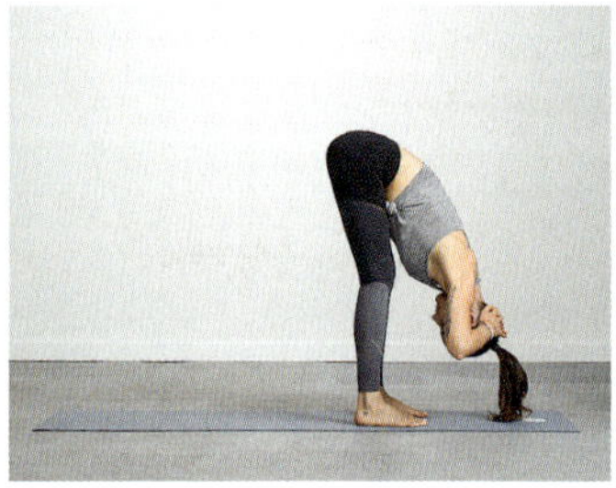

Stehende Vorbeuge mit Nackendrehung *Für 5 Atemzüge bleiben.*

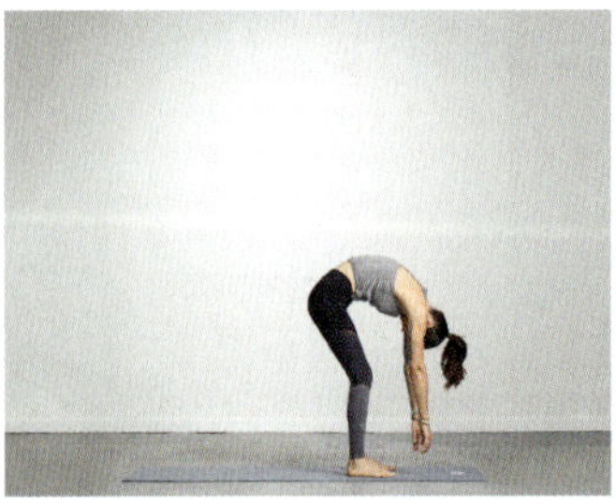

Aufrollen *Langsam nach oben rollen.*

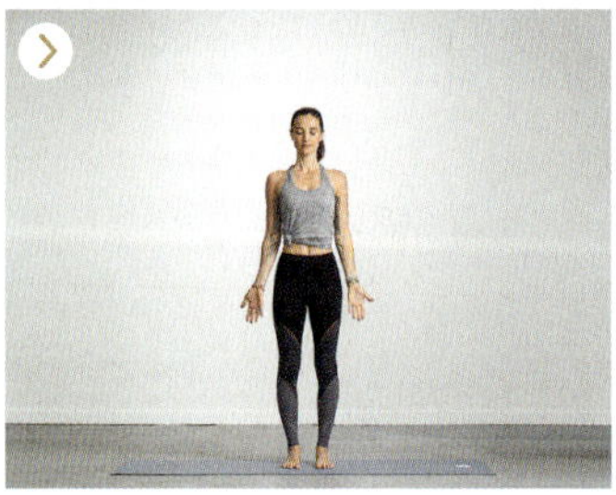

Berghaltung mit Armkreisen

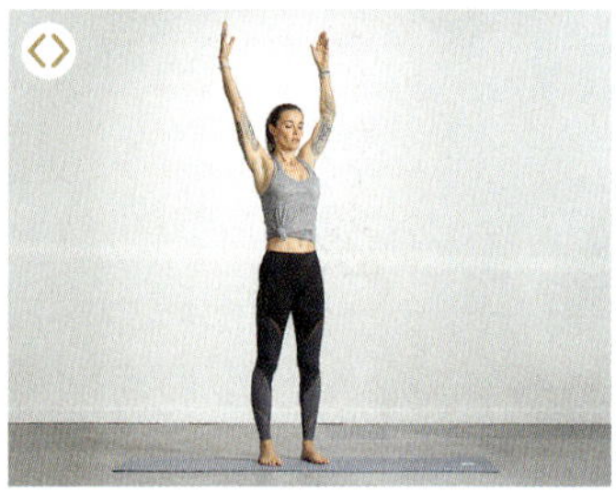

Berghaltung mit Armkreisen

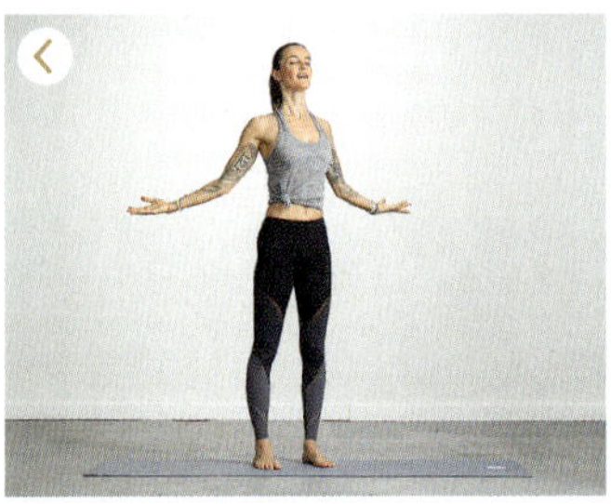

Berghaltung mit Armkreisen *3-mal wiederholen.*

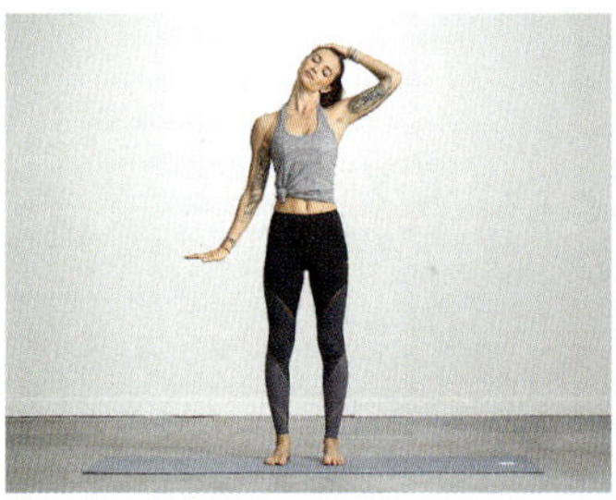

Berghaltung mit seitlicher Nackendehnung *R & L. Jeweils für 5 Atemzüge.*

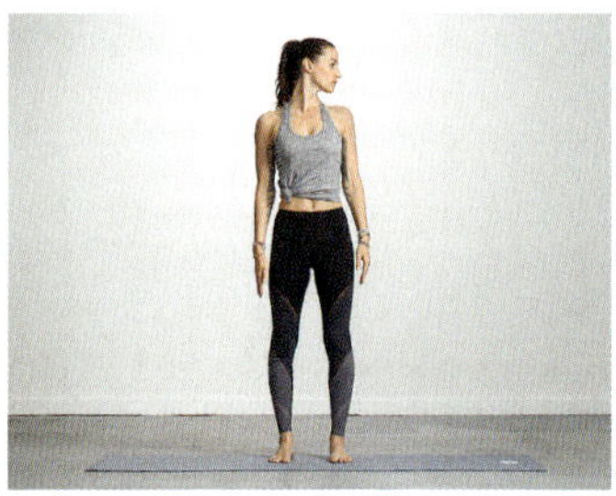

Berghaltung mit seitlicher Nackendrehung *R & L. Über die rechte und linke Schulter schauen.*

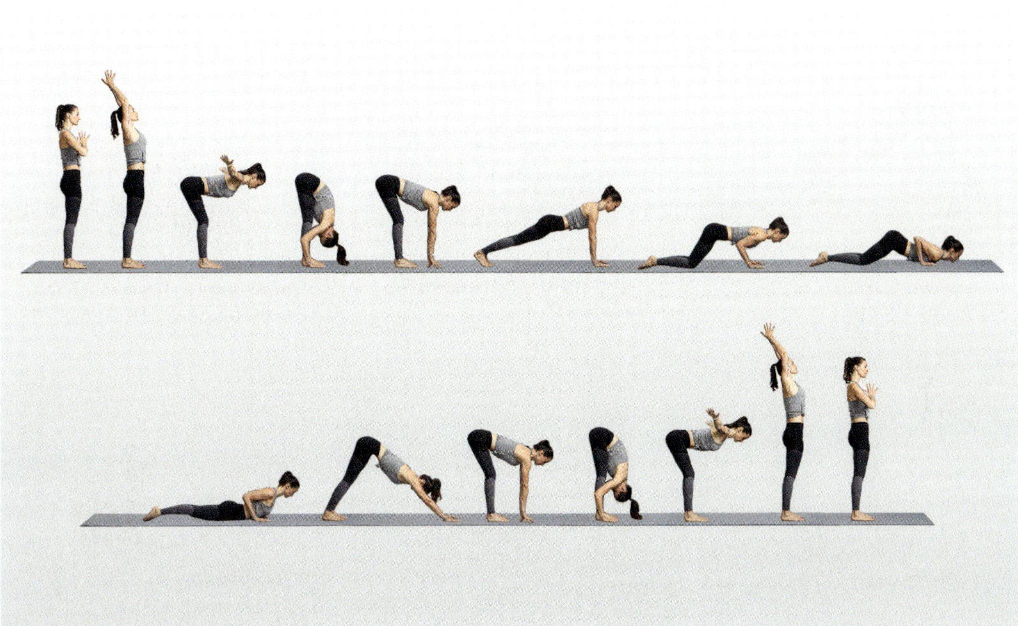

Sonnengruß A *3 – 5 Runden*

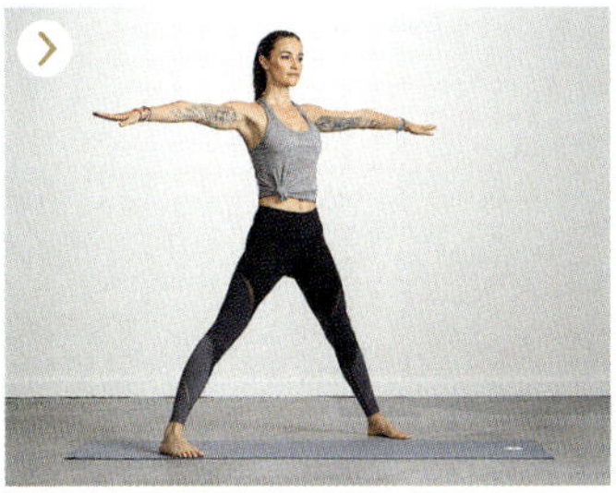

Dynamische Drehung in der weiten Grätsche *R & L.*

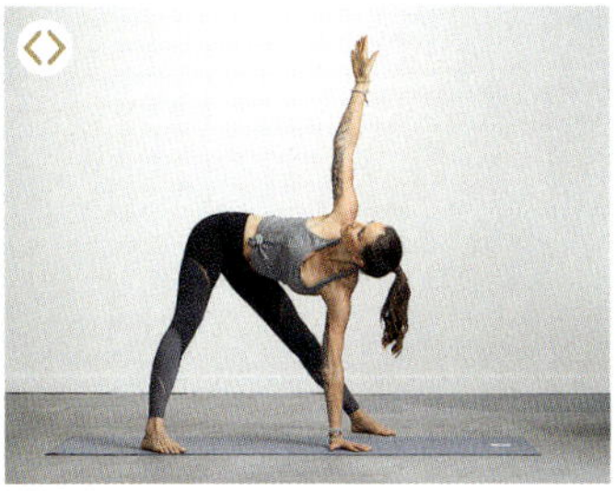

Dynamische Drehung in der weiten Grätsche *R & L.*

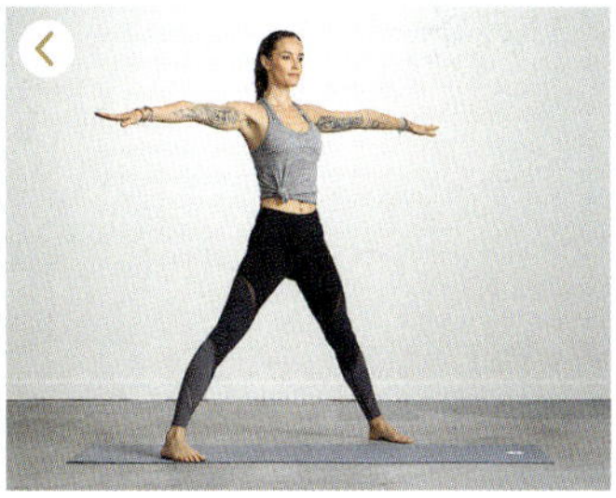

Dynamische Drehung in der weiten Grätsche *R & L.*

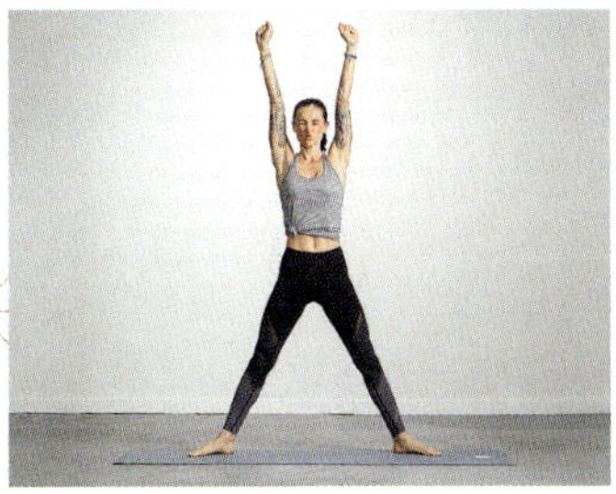

Kali Mudra *Einatmen und anspannen.*

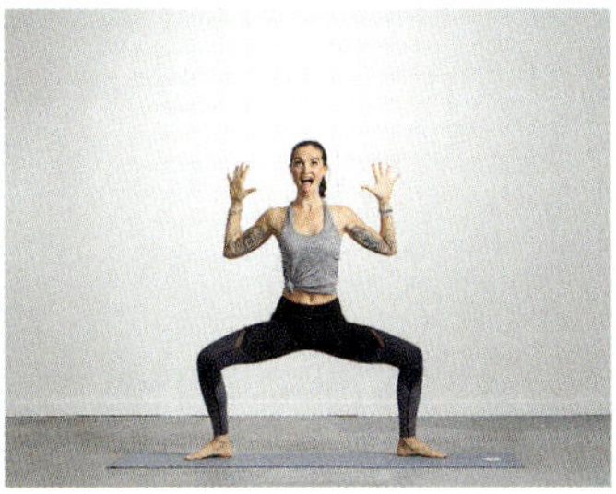

Kali Mudra *Ausatmen auf »Hahhh« und Zunge raus. 3-mal wiederholen.*

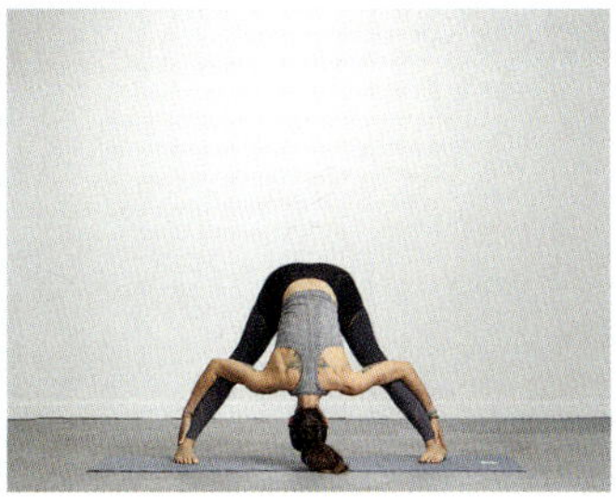

Stehende weite Grätsche mit Vorbeuge *Für 10 Atemzüge bleiben.*

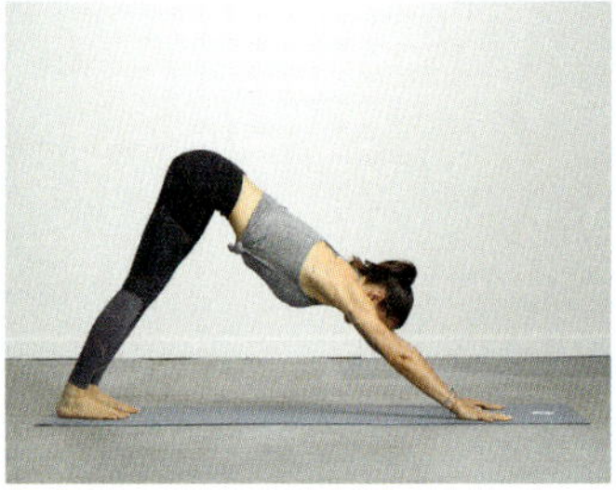

Herabschauender Hund *Für 5 Atemzüge bleiben.*

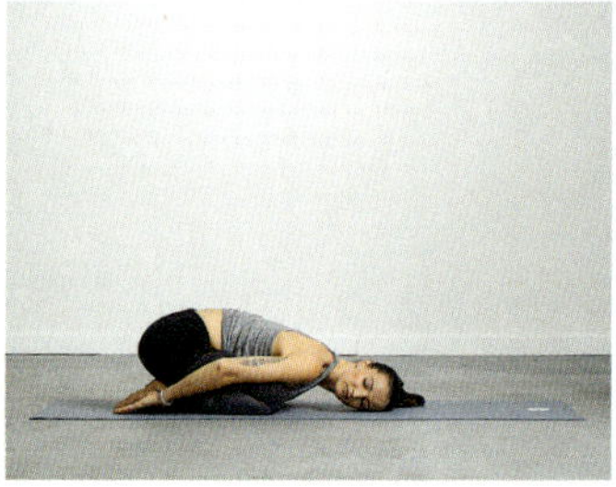

Kindhaltung *R & L. Nacken dehnen, 3-mal Seitenwechsel.*

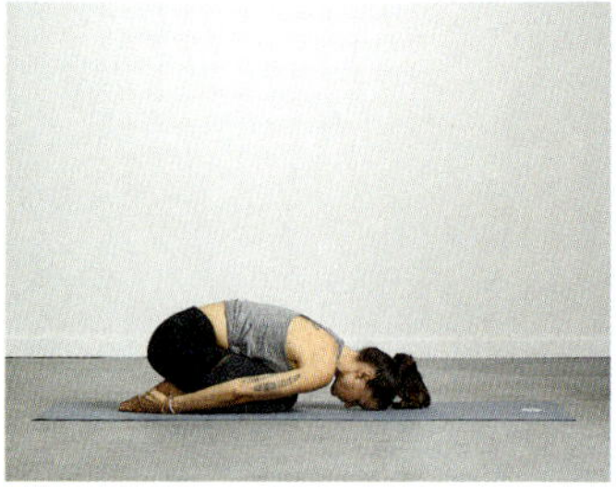

Kindhaltung *In der Mitte pausieren.*

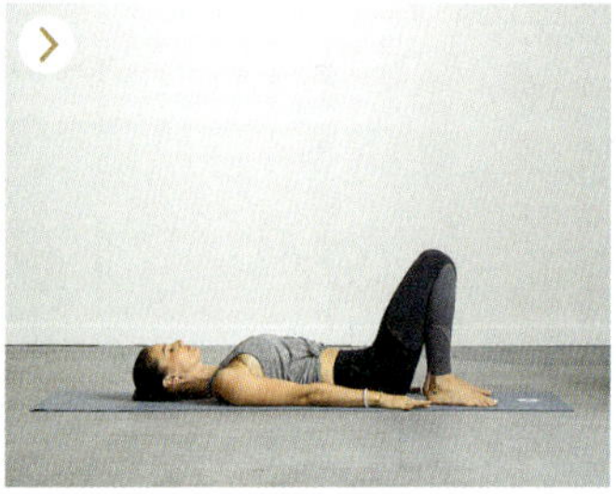

Dynamische Schulterbrücke

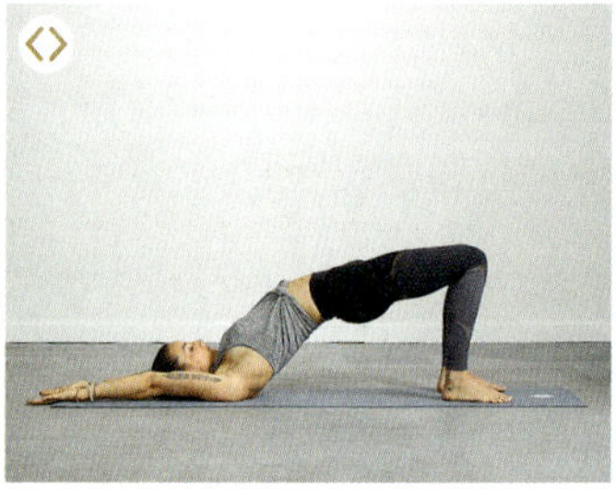

Dynamische Schulterbrücke

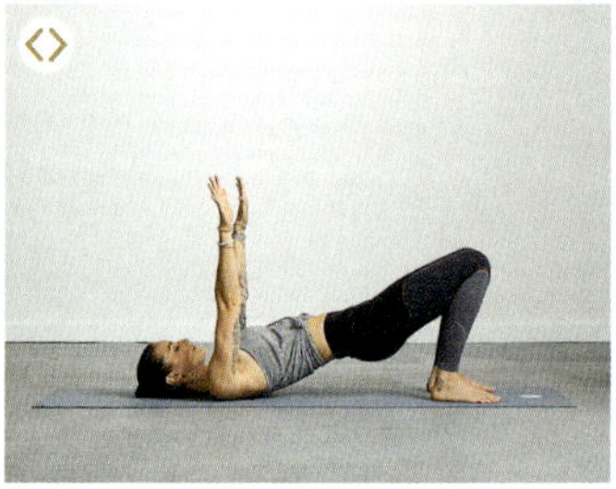

Dynamische Schulterbrücke

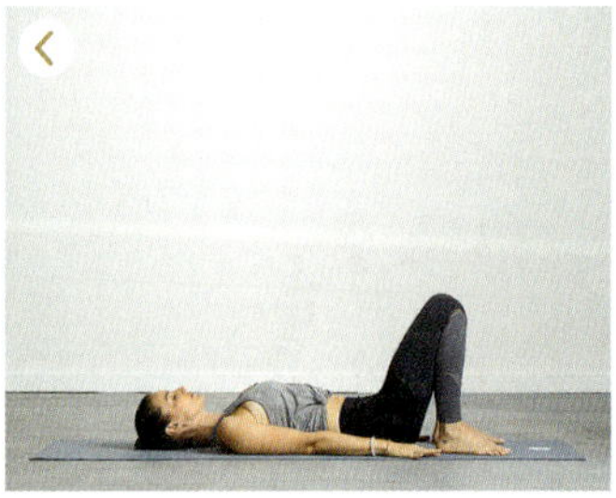

Dynamische Schulterbrücke *5-mal wiederholen.*

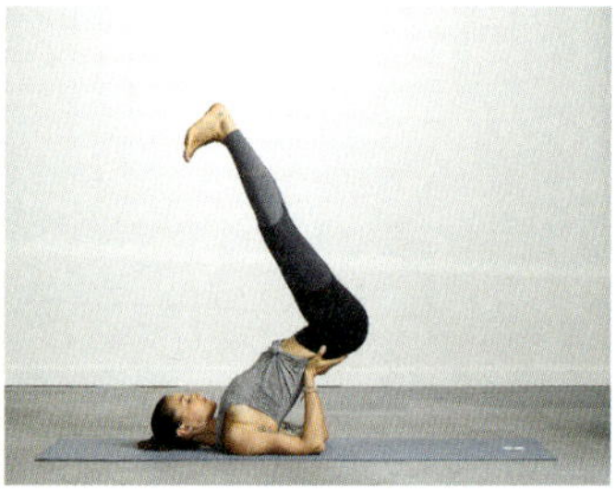

Viparita Karani Level 1 *1 Minute halten.*

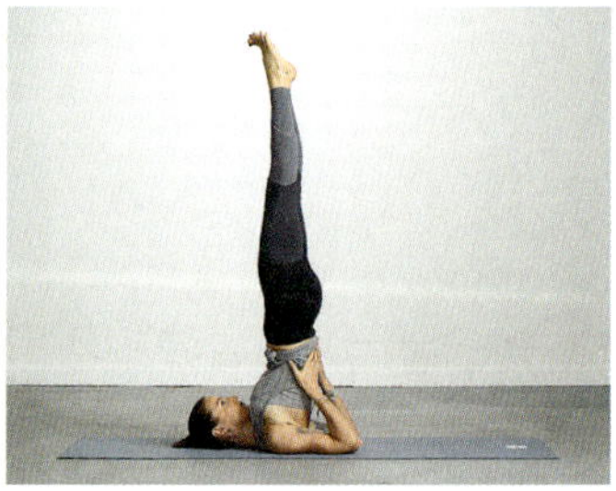

Schulterstand Level 2 *1 Minute halten (nur wenn die Halswirbelsäule o.k. ist).*

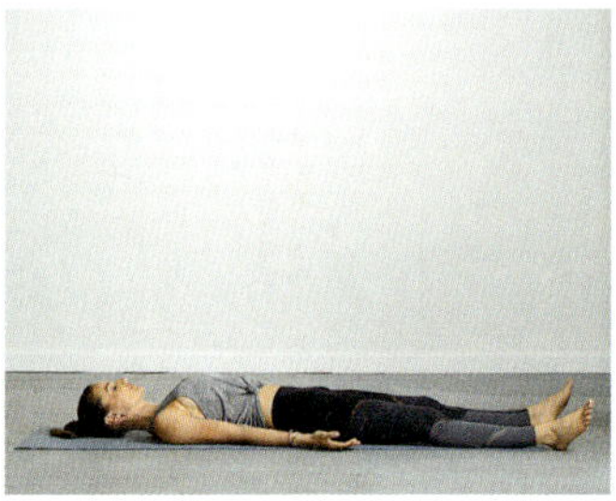

Entspannen und nachspüren *Für 1 Minute.*

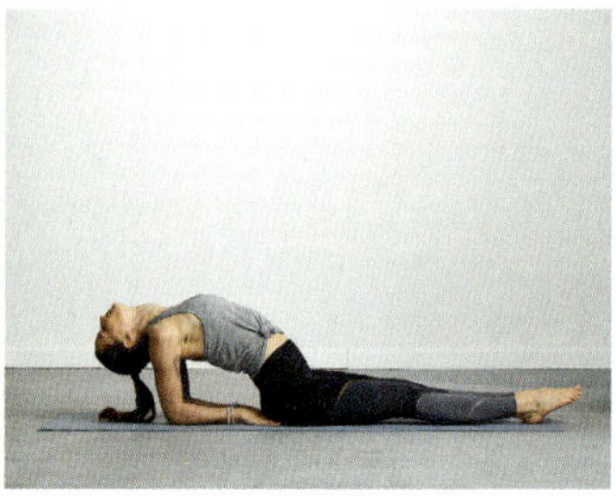

Fischpose *Kehle öffnen, durch den geöffneten Mund mit »Hahhh« ausatmen.*

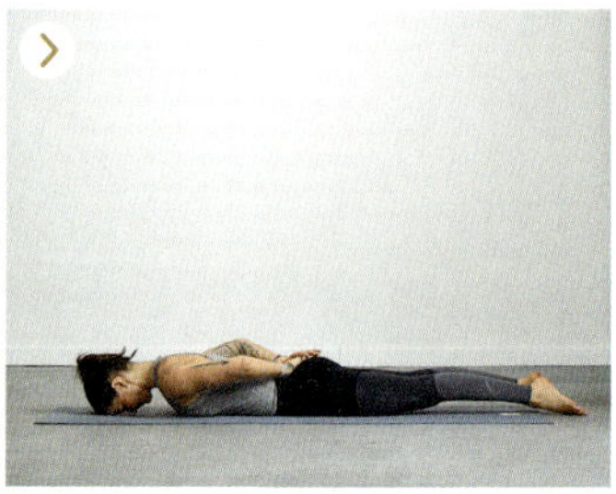

Dynamische Heuschrecke *R & L im Wechsel.*

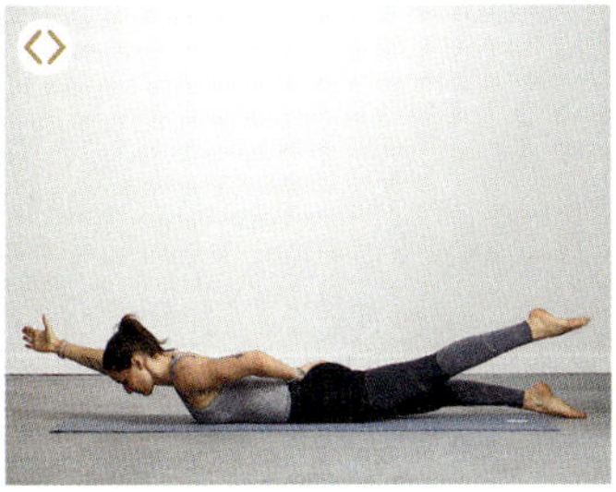

Dynamische Heuschrecke *R & L im Wechsel.*

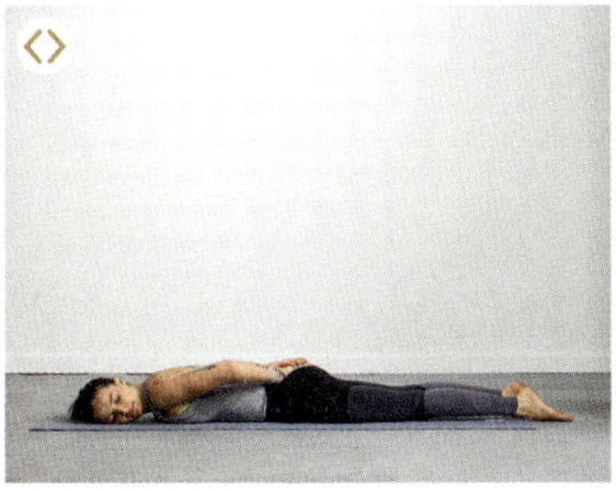

Dynamische Heuschrecke *R & L im Wechsel.*

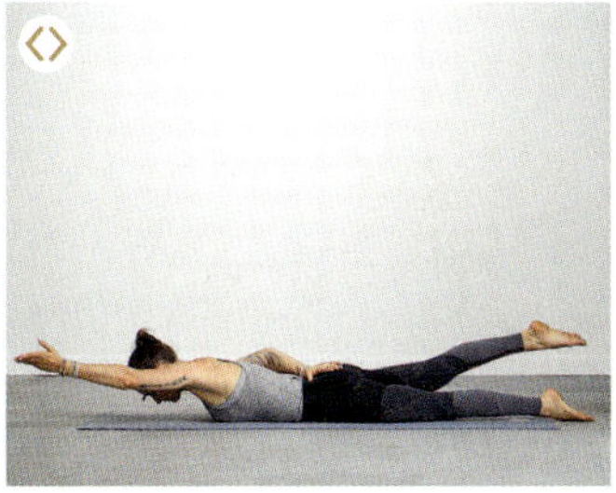

Dynamische Heuschrecke *R & L im Wechsel.*

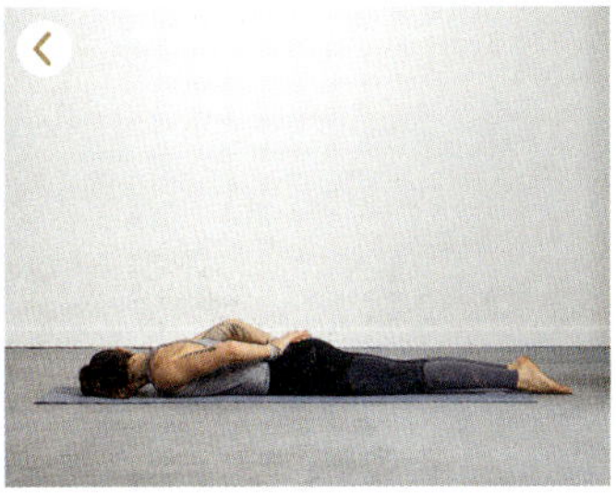

Dynamische Heuschrecke *R & L im Wechsel. 5-mal wiederholen.*

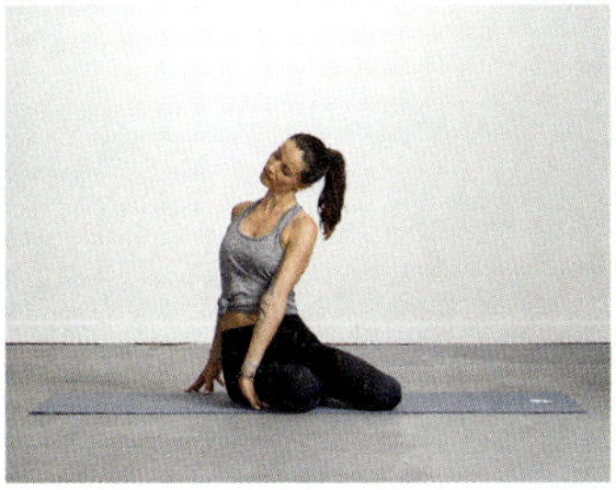

Sitzende Drehung, *dem weisen Bradvaja gewidmet R & L. Für jeweils 10 Atemzüge bleiben.*

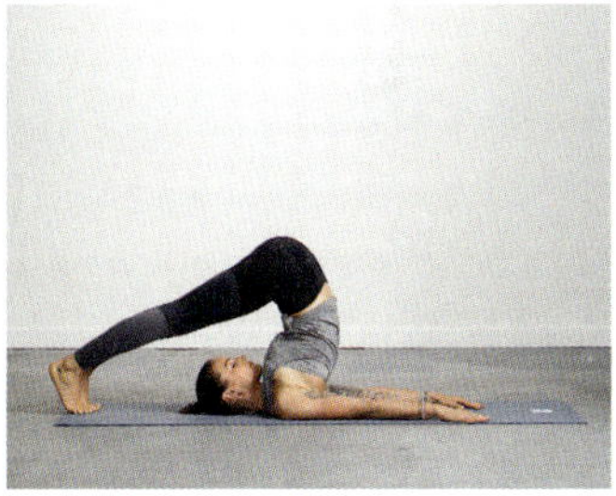

Der Pflug *Für 10 Atemzüge bleiben.*

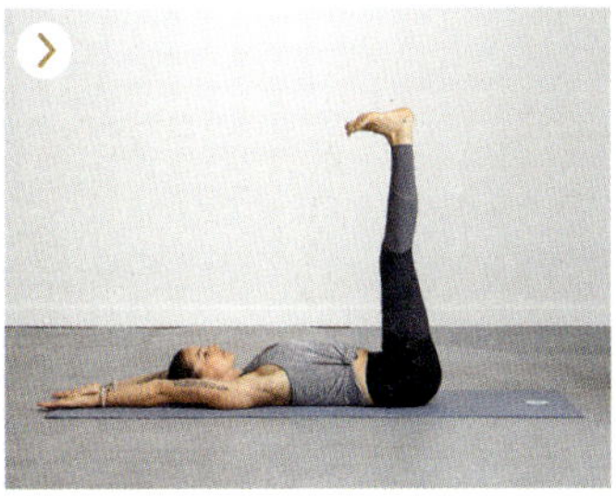

Dynamischer liegender Stock und Knie zur Brust

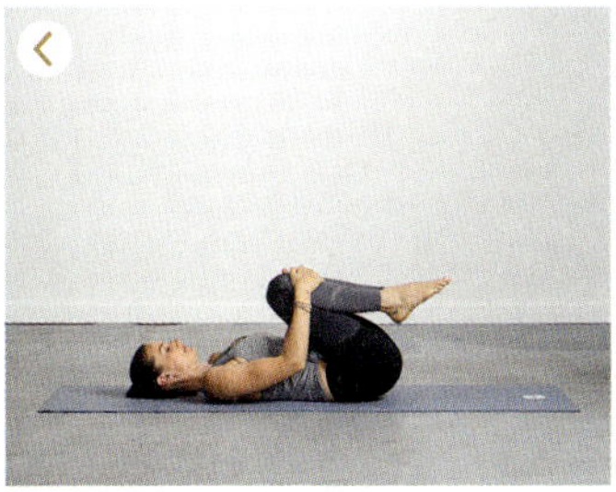

Dynamischer liegender Stock und Knie zur Brust *5-mal wiederholen.*

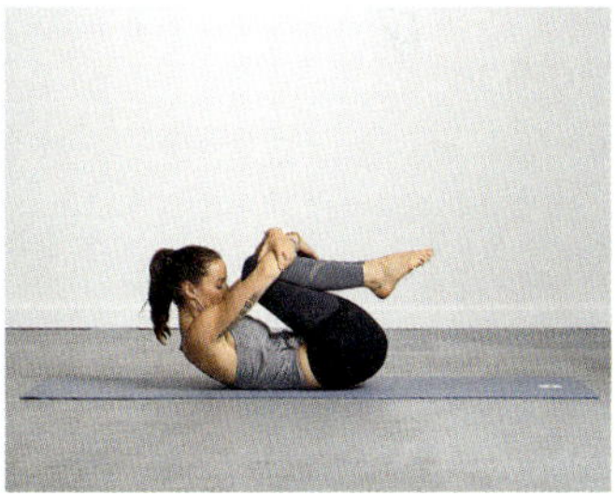

Knie und Kinn zur Brust *5 Atemzüge in den Bauch machen.*

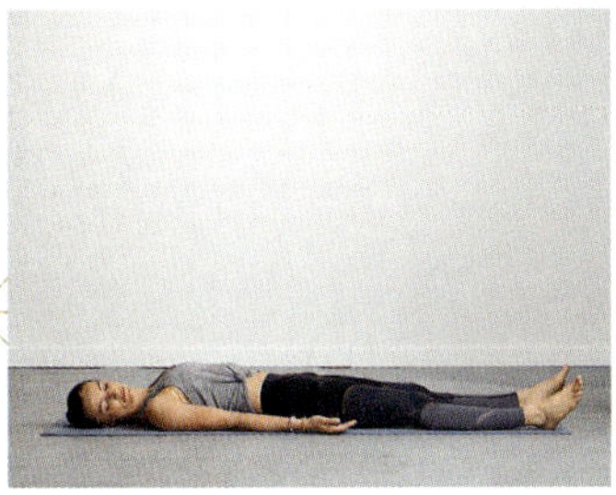

Liegen *Den Kopf 5-mal von rechts nach links drehen.*

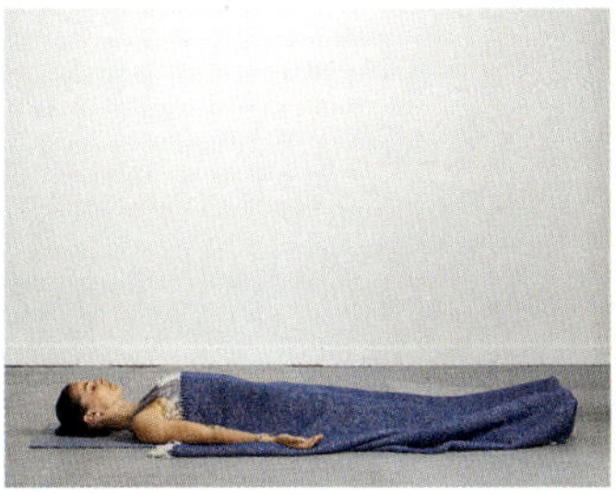

Schlussentspannung *Lass für 6–8 Minuten alles los und entspanne Körper und Geist.*

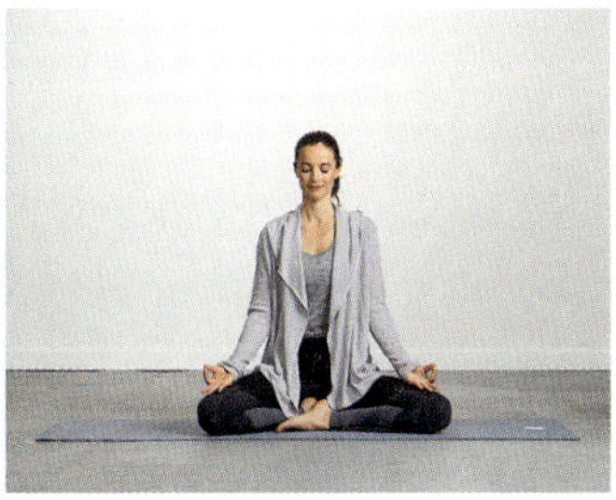

Meditationssitz *für die anschließende Pranayama- und Meditationspraxis*

PRANAYAMA FÜR DAS KEHL-CHAKRA: UJJAYI – DER MEERESRAUSCHEN-ATEM

Die Ujjayi-Atemtechnik ist eine eigenständige Pranayama-Praxis und die Basis aller Pranayama-Übungen – und wirkt sich positiv auf dein Nervensystem und deinen Geist aus.

Kontraindikationen: Bitte nicht bei Kopfschmerzen oder Erkältung durchführen. Nicht für Migränepatienten geeignet.

Ujjayi – Der Meeresrauschen-Atem

»Ud« kommt aus dem Sanskrit und bedeutet »aufwärts« oder »expandierend«, »Jaya« bezeichnet »Erfolg« oder auch »Sieg«. Ujjayi kann also als »expandierender oder siegreicher Atem« übersetzt werden. Beim Pranayama werden zuerst die Lungen bei nach vorn geöffneter Brust vollständig ausgedehnt. Um Ujjayi zu kreieren, wird die Stimmritze in der Kehle leicht verengt, bis ein leises Zischen entsteht. Man kann es auch mit dem Geräusch des Meeresrauschens vergleichen. Mit der Einatmung kreieren wir die Zirkulation und Aufnahme von Prana in den Herzbereich, beim Ausatmen eine kühlende, passive Energie.

Ujjayi üben

Finde dich für die Pranayama-Praxis in einem aufrechten und bequemen Meditationssitz ein. Um Ujjayi zu üben, beginnst du mit geöffnetem Mund und atmest mit einem leisen Zischen aus, als würdest du gegen einen Spiegel hauchen. Halte das Rauschgeräusch zunächst nur während der Ausatmung aufrecht. Später machst du es auch beim Einatmen, wenn du magst immer noch mit offenem Mund. Wenn dir das Gefühl in deinem Hals vertraut geworden ist, kannst du nun mit geschlossenem Mund weiteratmen, ohne den Zisch-Klang zu verändern. Übe den Meeresrauschen-Atem, indem du tief, vollständig und mit feinem Rauschen in der Kehle atmest, übe für 5–10 Minuten und lass deine Ein- und Ausatmung gleichmäßig werden.

Atemrhythmus 1:1

- beim Einatmen bis 4 zählen, beim Ausatmen bis 4 zählen
- beim Einatmen bis 6 zählen, beim Ausatmen bis 6 zählen
- beim Einatmen bis 8 zählen, beim Ausatmen bis 8 zählen

Vorteile

- Verlangsamt das Atemtempo, fördert ein langes Leben
- Verbessert die Konzentration in der körperlichen Asana-Praxis
- Stimuliert und reinigt die *Nadis* (Energiekanäle im Körper), bringt geistige Klarheit und Konzentration, stärkt das Immunsystem
- Reinigt den emotionalen Körper, löst blockierende Emotionen in Körper und Geist
- Prana baut Lebensenergie auf und fördert eine meditative Qualität

VISHUDDHA-CHAKRA-MEDITATION

Vorbereitung: Lies dir zuerst alles gut durch, damit du während der Meditation nicht auf die Anleitung schauen musst. Praktiziere am besten mit geschlossenen Augen.

Wichtige Info: Bitte meditiere nicht länger als fünf Tage auf das 5. Chakra, um negative Effekte zu vermeiden. Ideal ist, an drei bis fünf aufeinanderfolgenden Tagen auf das 5. Chakra zu meditieren. Das ist ausreichend, um die klärenden und inspirierenden Qualitäten des Chakras hervorzubringen.

- Finde dich in einem aufrechten Meditationssitz ein.
- Beginne damit, die Gegend deines Kehl-Chakras sanft zu erwecken, indem du mit zwei Fingern auf den Knochen in deiner Kehle klopfst und in feinen, kleinen Kreisbewegungen diesen Bereich stimulierst.
- Löse nach ein paar Momenten die Hände und lege sie entspannt auf die Oberschenkel.
- Bleibe mit deiner Aufmerksamkeit im Bereich deiner Kehle.
- Atme jetzt durch den Mund ein und konzentriere dich darauf, das Bewusstsein auf der Ebene der Kehle zu sammeln.
- Halte den Atem am Ende der Einatmung sanft an und spüre, wie sich eine hellblaue Lichtkugel im Rachen ausdehnt. Atme durch den geöffneten Mund mit einem »Hahhh« aus. Lass die Anspannung im Kiefer und in der Kehle los. Wiederhole das Ganze nun 9-mal.
- Chante dann beim nächsten Ausatmen das Bija-Mantra des 5. Chakras »HAM«.
- Spüre, wie du von deiner Kehle aus dieses Licht zu den Rändern des Universums tönst.
- Atme durch den geöffneten Mund ein und chante beim Ausatmen »HAM«, während du fühlst, wie deine Energie und dein Bewusstsein aufsteigen und sich ausdehnen. Mach das nun für neun weitere Runden.
- Schließe dann den Mund und atme entspannt durch beide Nasenlöcher ein und aus.
- Spüre oder sieh innerlich jetzt in der Kehle dieses hellblaue Licht, das deinen gesamten Rachenraum ausfüllt.
- Halte dein Bewusstsein in der Kehle und spüre, dass es das Zentrum von kosmischem Klang, Sprache und Vibration ist.
- Spüre, wie sich das Bija-Mantra HAM hier entfaltet und vibriert.
- Lass das Mantra aus dieser Vibration aufsteigen: HAM, HAM, HAM (kurzer Vokal).
- Erlaube dem Mantra, seine Wirkung in deinem Körper und Geist zu entfalten und alle Blockaden, Hemmungen und Ängste, die mit deiner Stimme verbunden sind, zu reinigen.
- Lass dich durch das Mantra immer mehr in die Stille führen. Verweile in dieser Erfahrung der Meditation in Stille für mindestens drei Minuten oder länger, wenn du magst.
- Senke dein Kinn, verbeuge dich in Respekt vor einer höheren Kraft. Namaste.

MANTREN FÜR DAS KEHL-CHAKRA

Bija-Mantra: »HAM«
»Ham« ist ein lichtvoller, luftiger und ätherischer Klang. (Hinweis: Das A, den Vokal bei den Bija-Mantren, immer kurz chanten, also HAM, nicht HAAAAMMMM.)

Mantra für Inspiration und Kreativität: »Om Aim Sarasvatiyai Namaha«

Bedeutung:

»Ich verneige mich vor der Göttin der Sprache.« Sarasvati bedeutet: die Fließende. Sie ist die Göttin des kreativen Ausdrucks, des Lernens, Wissens und der Kraft der Inspiration. Wenn wir Sarasvati anrufen, können wir unsere künstlerische Inspiration erwecken.

Übersetzung:

Om (oder Aum) – der Urklang allen Seins und Lebens
Aim – Bija-Mantra (Samen-Mantra) von Sarasvati (Brahma-Aspekt)
Sarasvatiyai – die fließende Göttin der Sprache und Kreativität
Namaha – ich verneige mich vor, ich ehre, ich grüße

Mantra zur Reinigung und Heilung: »Jaya Ganga Ma«

Bedeutung:

Dieses Mantra ist dem heiligen Fluss, der Mutter-Göttin Ganga gewidmet, deren Wasser uns von dunklen Gedanken und Negativem befreit und reinigt. Wir bitten Ganga, Ängste, Depressionen und die Lügen, die wir uns selbst und anderen erzählen, auszulöschen.

Übersetzung:

Jay/Jaya – Sieg, siegreich; ***Ganga*** – Göttin des Flusses der Reinheit und Heilung; ***Ma*** – Mutter

»Musik ist die Sprache der Seele,
sie öffnet das Geheimnis des Lebens, bringt Frieden und beseitigt Streit.«

Kahlil Gibran

Sarasvati

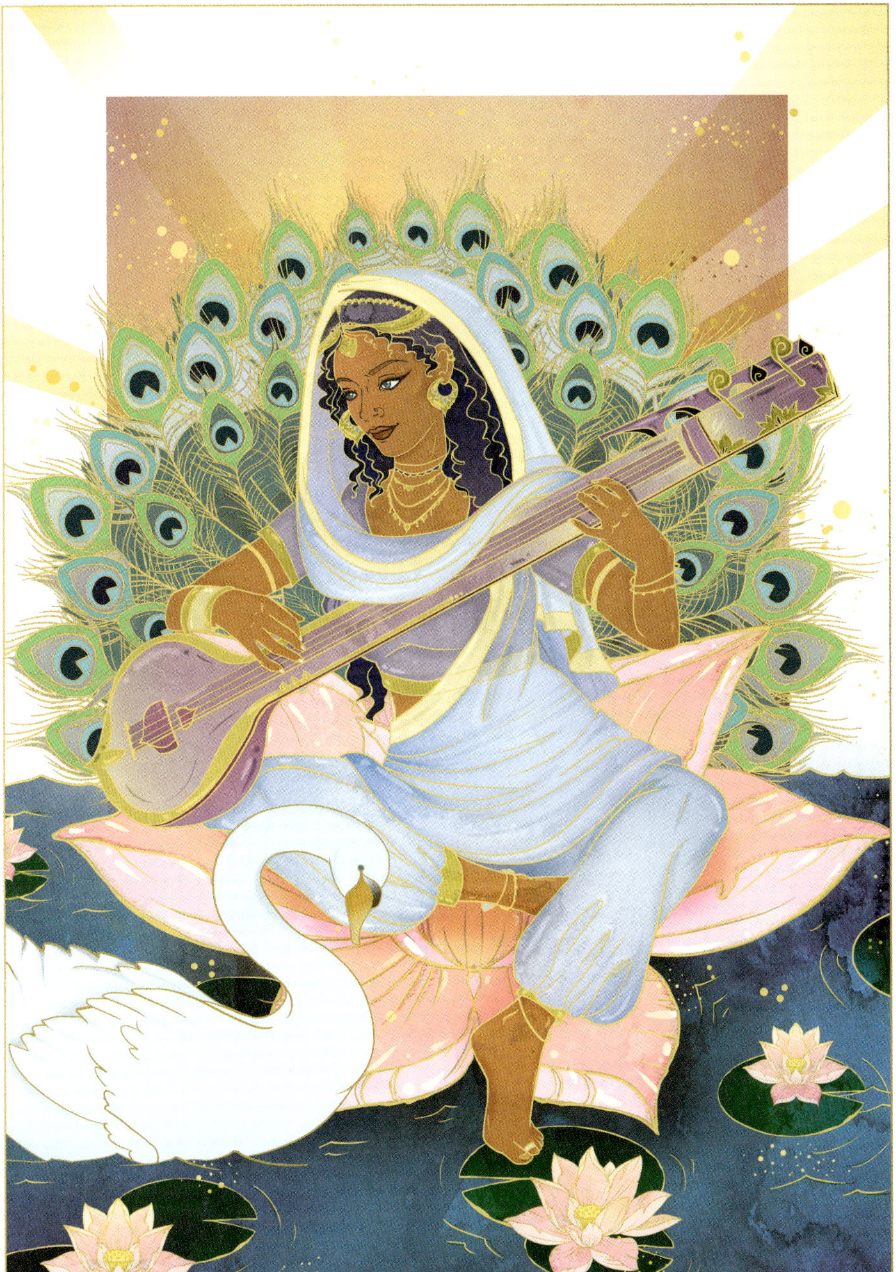

JOURNALING UND REFLEXIONSFRAGEN

Die Antworten auf die folgenden Fragen solltest du am besten so schnell wie möglich niederschreiben. Auf diese Weise kannst du den Fluss deines Bewusstseins möglichst ungefiltert zu Papier bringen, denn dein denkender, urteilender Verstand kann sich nicht dauernd dazwischenschalten. Diese Praxis nennt sich *Stream of Consciousness* und lässt dich neue Erkenntnisse über dein Innenleben gewinnen.

- Kannst du gut zuhören?
- Kannst du für andere einen neutralen, liebvollen Raum halten?
- Unterbrichst du andere und lenkst dann auf deine Themen?
- Sprichst du aus, was du denkst und fühlst?
- Hörst du deine innere Stimme und folgst ihr?
- Neigst du dazu, etwas zurückzuhalten und »herunterzuschlucken«?
- Bist du dir selbst treu und anderen gegenüber ehrlich?
- Zeigst du dich, wie du wirklich bist?
- Was kannst du der Welt geben?
- Wie verleihst du deinem SEIN Ausdruck?
- Übst du deine Kreativität künstlerisch aus? Welche Kunst möchtest du noch erlernen?
- Bist du fähig, dich ehrlich und klar auszudrücken, wenn es ein muss?
- Gibst du überall deinen Senf dazu und glaubst, immer im Recht zu sein?
- Sprichst du in der ICH-Form oder sagst du häufig MAN …?
- Nenne fünf Worte, mit denen du dich heute beschreiben würdest.
- Nenne jemanden, der ein großartiger Zuhörer ist. Wie zeigt sich das?
- Wie fühlt es sich für dich an, wirklich gehört zu werden?
- Gibt es jemanden in deinem Leben, der deine Wahrheit hören sollte?
- Falls ja, welche Reaktion befürchtest du, wenn du es sagst?
- Wie gut kannst du Stille aushalten? Kannst du dich in die Stille hinein entspannen?

»Achte auf deine Gedanken, denn sie werden Worte.
Achte auf deine Worte, denn sie werden Handlungen.
Achte auf deine Handlungen, denn sie werden Gewohnheiten.
Achte auf deine Gewohnheiten, denn sie werden dein Charakter.
Achte auf deinen Charakter, denn er wird dein Schicksal.«

Lao Tzu

AFFIRMATIONEN ZUM AUSGLEICHEN

Ich spreche klar und deutlich.

Ich finde die richtigen Worte.

Ich äußere meine Bedürfnisse.

Ich spreche mutig meine Wahrheit aus.

Ich spreche in liebevollen Worten.

Ich spreche aus meinem Herzen.

Ich zeige mich.

Ich bin wahrhaftig.

Ich genieße die Stille.

Ich folge meiner inneren Stimme.

Ich lebe meine Kreativität.

Ich kommuniziere mit Leichtigkeit.

Ich bin ein/e einfühlsame/r Zuhörer/in.

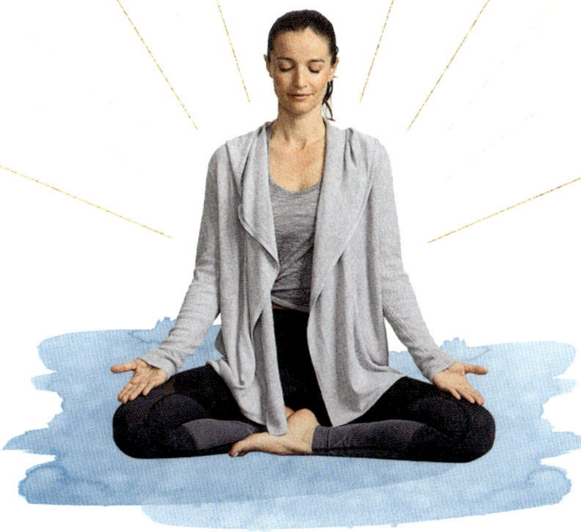

KRISTALLE UND EDELSTEINE

Dem Kehl-Chakra werden silbrige, hellblaue und türkisfarbene Steine zugeordnet. Eine Auswahl der bekanntesten und am häufigsten vorkommenden Kristalle und Edelsteine, die ausgleichend auf das Kehl-Chakra wirken, sind hier aufgelistet und in ihrer Heilwirkung kurz beschrieben.

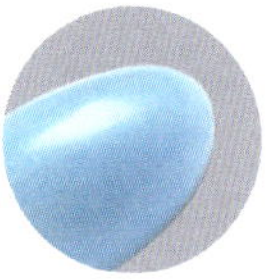

Angelit
unterstützt ehrliche, ruhige Kommunikation. Er hilft dir, deine Wahrheit auszusprechen, schenkt Geborgenheit und verbindet dich mit Beschützern aus der spirituellen Welt. *Heilsame Wirkung:* beruhigt und stabilisiert Emotionen, unterstützt Vergebung, balanciert die Schilddrüse, senkt Entzündungen im Hals, hilft bei Lungen- und Herzkrankheiten

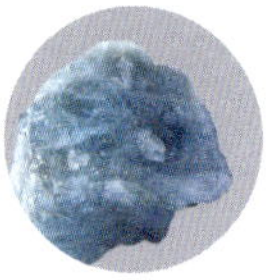

Aquamarin
gilt als »Wasser des Meeres«. Er wirkt reinigend und beruhigend, schenkt Klarheit, Mut und Kreativität. Er hilft dir, deine Gefühle auszudrücken. Ein sehr energetischer Stein, der deine meditative Kraft stärkt. *Heilsame Wirkung:* hilft gegen Ängste, Depressionen und Selbstzweifel, stärkt unser Durchhaltevermögen

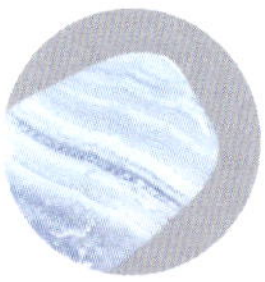

Blauer Chalzedon
Der sogenannte »Rednerstein« hilft, deine Wahrheit vom Herzen her zu sprechen. *Heilsame Wirkung:* wirkt bei Atemwegserkrankungen, Stottern, Erschöpfungszuständen und Schlafstörungen

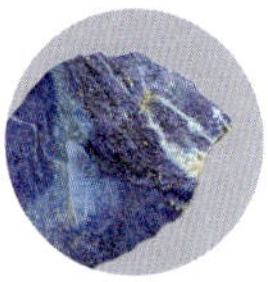

Lapislazuli
stärkt das Bewusstsein, die innere Weisheit und Intuition; hilft dir, deinen Selbstausdruck zu finden, verstärkt meditative Kraft. *Heilsame Wirkung:* löst emotionale Blockaden, stärkt das Immunsystem, lindert Entzündungen, stärkt Kehle und die Stimmbänder

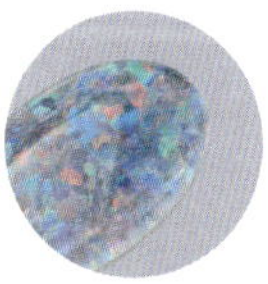

Opal
stärkt die Vorstellungskraft und kosmisches Bewusstsein, unterstützt mystische Visionen, Selbstwert und Kreativität. *Heilsame Wirkung:* hilft bei Angstzuständen und Panikattacken, stärkt die Nerven, heilsam für Augen, Nieren und Haut,

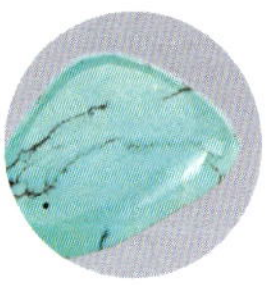

Türkis
schenkt Lebensfreude und Gesundheit, unterstützt offene und ehrliche Kommunikation. *Heilsame Wirkung:* hilft bei Depressionen und Gemütsschwankungen, Stress und Kreislaufproblemen, unterstützend bei Durchblutungsstörungen, Diabetes und Essstörungen

ALLTAGSTIPPS, UM DAS KEHL-CHAKRA AUSZUBALANCIEREN

Lebensweise / Lifestyle

- Singe laut unter der Dusche.
- Übe Mantren zu chanten, tritt einem Chor bei.
- Bemühe dich darum, eine gute Zuhörerin zu sein. Halte dich mit deiner Meinung zurück.
- Achte auf deine innere Stimme, höre deinen Gedanken zu.
- Übe, deine eigene Wahrheit zu sprechen; sprich aus, was du fühlst.
- Übe, deine Bedürfnisse freundlich zu formulieren, übe zu fragen.
- Achte auf deinen Atem beim Sprechen.
- Schreibe »Morgenseiten« in dein Tagebuch. Beginne den Tag in Stille.
- Halte eine Rede, nimm deine Stimme auf Band auf.
- Lerne, ein Musikinstrument zu spielen.
- Trage die Farbe Hellblau, umgib dich mit hellblauen Dingen (Bettwäsche, Blumen, Bilder).
- Nimm dir Zeit und finde deinen persönlichen kreativen Ausdruck im Malen, Basteln, Schreiben, Singen, Tanzen ... whatever you like.
- Lies das Buch »Der Weg des Künstlers« von Julia Cameron.
- Schaffe einen Ort, wo du deiner Kreativität Ausdruck verleihen kannst.
- Beschäftige dich mit dem Konzept der Gewaltfreien Kommunikation (nach Rosenberg).
- Lies Bücher, schau dir Dokus an, die dich inspirieren, und lerne dazu.
- Schau öfter in einen hellblauen, wolkenlosen Himmel.
- Meditiere an einem See, in einem schattigen Tal, an einem kühlen Ort.
- Nimm an einem Stille-Retreat teil, geh einige Tage in ein Kloster.

PRAKTISCHE ACHTSAMKEITSÜBUNG: DAS ZWIEGESPRÄCH

Eine wunderbare Übung, die Beziehungen stabilisieren, beleben und Ungeklärtes bereinigen kann, ist das »Zwiegespräch«. Diese Praxis zielt auf einen achtsameren Umgang im Gespräch miteinander ab. Bewusster als der, den wir im Alltag für gewöhnlich leben. Sie ist eine Art Gesprächstherapie für Paare, eignet sich aber letztlich für jede Form von Dialog – auch mit Freunden, Kollegen oder Familie. Besonders in konfliktbeladenen Momenten kann diese Art des Kontaktes die Situation entzerren und ein ruhiges Gespräch wieder möglich machen. Wichtig ist dabei allerdings, dass man sich genau an die Abfolge hält, auch wenn es zu Anfang steif und ungewöhnlich anmutet. Vertraue mir!

Das »Zwiegespräch«, das auf den Psychoanalytiker Michael L. Moeller zurückgeht, wird nach genau festgelegten Regeln geführt. Wichtig ist dabei, dass sich beide Gesprächspartner verpflichten, diese Regeln einzuhalten.

- Nehmt euch eine Stunde Zeit (besorgt eine Uhr / einen Timer). Bleibt möglichst ungestört und schaltet alle möglichen Störgeräusche (Handy, PC, Hintergrundmusik, Fernsehen) ab.
- Nun setzt euch so gegenüber, dass ihr Augenkontakt halten könnt. Stellt die Uhr für euch beide gut sichtbar auf.
- Eine/r von beiden beginnt nun zu sprechen; ihr könnt eine Münze werfen, wer anfängt. Der Erste spricht einen 15-minütigen Monolog, dann 15 Minuten der andere, immer im Wechsel.
- Jeder spricht darüber, was ihn derzeit am meisten bewegt. Moeller nennt es »Ein Selbstporträt malen«. Am besten fangt ihr mit ICH-Sätzen an. Jeder bleibt als Thema bei sich selbst. Es können alle Bereiche benannt werden: Gefühle, Gedanken, Sorgen, Ängste, Berufssituation. Wenn man über den Partner spricht (was natürlich auch möglich ist), dann nicht wertend, sondern jeder schildert seine persönlichen Empfindungen im Hinblick auf den Partner.
- Derjenige, der gerade nicht spricht, übt sich im aktiven Zuhören: Schenke dem Sprecher deine volle Aufmerksamkeit. Häufig denken wir beim Zuhören schon darüber nach, ob wir zustimmen oder anderer Meinung sind. Darum geht es hier aber nicht, es geht um die Wahrheit des anderen und darum, den »Raum zu halten«. Wer in der Rolle des Zuhörers ist, stellt keine Fragen, auch keine Verständnisfragen! Er unterbricht den anderen nicht beim Sprechen und kommentiert das Gesagte nicht durch Stirnrunzeln, Mimik, Gesten, Lachen u. a.

Jedes Paar, so Moeller, lebt in einer doppelten Wirklichkeit – in der eigenen und der des Partners. Wenn jeder die Wirklichkeit des anderen kennt, wird die Partnerschaft bereichert. Wenn jeder aber den anderen davon überzeugen möchte, die eigene Wirklichkeit sei die bessere, geht die Beziehung innerlich zu Ende. Daher lautet die wichtigste Voraussetzung des Zwiegesprächs: vollständige Gleichberechtigung der beiden Wirklichkeiten und Wahrheiten. Wir erfahren, dass wir uns nicht so gut kennen, wie wir glauben.

In einer länger andauernden Beziehung bildet sich ein Partner unweigerlich eine Meinung über den anderen. Moeller nennt das »den anderen kolonialisieren« oder »Paar-Rassismus«. Jeder ist heimlich überzeugt, irgendwie doch der Bessere von beiden zu sein.

Falls ein Gespräch einmal miserabel ausfallen sollte, wird das nächste wahrscheinlich besser. Vereinbare pro Woche einen festen Termin und einen Ersatztermin (falls beim ersten etwas dazwischenkommt), bei dem du mit deinem Gesprächspartner ungestört reden kannst. Man kann das Zwiegespräch übrigens auch mit drei oder vier Menschen durchführen. Probier es aus, es kann wahre Wunder bewirken!

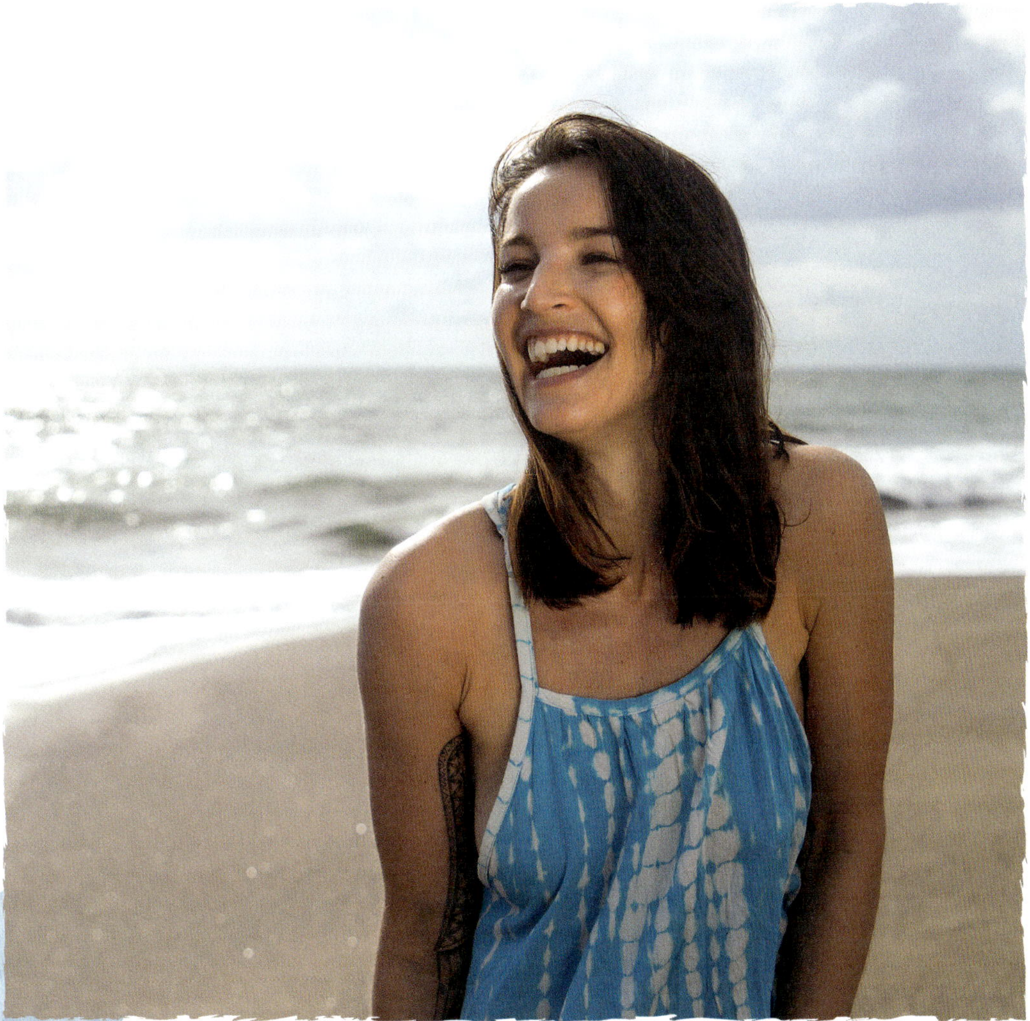

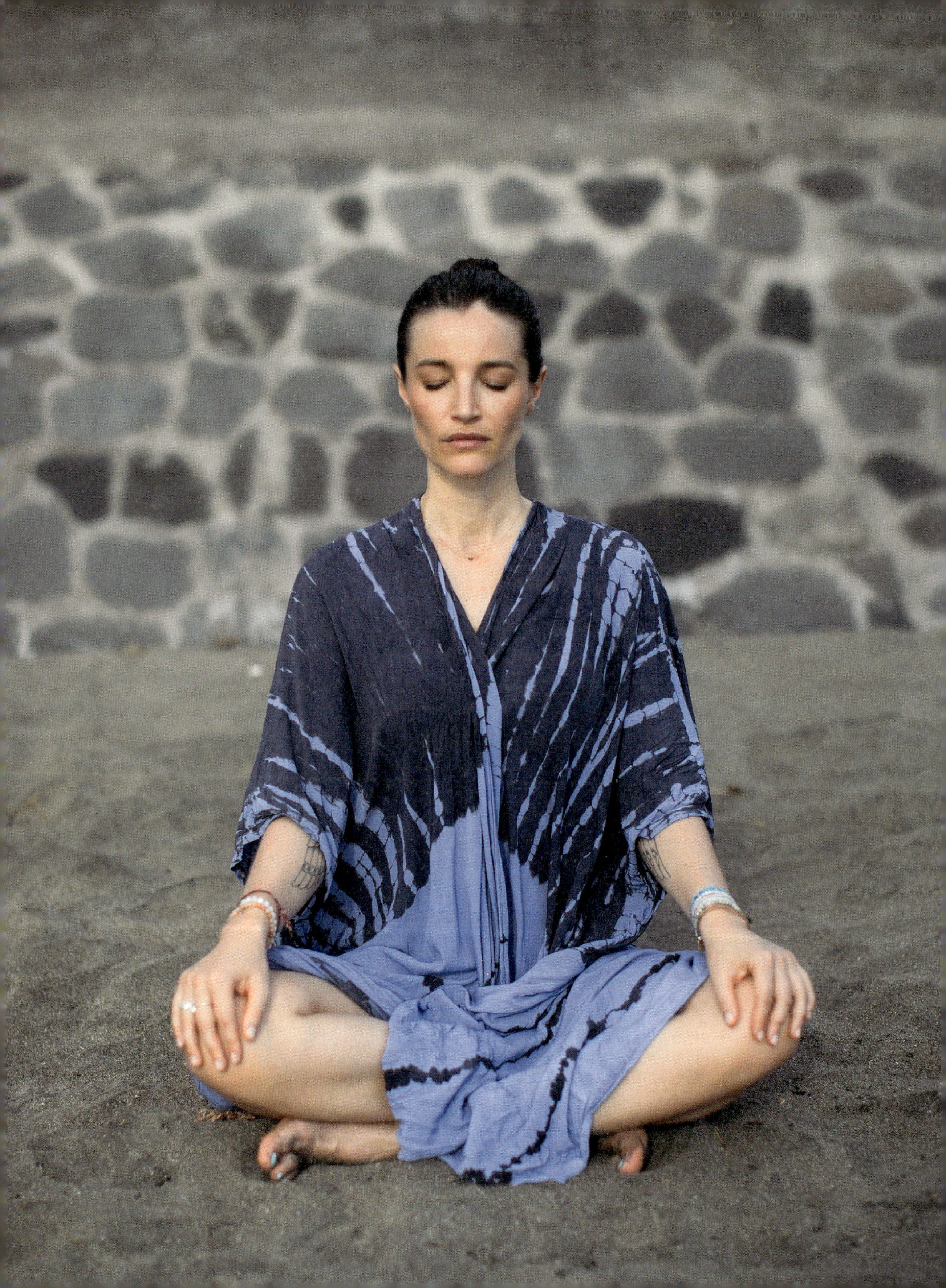

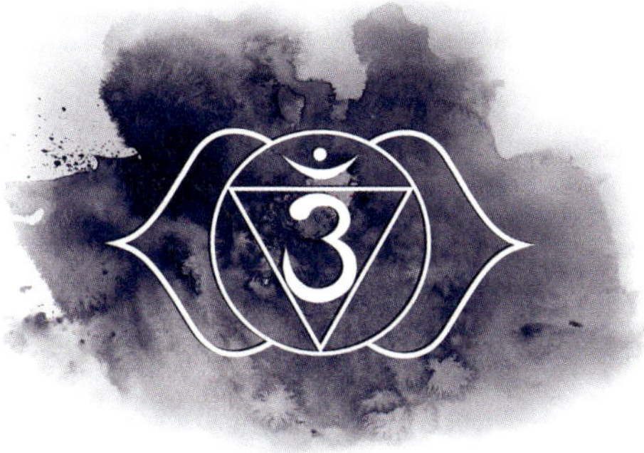

6. CHAKRA

STIRN-CHAKRA

Ajna-Chakra

Die Kraft der Vision

ICH SEHE · I SEE

DAS STIRN-CHAKRA IM ÜBERBLICK

Name	Stirn-Chakra, Drittes Auge
Sanskritname	Ajna-Chakra (gesprochen Agnija)
Bedeutung	Wahrnehmung, Befehlszentrum, Mutter aller Chakren
Lokalisierung im Körper	Punkt zwischen den Augenbrauen, ca. 4 cm tief hinter der Stirn, Mittelhirn
Yantra / Symbol	Gelbes, nach unten zeigendes Dreieck, umringt von einem Kreis, in dessen Zentrum eine weiße Flamme steht, die von 2 Blütenblättern umringt wird
Zentrale Lebensthemen	Der 6. Sinn, spirituelle Erkenntnis, Intuition, inneres Licht, Sehen und Hellsehen, Vorstellungskraft, Vision, Geist, Klarheit, Fokus, Verstand, Fantasie, höheres Wissen, innere Führung und Weisheit, Selbstreflexionsfähigkeit
Schattenaspekte	Illusion von Realität, Verlust der Verbindung zur eigenen spirituellen Natur, verurteilender kritischer Geist, kaltes rationales Denken, Verwirrung
Lernaufgabe	Der eigenen Intuition vertrauen lernen, Visionskraft nutzen, die Beziehung zur inneren Stimme stärken; die Geheimnisse der unsichtbaren Ebenen entschlüsseln; Entwicklung einer höheren Intelligenz, Entwicklung von Weisheit jenseits des Denkens
Farbe	dunkles Violett, Indigoblau
Element	Elementare Kraft des Geistes, bekannt als Magnetismus, Licht
Wirkende Kraft / Naturgesetz	Licht, elektromagnetische Energie, Magnetfelder und Muster, die jeden Partikel oder jede Welle an ihrem Ort oder in ihrem Weg halten, genetischer Fingerabdruck, aus dem unsere persönliche Manifestierung hervorgeht
Ayurvedischer Typ / Dosha	Keines (da zu feinstofflich jenseits der festen Materie, auf der die Doshas wirken)
Körperbereiche / Karmendriya	Kleinhirn, Stirn, Nerven- und Hormonsystem
Organe / Drüsen	Gesicht, Nase, Augen, Ohren, Zirbeldrüse, Hypothalamus, Hypophyse (Vasopressin)
Sinneswahrnehmung / Jnanendriya	Sehen, übersinnliche Wahrnehmung
Musik	alle Klänge, die den Geist weiten, beruhigen und kosmische Weiten hervorrufen wie Musik von Bach, Vangelis, Moby
Ausgleichende, unterstützende Kristalle und Edelsteine	Amethyst, Azurit, violetter Fluorit, Labradorit, Soladit
Aroma-Öle	Jasmin, Lavendel, Pfefferminz, Thymian, Veilchen
Ausgleichende, unterstützende Nahrungsmittel	Aubergine, Blaubeeren, Brombeeren, Feigen, Pflaumen
Gottheiten	Paramashiva – Gott der Wahrnehmung, Shakti Haikini, Tara, Isis, Apollo, Suli – die große britisch-keltische Heilgöttin, Ardhanarishvara (halb Shiva, halb Parvati)
Archetypen	Die / Der Weise, das Orakel
Tiere	Eule
Bija-Mantra	KSHAM / OM
Affirmation	ICH SEHE / I SEE

EINFÜHRUNG IN DAS AJNA-CHAKRA

Bedeutung von Ajna – Zentrum (Mittelpunkt) innerer Führung

Das 6. Chakra wird Ajna-Chakra genannt. Ajna bedeutet übersetzt »Wahrnehmung«, aber auch »Kontrolle« oder »Befehl«. Das Stirn-Chakra fungiert als Führungszentrale. Häufig wird es zwischen den Augenbrauen lokalisiert, was es aber unvollständig beschreibt. Das 6. Chakra wird vor allem im Inneren des Kopfes verortet, im sogenannten Mittelhirn. Es befindet sich leicht erhöht in der Mitte über den physischen Augen, von den Augenbrauen aus bis in das Zentrum des Kopfes, und wird auch mit dem Dritten Auge gleichgesetzt. Im Gegensatz zu den fünf darunterliegenden Chakren ist das 6. Chakra eher geistiger Natur. So wie unsere Augen die Außenwelt sehen können, so dringt das Dritte Auge tiefer in die Wirklichkeit ein und kann die unsichtbaren Aspekte wahrnehmen.

Vielleicht kannst du eine Linie von dem Punkt zwischen deinen Augenbrauen bis zum Mittelhirn spüren. Dieser Bereich des Kopfes erfährt besondere Aufmerksamkeit in der tantrischen Yoga-Tradition. Das Bewusstsein lebt zwar in jeder einzelnen Zelle unseres Körpers, doch wir können es vor allem im Mittelhirn konzentriert wahrnehmen. Das 6. Chakra ist verbunden mit der Zirbeldrüse, ein lichtsensitives Organ, das häufig auch als »Sitz der Seele« beschrieben wird.

Das Dritte Auge ist das Zentrum der bewussten Wahrnehmung; das Zentrum des äußeren und inneren Sehens, der Sitz unseres Geistes, der Ort, von wo aus unsere täglichen Handlungen und Entscheidungen kontrolliert und geregelt werden. Genauso, wie das energetische Herz mit dem physischen Herzen verbunden ist, ist auch das 6. Chakra als unsere Führungszentrale mit unserem Hirn, dem Nervensystem und dem Denkprozess verbunden. Es ist der Sitz intellektuellen Unterscheidungsvermögens, Erinnerungsvermögens, unserer Fantasie, Intuition und Visionskraft; es spiegelt die einzigartige Fähigkeit wider, uns auf eine spezielle Sache zu fokussieren und unseren Geist in eine bestimmte Richtung zu lenken. Wenn dieses Chakra unterentwickelt ist, sind es unsere Triebe, die uns lenken – wir verhalten uns wie ein Schiff ohne Kapitän. In einen Yoga-Kontext verpackt, bedeutet das: »Geist über Materie« oder auf Englisch: »Mind over Matter.« Es ist die maßgebliche Kraft hinter allen Konzentrations- und Meditationstechniken – wenn wir lernen, den Geist zu trainieren, können wir Energie lenken und Materie beeinflussen und damit die Meisterschaft über unser Leben erlangen.

Die Kraft des Geistes

Ajna bewirkt Manifestation, indem es magnetische Muster festlegt, die jeden Partikel, jede Welle an seinem Platz hält. Ausnahmslos jeder Verwirklichung in unserem Leben gehen Gedanken, Ideen und Vorstellungen auf geistiger Ebene voraus. Wie ein holografisches Bild ist es die mentale, energetische Blaupause für das Leben. Physiologisch regiert diese Energie unseren sich entfaltenden Körper, während wir von einem befruchteten Samen zu einem Erwachsenen heranwachsen.

Die Tradition spricht vom Aufsteigen der Kundalini, dem Aufstieg von Prana Shakti zu ihrem ewigen Geliebten Shiva im 6. Chakra. Ajna, der Mittelpunkt, in dem die finale Vereinigung und das Gleichgewicht zwischen Mond und Sonne als eine Verkörperung der Lebenserweckung vollzogen werden. Auf psychologischer Ebene ist dieses Chakra unsere Kommandozentrale, in der wir rationale Entscheidungen treffen, Handlungen und Gefühle steuern lernen.

Die Energie des Ajna-Chakras existiert als magnetische Achse in allem! Von der kleinsten Zelle zur größten Galaxie – alles, was in der physischen Welt existiert, basiert auf Polarität. Von diesem Ort intuitiver Präzision verbinden wir uns mit der magnetischen Kraft des Geistes und lernen, Prana zu leiten und zu beeinflussen und somit auch unser Leben. Der ungeübte Geist manifestiert sich unkontrolliert als scheinbar zufälliges, chaotisches Leben von Ereignissen, die vom unbewussten Teil des Geistes des Individuums und des Kollektivs in unsere Erfahrung hineingezogen werden. Yoga ist die Praxis, »Geist über Materie« zu meistern und zu leben.

Das 6. Chakra in der Entwicklung

Im Alter von sechs Jahren entwickelt sich das Stirn-Chakra. Das Kind tritt in die Welt des geistigen Wachstums ein. Es entwickelt Freude daran, Zusammenhänge zu entdecken und neue Erkenntnisse zu gewinnen. Deshalb liegt das Einschulungsjahr im sechsten Lebensjahr, Kinder sind dann noch lernoffen und wissbegierig. Denken hat mit Wissen und Erfahrung zu tun. Kinder lernen, kausale Zusammenhänge zu erkennen. Dieses »Kausalitätswissen« wächst durch gegenständliches Erleben und Denken. Leider kann das heutige Schulsystem nicht gut auf die Bedürfnisse der Kinder reagieren, denn die Lernpläne gehen an den Bedürfnissen der Kinder vorbei, ihnen wird die Lust am Lernen eher verleidet. Sie werden nicht aktiv in den Lernprozess eingebunden, das Lernen bleibt abstrakt, ist zu wenig gegenständlich und wird nicht begreifbar dargestellt. Vergleiche, Bewertungen, Leistungsdruck, Stillsitzen, unsoziales Miteinander tun ihr Übriges, um Kindern den Spaß am Lernen zu verderben. Eltern können ihren Kindern eine positive Beziehung zum Lernen vermitteln, Neugierde und Wissensdrang fördern und sollten eventuell ein alternatives Schulmodell wählen.

Was ist der Geist?

Mit dem Begriff »Geist« ist häufig der große, universelle GEIST gemeint. Die konfessionelle Kirche spricht gar vom Heiligen Geist. Ich nutze den Begriff Geist in diesem Buch im Sinne des denkenden Verstandes. Den Geist können wir uns als den Gedächtnisspeicher unserer Sinneseindrücke und Erinnerungen vorstellen, als Festplatte in einem Computer, die im Laufe unseres Lebens mit Erfahrungen, Gefühlen und Gedanken beschrieben wird. Diese Eindrücke werden dann zu unseren Prägungen und machen unsere Persönlichkeit aus. Besonders in den ersten sechs Lebensjahren wird hier ein wichtiges Fundament gelegt.

Der Geist ist eine Sammlung sensorischer Fähigkeiten und Wahrnehmungen durch die fünf Sinnesorgane. Richtig eingesetzt kann er der Schlüssel zum Glück werden. Die Yoga-Sutren von Patanjali (200 v. Chr.) beschäftigen sich eingehend mit der Frage: Was ist der Geist? Wie können wir lernen, ihn zu beruhigen? Wie erreichen wir es, unter unserem unruhigen Geist und seinen negativen Tendenzen weniger zu leiden? Zu lernen, den Geist zu beruhigen und zu stabilisieren, ist die Voraussetzung für ein zufriedenes und glückliches Leben.

Yoga ist im klassischen Sinne eine Geistesdisziplin und keine, wie im Westen fälschlich angenommen, Körperdisziplin. Das Ziel des Yoga ist Moksha: Befreiung von der Anhaftung an unsere negativen, limitierenden Denkmuster, Befreiung von der Sklaverei des Geistes durch die Identifizierung unseres Egos. Viele Menschen glauben, dass ihre Probleme nur im Außen zu finden sind, und machen andere für ihre Probleme verantwortlich. Doch vor allem der eigene Geist und unser Denkverhalten verursachen Probleme. In unserer Kultur gibt es keine Beispiele und Konzepte für einen gesunden Umgang mit Gedanken und wie wir dadurch unsere Lebensrealität positiv beeinflussen können. Wir kreieren unsere Realität maßgeblich dadurch, dass wir einen bestimmten Fokus einnehmen. Wenn wir uns der Inhalte unserer Gedanken bewusst werden, können wir lernen, sie zu lenken und eine bewusstere Wahl zu treffen: Ich richte meinen Geist auf das Positive, auf das Gute in meinem Leben, ich fokussiere das »halb volle Glas«. Ich bin dankbar für das, was ist. Damit geht es mir besser, als wenn ich nur das Negative (das halb leere Glas) fokussieren würde.

»Die meisten Menschen leiden nicht an der Welt,
sondern an ihrem begrenzten Geist.«

Veit Lindau

Gedanken

Gedanken sind elektrische Energieströme, durch die sich Milliarden Nervenzellen (Neuronen) im Gehirn miteinander »unterhalten«, also Informationen aufnehmen, austauschen und verarbeiten. Wir erleben 50 000 bis 60 000 solcher Informationsströme bzw. Gedanken pro Tag. Allerdings sind 98 % unserer Gedanken ähnlich denen, die wir schon gestern hatten. Noch signifikanter ist der Umstand, dass 80 % unserer Gedanken negativ gepolt sind. Dieser Umstand beantwortet indirekt die Frage: Warum ist es überhaupt wichtig, unseren Geist und unsere Gedanken zu erforschen? Die Antwort lautet: Denselben Gedanken, immer wieder gedacht, folgen dieselben Taten. Diese Taten werden zu Gewohnheiten (neuronale Wege im Gehirn), unsere Gewohnheiten formen unseren Charakter, und der wirkt sich letztlich bestimmend auf unsere Lebensentscheidungen aus. Was Yoga für uns anstrebt, ist ein Leben in Freiheit. Frei sein von der Anhaftung und Identifikation mit unseren Gedanken und der Überzeugung, dass das, was wir wahrnehmen und denken, die Realität sei. Ein neutraler Geisteszustand des Nicht-Wissens kostet Mut und die Fähigkeit, das loszulassen, von dem wir glauben, dass es »richtig« sei. Er fordert den Mut, nicht recht haben zu wollen.

Die drei Bewusstseinsebenen des Geistes

Man kann den Geist in drei Kategorien aufteilen: das Unterbewusstsein / Unbewusstsein, das Bewusstsein und das Überbewusstsein. Harmonie / Homöostase entsteht, wenn alle drei Bereiche aufeinander abgestimmt sind und miteinander arbeiten.

Das Unterbewusstsein

macht etwa 90 % unseres Bewusstseins aus. Es kann mit einem unter Wasser liegenden Eisberg verglichen werden, denn es liegt unterhalb deiner bewussten Wahrnehmung. Hier sind Erinnerungen, Glaubenssysteme und genetische Programmierungen gespeichert.

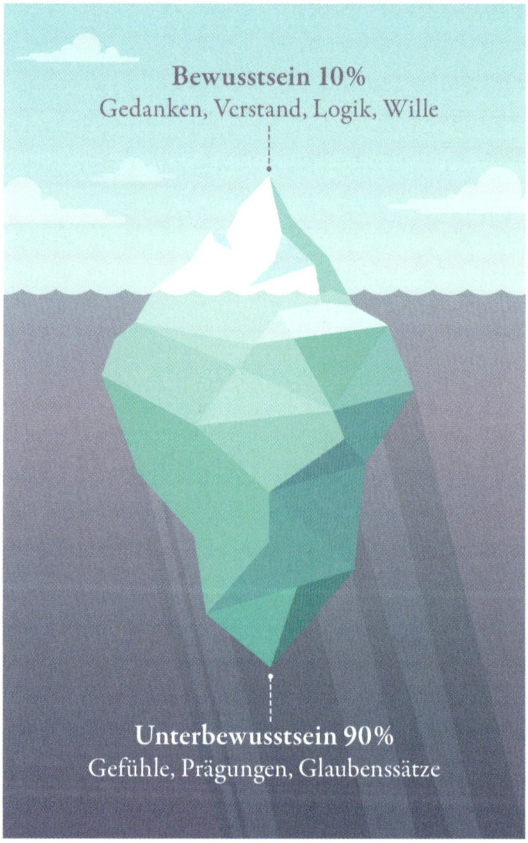
Bewusstsein 10%
Gedanken, Verstand, Logik, Wille
Unterbewusstsein 90%
Gefühle, Prägungen, Glaubenssätze

Das Bewusstsein

ist unser wachsamer, denkender und analytischer Geist. Nur 10 % unserer Gehirnaktivität finden hier statt. Auch wenn es nur ein kleiner Teil im Vergleich zum Unterbewusstsein ist, hat es großen Einfluss auf unsere Wahrnehmung. Dein Bewusstsein ist im vorderen Teil des Neokortex im Gehirn lokalisiert. Dort werden Entscheidungen gefällt, die deine Persönlichkeit formen und das Unterbewusstsein beeinflussen. Hier entstehen Pläne und langfristiges Denken. Das Bewusstsein versucht, Willenskraft zu nutzen, um Verhalten, Muster und Glauben zu kontrollieren, verliert aber gegenüber dem größeren Einfluss des Unterbewusstseins. Das kann ein Grund sein, warum deine Diät nicht funktioniert.

Das Überbewusstsein

ist der Geist unseres göttlichen Ichs, der Teil von dir, der allwissende Wahrnehmung ist, der nicht an Beschränkungen wie Form oder Realität gebunden ist. Man kann auch sagen, dass das Überbewusstsein deine Seele ist, dein höheres Selbst, das dir Inspiration, Weisheit, Visionen, Synchronizität, Begabungen und Talente verleiht. Das Überbewusste wird zugänglich, sobald die limitierenden Glaubenssätze des Unterbewusstseins erkannt sind.

Wahrnehmung

Bei der Wahrnehmung konstruiert das Gehirn stabile Repräsentationen der Umwelt aus einer Vielzahl sensorischer Signale. Diese Aktivität produziert Bewusstsein, eine kohärente Erfahrung der physikalischen Welt. William James schrieb schon 1890: »Jeder weiß, was Aufmerksamkeit ist. Es ist die Besitzergreifung des Geistes in klarer und lebendiger Form durch eine von vielen scheinbar gleichzeitig möglichen Objekten oder Gedankengängen. Fokussierung, Konzentration des Bewusstseins sind seine Essenz. Aufmerksamkeit impliziert die Abwendung von einigen Dingen, um mit anderen effektiver umgehen zu können.«

Die Psychologie fasst mit dem Begriff Wahrnehmung alle Prozesse und Ergebnisse der Informationsgewinnung und -verarbeitung von Sinneseindrücken zusammen. Der Schwerpunkt liegt aber auf den Sinneseindrücken, denn das, was wir wahrnehmen, gibt nicht eins zu eins die Realität wider, sondern nur ein individuelles Bild von dem, was wir für real halten. Zwischen der Realität und dem, was wir wahrnehmen, befinden sich mehrere Filter. Unsere Sinnesorgane können nur einen Teil von dem aufnehmen, was in der Realität tatsächlich existiert. Wir müssen uns deshalb auf das Wichtigste – oder das, was wir dafür halten – konzentrieren.

Es gibt im Tierreich einige Spezies, die deutlich mehr visuelle Informationen empfangen: Fliegen sehen quasi in Zeitlupe, Bienen und viele Zierfische können UV-Licht sehen, Schlangen Infrarot, ein Falke sieht eine Maus am Boden aus Hunderten Metern Entfernung. Hunde riechen Menschen unter meterdicken Schneeschichten. Viele Raubfische können elektrische Felder und den Herzschlag ihrer Beutetiere spüren. Zugvögel nehmen die magnetischen Felder der Erde wahr, um damit zu navigieren. Es gibt viele Beispiele in der Natur, die uns verdeutlichen, wie anders andere Lebewesen die scheinbar gleiche Realität wahrnehmen. Das zeigt auch, dass es nicht »die eine Realität« gibt. Menschen nehmen nur einen kleinen Ausschnitt der vorhandenen Informationen an Schallwellen und Energie wahr, die in jedem Moment vorhanden sind. Wissenschaftler gehen davon aus, dass es nur 1 Prozent ist. Wenn wir uns diese Tatsache bewusst machen, definieren wir den Begriff Realität behutsamer. Wir werden bescheiden und ehrfurchtsvoll angesichts unserer Existenz und der Geheimnisse des Universums.

Yoga ist auch eine Praxis der bewussten Wahrnehmung und Beobachtung. Wir können lernen, unsere Sinne zu sensibilisieren, um mehr als nur die Informationen unserer fünf Sinne wahrzunehmen. Vor allem im Tantra geht es um die Ausweitung unseres Bewusstseins mithilfe der yogischen Praktiken: Asanas, Pranayama, Mantras, Mudras, Bandha, Kriyas und Meditation.

»Ich weiß, dass ich nichts weiß.«

Sokrates

MEIN PERSÖNLICHER BEZUG

Zwischen den Welten – Jenseits unserer Wahrnehmung

Schon als Kind spürte ich, dass es auch eine unsichtbare, magische Welt gibt. Auf Bali habe ich eine Zeit lang in der Nähe eines Friedhofs gewohnt. Eines Nachts wurde ich von einem kalten Windhauch geweckt, und es fühlte sich an, als sei jemand im Zimmer. Ich knipste das Licht an, aber da war nichts zu sehen. Meine Katzen buckelten und starrten in den leeren Raum, genau wie ich. Es war gruselig, doch ich beschloss, den Geist in Ruhe zu lassen und weiterzuschlafen. Ähnliche Erfahrungen machte ich ein Jahr später in einem Retreat Center. In den ersten Tagen der Teacher-Trainingswochen kamen einige Schülerinnen zu mir: Sie hatten Angst, weil sie nachts »etwas« in ihrem Zimmer gespürt hatten. Wir besorgten uns eine Menge Palo Santo (spezielles Holz zum Reinigen der Energien) und räucherten die Zimmer gründlich aus. Auch bei mir klopfte es nachts an die Tür, dann war es still. Einmal spürte ich ein Mädchen an meinem Bettende sitzen. Es war wirklich gruselig. Heute würde ich vielleicht anders reagieren und laut in den Raum fragen: Hallo, wie heißt du? Wie kann ich dir helfen? Aber es fühlte sich damals so realistisch an, dass ich befürchtete, tatsächlich eine Antwort zu bekommen ... und nachts so allein auf Bali ... puh!

In anderen Kulturen wird sehr viel offensiver und natürlicher mit dem Tod umgegangen als bei uns. Herausragend ist das mexikanische Totenfest »Día de los Muertos«, der Tag der Toten, der ausgiebig gefeiert wird. Auch auf Bali findet für die Verstorbenen ein großer Umzug statt. Das ganze Dorf ist anwesend, es gibt Imbissbuden, und es werden Mantren gesungen. Die Zeremonie dauert mehrere Tage. Für die Balinesen ist es selbstverständlich, dass der Verstorbene in der Geister-Welt weiterlebt. Jede balinesische Familie hat einen Haustempel, in dem ein Schrein für ihre Verstorbenen aufgebaut ist. Täglich werden Opfergaben – Blumen, Wasser, Bonbons und Reis – dargebracht, um sie zu ehren. Für die Balinesen ist die Geister-Welt ebenso real wie die sichtbare, materielle Welt.

Ich habe die »Tore zwischen den Welten« auf Bali als sehr offen wahrgenommen. Dort sind Spiritualität und die Hinwendung zum Göttlichen tägliche Praxis. Doch man muss nicht nach Bali fahren, um Besuch von verstorbenen Verwandten zu bekommen – auch hier ist das erfahrbar: Als der Vater meines Freundes überraschend starb, klingelte es immer wieder an unserer Tür. Wenn ich durch die Kamera neben der Klingel schaute, war niemand zu sehen. Sobald ich von der Tür wegging, klingelte es erneut. Das geschah mehrmals täglich, es wurde sogar Sturm geklingelt, aber niemand war da. Nach der Beerdigung hörte das Sturmklingeln genauso plötzlich auf, wie es begonnen hatte.

Vielleicht hast du ähnliche Erfahrungen gemacht. Hattest du auch schon einmal »Besuch« von einem verstorbenen Verwandten oder einem Tier? Manchmal werden wir auch im Traum besucht. Es ist nichts, wovor wir uns fürchten müssten. Es ist eine andere Dimension der Wirklichkeit, die zwar für unsere Augen nicht sichtbar ist, die wir aber fühlen und für die wir uns öffnen können.

Das Dritte Auge: Visionen – Intuition – Weisheit

Visionen

Mithilfe unserer Vorstellungskraft können wir unsere Realität entscheidend mitgestalten. Ein Bild in unserem Geist zu kreieren vergrößert die Möglichkeit, es auch zu materialisieren. Das 6. Chakra besitzt zweifache Fähigkeiten: Bilder von außen aufzunehmen, sie zu speichern und gleichzeitig innere Bilder zu entwerfen und zu manifestieren. Wir sind visuelle Wesen; die meisten unserer Erinnerungen sind in Bildern festgehalten. Wenn du deine Augen schließt und dich an dein Elternhaus erinnerst, siehst du wahrscheinlich sehr genau, welche Räume, welche Möbel und Tapeten es hatte, welches Licht, welcher Geruch von ihm ausging. Lieblingsorte, Lieblingsbettwäsche und Badezimmerkacheln können wiederauftauchen oder wen du dort zum ersten Mal geküsst hast. So können wir unseren Geist auch nutzen, um in die Zukunft zu projizieren und uns z. B. unsere »Traumwohnung« zu imaginieren, ihre Größe, ihre Farben und Räumlichkeiten visualisieren und uns vorstellen, mit Freunden in der Küche zu kochen. Dadurch erhöhen wir die Möglichkeit, diese Wohnung auch in der stofflichen Realität zu »entdecken«. Durch Einsatz und Übung unserer Visualisierungsfähigkeit können wir im 6. Chakra unsere Fähigkeiten der Manifestationskraft und Hellsichtigkeit entwickeln.

Intuition

Auch intuitives Wissen und höhere Erkenntnis werden dem Stirn-Chakra zugeordnet. Es ist die Fähigkeit, die tiefere Wahrheit zu sehen, die hinter der oberflächlichen Erscheinung der Dinge liegt. Das Dritte Auge ist der Sitz aller Bewusstwerdungsprozesse und Intuition: die Intelligenz des Unbewussten; die Fähigkeit, etwas sofort zu verstehen oder zu wissen, basierend auf deinen Gefühlen und Körperwahrnehmungen, wir nennen es auch Bauchgefühl. Sie kann dich vor Gefahren bewahren, aber auch zu einer neuen Liebe führen. Die unbewusste Wahrnehmung reicht ungeahnt weit, ist erstaunlich schnell und gründlich. Deine Intuition kann alle deine Erfahrungen, deine Bedürfnisse und Stimmungen in einem Gefühl zusammenfassen, das dich leitet. Sie erfasst kleinste Details und formt daraus den entscheidenden Gesamteindruck von einem Menschen. Vielleicht hast du schon davon gehört: Nach vier bis sieben Sekunden entscheidet sich, ob du deinem Gegenüber Sympathie entgegenbringen kannst. Mehr Zeit braucht deine Intuition nicht. Während dein Verstand noch das Für und Wider der Begegnung abwägt, hat dein Bauch bereits entschieden. Deine Intuition hat längst feine Zwischentöne und winzigstes Mienenspiel sorgfältig analysiert. Es ist nicht immer der einfache Weg, deiner Intuition zu folgen, es erfordert Vertrauen ins Leben, Vertrauen in uns. Vielleicht hast du es schon bemerkt. Intuition äußert sich häufig direkt, als erste Wahrheit, als erste Reaktion oder erster Impuls.

Weisheit

Das 6. Chakra ist der Sitz unseres »inneren Lehrers«. Das Licht des Bewusstseins, der Weisheit und Führung ist die Quelle aller Lehren und Traditionen. Es geht darum, wieder Vertrauen zu deiner Intuition und deiner inneren Vision zu entwickeln. Das 6. Chakra ist die höchste Version des Geistes – Buddhi – reine, klar unterscheidende Intelligenz, die sich entfaltet.

GLEICHGEWICHT UND UNGLEICHGEWICHT IM STIRN-CHAKRA

Unbalancierte Energie in einem Chakra – eine Störung im Energiesystem – kann sich entweder in einer Unter- oder in einer Überversorgung äußern. Mithilfe der folgenden Stichpunkte kannst du ein eventuelles Ungleichgewicht in deinem 6. Chakra feststellen. Es kann aber auch sein, dass sich gleichzeitig beide Merkmale zeigen, also eine Unterfunktion *und* eine Überfunktion. Die Unbalance kann wie ein Pendel von einem zum anderen Extrem schwingen. Ziel ist es, dich in der Mitte einzupendeln, um dein Stirn-Chakra zu harmonisieren.

Das 6. Chakra in der Unterfunktion

- Keine Verbindung zur eigenen Intuition
- Zu stark mit dem denkenden Geist identifiziert
- Probleme mit der Konzentrationsfähigkeit
- Ein dumpfer, schwerfälliger Geist
- Ein schlechtes Gedächtnis
- Unklares, verworrenes Denken
- Häufig zu sehr nur mit dem Körper identifiziert
- Mangel an Vorstellungskraft und Kreativität, schlechte Intuition
- Mangel an Sensitivität für nicht sichtbare Realitäten
- Wenig intellektueller, sprachlicher Ausdruck
- Wirkt unentschlossen auf andere
- Unzuverlässig
- Lern- und Konzentrationsschwächen

Das 6. Chakra in der Überfunktion

- Zwanghaftes Denken, im Gedankenkarussell gefangen sein
- Mentale Überaktivität: Beurteilung und Vergleiche sind die Folge
- Innere Visionen können zu Wahnvorstellungen und Halluzinationen führen
- Intensive Traumwelt, die Grenzen zur realen Welt verwischen
- Kopflastig wirken, ausschließlich über den Intellekt und die Vernunft agieren
- Intellektuelle Arroganz
- Spirituelle Erkenntnisse und Erfahrungen als unwissenschaftlich ablehnen
- Gedanken und Sprache wirken unklar und verworren

- Große Vergesslichkeit
- Das Bedürfnis, alles zu analysieren, zu beurteilen und zu vergleichen
- Neigung zu unversöhnlicher Haltung, kann hartnäckig und rigide sein
- Kopfschmerzen, verschwommenes Sehen, Augenschmerzen, Albträume
- Gehirntumor, Schlaganfall, neurologische Dysbalancen, Blindheit, Lernschwierigkeiten
- Schwindel, Erkrankungen der Sinnesorgane

Das 6. Chakra in Balance

- Besonnen und ruhig
- Ein gutes Gedächtnis
- Nachsichtig und einfühlsam
- Fähig und zuverlässig
- Ein offener, flexibler und lernfähiger Geist
- Ein wacher Verstand und klarer Intellekt
- Starke Intuition und Zugang zu innerer Weisheit
- Kreative Visions- und Vorstellungskraft
- Achtsamkeit gegenüber der spirituellen, unsichtbaren Welt
- Gleichgewicht zwischen Intellekt, Intuition und Einsicht
- Erkenntnisse über tiefe philosophische Wahrheiten
- Das Denken basiert auf direkter innerer Erkenntnis der Wirklichkeit
- Gute Selbstreflexionsfähigkeit
- Die übernatürlichen Sinne entwickeln sich leicht, in gutem Gleichgewicht

DIE 6 WICHTIGSTEN ASANAS FÜR DAS STIRN-CHAKRA

Kindhaltung / Balasana

- Sanfte Dehnung für Rücken, Hüften, Oberschenkel und Knöchel.
- Die Kindhaltung kann helfen, Rückenschmerzen zu lindern.
- Wirkt beruhigend und kontemplativ auf den Geist.

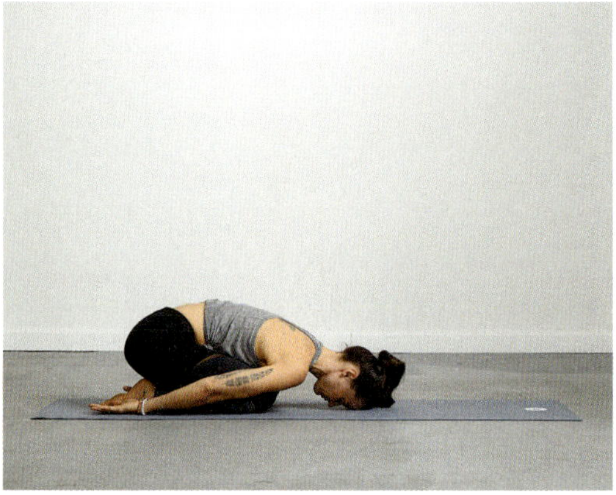

Heldensitz / Virasana

- Dehnt die Hüften, Oberschenkel, Knie, Knöchel und Füße.
- Verbessert die Durchblutung und lindert müde Beine, stärkt die Fußgewölbe und entlastet flache Füße.
- Wirkt erdend, zentrierend, fördert innere Aufrichtung und Präsenz.

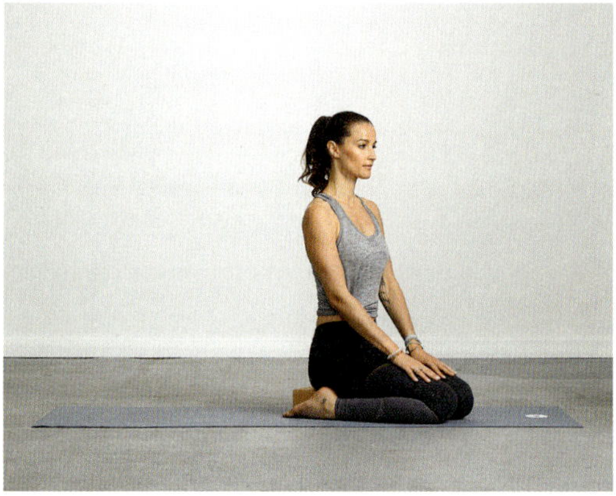

Halber-Fisch-Pose / Ardha Matsyendrasana R & L

- Erhöht die Flexibilität in der Wirbelsäule, öffnet die Schultern, massiert die Bauchorgane, hilft das Verdauungsfeuer Agni anzuregen.
- Löst Stress, wirkt introspektiv, klärt und reinigt den Geist.
- Fördert das geistig-emotionale »Verdauen« und Integrieren von neuen Informationen.

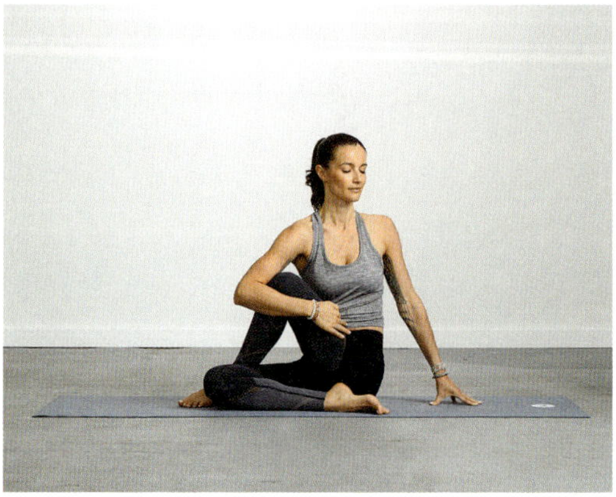

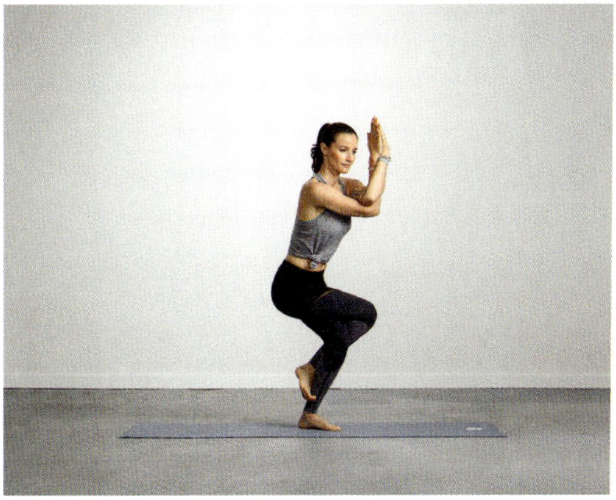

Adlerpose / Garudasana R & L

- Fördert den Gleichgewichtssinn, gleicht rechte und linke Gehirnhälfte aus.
- Dehnt die Schultern und den oberen Rücken, während die Oberschenkel, Hüften, Knöchel und Waden gestärkt werden.
- Wirkt beruhigend und klärend auf den Geist, stärkt den Fokus und die Konzentration.

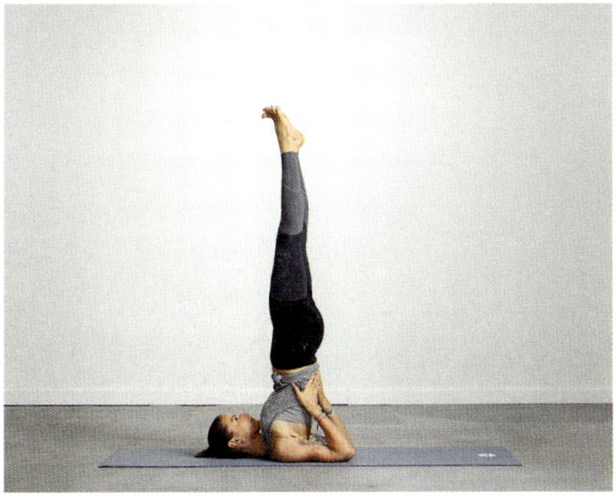

Schulterstand / Sarvangasana

- Stimuliert Schilddrüse und Prostata, verbessert die Verdauung und den Ausscheidungsprozess.
- Dehnt den Nacken, hilft bei Schlaflosigkeit, unterstützt die hormonelle Balance.
- Hat einen verjüngenden Effekt, kann bei Unfruchtbarkeit und Wechseljahresbeschwerden helfen.

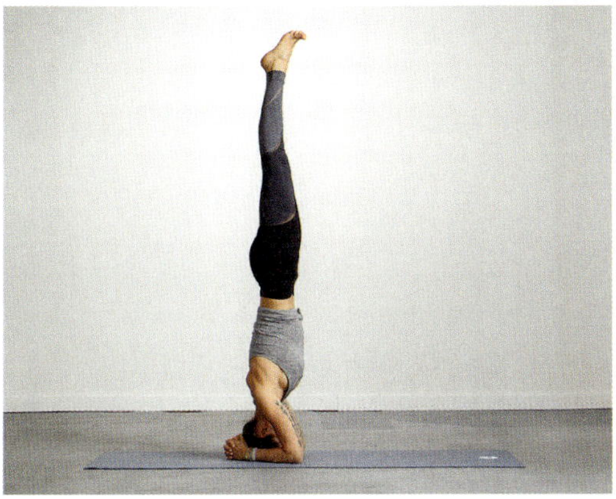

Kopfstand / Sirsasana

- Befreit von Schleim und Nebenhöhlenentzündungen, stärkt das Zentrum und die Schulterkraft.
- Fördert innere Balance, fokussiert den Geist, wirkt beruhigend und besänftigend.
- Der Kopfstand kann helfen, die geistige Perspektive / Einstellung zu wechseln.

YOGASEQUENZ FÜR DAS STIRN-CHAKRA

In der Sequenz für das 6. Chakra geht es darum, einen klaren, fokussierten Geist zu entwickeln, das Dritte Auge zu erwecken und dich mit deiner Intuition zu verbinden. Dies ist eine eher fortgeschrittene Praxis, bitte übe achtsam und lausche auf die Signale deines Körpers.

Diese Sequenz wirkt durch ihren Fokus auf Umkehrhaltungen besonders sattvisch (lichtvoll), spirituell erhebend und hinterlässt ein Gefühl des Friedens. Der Atem fließt während der Praxis gleichmäßig langsam und tief 1:1 Ujjayi. Übe zusätzlich den inneren Fokus, auch mit offenen Augen, halte den Blick weich, um das »Innere Sehen« zu kultivieren. Fokussiere dich in einer statischen Haltung wie z. B. dem Drehsitz oder dem Adler auf das Dritte Auge. Diese Praxis kann direkt vor dem Schlafengehen zu aktivierend wirken.

Kopfstand und Schulterstand sind nicht für Anfänger geeignet. Bitte keine Umkehrhaltungen bei Problemen mit der Halswirbelsäule, bei Bluthochdruck oder wenn du schwanger bist bzw. nur, wenn du eine erfahrene Yogini bist und dies mit deinem Arzt abgeklärt hast. Diese Praxis verringert dein Kapha (Erde & Wasser), balanciert Pitta (Feuer & Wasser) und erhöht Vata (Luft & Äther). Deshalb bei einer Vata-Imbalance bitte keine Umkehrhaltungen praktizieren.

Asanas, die dynamisch praktiziert und mehrfach wiederholt werden, sind folgendermaßen gekennzeichnet:

› Anfang des Flows ‹› Mitte des Flows ‹ Ende des Flows
R & L: auf der rechten und der linken Seite ausführen

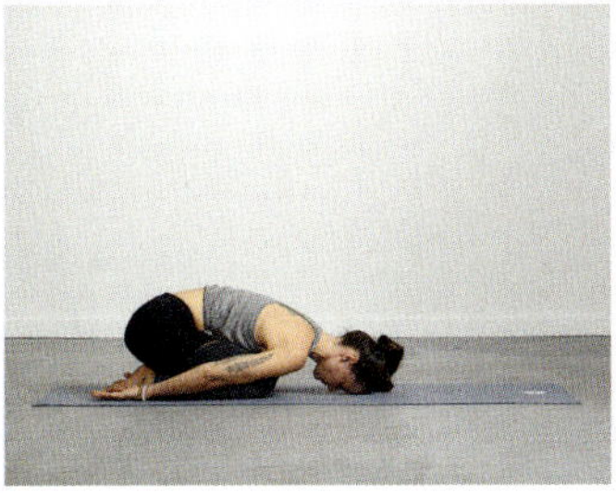

Kindhaltung *Ankommen, das Dritte Auge am Boden spüren.*

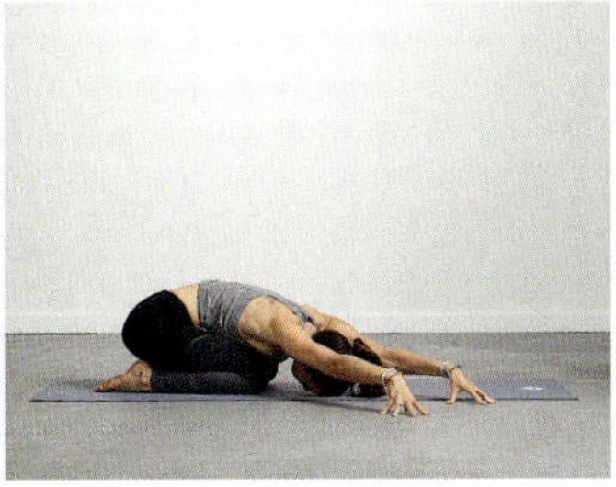

Kindhaltung mit Seitdrehungen *R & L. 5 Atemzüge pro Seite.*

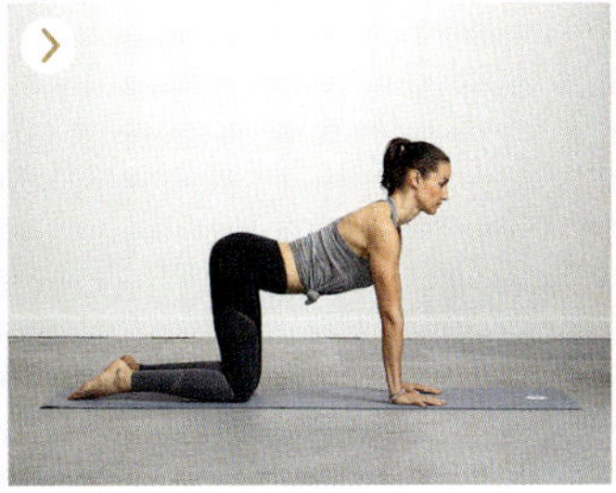

Dynamische Katze-Kuh-Kind-Haltung *Der Atem fließt 5-mal ein und 5-mal aus.*

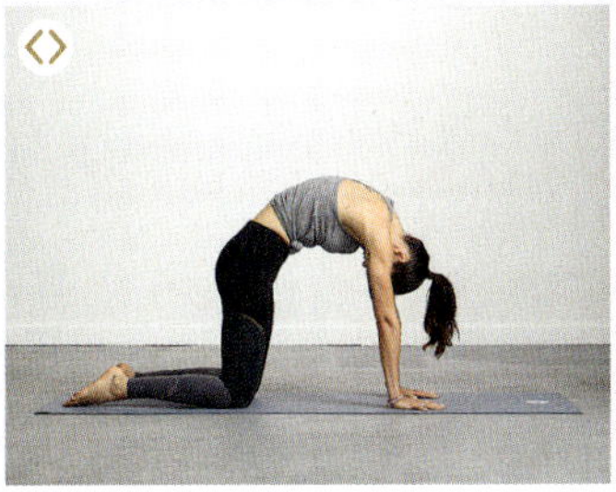

Dynamische Katze-Kuh-Kind-Haltung *Der Atem fließt 5-mal ein und 5-mal aus.*

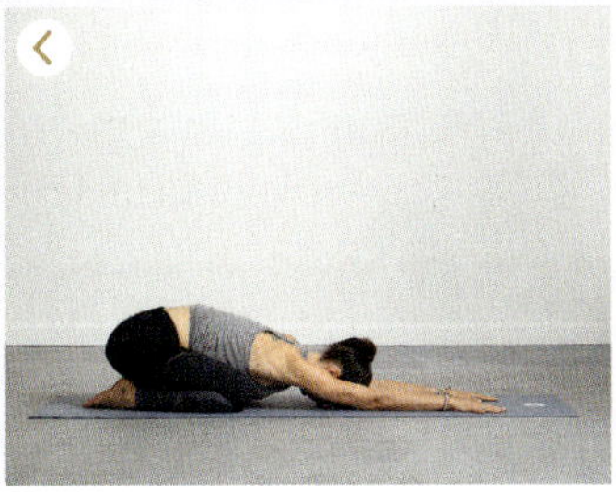

Dynamische Katze-Kuh-Kind-Haltung *5-mal wiederholen.*

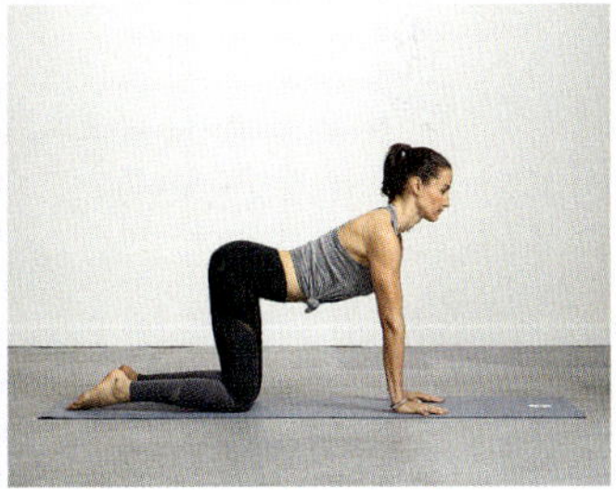

Vierfüßlerstand

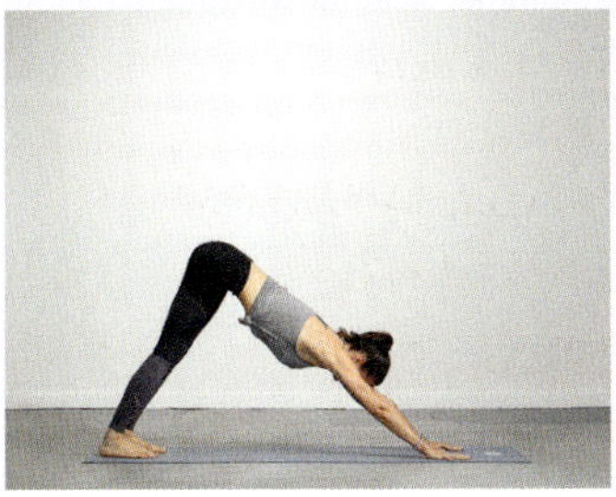

Herabschauender Hund *Für 5 Atemzüge bleiben, stabilisieren.*

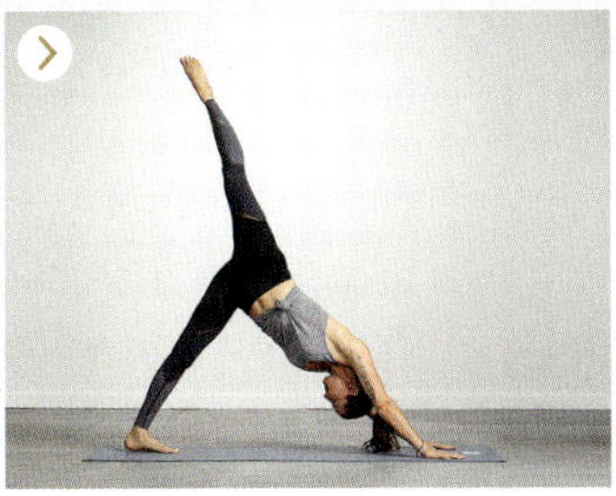

Dreibeiniger Hund *Rechtes Bein öffnen.*

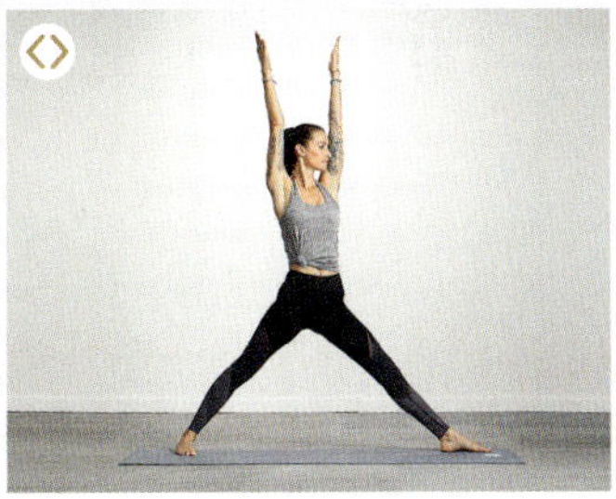

Dynamischer Krieger II *R & L. Einatmen und strecken.*

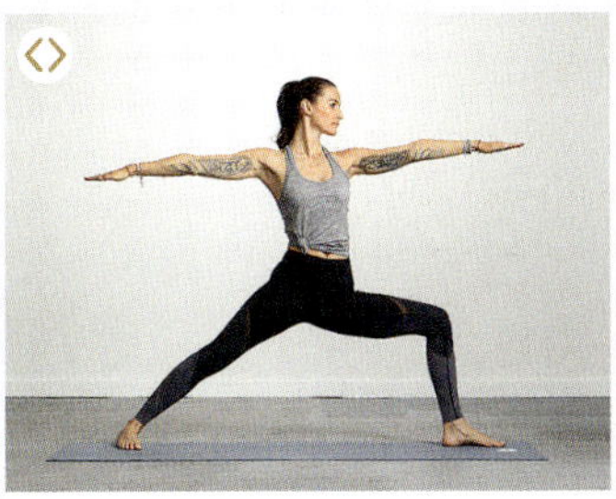

Dynamischer Krieger II *Ausatmen und beugen. 5-mal wiederholen.*

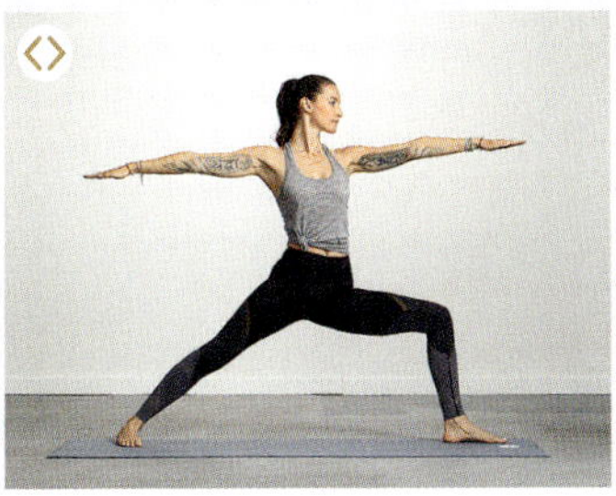

Krieger II *Für 10 Atemzüge halten.*

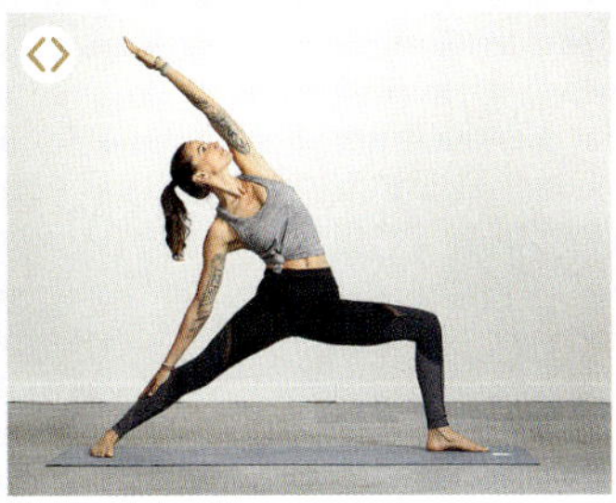

Friedvoller Krieger *R & L. Für 5 Atemzüge bleiben.*

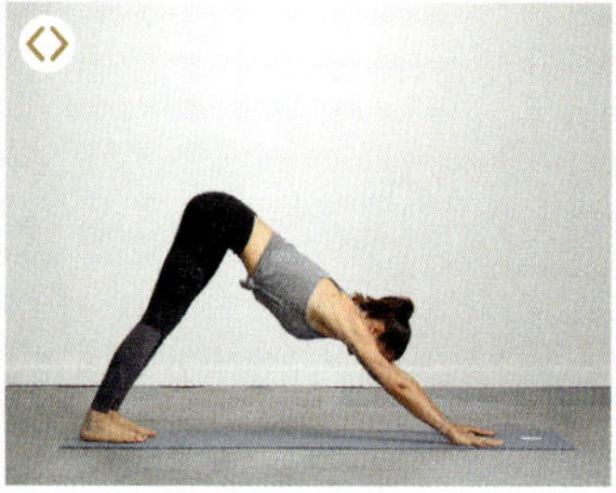

Herabschauender Hund

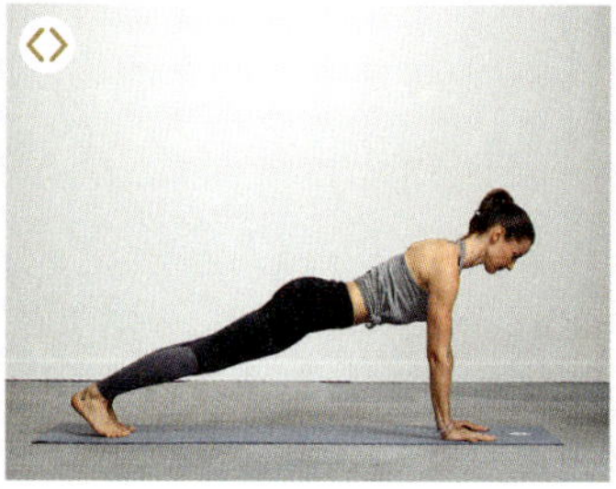

Vinyasa Variante 2: Stützposition *Beim Zurückschieben in die Stützposition ausatmen.*

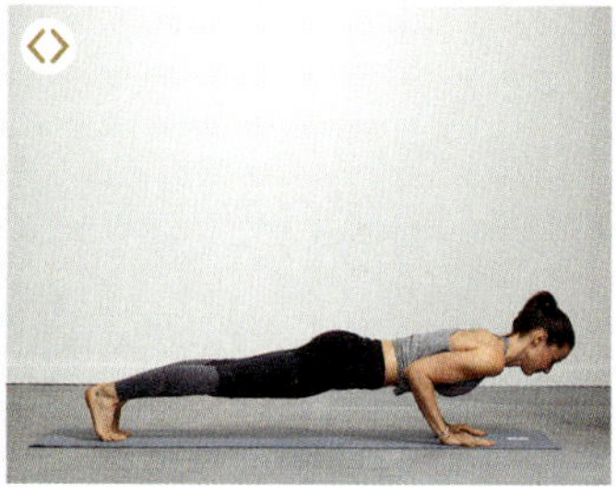

Vinyasa Variante 2: Liegestütz-Position

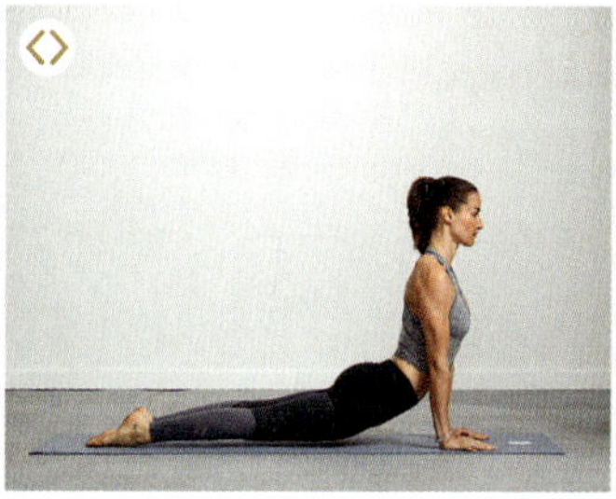

Vinyasa Variante 2: Heraufschauender Hund *Dabei einatmen.*

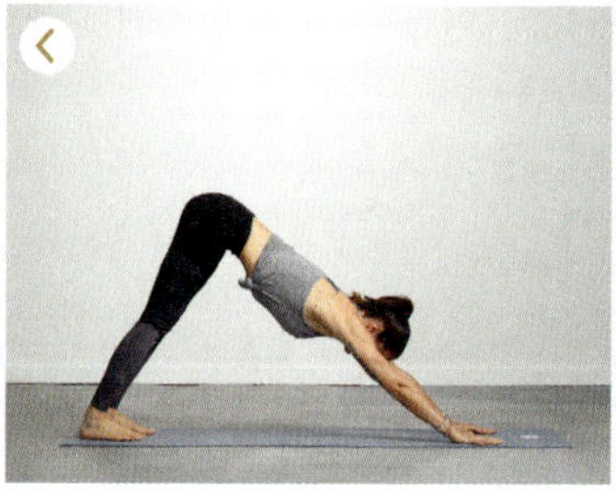

Herabschauender Hund *5 Atemzüge halten. Anschließend den Flow auf der anderen Seite wiederholen.*

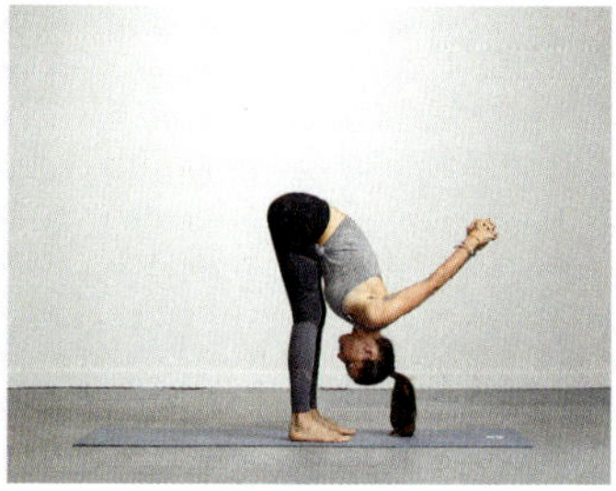

Vorbeuge mit Schulteröffner *Für 5 Atemzüge bleiben.*

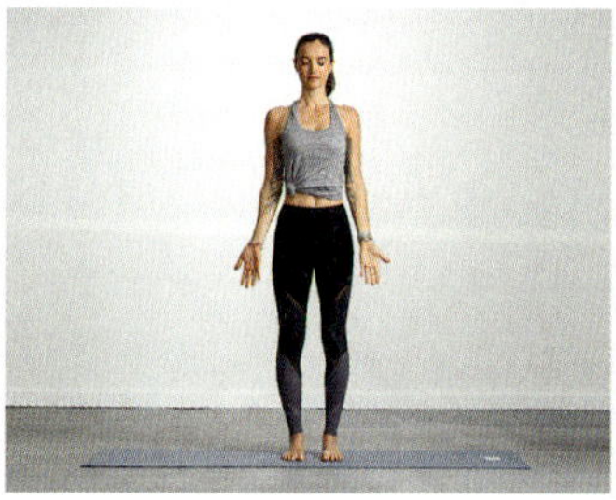

Berghaltung *Ankommen, stehen, Präsenz.*

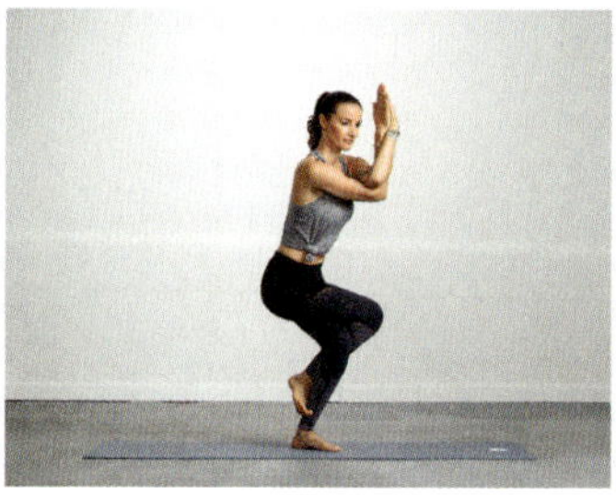

Adlerpose *R & L. Mit Fokus auf dem Dritten Auge. 10 Atemzüge pro Seite.*

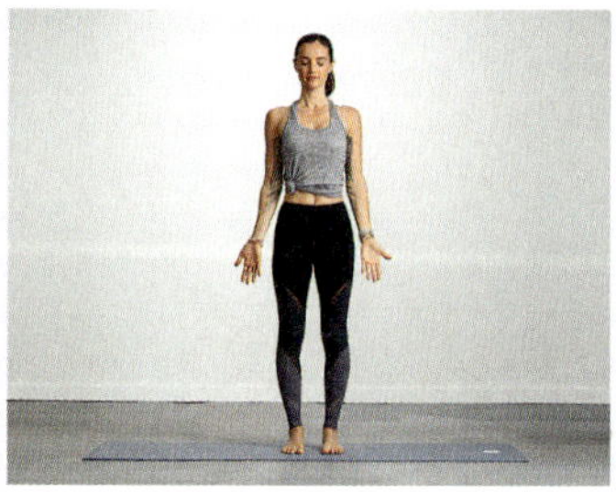

Berghaltung *Ankommen, stehen, nachspüren.*

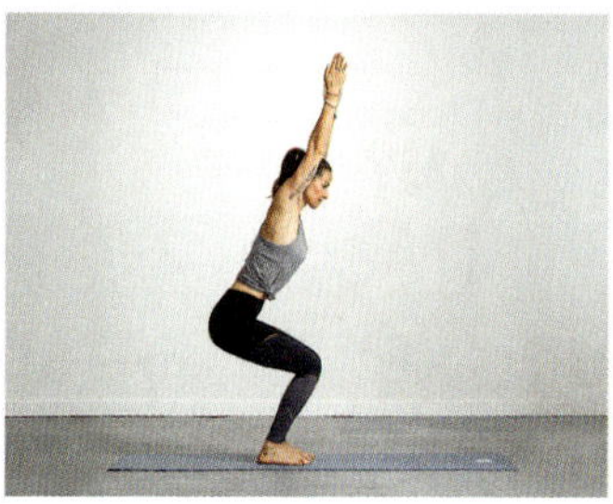

Stuhl *Dabei einatmen.*

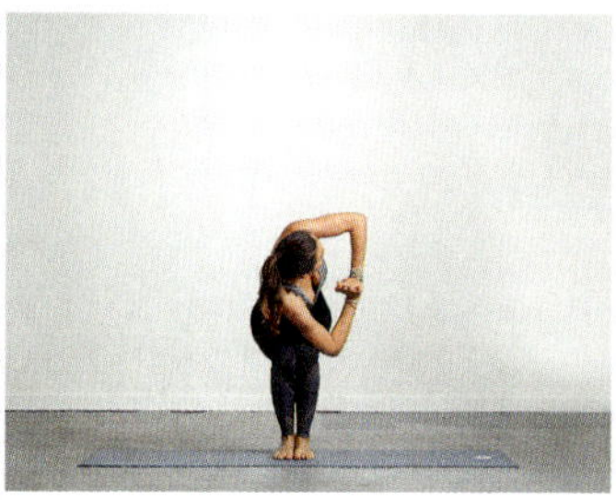

Gedrehter Stuhl *R & L. Für 5 Atemzüge bleiben.*

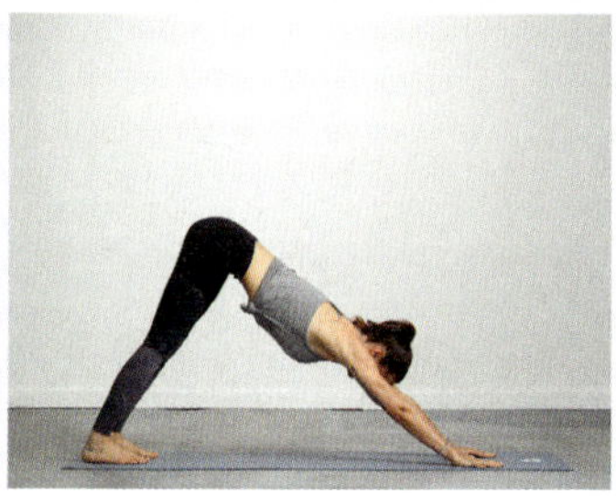

Herabschauender Hund *Für 5 Atemzüge stabilisieren.*

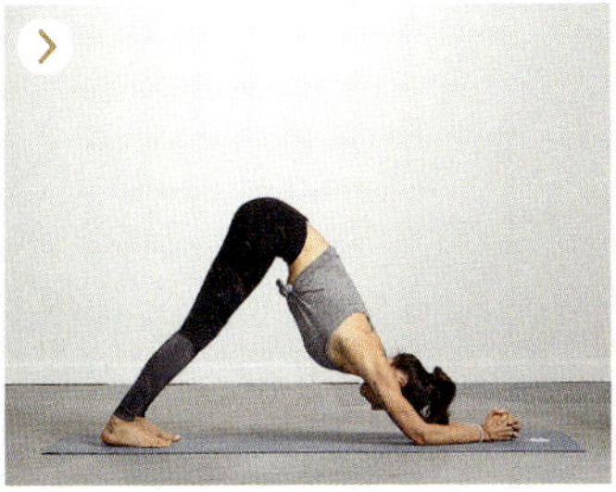

Delfin *Die Unterarme sind auf dem Boden.*

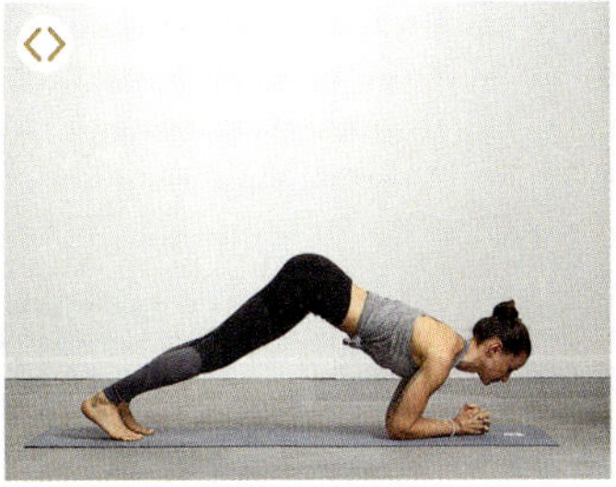

Delfin Plank *Schieb dich vor.*

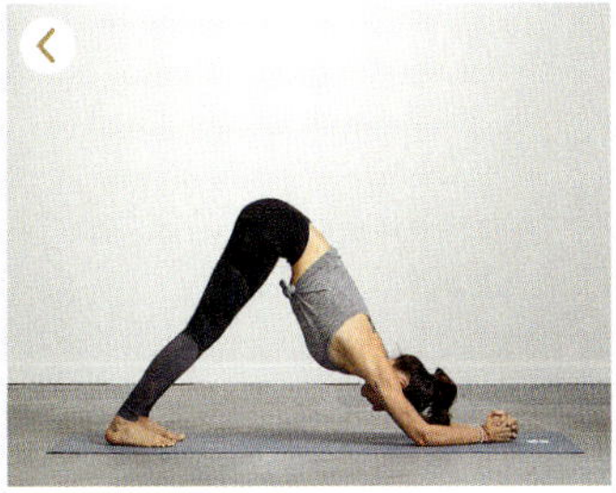

Delfin *Schieb dich zurück. 5-mal dynamisch wiederholen.*

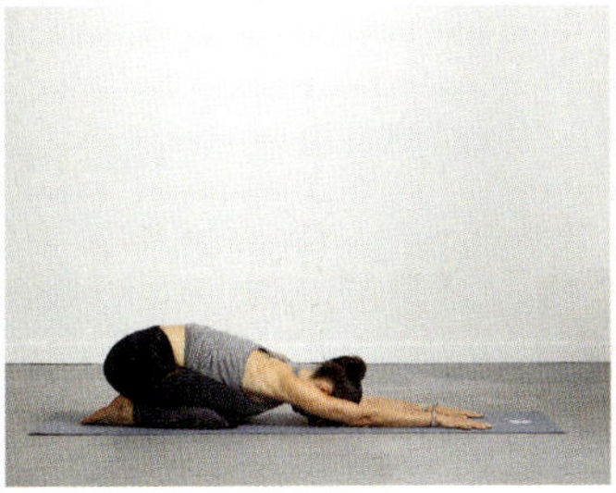

Kindhaltung *Pausieren.*

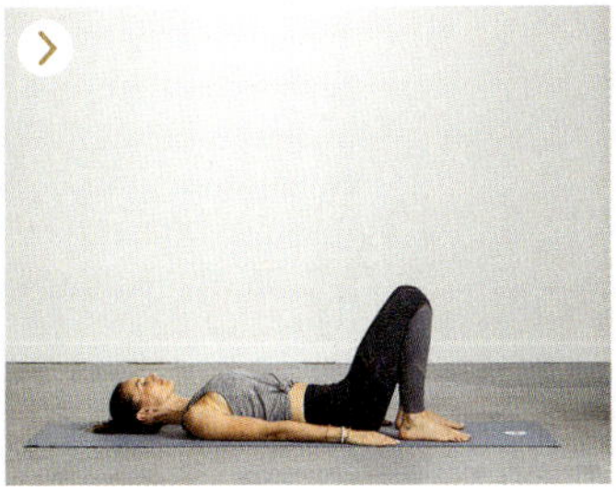

Dynamische Brücke in Rückenlage *Die Füße sind hüftbreit auseinander.*

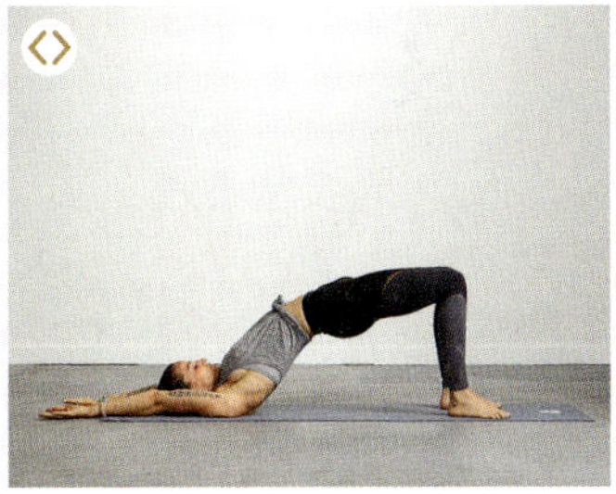

Dynamische Brücke in Rückenlage *Beim Einatmen Becken und Arme heben.*

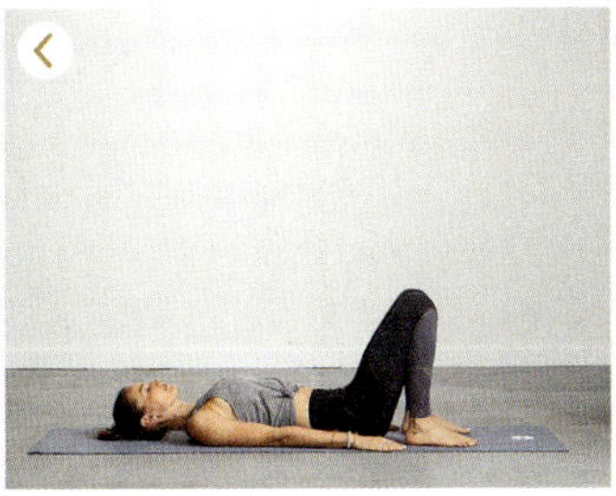

Dynamische Brücke in Rückenlage *Beim Ausatmen absenken. 5-mal wiederholen.*

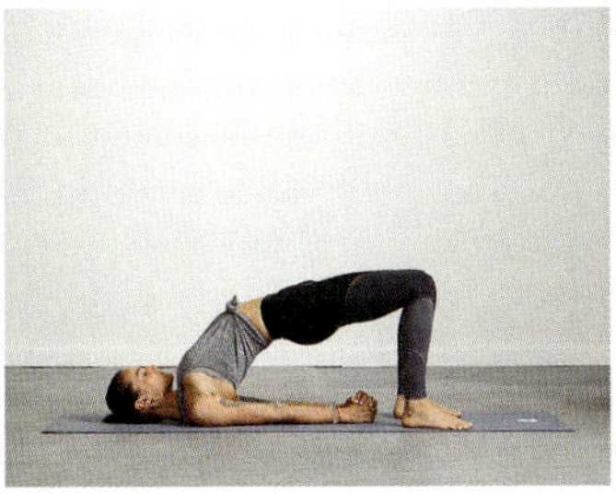

Brücke *Für 10 Atemzüge halten.*

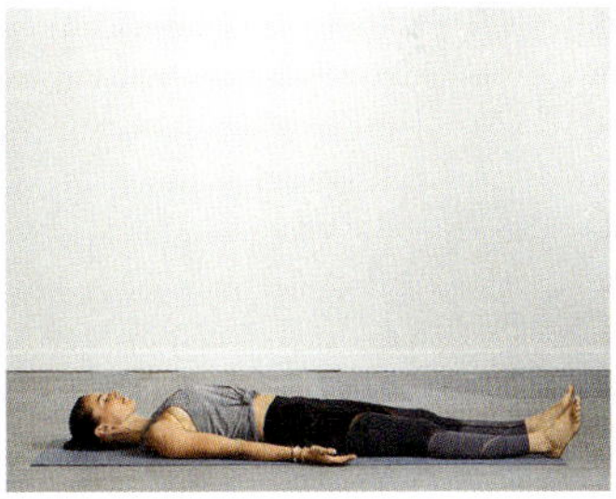

Savasana *Pausieren, den Geist beruhigen. Für 1 Minute.*

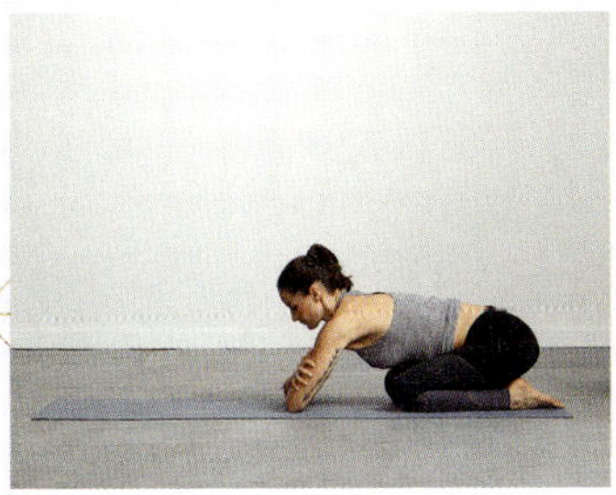

Vorbereitung Kopfstand *Abstand messen.*

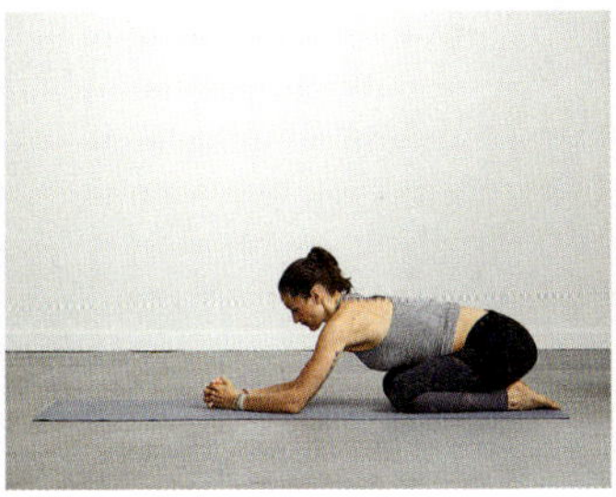

Vorbereitung Kopfstand *Unterarme stark.*

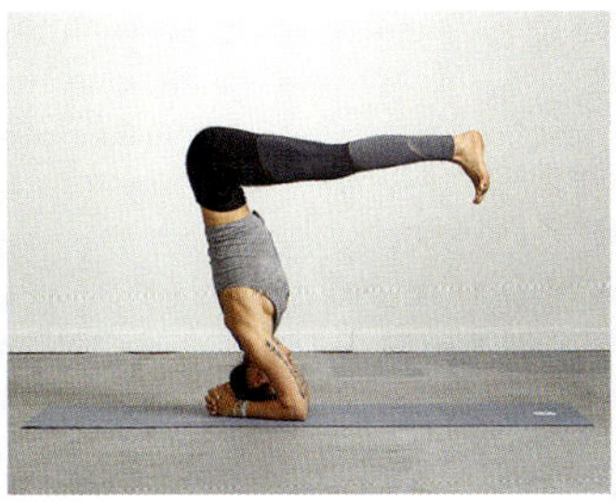

Kopfstand *Langsames, kontrolliertes Hochgehen aus dem Zentrum.*

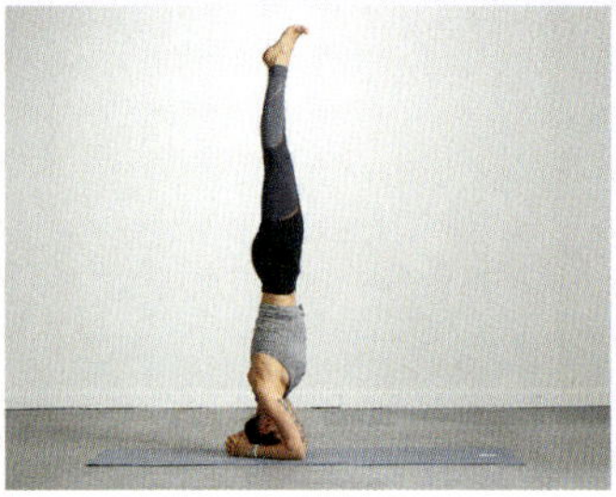

Kopfstand *Für ca. 1 Minute halten.*

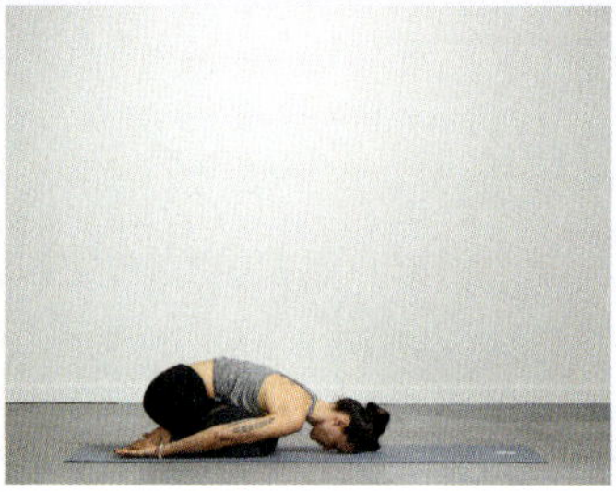

Kindhaltung *Pausieren, nachspüren.*

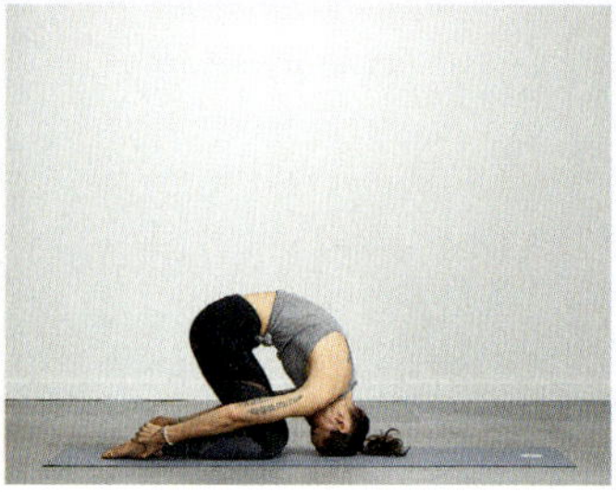

Hasenhaltung *Nacken dehnen.*

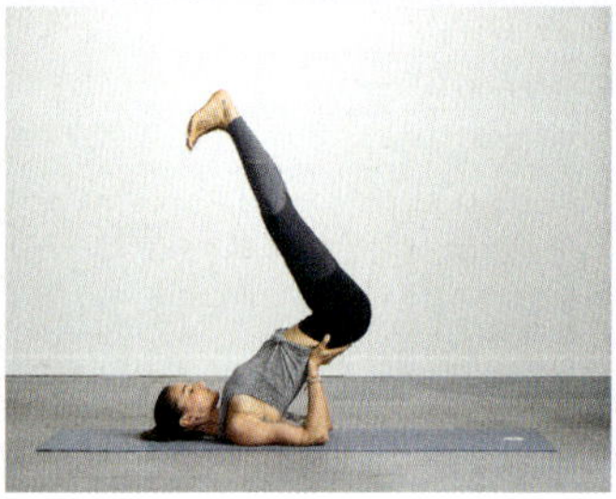

Viparita Karani – Level 1 *Für 1 Minute halten.*

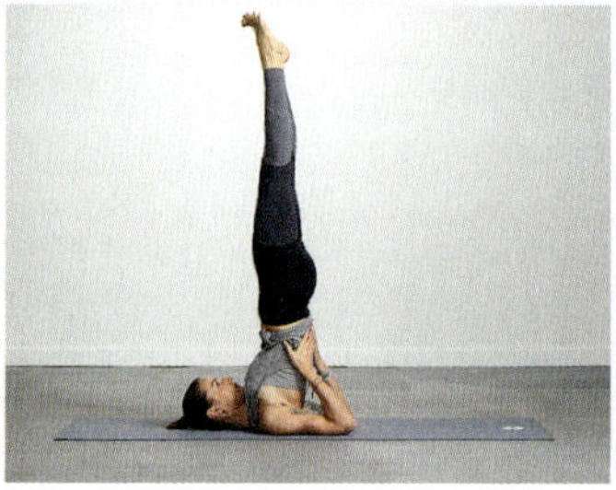

Schulterstand – Level 2 *(wenn die Halswirbelsäule o.k. ist). Für 1 Minute halten.*

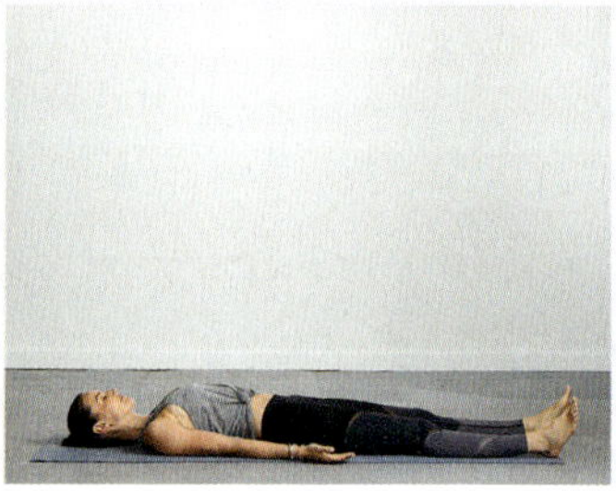

Savasana *Pause, der Wirkung nachspüren.*

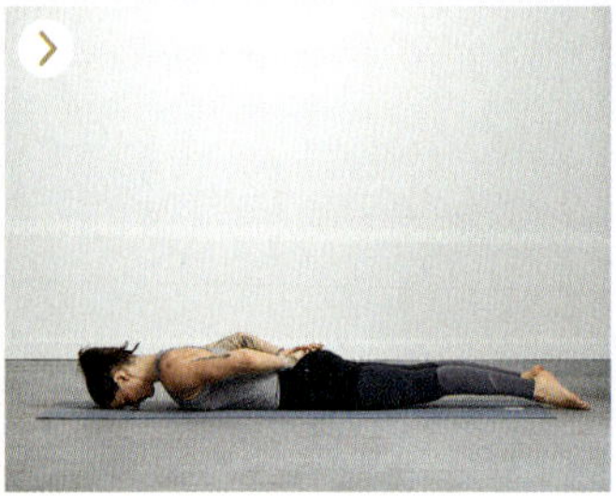

Dynamische Heuschrecke *R & L. Hände auf Kreuzbein.*

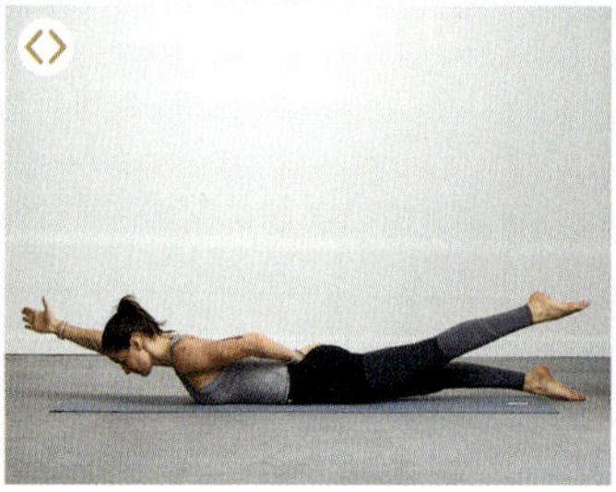

Dynamische Heuschreck*e R & L. Diagonal Bein und Arm heben.*

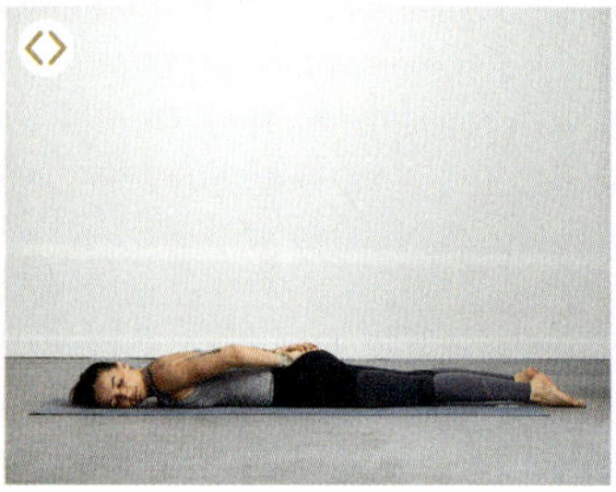

Dynamische Heuschrecke *R & L. Kopf zur Seite drehen.*

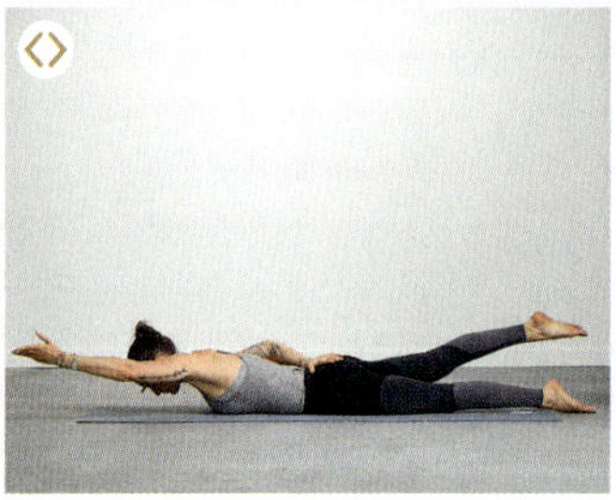

Dynamische Heuschrecke *R & L. Diagonal anderes Bein und anderen Arm heben.*

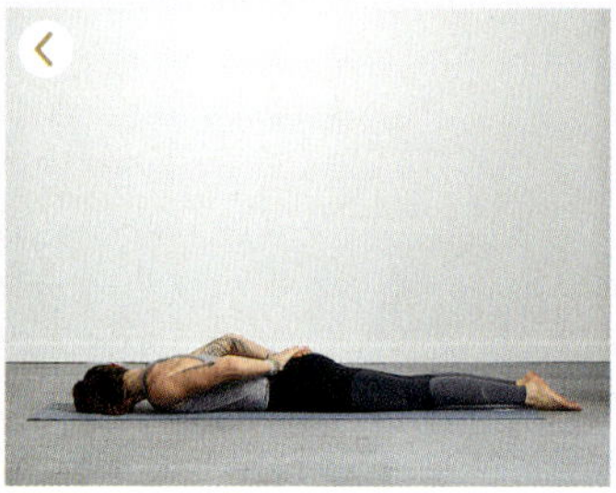

Dynamische Heuschrecke *R & L. Kopf zur anderen Seite drehen. 5-mal pro Seite wiederholen.*

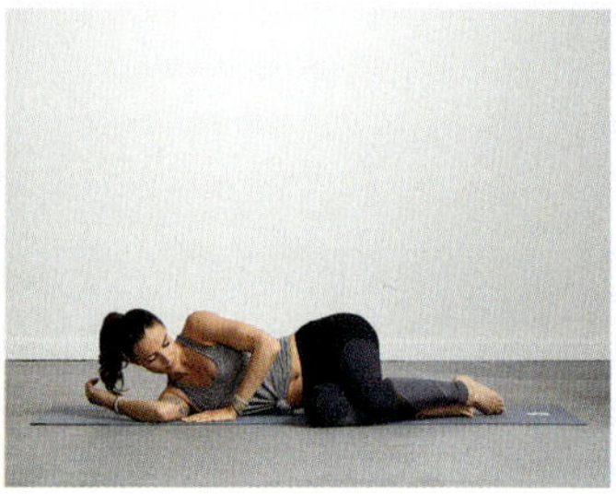

Auf die Seite rollen und zum Sitzen kommen.

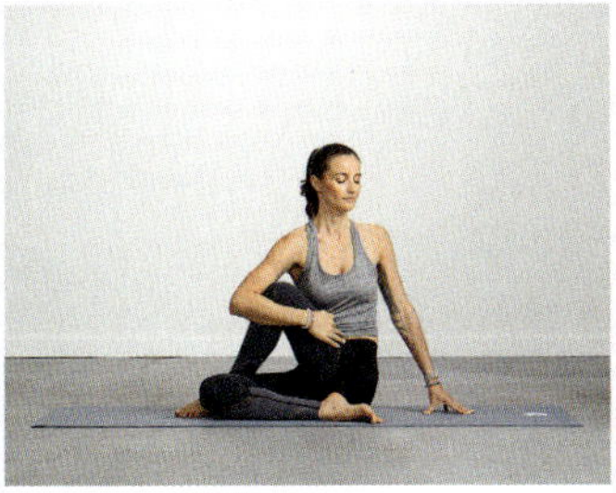

Halber-Fisch-Pose, Drehsitz *R & L. Mit Fokus auf dem Dritten Auge. 10 Atemzüge pro Seite.*

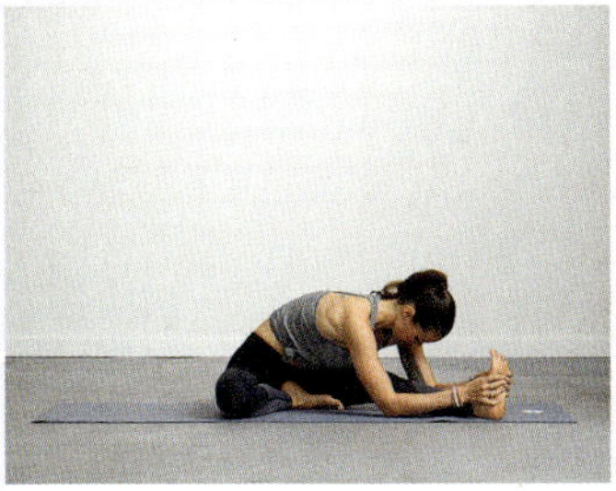

Kopf-zu-Knie-Pose *R & L. 10 Atemzüge pro Seite.*

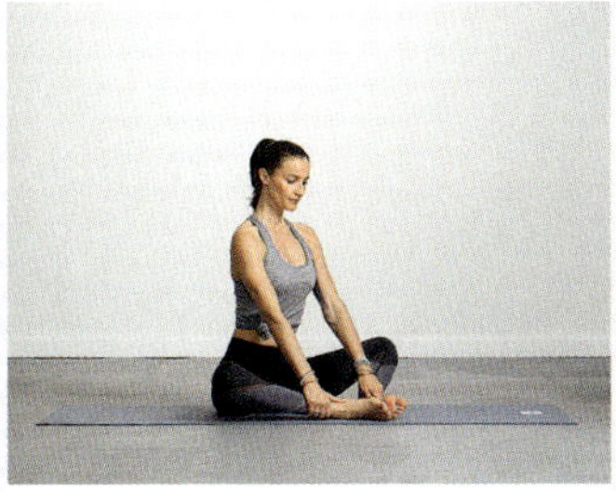

Schmetterling *Strecke die Wirbelsäule.*

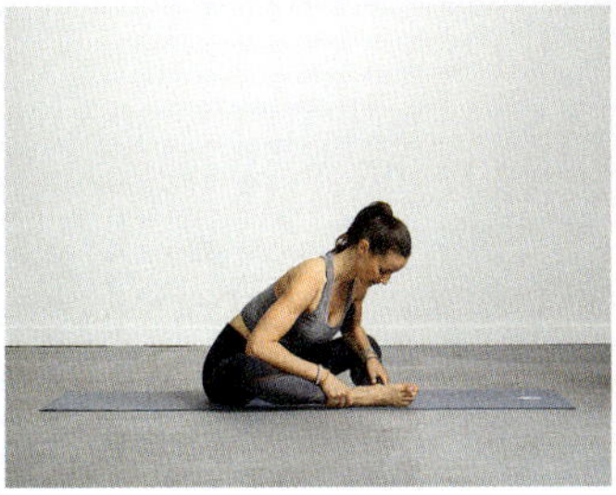

Schmetterling mit Vorbeuge *Für 10 Atemzüge bleiben.*

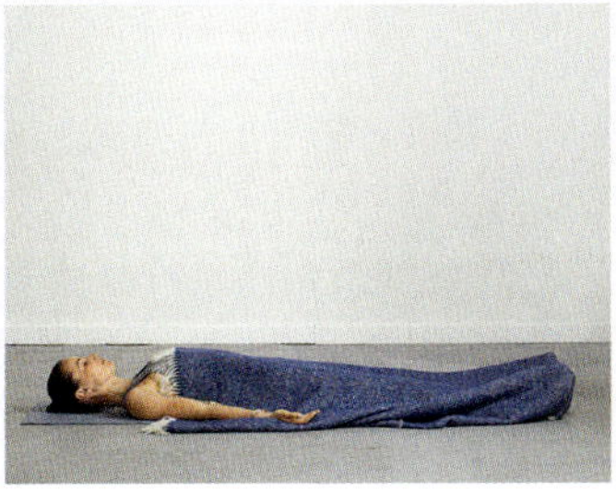

Schlussentspannung *Für 6–8 Minuten in Stille verweilen.*

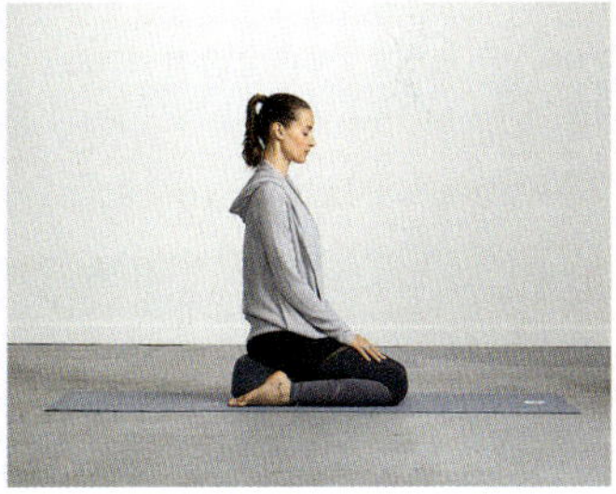

Heldensitz *für die anschließende Pranayama- und Meditationspraxis.*

PRANAYAMA FÜR DAS STIRN-CHAKRA: NADI SHODHANA – DIE WECHSELATMUNG

Mit *Nadi Shodhana* wird die klassische Wechselatmung bezeichnet. Übersetzt bedeutet Nadi Shodhana die »Reinigung der Energiekanäle«. Mit der Benutzung eines Hand-Mudras (Vishnu Mudra) wird die Luft abwechselnd durch die Nasenlöcher eingesogen und ausgeleitet. Diese schlichte und kraftvolle Pranayama-Praxis kann als effektive Methode angewendet werden, um den Geist zu beruhigen, die Nadis im ganzen Körper zu reinigen und das Nervensystem auszubalancieren. Diese Praxis balanciert ebenso die rechte und linke Gehirnhälfte, den Mond- (links: Ida Nadi) und Sonnenkanal (rechts: Pingala Nadi) wie auch die rechte und linke Körperseite aus. Sie kann zu jeder Tageszeit durchgeführt werden und wird deshalb auch als Always-go-to-Praxis bezeichnet. Sie ist wunderbar für guten Schlaf und in der Schwangerschaft geeignet.

Wie man Nadi Shodhana Pranayama übt

- Finde eine bequeme und aufrechte Sitzhaltung und entspanne deinen Körper.
- Führe jetzt die rechte Hand in Vishnu Mudra zusammen: Setze Daumen und Ringfinger wie eine kleine Zange an die Nasenflügel, Mittel- und Zeigefinger klappen dabei ein. Es gibt auch eine Variante, wo Mittel- und Zeigefinger auf dem Dritten Auge ruhen.
- Beginne, indem du einmal tief durch beide Nasenlöcher ein- und vollständig ausatmest.
- Blockiere jetzt das rechte Nasenloch mit dem Daumen und atme durch das linke Nasenloch EIN: für 1-2-3-4 Zählzeiten.
- Dann verschließe dein linkes Nasenloch und atme durch das rechte AUS: 1-2-3-4.
- Atme EIN durch rechts, dann verschließe rechts, atme AUS durch links – mach weiter so. Gleichmäßige, ruhige und tiefe Atemzüge in einem 1:1-Atemrhythmus (Ein-Aus).
- Wenn du mehr Atemkapazität hast, kannst du auf 6:6, 8:8 oder 10:10 EIN und AUS erweitern.
- Zusätzlich kannst du dir den Atem als eine Bewegung von Licht vorstellen, die auf den Höhepunkt deines Dritten Auges trifft. Das Licht bewegt sich entlang der Kanäle, entlang des Atems, als Strom von Bewusstsein.
- Wiederhole diese Praxis mindestens für sechs Minuten. Verweile danach noch für mindestens drei Minuten in Stille und spüre dem beruhigenden und klärenden Effekt der Praxis nach.

Wirkung

- Wirkt ausgleichend auf das gesamte Nervensystem.
- Wirkt reinigend auf die physischen und subtilen Energiekanäle.
- Balanciert die rechte und linke Gehirnhälfte.
- Balanciert den Mondkanal (Ida Nadi, links) und Sonnenkanal (Pingala Nadi, rechts).
- Hilft beim Abbau von Stress und verbessert das Wohlbefinden.
- Kann bei Schlafstörungen helfen.
- Sorgt für eine gleichmäßige Aufladung der Energiekörper jedes Chakras.

AJNA-CHAKRA-MEDITATION

Wichtige Info: Das 6. Chakra gehört zu den Master-Chakren und ist ein idealer Ankerpunkt, um unsere Aufmerksamkeit in der Meditation zu bündeln. Es schenkt uns Klarheit, Vision und Präsenz. Du kannst diese Meditation für einen ganzen Monat praktizieren. Bei einer Vata-Imbalance sollte diese Praxis nicht täglich geübt werden, da sie das Äther-Element in uns verstärkt und wir dann zu wenig geerdet zurückbleiben und »abheben«.

- Finde dich in einem aufrechten Meditationssitz ein und schließe deine Augen.
- Beginne damit, deine Handflächen aneinanderzureiben, sodass Wärme entsteht.
- Tappe dann vorsichtig mit deinem Mittelfinger für ca. 1 Minute auf den Punkt zwischen den Augenbrauen, um das Dritte Auge sanft zu erwecken.
- Lege die Hände dann entspannt auf die Oberschenkel. Führe Daumen und Zeigefinger zusammen, die Handflächen geöffnet, und forme das Gyan Mudra.
- Richte deine Aufmerksamkeit jetzt auf den Strom der beiden Atemflüsse durch die Nasenlöcher.
- Lass deine Atemzüge tief und gleichmäßig ein- und ausströmen. Spüre, wie sich die beiden Atemflüsse an der Nasenbrücke, dem Punkt zwischen den Augenbrauen, treffen.
- Nimm wahr, wie mit jeder Ein- und Ausatmung dein Drittes Auge mehr und mehr erweckt wird.
- Beobachte den Atemfluss für ein paar Minuten.
- Halte dein Bewusstsein jetzt auf den Punkt zwischen den Augenbrauen fixiert.
- Spüre / sieh, wie sich mit der Einatmung ein Strahl des Bewusstseins von dem Punkt zwischen den Augenbrauen (ca. 5 cm) nach innen bewegt (Bindu: Punkt des Dritten Auges).
- Spüre, wie sich mit der Ausatmung dieser Strahl von Bewusstsein vom Mittelhirn zurück zu dem Punkt zwischen den Augenbrauen bewegt.
- Führe diese innere Energiesteuerung zwischen diesen beiden Punkten fort. Einatmen: Energie bewegt sich nach innen, wie ein Lichtstrahl. Ausatmen: Energie bewegt sich vom Mittelhirn zurück zum Punkt zwischen den Augenbrauen.
- Spüre, wie sich zunehmend mehr Präsenz und lichtvolles Bewusstsein im Mittelhirn sammeln.
- Mach weiter so für 5–10 Minuten. Entspanne dann den Atem, verweile weiterhin mit der Aufmerksamkeit im Mittelhirn, spüre Bewusstsein, Präsenz und inneres Licht.
- Spüre jetzt, wie sich das Mantra OM im Mittelhirn entfaltet.
- Höre oder sieh das Mantra innerlich, als eine schon immer da gewesene Realität.
- Höre den Urklang des Universums in dir pulsieren: OM, OM, OM.
- Erlaube dem Mantra, sich zu entfalten, lass Körper und Geist darin absorbiert werden.
- Lass dich durch das Mantra immer mehr in die Stille, tief nach innen führen.
- Verweile in dieser Erfahrung der Meditation für mindestens 3 Minuten oder länger.
- Nun senke das Kinn und verbeuge dich vor deiner wahren Natur. Namaste.

MANTREN FÜR DAS STIRN-CHAKRA

Bija-Mantra: »KSHAM«
(Hinweis: Das A, den Vokal bei den Bija-Mantren, immer kurz chanten, also KSHAM, nicht KSHAAA-AMMMM.)

Mantra zu Lord Shiva, dem Gott der Zerstörung der Illusion: »Om Namah Shivaya«

Bedeutung:

»Oṃ Namaḥ Śivāya« ist eines der beliebtesten hinduistischen Mantren. Es wird von Devotees in Gebeten gesungen und von Yogis während der Meditation rezitiert. Es bedeutet so viel wie »O Grüße an den Glücksverheißenden« und »Universelles Bewusstsein ist EINS«. Das Mantra hilft uns, Veränderungen anzunehmen. Es ist verbunden mit göttlicher Liebe, Gnade, Wahrheit und Glückseligkeit. Wir umarmen die Kraft der Veränderung, den natürlichen Kreislauf des Lebens: Alles wird geboren, stirbt und wird wiedergeboren. Die hingebungsvolle Rezitation dieses Mantras bringt dem Herzen Frieden und der Seele (Atman) Freude.

Übersetzung:

Om – der Urklang des Universums
Namah – ich gebe meine Grüße, ich verneige mich
Shivaya – Shiva, der Aspekt, der reines Bewusstsein symbolisiert, gottverbunden mit Veränderung, Auflösung von Illusion und Zerstörung

Mantra zu Hakini Shakti, der Göttin der Intuition, Weisheit und Vision: »Om Hakini Namaha«

Bedeutung:

Hakini Shakti ist sowohl der Name der weiblichen Hindu-Gottheit, die die Energie des Ajna-Chakras (Drittes Auge) verkörpert, als auch der Name der Energie selbst. Hakini Shakti ist eine Form von Shakti, der göttlichen Frau und Gemahlin von Lord Shiva. Sie repräsentiert kreative Energie und die Kraft des Universums. Das Aktivieren und Ausbalancieren der Hakini-Shakti-Energie des Ajna-Chakras ist mit Vorstellungskraft, Hellsehen, Intuition und innerer Weisheit verbunden.

Übersetzung:

Om – der Urklang des Universums; ***Hakini*** – Hakini Shakti ist eine Form von Shakti, welche die Energie im 6. Chakra symbolisiert; ***Namaha*** – ich schenke meine Grüße, ich verneige mich

Shiva

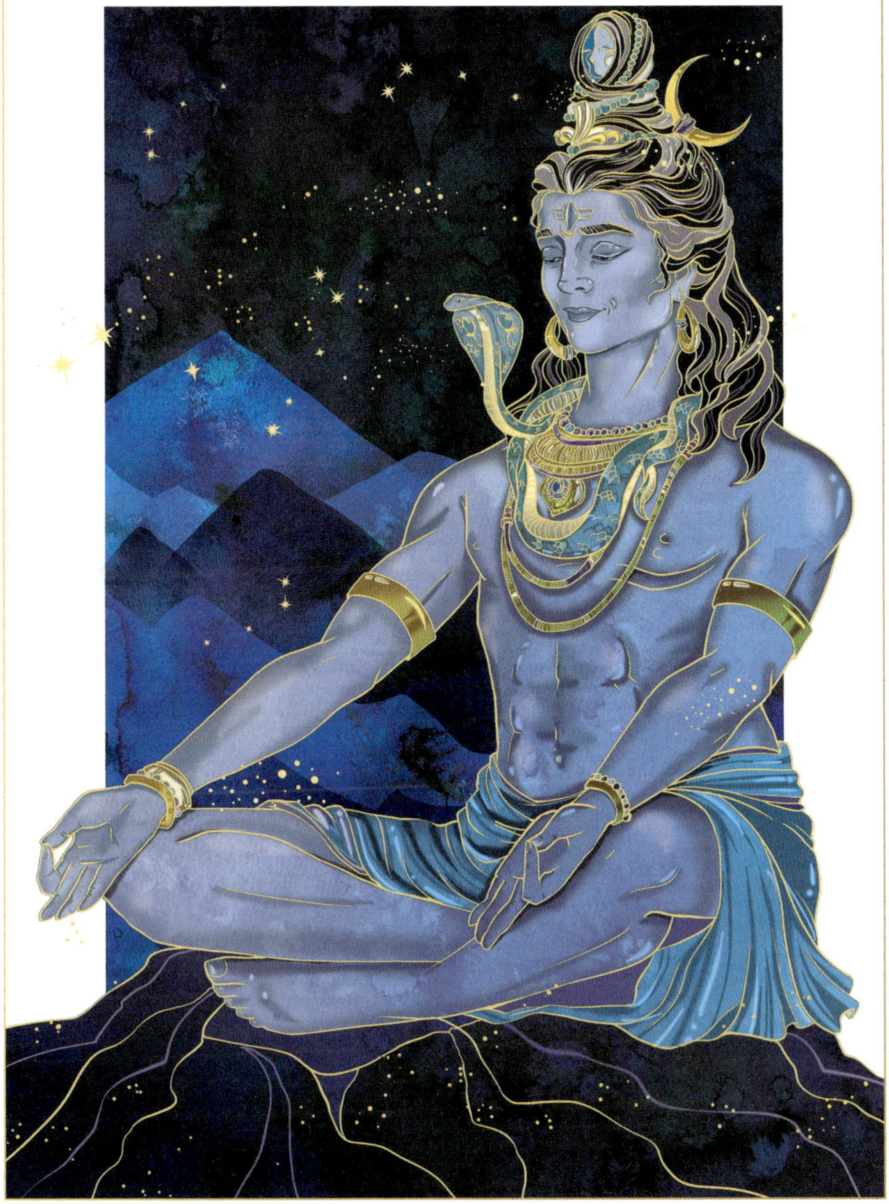

JOURNALING UND REFLEXIONSFRAGEN

Die Antworten auf die folgenden Fragen solltest du am besten so schnell wie möglich niederschreiben. Auf diese Weise kannst du den Fluss deines Bewusstseins möglichst ungefiltert zu Papier bringen, denn dein denkender, urteilender Verstand kann sich nicht dauernd dazwischenschalten. Diese Praxis nennt sich *Stream of Consciousness* und lässt dich neue Erkenntnisse über dein Innenleben gewinnen.

- Was gibt dir im Leben Führung? Woran orientierst du dich?
- Wie und wo drückt sich deine Intuition aus, wie macht sie sich bemerkbar?
- Hast du einen umfassenden Blick auf dein Leben?
- Kannst du Zusammenhänge gut erkennen und reflektieren?
- Schenkst du deinem Innenleben Aufmerksamkeit? Wenn ja, wie oft und wann?
- Kennst du Menschen, die verstärkt ihre Intuition leben? Sind sie Vorbilder für dich?
- Wer begleitet dich auf deinem inneren Weg, mit wem kannst du darüber sprechen?
- Welche neuen Einsichten hattest du, die dir geholfen haben weiterzugehen?
- Was für eine Art Mensch möchtest du sein?
- Was »siehst« du heute, was du vor ein paar Monaten oder Wochen noch nicht »gesehen« hast?
- Welche deiner Visionen oder Vorahnungen sind eingetroffen? Welche Momente waren das? Wie erging es dir dabei? Was hat dich wirklich überrascht?
- Wenn du dich selbst als visionär bezeichnest, wie fühlt sich das an?
- Empfängst du »Höhere« Führung durch Träume, Visionen, Bilder, Erkenntnisse, Gefühle?
- Fragst du dich, welcher Sinn hinter manchen Erfahrungen steht?
- Welche Ziele und Visionen hast du für deine Zukunft?
- Wie sieht dein Leben in zehn Jahren aus?

AFFIRMATIONEN ZUM AUSGLEICHEN

Ich umarme meine hellseherischen Fähigkeiten.

Ich ehre meine Intuition.

Ich weiß, was gut für mich ist.

Ich sehe hinter die äußere Erscheinung der Dinge.

Ich besitze kreative Vorstellungskraft.

Ich höre die Stimme meiner Seele.

Ich vertraue meiner inneren Führung.

Ich vertraue meinem inneren Lehrer.

Mein Geist ist klar und fokussiert.

Ich erkenne tiefere Wahrheit.

Ich erkenne das Wesentliche.

Ich sehe klar.

Alle Antworten, die ich brauche, sind in mir.

Meine Gedanken sind ruhig und friedvoll.

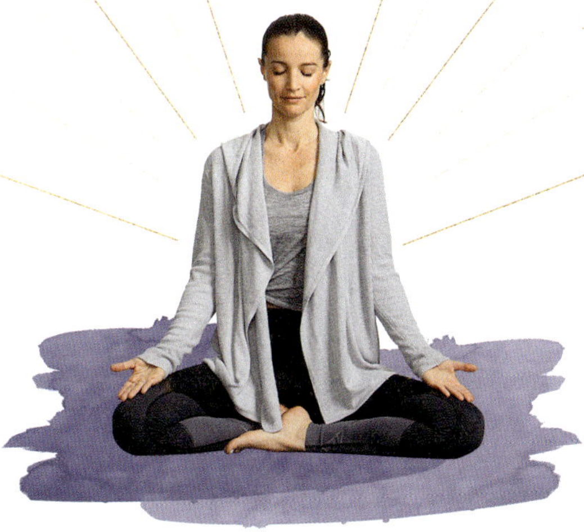

KRISTALLE UND EDELSTEINE

Dem Stirn-Chakra werden lila- und indigofarbene Steine zugeordnet. Ausgleichende und unterstützende Kristalle und Edelsteine für das Stirn-Chakra sind Amethyst, Azurit, Labradorit, Sodalit und violetter Fluorit.

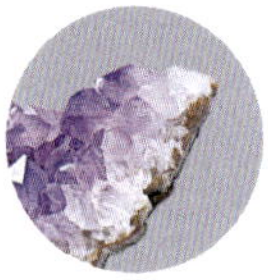

Amethyst
stärkt die Intuition und die subtile Verbindung zu feinstofflichen Ebenen, unterstützt die Meditation, schützt vor Negativität, beruhigt den Geist, schenkt inneren Frieden, wirkt beschützend und stärkt die Kraft anderer Kristalle. *Heilsame Wirkung:* bei Lern- und Konzentrationsschwäche, geistiger Trägheit, seelischem Kummer, Albträumen, Akne, Hautausschlag, Bindegewebsschwäche, Schlafstörungen, Kopfschmerzen

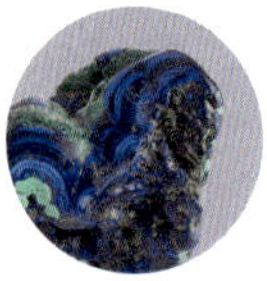

Azurit
verbindet dich mit deiner innewohnenden Weisheit, unterstützt innere Reisen und übersinnliches Bewusstsein. *Heilsame Wirkung:* Hilft bei Hoffnungslosigkeit, Konzentrationsschwäche, geringem Selbstbewusstsein, Gelenkentzündungen, Kreislaufstörungen, Erkrankungen der Schilddrüse

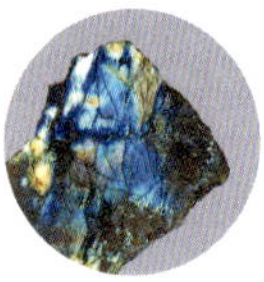

Labradorit
Stein der Transformation und Magie, stärkt übersinnliche Wahrnehmung, reinigt die eigene Energie, verbindet dich mit deinem Unterbewusstsein, deckt unbewusste Glaubensmuster auf, schenkt dir Klarheit und Einsicht über deine Träume und deine Bestimmung. *Heilsame Wirkung:* bei Stress, schlechtem Gedächtnis, Gefühlskälte, niedrigem Blutdruck, Immunschwäche, Herzrhythmusstörungen, Kälteempfindlichkeit, Kreislaufstörungen, Nierenerkrankungen

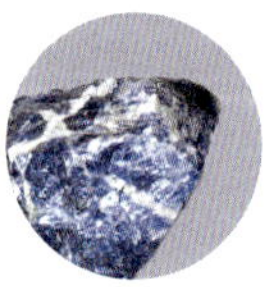

Sodalit
weckt Intuition und Wahrheit, hilft, klar zu sehen, logisch zu denken und zu handeln anstelle von reiner Emotionalität. *Heilsame Wirkung:* stärkt das Selbstwertgefühl, hilft bei Leistungsdruck, Konzentrationsschwäche, innerer Unruhe, Prüfungsangst, Verlustangst, Mutlosigkeit, Bauchspeicheldrüsenerkrankungen, Bluthochdruck, Schilddrüsendysfunktion, Diabetes, Gürtelrose, Hormonschwankungen, Wechseljahresbeschwerden

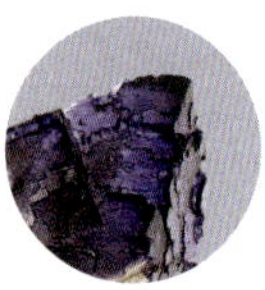

Violetter Fluorit
gut für mentale Ordnung und Klarheit, reduziert Chaos, fokussiert Geist und Gedanken, verbindet dich mit deiner Weisheit und hilft dir so, bessere Entscheidungen zu treffen. *Heilsame Wirkung:* schenkt einen klaren Geist, reduziert Stress, stärkt Zähne und Knochen

ALLTAGSTIPPS, UM DAS STIRN-CHAKRA AUSZUBALANCIEREN

Lebensweise / Lifestyle

- Umgib dich mit der Farbe Lila, trage indigoblaue Kleidung.
- Lege dich unter einen tiefblauen, sternenübersäten Nachthimmel.
- Füttere deinen Geist mit inspirierender Literatur und philosophischen Fragen.
- Triff möglichst kluge Entscheidungen.
- Vertraue deiner Intuition.
- Vertraue deinem Bauchgefühl.
- Verbinde dich mit deiner inneren Weisheit.
- Erforsche, durch welche Signale du »höheres Wissen« empfängst: durch Körpergefühle, Visionen, Worte oder klare Eingebungen?
- Freunde dich mit weisen Menschen an und höre auf ihren Rat.
- Meditiere regelmäßig, am besten täglich, und beobachte deinen »monkey mind«.
- Beobachte deine »Leiden-schaften«: Neid, Gier, Missgunst, Trägheit, Eitelkeit ...
- Verbringe Zeit mit inspirierenden, kreativen, offenen Menschen.
- Meditiere mit einem Objekt, z. B. Yantra.
- Arbeite mit Kristallen.
- Erfahre einen ayurvedischen Öl-Stirnguss.

»Turn your focus on the 99 % you cannot perceive.«

Rod Stryker

PRAKTISCHE ACHTSAMKEITSÜBUNG: DIE VISION DEINES LEBENS

Eine Coaching-Methode, die dir hilft, eine neue Perspektive zu gewinnen und dich mit deinem Leben auseinanderzusetzen, ist unter dem Namen »Meine Grabrede« bekannt. Im Wesentlichen geht es darum, dir vorzustellen, wer auf deiner Beerdigung die Grabrede halten sollte und was deren optimaler Inhalt wäre, kurz: Was ist es, das man am Ende deines Lebens über dich sagen soll?

Du kommst in eine Kirche und siehst: Ach, es ist ja meine eigene Beerdigung, und im Programm liest du, dass drei Menschen eine Rede über dich halten werden. Das können dein Vater, deine Mutter, dein Partner, deine Freundin oder eins deiner (zukünftigen) Kinder sein. Nun könnte man das leicht mit der Bemerkung abtun, »Was danach ist und was man dann über mich sagt, ist mir egal«. Doch darum geht es nicht. Hier sollst du dich ernsthaft und ehrlich mit dem auseinandersetzen, was dir zu Lebzeiten, was dir JETZT wirklich wichtig ist. Das kann zu interessanten Erkenntnissen für deinen eigenen Weg und deine Lebensvision führen. Dazu gehören folgende Fragestellungen:

- Wen möchte ich dort sehen? Welche Personen liegen mir wirklich am Herzen?
- Was ist mir im Leben wirklich wichtig?
- Was für eine Vision habe ich?
- Was kann und muss ich jetzt schon in meinem Leben tun, damit es am Ende auch so wird?
- Wofür lebe ich, mit welchem Ziel?
- Bin ich der Mensch, der ich sein möchte?

Seine eigene Grabrede zu schreiben ist eine spannende Technik. Du brauchst Zeit und den Willen, dich auf dich selbst, deine Wünsche und Bedürfnisse, aber auch auf deine Schattenseiten, auf Schmerzliches einzulassen. Die eigene Grabrede zu schreiben ist keine heitere Übung, dafür aber eine sehr bewegende und wirkungsvolle.

Achtung: Wenn du diese Übung für dich durchführen willst, dann nur, wenn du in gesunder und stabiler psychischer Verfassung bist! Wenn du Bedenken oder Angst hast oder dir einen fachkundigen Begleiter wünschst, wende dich an einen qualifizierten Coach oder Therapeuten.

Übung:

Du brauchst ca. eine Stunde ruhige und ungestörte Zeit für diese Übung, zwei bis drei DIN-A4-Blätter und einen Stift. Entscheide dich nun für eine konkrete Person, die auf deiner Beerdigung deine Grabrede halten soll. Es ist hilfreich, die Rede wirklich detailliert auszuformulieren. Stell dir dabei vor, was diese geliebte Person über dich in Bezug auf das, was DIR in deinem Leben wichtig war, sagen würde. Nimm die oben stehenden Fragestellungen als Hilfestellung, worüber die Person in deiner Grabrede sprechen sollte.

Wie stellt sie dich dar? Als welche Sorte Mensch beschreibt sie dich den anderen Anwesenden? Wie würde jemand danach über dich denken, der dir im Leben nie begegnet ist?

Es könnte so beginnen: »Wir sind heute hier zusammengekommen, um unsere geliebte Tochter Anna zu verabschieden. Ich möchte heute mein Andenken mit euch teilen. Ich möchte hier erzählen, was sie zu dem Menschen machte, den ich so schmerzlich vermisse. Was lag ihr wirklich am Herzen? Welche Träume verfolgte sie? Was hat sie besonders gemacht? Wofür ich sie geliebt habe!«

Geh bei der Grabrede von einem idealen Leben aus, das du geführt haben könntest. Wenn du fertig geschrieben hast, überlege, inwieweit du das heute schon lebst oder was sich ändern muss, damit jemand eine solche Rede über dich schreibt.

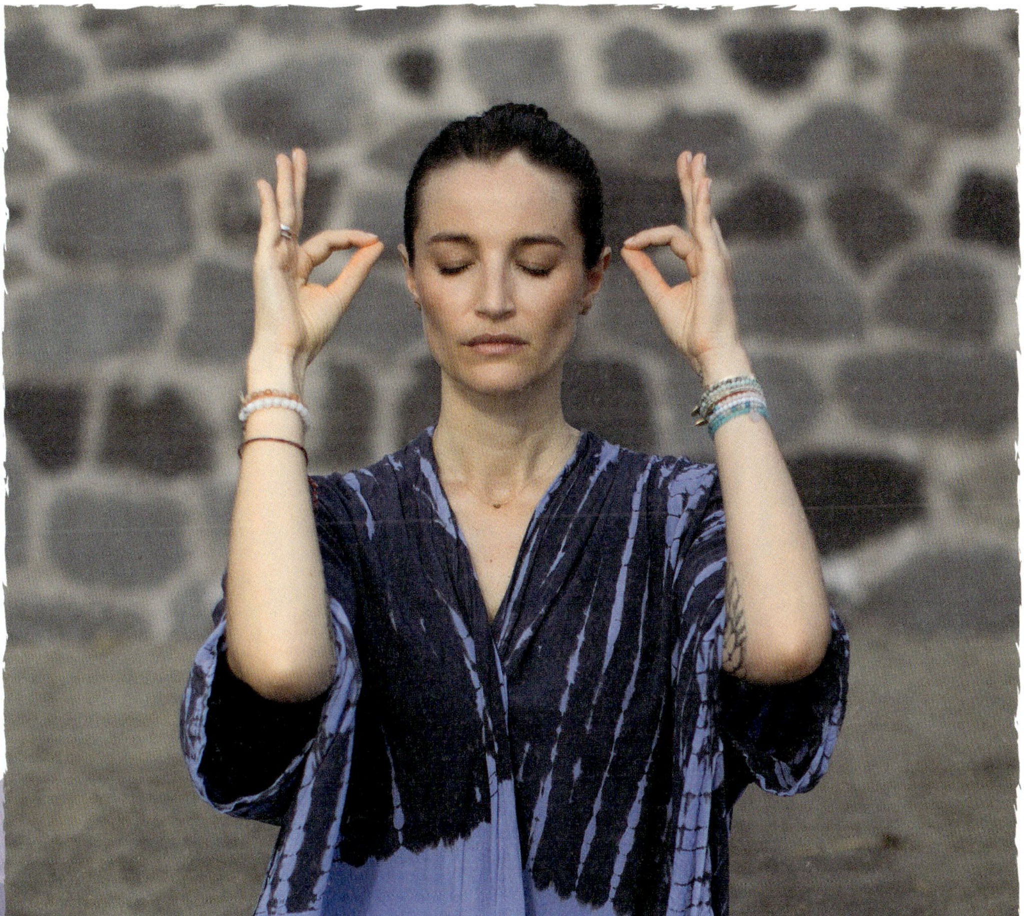

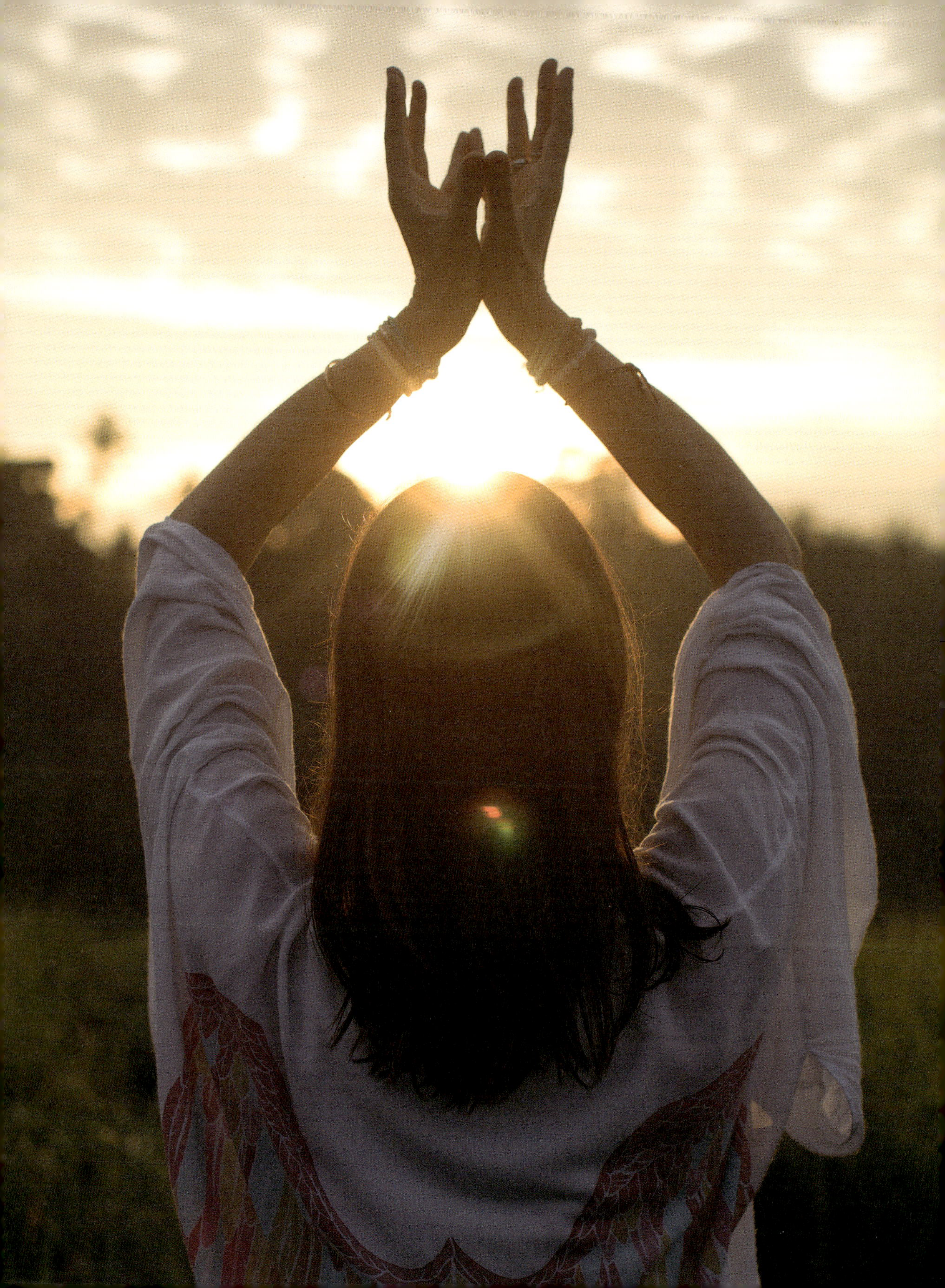

7. CHAKRA

KRONEN-CHAKRA

Sahasrara-Chakra

Deine Verbindung zum Universum

ICH WEISS · I KNOW

DAS KRONEN-CHAKRA IM ÜBERBLICK

Name	Kronen-Chakra
Sanskritname	Sahasrara-Chakra
Bedeutung	Tausendblättriger Lotus, Unendlichkeit
Lokalisierung im Körper	höchster Punkt des Kopfes, Schädeldach, Kopfkrone und darüber hinaus
Yantra / Symbol	Der tausendblättrige Lotus
Zentrale Lebensthemen	Spirituelle Reife, Erleuchtung, Erwachen, Licht, Weisheit, Transzendenz, Meditation, Glückseligkeit, non-duales Bewusstsein, Entgrenzung von Zeit, Raum und Form, Lebenssinn, Seelenaufgabe, Gottvertrauen, Mitgefühl mit allen lebenden Wesen, Überwindung des Wunsches nach Identität, Erkenntnis und Realisierung einer unteilbaren Realität
Schattenaspekte	Mangelndes Vertrauen in Gott und das Leben, Klammern am Ego, innere Leere, Sinnlosigkeit, geistige Verwirrung, Drogen, Festhalten an Besitz, Angst vor dem Tod
Lernaufgabe	Verbindung zum göttlichen Licht; dich als göttliche Seele auf einer irdischen, menschlichen Reise erfahren; deine Seelenaufgabe (Dharma) als Auftrag erkennen und dementsprechend leben; Selbstentwicklung zu deinem Lebensinhalt machen; dein Leben mit einer spirituellen täglichen Praxis bereichern
Farbe	Weiß, Gold, Regenbogenfarben (enthält alle Farben der anderen sechs Chakren)
Element	Reines Bewusstsein
Wirkende Kraft / Naturgesetz	Bewusstsein, Wahrnehmung, spirituelle Essenz
Ayurvedischer Typ / Dosha	Keines (da zu feinstofflich, jenseits der festen Materie, auf der die Dosha-Bioprogramme wirken)
Körperbereiche / Karmendriya	Großhirn, Kopf, zentrales Nervensystem
Organe / Drüsen	Schädel, Gehirn, Rückenmark und Hirn, Zirbeldrüse oder Epiphyse (Serotonin und Melatonin)
Sinneswahrnehmung / Jnanendriya	Alle Sinnesorgane, kosmisches Bewusstsein, non-duale Einheitserfahrung jenseits der weltlichen Identität
Musik	Stille
Ausgleichende, unterstützende Kristalle und Edelsteine	Amethyst, Diamant, klarer Bergkristall
Aroma-Öle	Lotus, Myrrhe, Neroli, Rosenholz, Weihrauch
Ausgleichende, unterstützende Nahrungsmittel	Helle Trauben, Fasten
Gottheiten	Shiva (Gott der Zerstörung und Transformation), Zeus, Hera – die griechische Göttin des Himmels und der Sternenbilder
Archetypen	Das »Channel«
Tiere	Hirsch / Reh, Antilope, Taube
Bija-Mantra	AUM / OM
Affirmation	ICH WEISS / I KNOW

EINFÜHRUNG IN DAS SAHASRARA-CHAKRA

Bedeutung von Sahasrara – die Verbindung nach oben

Das 7. Chakra gilt als Sitz des kosmischen Bewusstseins und heißt im Sanskrit Sahasrara-Chakra; übersetzt bedeutet das »tausendblättriger Lotus«. Sahasrara wird über dem Kopf oberhalb des Scheitels lokalisiert und mit der *Fissura longitudinalis* (der Spalte zwischen den Gehirnhälften) sowie mit der Zirbeldrüse assoziiert. Diese tiefe Furche, die die Hemisphären trennt, kann aber auch gleichzeitig als vereinendes Element gesehen werden, das uns über die Spaltung hinaushebt. In der Yoga-Tradition »Brahma Randhra« ist sie der Ort, wo sich die Vereinigung zwischen abgetrenntem Selbst und kosmischem Bewusstsein entfaltet. Die Zirbeldrüse kontrolliert den Schlaf-wach-Rhythmus und ist für verschiedene Bewusstseinszustände verantwortlich. Als Hauptregulator nimmt sie Einfluss auf die anderen Drüsen im Körper.

Im 7. Chakra vereinen sich alle Energien der unteren Zentren. Hier können wir Freiheit erfahren, wenn wir uns von der reinen Sinneswahrnehmung und der Angewohnheit unseres Verstandes lösen, alles analysieren und beurteilen zu wollen. In den meisten Yoga-Traditionen hat das 7. Chakra den höchsten Stellenwert. Nachdem die drei unteren Chakren vereint sind, das Herzzentrum erwacht und das »Dritte Auge« im 6. Chakra geöffnet ist, sind wir bereit, uns mit dem nicht-dualen Zustand im 7. Chakra vertraut zu machen. Hier wird Dualität transzendiert. Dieser Erlebnisraum wird auch als Kronen-Chakra bezeichnet: Es kann als goldene oder weiße Lichtkrone über der Schädeldecke erfahren werden (Heiligenschein) und bildet die transzendente Herrschaft über die anderen Chakren. So wie eine Krone die Macht über ein Königreich symbolisiert, so repräsentiert das Kronen-Chakra das bestimmende Prinzip des Lebens; der Ort, an dem die darunter liegende Ordnung und Bedeutung aller Dinge wahrgenommen wird. Die Krone streckt ihre tausend Blütenblätter wie Antennen in Richtung höherer Dimensionen.

Die Kraft des Bewusstseins

»Ich habe das Bewusstsein verloren« meint gemeinhin, dass du nicht mehr weißt, dass es dich gibt, dass etwas in dir abwesend ist; die Zentrale ist sozusagen abgeschaltet. Trotzdem kann es sein, dass du etwas erinnerst, was auf anderen Bewusstseinsebenen registriert wurde. Wir können unsere Träume erinnern, obwohl unser Wach-Bewusstsein geschlafen hat. Wenn du einen Joint rauchst, erlebst du eine Bewusstseinserweiterung: Deine Wahrnehmung verändert sich, alles wird langsamer und farbintensiver. Dein Bewusstsein kann sich in sehr unterschiedlichen Facetten zeigen: als Traum-, Wach-, kognitives und unterbewusstes Bewusstsein. Je nach Lebenssituation wird ein anderer Bewusstseinszustand abgerufen.

Mit kognitivem Bewusstsein ist die Informationsverarbeitung des Menschen gemeint: alles, was mit Denken, Erinnern, Lernen in einem umfassenderen Sinne zu tun hat. Wenn du hier liest, ist dein kognitives Bewusstsein aktiv; es ist bemüht, zu verstehen und alle Informationen, die den Sinnesorganen zur Verfügung stehen, in dein bestehendes Wissen zu integrieren. Ein großer Teil der Informationen wird gefiltert, integriert und auf noch andere Weise verändert, bevor sie ins Bewusstsein gelangen; jeder verarbeitet das Gelesene anders.

Wenn du diesen Text in einem Jahr noch einmal liest, kann es sein, dass du ihn anders verstehst als heute. Dein kognitives Bewusstsein unterscheidet zwischen »richtig oder falsch«, »schwarz oder weiß«, indem es vergleicht. Es vereinfacht und reduziert somit die komplexe Realität, damit wir uns in ihr zurechtfinden können.

Der größere Teil der Existenz geht über dualistisches Denken hinaus, ist für uns aber schwerer zugänglich. Orchestermusiker, die ein Musikstück spielen, Künstler, die sich ihrer Intuition hingeben, ein Liebespaar beim Sex, Babys im Schlaf… erfahren andere Bewusstseinszustände. Einheitsbewusstsein können wir auch durch tiefe Versenkung in der Meditation erfahren. Gibt es ein Bewusstsein ohne Objekt – frei und schwerelos? Diese Bewusstseinsebene nennt man transzendentales Bewusstsein, was eine Öffnung jenseits von rationaler Erkenntnis voraussetzt. Wenn wir den Geist beruhigen und leer machen, dann wird diese Bewusstseinsebene erfahrbar für uns – was bleibt, ist reines Bewusstsein ohne Form.

Das 7. Chakra ist in reines goldenes Licht getaucht. Wenn du etwas Ähnliches in Savasana oder in deiner Meditationspraxis erlebt hast – helles Licht auf der Oberseite deiner Kopfkrone oder hinter deinen geschlossenen Augenlidern –, dann ist das die Realisierung des Sahasrara-Chakras: die Erfahrung von Licht und Schwingung als Fundament der gesamten Schöpfung. Ein Gefühl von Einheit und Verschmelzung mit dem energetischen Feld, in dem wir leben. Wir vergessen leider zu oft, woher wir kommen, wer wir sind – wir vergessen unser göttliches Potenzial. Wir vergessen, dass wir selbst als Energie von Energie umgeben und mit einem sich ständig wandelnden Bewusstseinsfeld verwoben sind. Yoga kann auch als Weg der Erinnerung an unsere wahre Natur bezeichnet werden.

Das 7. Chakra in der Entwicklung

Die große Fontanelle – der weiche Teil des Kopfes, über dem das Kronen-Chakra verortet ist – schließt sich erst im zweiten Lebensjahr. Spirituelle Traditionen besagen, dass das 7. Chakra der Ort ist, an dem unsere Seele in den Körper eintritt und durch den sie den Körper im Tod auch wieder verlässt. Direkt nach der Geburt leben Babys völlig in dem Gefühl ungeteilter Einheit, sie kennen keine Trennung zwischen sich und der Mutter. Mit dem siebten Lebensjahr beginnt eine weitere Phase der Abnabelung: Kinder entwickeln spirituelle Bedürfnisse, sie interessieren sich jetzt vermehrt für Gott, den Tod und den Sinn des Lebens. Sie stellen Fragen: Woher komme ich? Wohin gehen die Toten? Das ist eine fruchtbare Zeit, um mit Kindern über Sinnfragen und Religion zu sprechen, sie zu fragen, wie sie darüber denken. Ob wir mit Kindern in die Kirche gehen, Yoga praktizieren, meditieren oder in der Natur wandern, bleibt uns überlassen. Wenn du selbst einer Religion angehörst, erkläre deinem Kind, was sie dir bedeutet, aber lass ihm auch den Raum, das für sich selbst zu entdecken, und dränge dich nicht auf. Kinder lernen am meisten durch Zuschauen. Du kannst ihnen verschiedene Glaubenssysteme vorstellen und mit unterschiedlichen Kulturen und Traditionen vertraut machen. Unterstütze den Lerndrang deines Kindes, so gut du kannst, und schenke ihm die Möglichkeit, an unterschiedlichsten Aktivitäten teilzunehmen und so durch Erfahrung zu lernen.

Moksha, Nirwana, Erleuchtung – what the f**k?

Vermutlich kennst du das Gefühl, wenn dir plötzlich eine gute Idee oder die Lösung für ein Problem durch den Kopf schießt: »Juhu, ich habe eine Erleuchtung!« Inwiefern unterscheidet sich die von der spirituellen? Erleuchtung wird hier als spontan eingetretener Durchbruch oder als Ergebnis eines Prozesses, meist langer geistiger Übung, gewertet. Allerdings »schießt« Erleuchtung alles weg, von dem du bisher dachtest, dass es die Realität sei, von dem du dachtest, das seist du. Dein Bewusstsein öffnet sich einem größeren Raum und lässt das kleine vertraute »Ich« hinter sich. Dein Alltagsbewusstsein, in dem du dich als getrenntes Individuum erlebst, wo das Ego regiert, verändert sich zugunsten einer überwältigenden Einheitserfahrung, in der kein (kulturelles, gesellschaftlich definiertes) ICH mehr existiert. Es gibt niemanden mehr, der handelt. Das Gefühl für Zeit geht verloren, man fühlt sich frei von Furcht, Stress und Wünschen. Es ist ein Gefühl von vollständigem innerem Frieden und grenzenloser Liebe.

In nahezu allen spirituellen Traditionen ist diese Bewusstseinsebene das Ziel aller Bemühungen. Je nach Traditionslinie hat dieser Zustand unterschiedliche Namen: Samadhi, Moksha, Erleuchtung, Befreiung, Erwachen, Vereinigung mit Gott… *Nirwana* im Buddhismus ist ein Zustand, der erreicht wird, wenn man die Erleuchtung erlangt. Nirwana entsteht, wenn es KEIN Selbst und kein Bewusstsein mehr gibt. Moksha dagegen beginnt mit der Prämisse, dass ALLES Bewusstsein ist. In Moksha ist alles ein einheitliches Bewusstsein. In der hinduistischen Religion bezieht sich Moksha auch auf die Befreiung vom Zyklus der Geburt und des Todes. Eckhart Tolle sagt dazu: »Erleuchtung ist unser natürlicher Zustand der fühlbaren Einheit, wir müssen nur aufwachen in dieser Realität der zugrunde liegenden Verbundenheit aller Dinge.« Er beschreibt einen natürlichen Zustand, der nicht fernab auf einem Berg im Himalaja auf uns wartet. Ein berühmter Satz im Zen lautet: »Vor der Erleuchtung Holz hacken und Wasser holen. Nach der Erleuchtung Holz hacken und Wasser holen.« Die große Erleuchtung ist nicht das Ende aller Dinge. Wie wir ausgehend von dieser Erfahrung leben, ist viel wichtiger als die Erfahrung selbst.

Auch der tantrische Weg empfiehlt, dein gesamtes Leben als deine spirituelle Praxis zu betrachten, als heiliges Ritual; das Göttliche liegt direkt vor dir. Es zeigt sich in deinem Mann, deiner Frau, deinen Kindern, in der Verkäuferin am Tresen, dem Hund auf der Straße, in Blumen: In allem das Göttliche zu sehen ist hier der Weg zur Befreiung. Du kannst jede deiner Handlungen mit Liebe und Sorgfalt auszuführen. Dein gesamtes Leben darf zu deiner spirituellen Praxis werden, nicht nur die 20 Minuten Yoga oder die Meditation am Morgen. In dem Büchlein *Der Erleuchtung ist es egal, wie du sie erlangst* weist Thaddeus Golas darauf hin, dass es immer wieder um Selbstannahme geht: Das Negative muss in Liebe angenommen werden, nur dann verändert sich etwas in unserem Leben. Zu den bekanntesten Erleuchteten zählen sicher Jesus, Buddha, Laotse. In der heutigen Zeit Aurobindo, Ramana Maharshi, Anandamayi Ma, Jiddu Krishnamurti, Poonaj, Eckhart Tolle und viele mehr.

Lebe in der Welt, aber sei nicht von dieser Welt.

Die Seele und Reinkarnation

Reinkarnation geht davon aus, dass auch du schon mehrere Leben gelebt hast und in Zukunft leben wirst. Sie bezeichnet die Vorstellung, dass sich die Seele im Tod vom Körper löst und in neuer Form wiedergeboren wird – als Mensch, Tier oder Pflanze. Wörtlich übersetzt bedeutet Reinkarnation »wieder ins Fleisch kommen« und setzt das Verständnis voraus, dass du eine unveränderliche, lichtvolle, unsterbliche Seele bist. Diese Seele nimmt einen physischen Körper an, inkarniert sich. Wenn es zum wiederholten Male stattfindet, heißt es Re-Inkarnation. Die Idee einer Wiedergeburt ist eng mit dem Karma-Gedanken verknüpft. »Karma« bedeutet wörtlich übersetzt so viel wie »Tat«, man kann es aber auch als das »Gesetz von Ursache und Wirkung« beschreiben: Gute Taten führen zu einer Wiedergeburt in einem besseren Leben, schlechte Taten zu einem schlechteren Leben. Karma wirkt sich nicht nur in zukünftigen Existenzen, sondern auch im jetzigen Leben bestimmend aus. Wer in vergangenen Leben schlechtes Karma angesammelt hat, wird es spüren.

Die Lehre von der Reinkarnation hat ihre weiteste Verbreitung in den östlichen Religionen, im Hinduismus und Buddhismus. Dort wird der ewige Kreislauf von Leben, Tod und Wiedergeburt – das »Rad der Wiedergeburten« (Samsara) – als Verhängnis betrachtet, dem man möglichst schnell entkommen will. Denn das Leben wird begleitet von den drei Wurzeln des Unheilsamen: Gier, Hass und Verblendung. Dieses Leiden kann nur überwunden werden, wenn der Mensch nach vielen Leben irgendwann das Nirwana oder Moksha erreicht, die höchste Form des Einheitsbewusstseins. Durch die Disziplin spiritueller Praxis, wie Yoga oder Meditation, wird die Seele wirklich frei, um vom nächsten Lebenszyklus verschont zu bleiben. Das Ziel ist die Befreiung aus diesem ewigen Kreislauf des Lebens, Sterbens und Wiedergeborenwerdens. Laut der yogischen Tradition geschieht dies nur, wenn unsere Seele von allem Karma gereinigt ist.

Meditation

Der Begriff der Meditation ist gerade in aller Munde, aber die wenigsten haben sich wirklich eingehend damit beschäftigt. Meditation bezeichnet Geistesübungen, die in verschiedenen Traditionen seit Jahrtausenden überliefert sind und seit dem 20. Jahrhundert zunehmend auch in der westlichen Welt praktiziert und erforscht werden. Es gibt viele unterschiedliche Techniken; das wesentliche Element bei allen ist das bewusste Steuern der Aufmerksamkeit – vom einfachen ruhigen Sitzen und der Atembeobachtung bis zum ekstatischen Tanz der Derwische: Meditation ist eine Form der Selbstbeobachtung und Versenkung.

Zu meditieren kann zu Beginn herausfordernd sein, da es unserem Alltagsverhalten komplett widerspricht und wir mit unserem *monkey mind* konfrontiert werden. Gemeint ist damit unser Geist, der wie ein Äffchen, das sich in einem Baum ruhelos von Ast zu Ast schwingt, unablässig von einem Gedanken zum nächsten eilt. Ungeachtet von Zeit und Raum springen wir in unserem Kopf von Vergangenem zu Ereignissen in der Zukunft und zurück. Von Erlebnissen, die wir nicht mehr verändern werden, hin zu Dingen, die wir planen wollen. Wir machen uns Sorgen und angstvolle Gedanken, begeben uns auf emotionale Achterbahnfahrten, nehmen alles persönlich und stecken fest. Das ist die Natur und Beschaffenheit unseres Geistes, er agiert ununterbrochen – wie ein Automat. Es ist also normal, dass du erst einmal auf inneren Widerstand stößt, wenn du zur Ruhe kommen willst. Doch es geschieht etwas Erstaunliches, wenn wir diesen Geist eine Zeit lang beobachten: Er wird ruhiger, die Wogen glätten sich wie Wolken, die sich lichten und immer mehr blauer Himmel sichtbar wird; gleichzeitig entsteht eine ungeheure Gelassenheit in uns.

Im Training den Geist zu fokussieren bedeutet, langsam die Fähigkeit aufzubauen, den Geist präsent zu halten, egal, was du gerade tust. Du kannst im Alltag gelassen bleiben und deine Gedanken beobachten. Nach und nach zieht uns dieses Üben in tiefere Schichten, und zuvor Unbewusstes wird bewusst. Dein Fokus verbessert sich, Ruhe, Klarheit und Kreativität nehmen zu. Da Meditation verschüttete Erinnerungen nach oben bringen kann, benötigt es ein stabiles Selbst; sie ist kein Ersatz für Psychotherapie. Solltest du beängstigende Erfahrungen machen oder tauchen traumatisierende Inhalte auf, dann bleibe nicht allein damit, sondern suche bitte eine Therapeutin oder einen Meditationslehrer auf.

Wirkungen von Meditation:

- Erfahrbarmachung und Vertiefung des Atemrhythmus
- Verbesserte geistige Gesundheit und Selbstakzeptanz
- Unterbrechung und Beruhigung automatisierten Denkens
- Verbesserung des Aufmerksamkeitsvermögens
- Erfahrung außergewöhnlich tiefer Ruhe
- Erkenntnis der Natur des Geistes
- Emotionsregulation, Stressabbau und geistige Klarheit
- Stärkung des Immunsystems
- Fördert ein Gefühl der Verbundenheit, Freundlichkeit und des Mitgefühls
- Erinnert dich an dein wahres Selbst, Atman, deine Seele
- Verbindung mit deiner göttlichen Essenz und der göttlichen Essenz aller Dinge

Meditation ist die Fähigkeit, mit uns selbst zu sein.

MEIN PERSÖNLICHER BEZUG

Dein Dharma – Die richtige Art zu leben

Dharma ist ein wichtiges hinduistisches, buddhistisches und yogisches Konzept. Es steht für das kosmische Naturgesetz und die natürliche Ordnung im Universum. Das Wort »Dharma« entstand aus dem Sanskrit-Wurzelwort »Dhri«, was »halten« oder »bewahren« bedeutet, und bezieht sich auf Pflicht, Recht, Glaube und ethisch angemessenes Verhalten. Dharma wurde als Mittel verstanden, um Gerechtigkeit aufrechtzuerhalten. Es geht darum, unseren weltlichen Pflichten nachzukommen ohne den Wunsch nach einem bestimmten Ergebnis, einem Ziel oder einer Belohnung. Dharma impliziert, dass es für jeden Menschen einen »richtigen« Weg gibt, sein Leben zu leben und sowohl sich selbst als auch anderen zu dienen. Im 3. Chakra sitzt die Power, unser Dharma in dieser Welt auszudrücken. Das nötige Wissen, das Erkennen unseres Dharmas, empfangen wir über das Kronen-Chakra, über die Verbindung mit dem Universum. Dharma meint deine Selbstverwirklichung – allerdings im spirituellen Sinne –, mithilfe von Selbst-Erforschung (Svadhyaya) zur Selbst-Erkenntnis zu gelangen; herauszufinden, was deine Aufgabe in diesem Leben ist. Es hat auch gleichzeitig etwas mit Pflicht zu tun, denn wir sind verpflichtet, unser Dharma zu leben. Die größte Schwierigkeit besteht darin, dein Dharma *(Svadharma)* zu erkennen und nicht mit Egowünschen zu verwechseln. Geht es mir darum, durch Anerkennung mein Ego zu füttern, oder will ich wirklich helfen?

Wir sollten uns nicht selbst unter Druck setzen; es kann ein längerer Prozess sein, die eigene Bestimmung zu finden. Manche von uns finden sie vielleicht früh im Leben – wie Mozart, der mit fünf Jahren bereits erste Kompositionen verfasste, oder Greta Thunberg, die schon mit 17 Jahren gegen den Klimawandel kämpft. Der Dharma von Mahatma Gandhi verwirklichte sich, indem er als einer der größten politischen und spirituellen Führer des 20. Jahrhunderts anerkannt wurde, auch wenn das erst nach seinem Tod geschah. Unsere Berufung ist größer als unser Beruf, es kann unseren Beruf einschließen, aber es ist mehr – es ist unsere Lebensaufgabe.

Die Kunst des Lebens besteht darin, der Stimme deines Herzens zu lauschen und dann den Mut zu haben, ihr zu folgen.

Meine Dharma-Reise

Die Schauspielerei begeisterte mich, seit ich ein kleines Kind war. Die Möglichkeit, eine neue Identität, egal ob Prinzessin oder Bösewicht, annehmen zu können, beglückte mich. Das war die Geburtsstunde meines Traums: Ich werde Musicaldarstellerin! Nach dem Abitur machte ich mich sofort auf den Weg nach Hamburg und begann dort eine Ausbildung an der Stage School. Nach deren Ende schien alles rosig:

Ich bekam gute Aufträge, war erfolgreich und verdiente genug. Erst nach einem halben Jahr begann ich zu realisieren, zu welchem Preis dieser Traum zu haben war: Das Laufen von Casting zu Casting, das Bittstellen, das Warten auf die nächste Rolle und Absagen wirkten kräftezehrend und erschöpfend auf mich. Ich musste mir eingestehen, dass ich für diese konkurrenz- und wettbewerbsorientierte Welt im Grunde zu zartbesaitet war.

Das Ergebnis war ein Burn-out. Ich fühlte mich leer und ausgebrannt und nicht am richtigen Platz. Gesang, Schauspiel, Modeln fanden vor allem im Außen statt, es fehlte ein innerer Bezug. Meine Seele sehnte sich nach Sinn und ahnte, dass ich noch andere Begabungen in mir trug. Es folgte eine Ayurveda-Kur, die mein Lebenstempo entscheidend verlangsamte. Ich erhielt die Chance, mein Leben neu zu überdenken. Die Kur endete mit einem Abschiedsritual: Ein Papierschiffchen segelte mit meinem Traum davon, und große Erleichterung erfüllte mich. Yoga und Meditation gehörten da bereits schon einige Jahre zu meinem Leben, und ich beschloss, mich zu meiner ersten Yogalehrer-Ausbildung in Berlin anzumelden. Der Satz meiner damaligen Lehrerin »Tritt in deine Kraft« wurde wegweisend für mich. Ich fühlte mich endlich angekommen auf dem Yoga-Weg. Den dharmischen Weg zu gehen verleiht mir das Gefühl, an etwas Größeres angebunden zu sein: Ich fühle mich unterstützt und gesehen in meinen Stärken. Als sei ein Knoten geplatzt und jetzt alles im Fluss. Aber auch die Reise bis hierhin gehört zum Dharma: als Pfad der Selbsterkenntnis und Selbstentwicklung.

Alle Skills, die ich auf meinem Weg erlernt habe, nutze ich bis heute: Fotografieren, vor der Kamera stehen, Singen, Sprechen in meinem Podcast – alles, was ich heute umsetze, würde mir ohne die vorherigen Ausbildungen sicher mehr Angst machen und nicht so gut gelingen. Den hierfür nötigen Kampfgeist und die Disziplin habe ich beim Schauspiel und als Model gelernt. Doch es ist, wie der Dalai Lama sagt: »Bedenke: Nicht zu bekommen, was man will, ist manchmal ein großer Glücksfall.«

Dem eigenen Dharma zu folgen kann auch bedeuten, Risiken und Unbequemlichkeiten in Kauf zu nehmen; es wird uns nicht immer in den Schoß gelegt. So ging ich ein Risiko ein, indem ich meine schöne Wohnung in Berlin aufgab und alles verkaufte, um nach Bali zu gehen. Ich begann eine Reise nach »Innen«, um mich weiterzuentwickeln, zu lernen und tiefer in die Lehren des Yoga, Tantra und Ayurveda einzusteigen. Wir müssen bereit sein, unser altes Ich loszulassen, damit ein neues geboren werden kann. Wir müssen bereit sein, Unsicherheiten in Kauf zu nehmen.

Finde deine Bestimmung und lebe dein Dharma

- Was ist schon seit früher Kindheit bei dir? Wobei kannst du Raum und Zeit vergessen?
- Wofür brennst du? Was erfüllt deine Seele auf der tiefsten Ebene? Was fühlt sich richtig an?
- Was würdest du tun, auch wenn du kein Geld dafür bekommst, einfach weil du es liebst?
- Warum hat sich deine Seele reinkarniert, zu diesem Zeitpunkt auf der Erde? Wie kannst du durch deine Fähigkeiten zu einer besseren Welt beitragen?

GLEICHGEWICHT UND UNGLEICHGEWICHT IM KRONEN-CHAKRA

Unbalancierte Energie in einem Chakra – eine Störung im Energiesystem – kann sich entweder in einer Unter- oder in einer Überversorgung äußern. Mithilfe der folgenden Stichpunkte kannst du ein eventuelles Ungleichgewicht in deinem 7. Chakra feststellen. Es kann aber auch sein, dass sich gleichzeitig beide Merkmale zeigen, also eine Unterfunktion *und* eine Überfunktion. Die Unbalance kann wie ein Pendel von einem zum anderen Extrem schwingen. Ziel ist es, dich in der Mitte einzupendeln, um dein Kronen-Chakra zu harmonisieren.

Das 7. Chakra in der Unterfunktion

- Mangel an Achtsamkeit und Vernunft
- Rücksichtslosigkeit und fehlendes Feingefühl gegenüber anderen
- Taubheit und Gleichgültigkeit gegenüber Dingen
- Wenig intellektuelle Neugier, Tunnelblick
- Gefühl des Getrenntseins und der Enge
- Gefühl des Gefangenseins in sich selbst, Einsamkeit
- Ablenkung vom beengten Selbst durch Süchte; Sex, Drogen, Abenteuer
- Angst vor Auflösung, Angst, verrückt zu werden
- Festhalten an Besitz als Identität, Klammern an der eigenen Identität
- Persönliches Drama als Zentrum des Universums erleben
- Kein musikalisches Gespür, ohne Rhythmusgefühl
- Gefühle von Sinnlosigkeit, Tendenz zur Depression
- Keinen Glauben, innere Leere verspüren
- Apathie, Immunschwäche, chronische Krankheiten, Depressionen, Langeweile, Fatigue, Burn-out, extreme Sensitivität gegenüber Licht und Geräuschen

Das 7. Chakra in der Überfunktion

- Hang zur Geschäftigkeit, ruhelos
- Neigung, in negativen Gedankenmustern zu kreisen
- Überempfindlichkeit, Hypersensibilität, Orientierungslosigkeit
- Fehlender Bezug zum eigenen Körper, fehlende Erdung
- Hohes Maß an Introversion und starker Rückzug vom sozialen Leben
- Spiritueller Glaube und Praxis können ein extremes Ausmaß annehmen

- Abgehoben, in höheren Energiewelten schwebend
- Spirituelle Überzeugungen, Gottesanbetung, Vergötterung, Sekten
- Gebrauch von psychoaktiven und psychedelischen Drogen
- Sprunghaft und unzuverlässig
- Geistige Verwirrung, Realitätsflucht, Manie
- Mangelnde Integrität und fehlendes Wertebewusstsein
- Überreiztes Nervensystem, Schwindelanfälle, Schlafstörungen

Das 7. Chakra in Balance

- Neugieriger Forschergeist, ist belesen und am Leben interessiert
- Tiefe Verbindung mit dem Göttlichen
- Lichtvolle, ruhige Präsenz
- Magnetische Anziehungskraft
- Heiteres, besonnenes und optimistisches Gemüt
- Voller Mitgefühl für alle lebenden Wesen
- Spirituell gereift; lebt in Verbindung mit dem Mysterium, im Gefühl des All-ein(s)-Seins
- Keine Angst vor dem Unbekannten, vor dem Tod
- Keine Anhaftung an irdische Güter
- Wach und gleichzeitig entspannt
- Kann es genießen, tagelang in Schweigen und Stille zu verharren
- Erkenntnis und Realisierung einer schwer zu beschreibenden Realität
- Evolution des Bewusstseins: Wunsch nach Vereinigung mit dem Göttlichen
- Respekt und tiefe Ehrfurcht vor der Spiritualität, aufgeschlossen und vorurteilsfrei
- Gewissenhaft, höflich und umsichtig, mit einem Gespür für andere Menschen
- Starkes Interesse an Musik, gutes Rhythmusgefühl
- Glücklich in Selbstversunkenheit; irdische Verlangen nehmen ab
- Erfährt Erfüllung durch sanfte Bewegung: Yoga, Qigong, Tanz
- In Einklang mit dem eigenen Lebensverlauf; erfüllt und akzeptiert das eigene Dharma

DIE 6 WICHTIGSTEN ASANAS FÜR DAS KRONEN-CHAKRA

Padmasana / Lotussitz

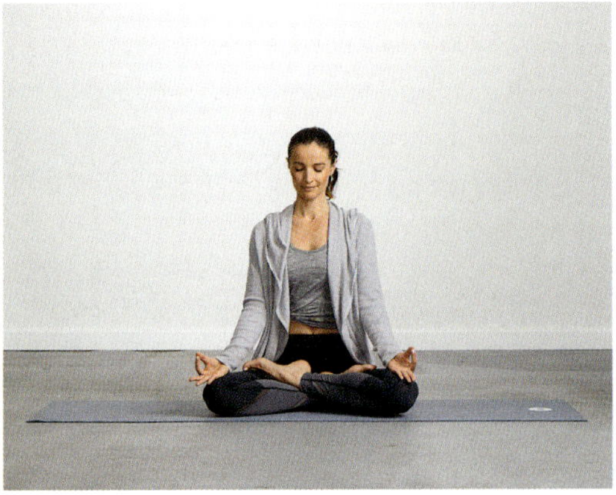

- Stärkt und streckt die Rückenmuskulatur, kreiert Länge in der Wirbelsäule, öffnet die Hüften.
- Wirkt zentrierend, fördert innere Aufrichtung, Präsenz und erhebt den Geist.
- Öffnet Brustkorb und Schultern, dehnt die Frontseite des Körpers, stärkt den Rücken.

Stockpose / Dandasana

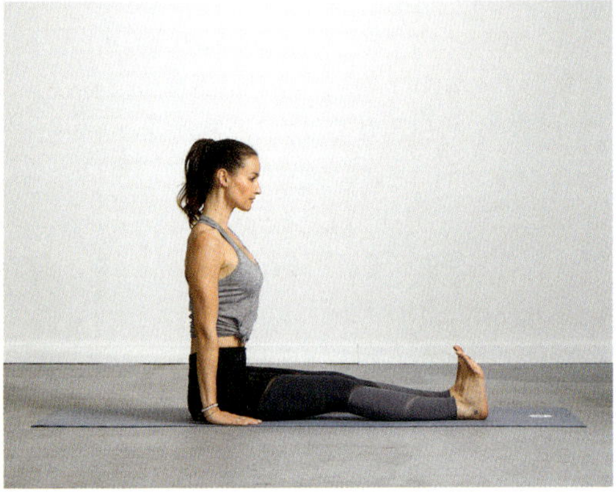

- Stärkt und streckt die Rückenmuskulatur, stärkt die Oberschenkelmuskulatur (Quadrizeps).
- Kreiert Länge in der Wirbelsäule und dehnt die Beinrückseite. Wirkt auf den Geist zentrierend.
- Öffnet Brustwirbelsäule und Schultern, stärkt die Muskulatur in den Armen und im Gesäß.

Herabschauender Hund / Adho Mukha Svanasana

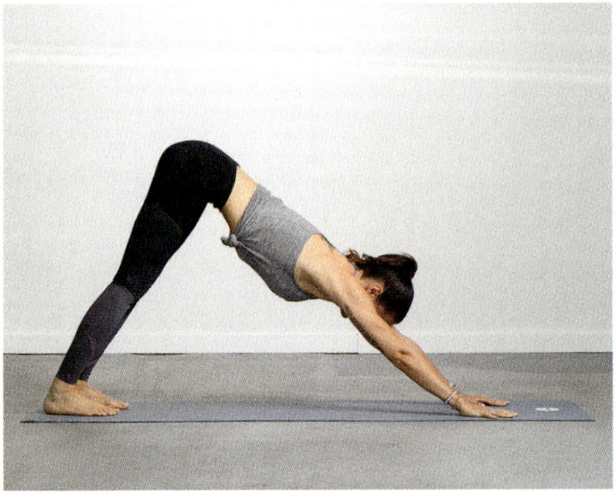

- Diese Übung stärkt die Arme und die Rückenmuskulatur, öffnet die Schultern.
- Der Herabschauende Hund streckt und verlängert die Wirbelsäule.
- Wirkt geistig stabilisierend, zentrierend, fördert Präsenz und Erdung.

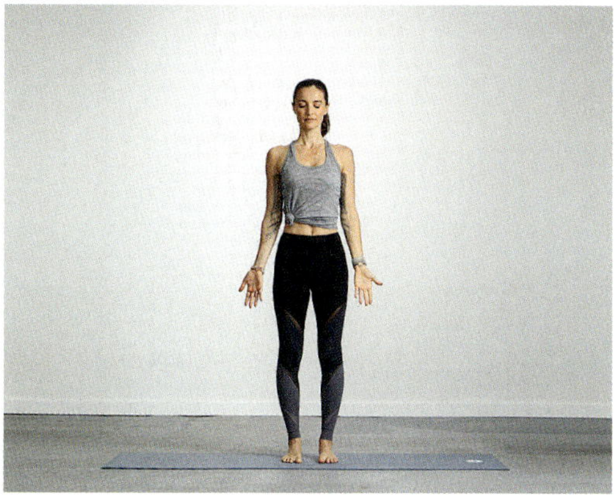

Berghaltung / Tadasana

- Ein korrekt ausgeführtes Tadasana aktiviert jeden Muskel im Körper und verbessert die Haltung.
- Linderung von Ischiasschmerzen, Verringerung der Auswirkungen von Plattfüßen.
- Wirkt innerlich ausgleichend und zentrierend, fördert innere Aufrichtung und Präsenz.

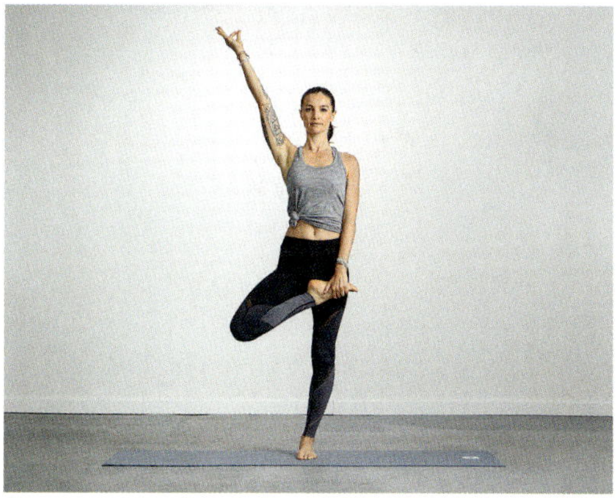

Baum mit Lotus-Bein

- Diese Übung stärkt die Beinmuskulatur und dehnt die Hüften.
- Wirkt innerlich ausgleichend, fördert eine aufrechte Körperhaltung, Stabilität und Balance.
- Kann Stress und Ängste reduzieren.

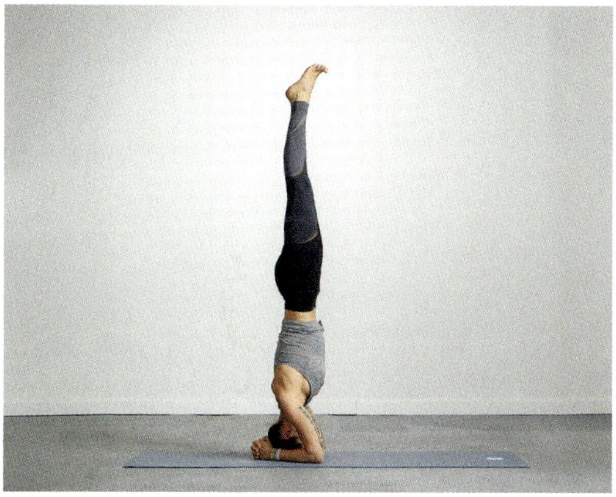

Kopfstand / Sirsasana

- Stimuliert Schilddrüse und Prostata, verbessert die Verdauung und den Ausscheidungsprozess.
- Kann bei Unfruchtbarkeit und den Symptomen der Wechseljahre helfen.
- Fördert innere Balance, fokussiert den Geist, kann helfen, die geistige Perspektive / Einstellung zu wechseln.

YOGASEQUENZ FÜR DAS KRONEN-CHAKRA

In dieser Praxis liegt der Fokus auf der Anregung des Kronen-Chakras, das Tor zum Göttlichen. Yoga-Asanas, die das Kronen-Chakra ansprechen, sind vor allem Umkehrhaltungen (Schulterstand und Kopfstand) und Streckungshaltungen (z. B. Hund, Berghaltung und Krieger II).

Umkehrhaltungen kultivieren Sattva (lichtvolle, friedvolle Energie) und sind die beste Vorbereitung für die Meditation. In der Meditation können wir uns mit dem Göttlichen, unserer Seele, verbinden. Der Atem fließt während der Praxis gleichmäßig, langsam und tief 1:1 Ujjayi. Bitte schließe an jede Asana-Sequenz stets eine Pranayama- und Meditationspraxis an, um die oberen Chakren zu öffnen und zu entwickeln.

Diese Praxis ist direkt vor dem Schlafengehen nicht geeignet, da sie zu aktivierend wirkt. Kopfstand und Schulterstand sind nicht für Yoga-Anfänger geeignet. Bitte keine Umkehrhaltungen bei Problemen in der Halswirbelsäule, Bluthochdruck oder wenn du schwanger bist bzw. nur, wenn du dies mit deinem Arzt abgeklärt hast. Diese Praxis verringert dein Kapha (Erde & Wasser), balanciert Pitta (Feuer & Wasser) aus und erhöht Vata (Luft & Äther).

Asanas, die dynamisch praktiziert und mehrfach wiederholt werden, sind folgendermaßen gekennzeichnet:

› Anfang des Flows ‹› Mitte des Flows ‹ Ende des Flows
R & L: auf der rechten und der linken Seite ausführen

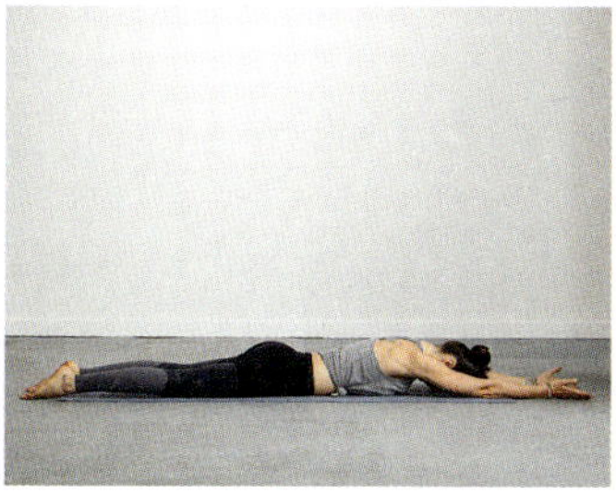

Beginn in Bauchlage. Die Hände sind hingebungsvoll und empfangend geöffnet.

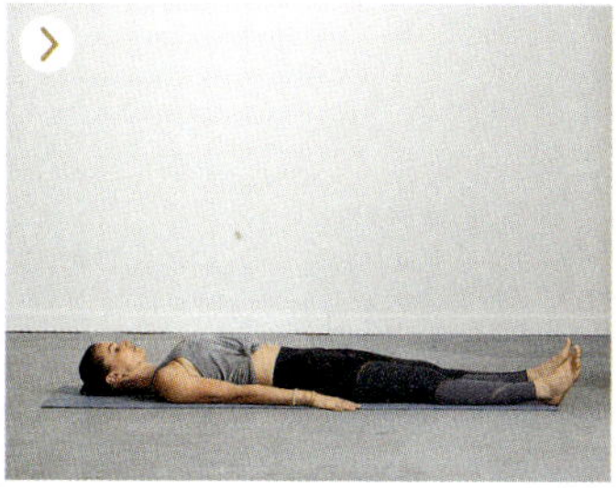

Dynamische Armbewegung in Rückenlage *Arme parallel am Boden.*

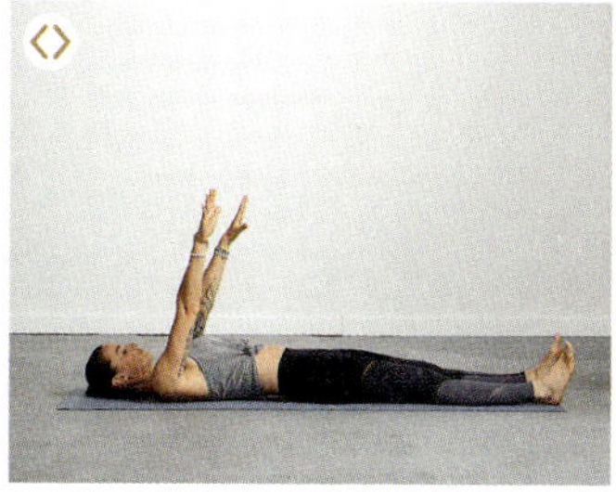

Dynamische Armbewegung in Rückenlage *Beim Einatmen Arme über Kopf führen. 5 Atemzüge ein, 5 Atemzüge aus.*

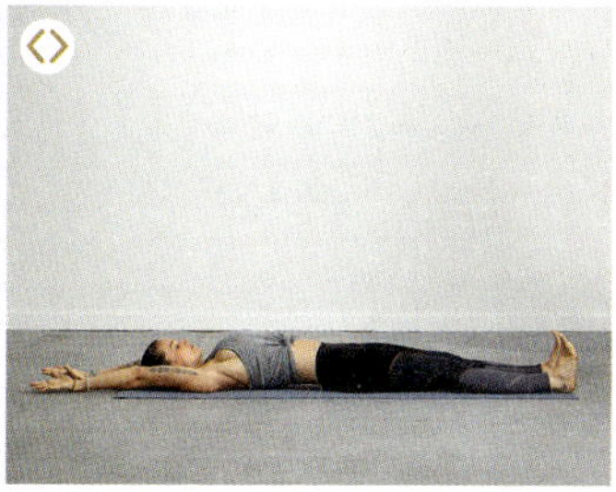

Dynamische Armbewegung in Rückenlage *Beim Ausatmen Arme zurück neben den Körper führen. 5 Atemzüge ein & aus.*

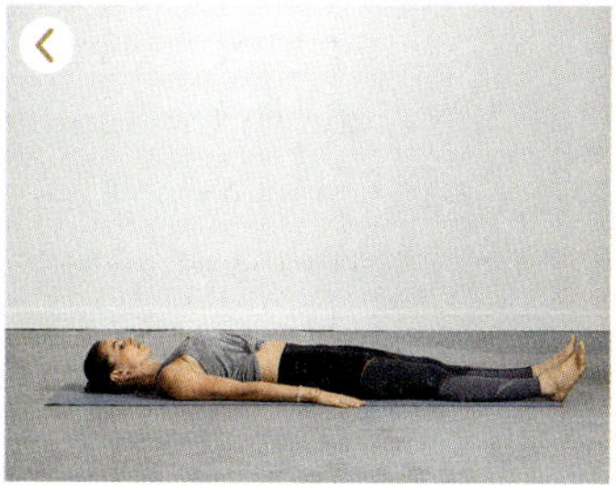

Dynamische Armbewegung in Rückenlage *Arme parallel am Boden. 5-mal dynamisch wiederholen.*

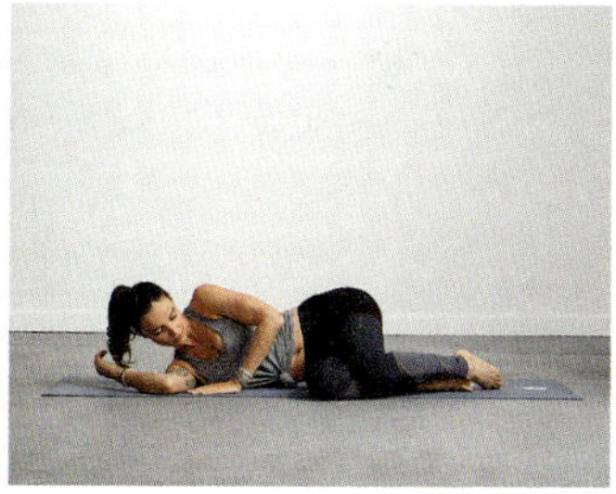

Auf die Seite rollen. Langsam hochkommen.

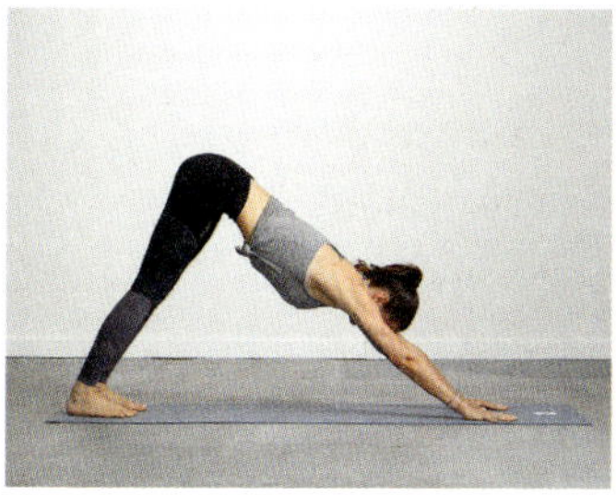

Herabschauender Hund *Schieb dich zurück. 5 Atemzüge hier.*

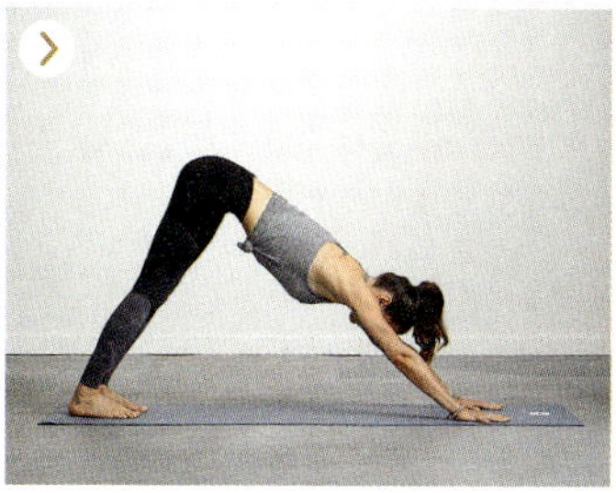

Dynamischer Hund & Plank *im Wechsel*

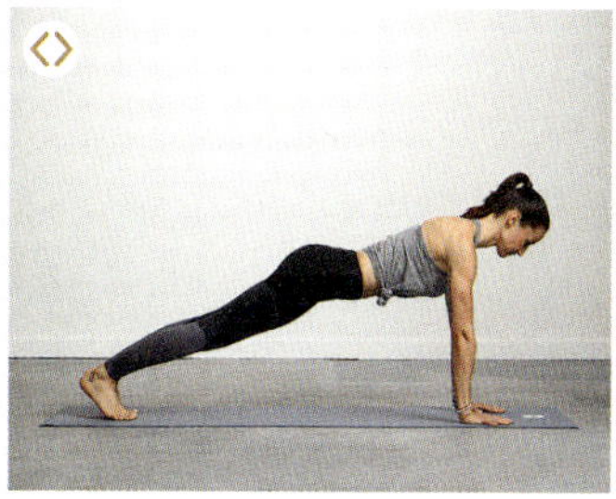

Dynamischer Hund & Plank *im Wechsel*

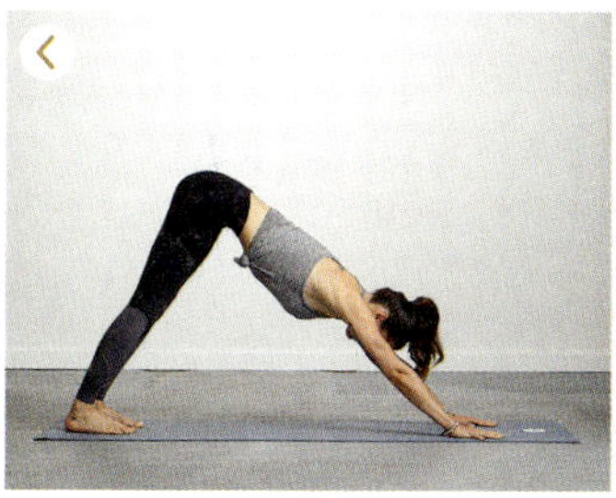

Dynamischer Hund & Plank *im Wechsel. 3- bis 5-mal wiederholen.*

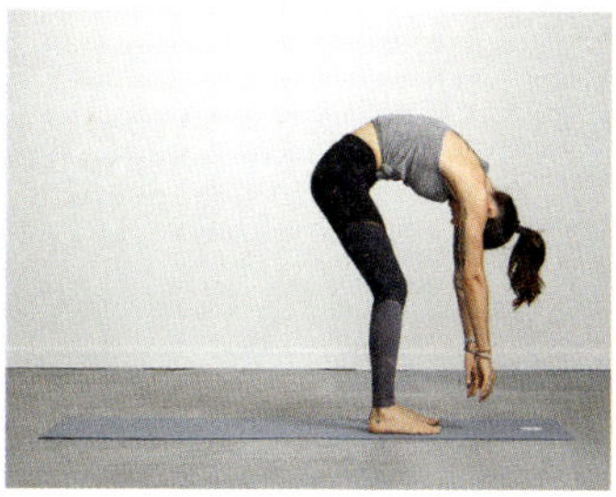

Aufrollen *Wirbel für Wirbel aufrollen.*

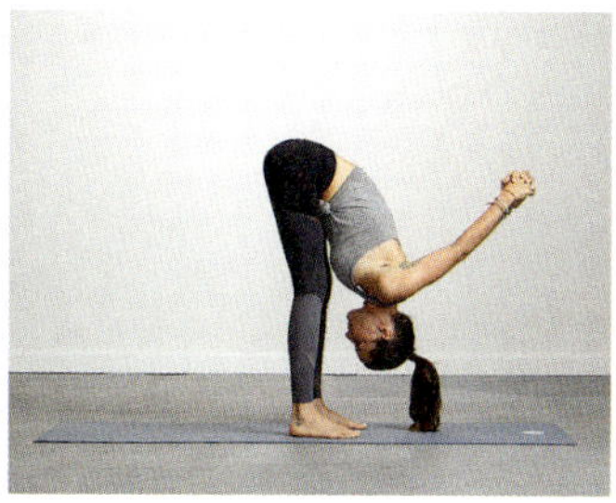

Vorbeuge mit Schulteröffner *Für 5 Atemzüge*

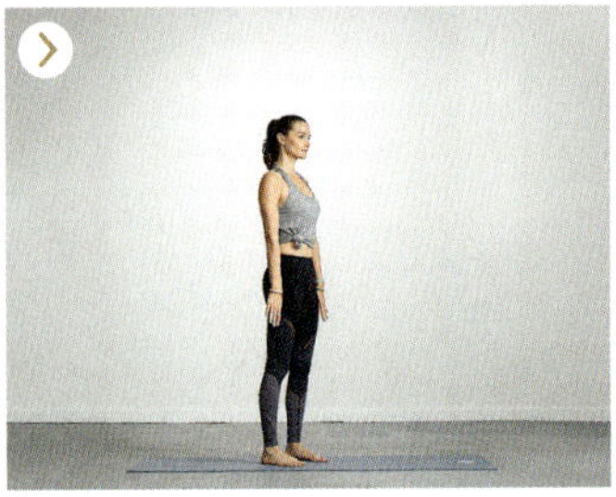

Dynamische Arme in der Berghaltung

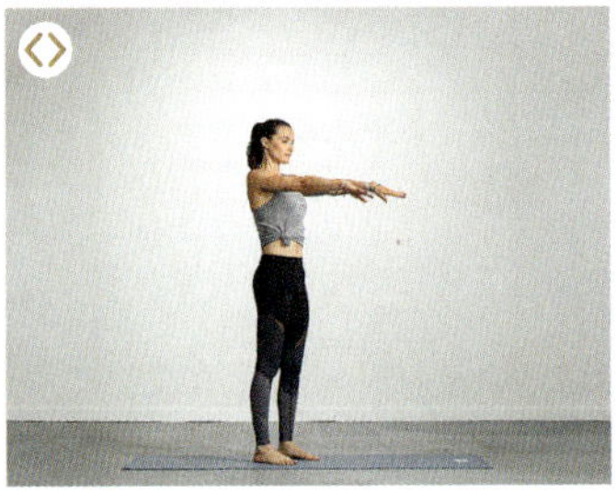

Dynamische Arme in der Berghaltung *Arme nach oben führen und dabei einatmen.*

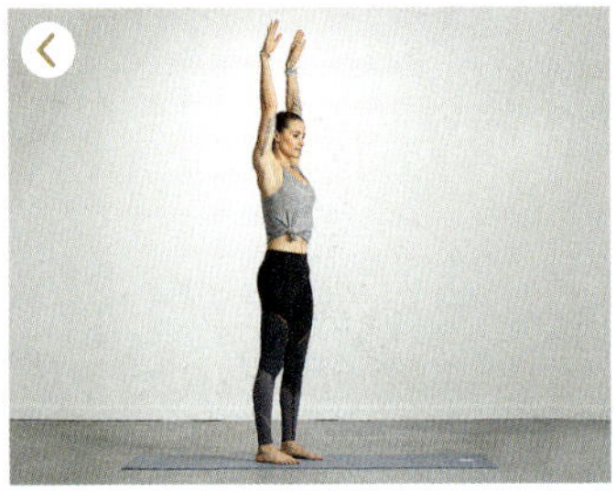

Dynamische Arme in der Berghaltung *Strecken, Wirbelsäule langmachen. 5-mal wiederholen.*

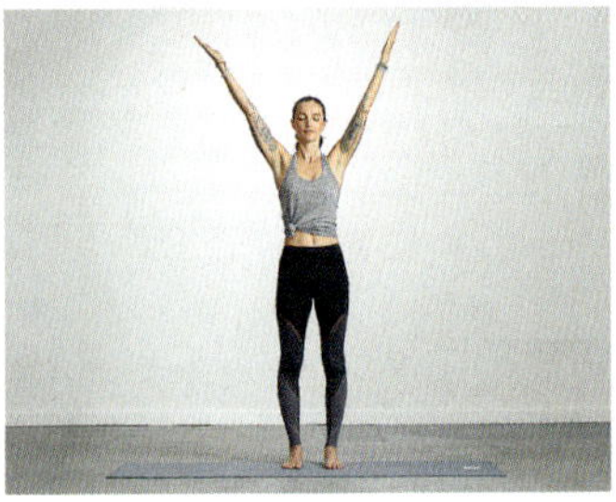

Berghaltung *Arme Richtung Himmel, zum Göttlichen, öffnen. Für 1 Minute halten, Augen schließen.*

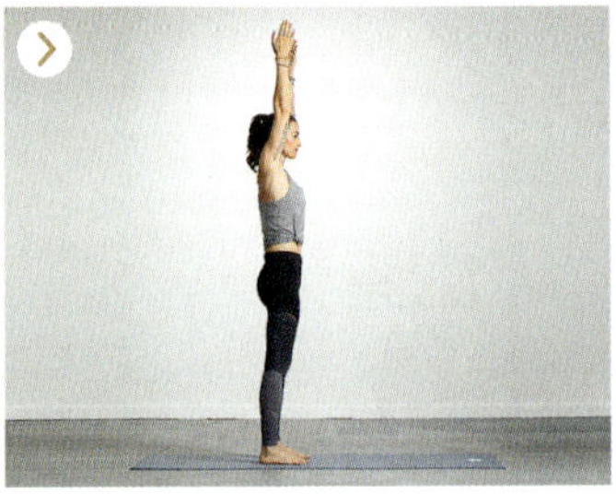

Dynamischer Stuhl *In der Berghaltung beginnen.*

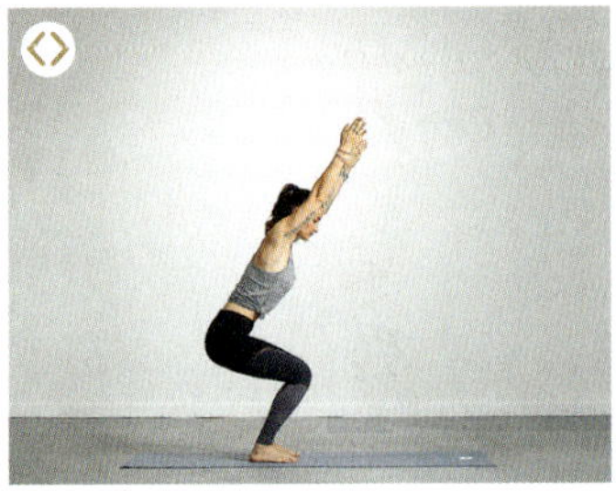

Dynamischer Stuhl *Einatmen.*

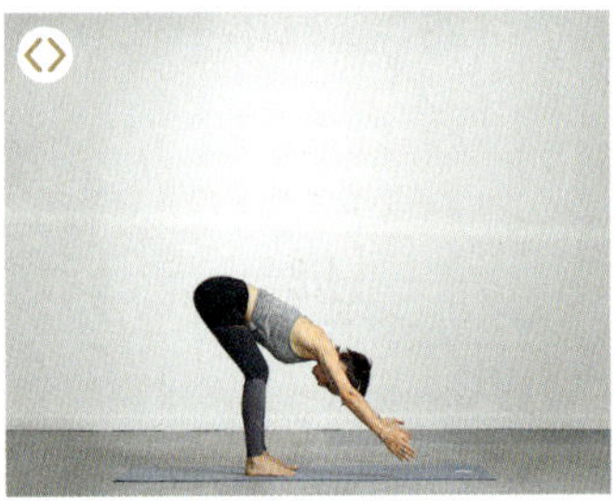

Dynamischer Stuhl *Ausatmen und mit langem Rücken in die Vorbeuge kommen.*

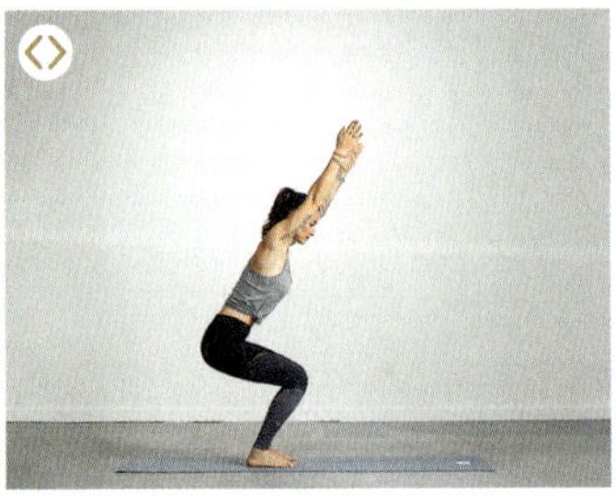

Dynamischer Stuhl *Einatmen und zurück in den Stuhl kommen.*

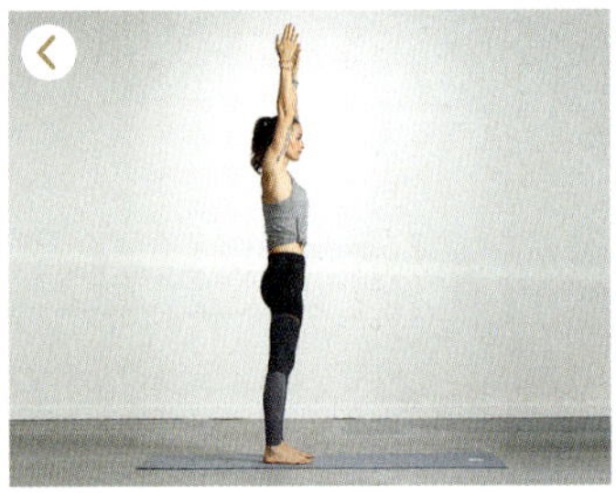

Dynamischer Stuhl *Ausatmen und Beine strecken. 5-mal wiederholen.*

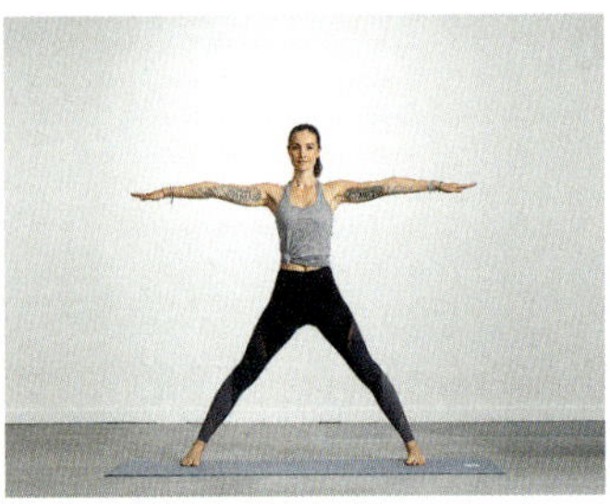

Weite Grätsche

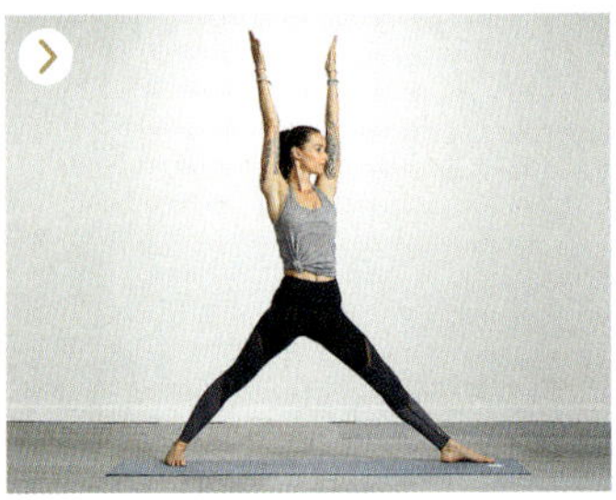

Dynamischer Krieger II *Einatmen und Bein strecken.*

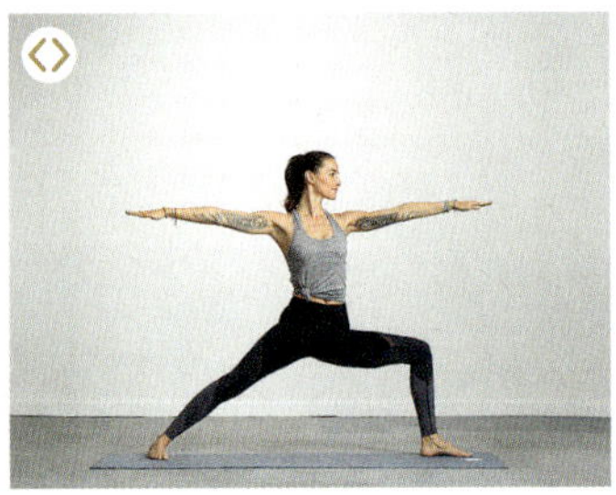

Dynamischer Krieger II *Ausatmen und tief beugen.*

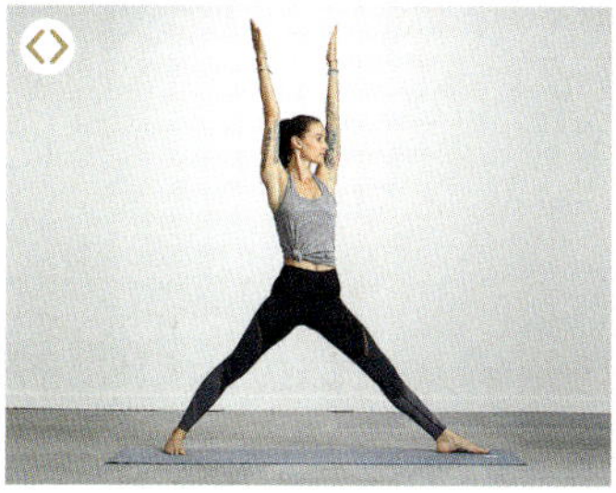

Dynamischer Krieger II *Beim Einatmen strecken.*

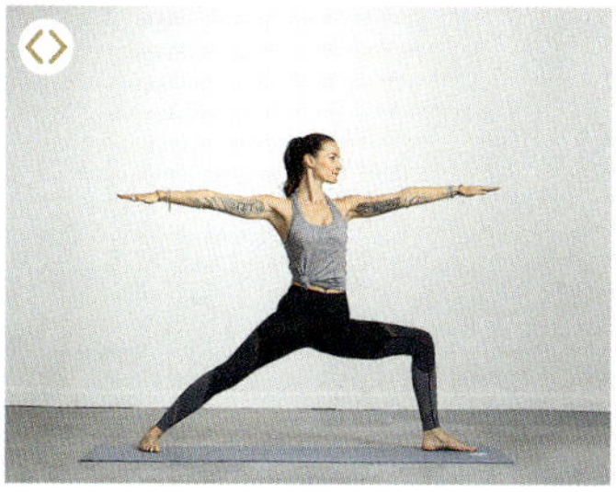

Statischer Krieger II *Für 5 Atemzüge halten.*

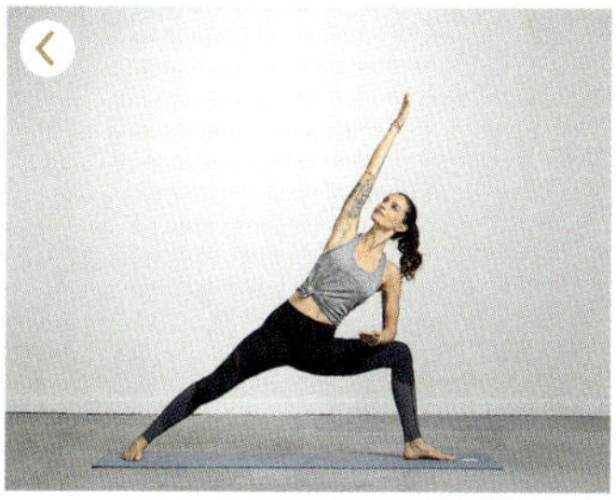

Seitwinkel *Für 5 Atemzüge halten. Gleichen Flow auf der anderen Seite wiederholen.*

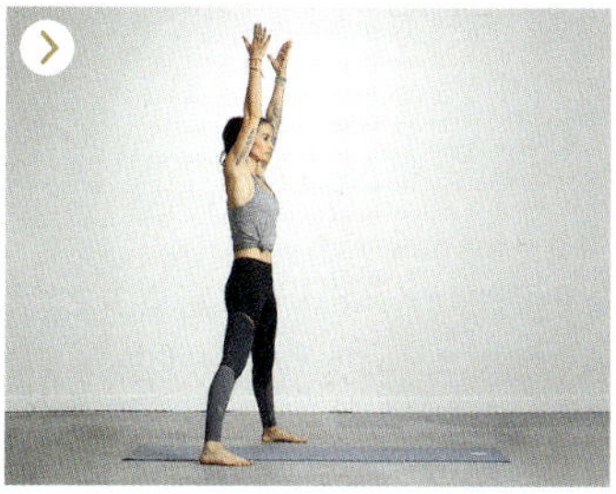

Dynamische weite Grätsche *Beim Einatmen die Arme strecken.*

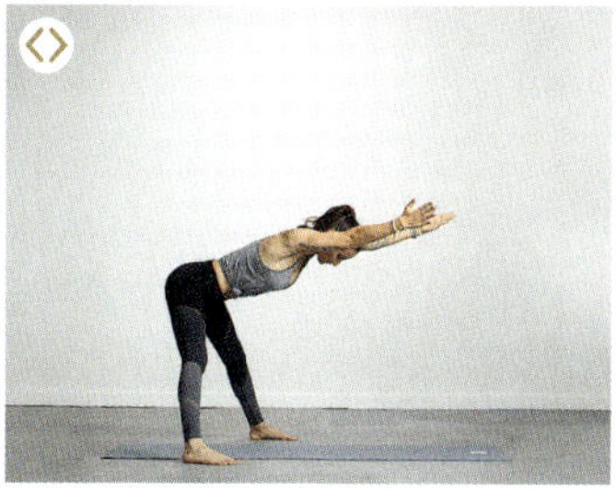

Dynamische weite Grätsche *Ausatmen und mit langem Rücken nach vorn kommen.*

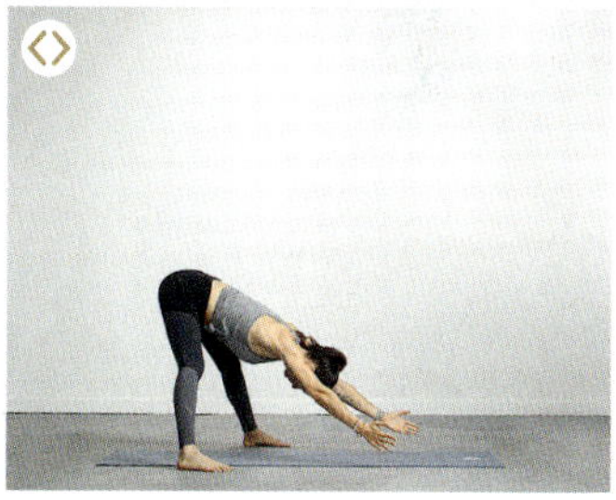

Dynamische weite Grätsche *Ausatmen und noch weiter nach vorn kommen.*

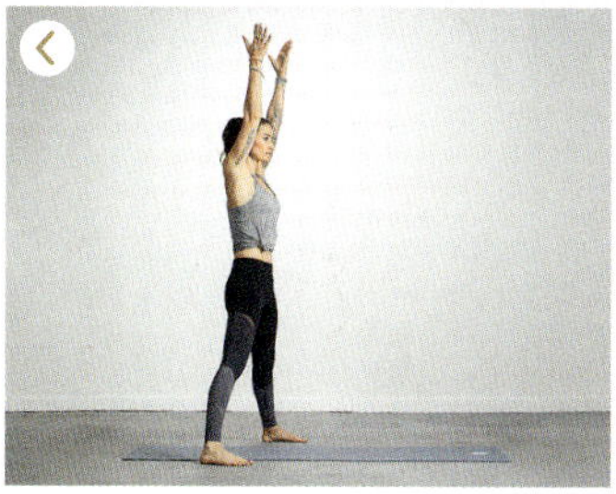

Dynamische weite Grätsche *Beim Einatmen ins Stehen kommen. 5-mal wiederholen.*

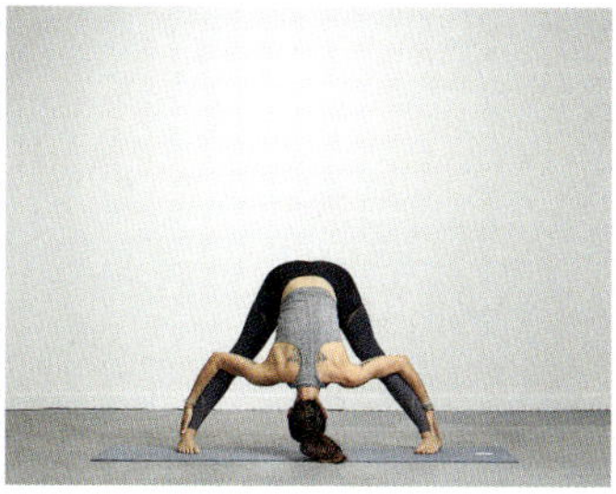

Weite, gegrätschte stehende Vorbeuge *Für 10 Atemzüge bleiben.*

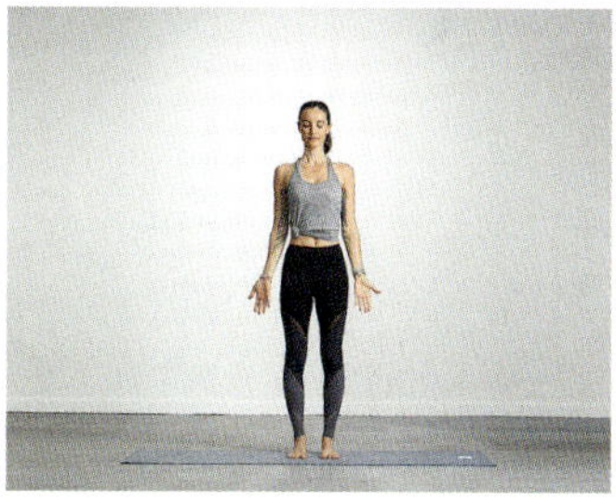

Berghaltung *Der Wirkung nachspüren.*

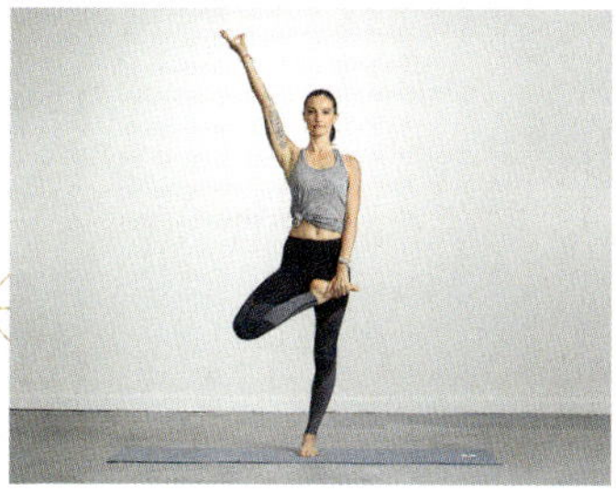

Baumhaltung mit halbem Lotus und Bindung *R & L. Jeweils für 5 Atemzüge.*

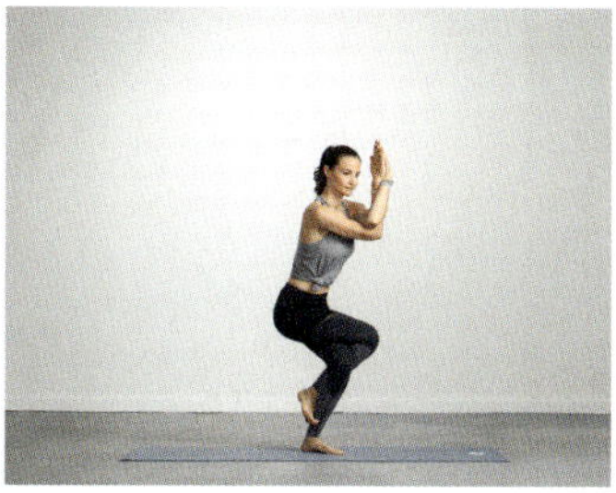

Adlerpose *R & L. Mit Fokus auf dem Dritten Auge. 10 Atemzüge pro Seite.*

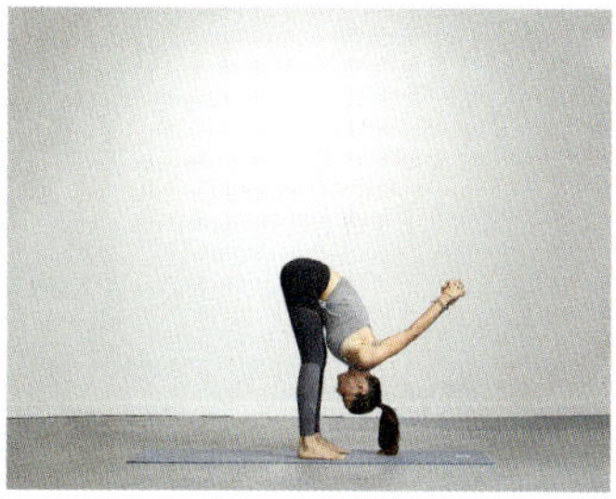

Vorbeuge mit Schulteröffner *Für 5 Atemzüge bleiben.*

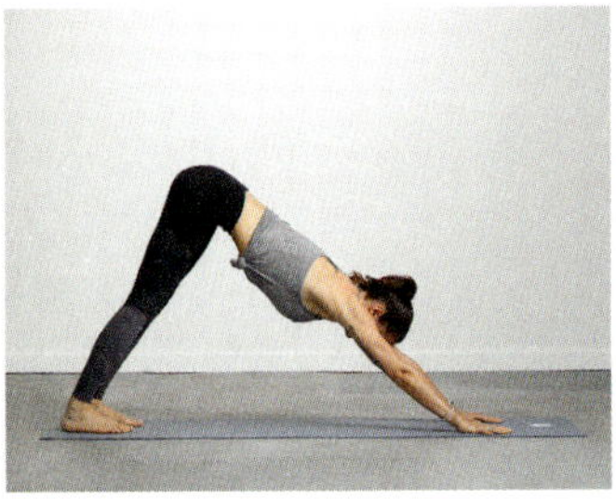

Herabschauender Hund *Für 5 Atemzüge bleiben.*

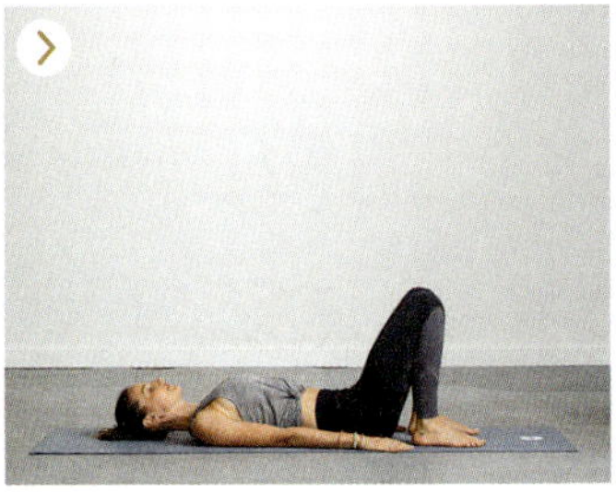

Dynamische Brücke in Rückenlage *Füße hüftbreit auseinander.*

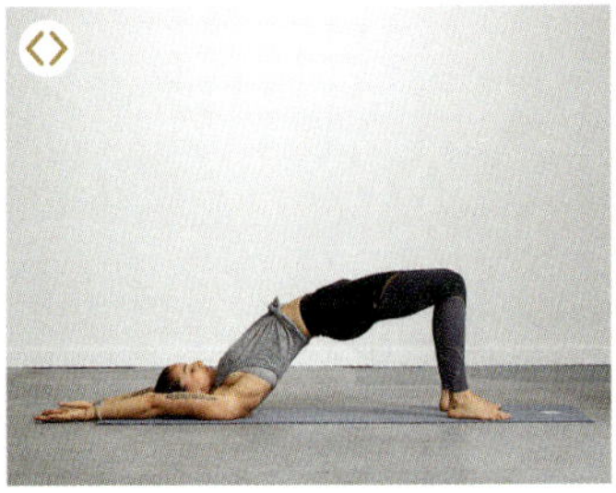

Dynamische Brücke in Rückenlage *Beim Einatmen Becken und Arme heben. 5-mal wiederholen.*

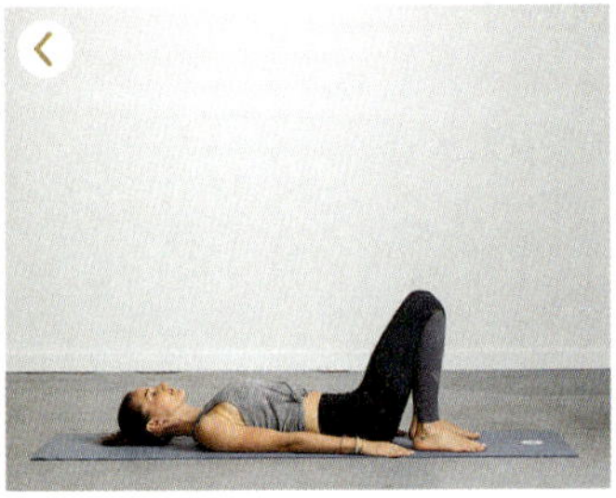

Dynamische Brücke in Rückenlage *Beim Ausatmen senken. 5-mal wiederholen.*

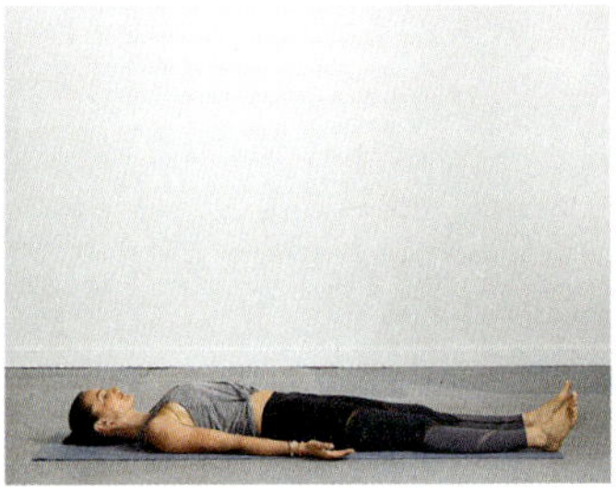

Savasana *Pause, um den Geist zu beruhigen. Für 1 Minute.*

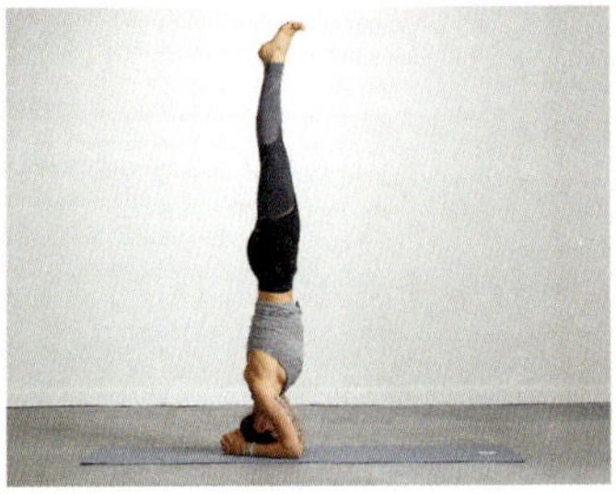

Kopfstand *Für 1 Minute halten.*

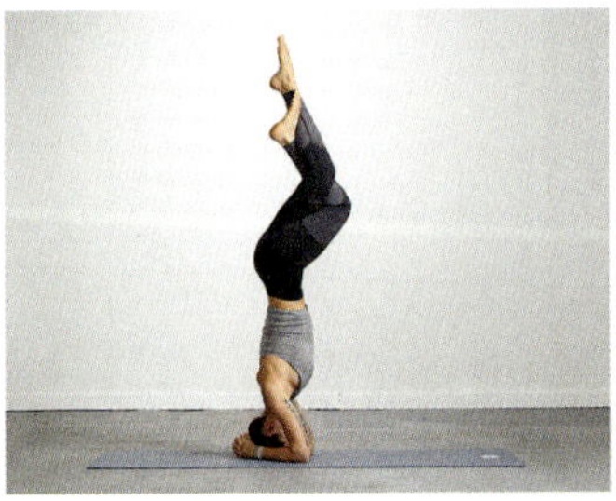

Kopfstand-Variation mit Adlerbeinen *R & L / optional*

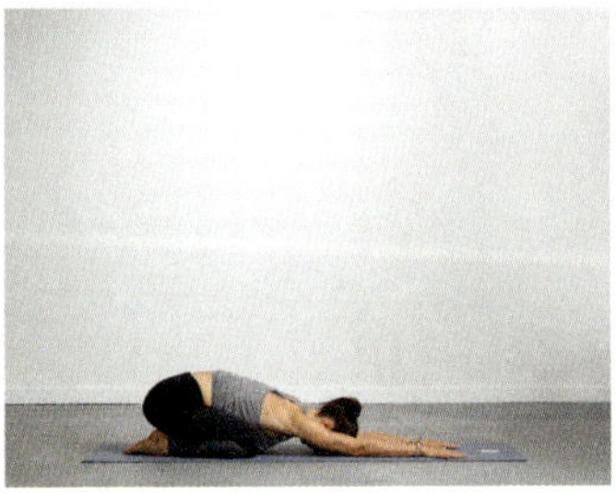

Kindhaltung *Pausieren und nachspüren.*

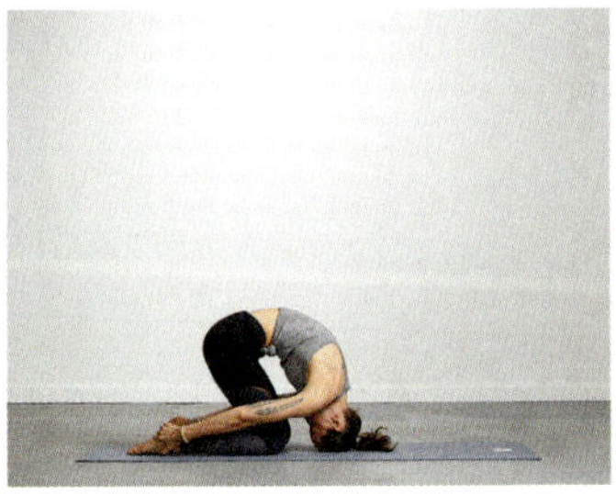

Hasen-Haltung *Nacken dehnen.*

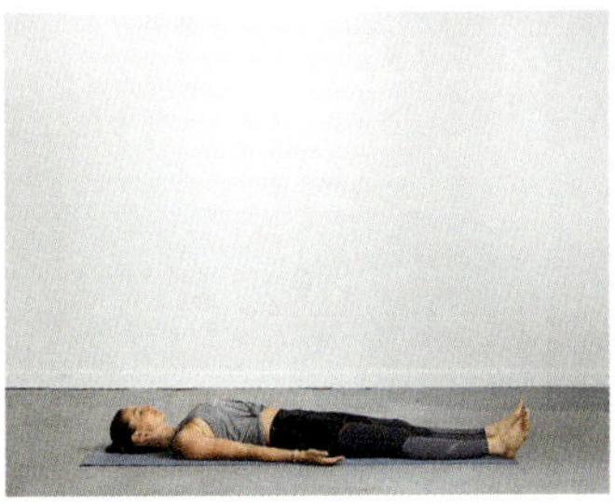

Savasana *Pausieren und der Wirkung nachspüren. Für 1 Minute.*

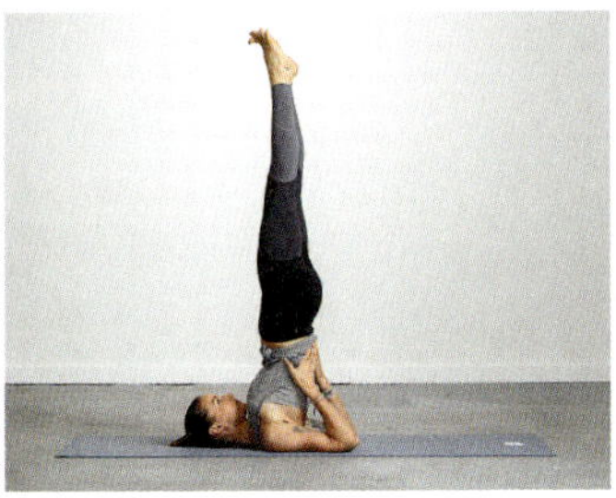

Schulterstand

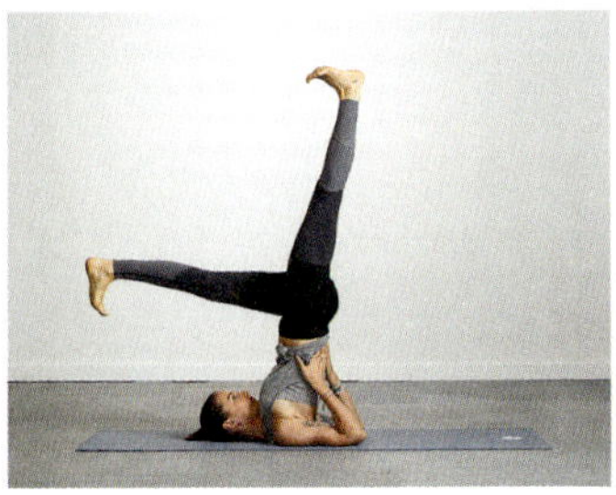

Schulterstand mit Variation *R & L. Abwechselnd ein Bein heben und senken. 5-mal pro Seite.*

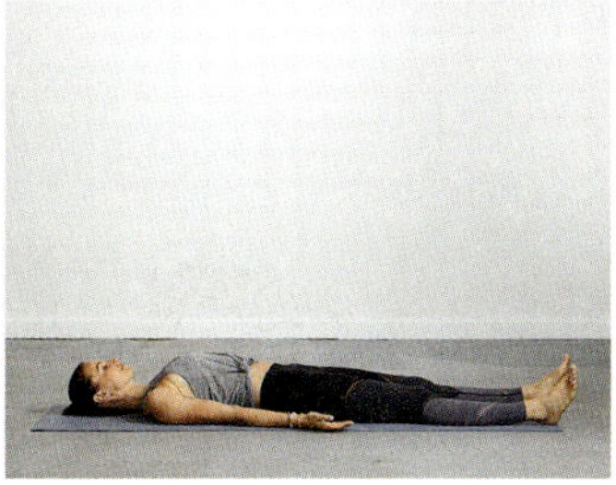

Savasana *Pausieren und der Wirkung nachspüren. Für 1 Minute.*

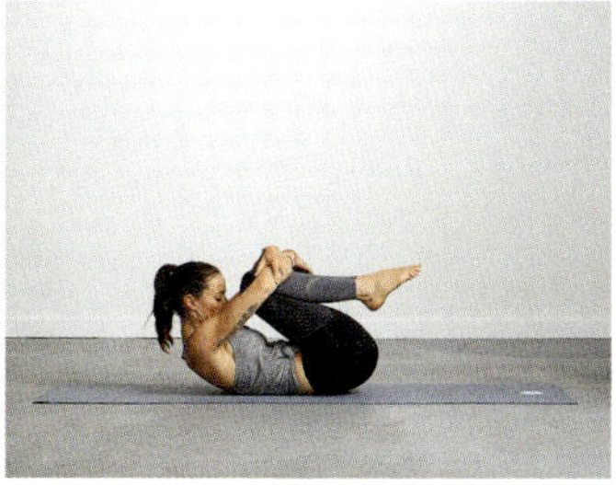

Knie zum Kinn ziehen

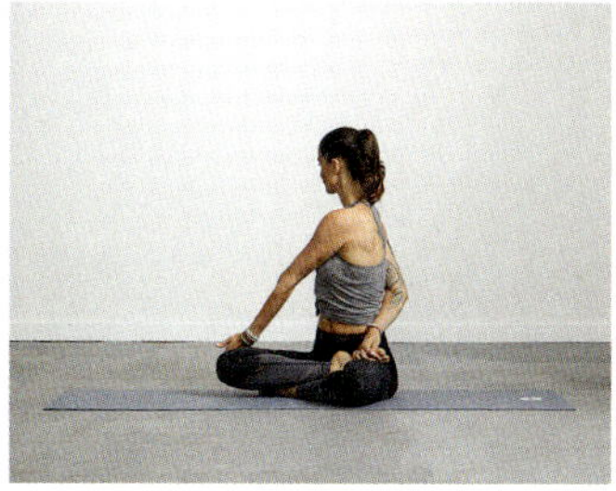

Halber Lotus-Drehsitz *R & L. 5 Atemzüge pro Seite.*

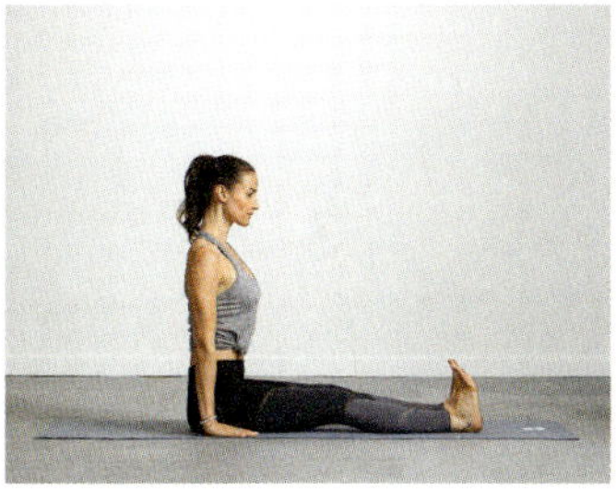

Stockpose *Wirbelsäule langmachen.*

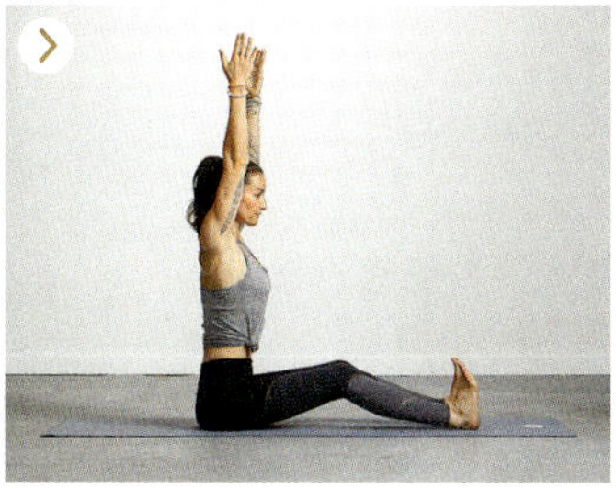

Dynamische Vorbeuge *Einatmen, auf Länge achten.*

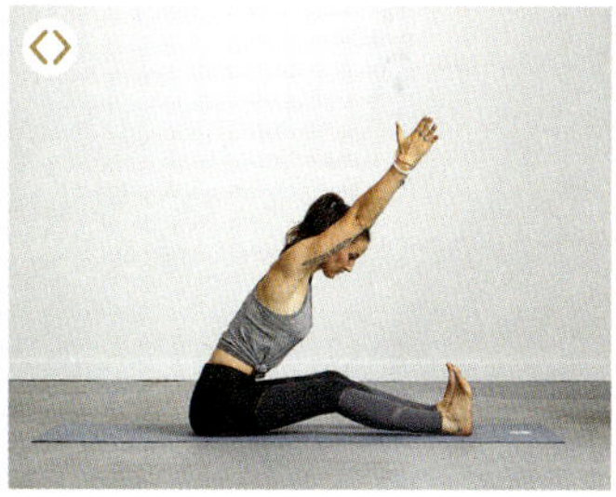

Dynamische Vorbeuge *Beim Ausatmen mit langer Wirbelsäule nach vorn kommen.*

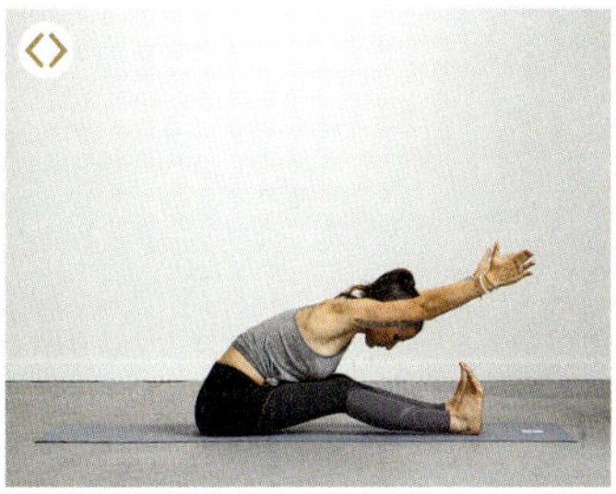

Dynamische Vorbeuge *Ausatmen und noch weiter nach vorn kommen.*

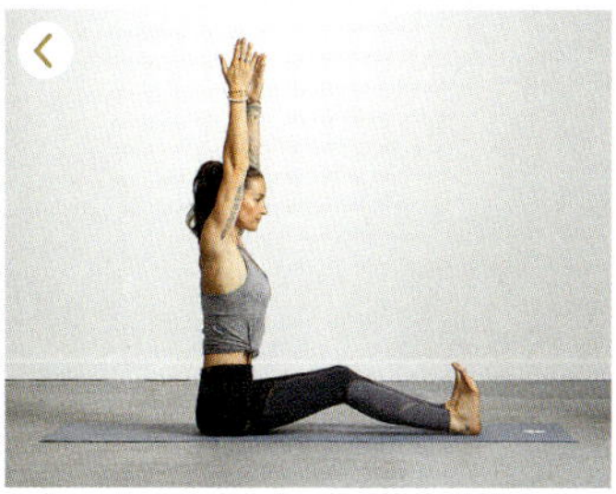

Dynamische Vorbeuge *Beim Einatmen aufrichten, auf Länge achten. 5-mal wiederholen.*

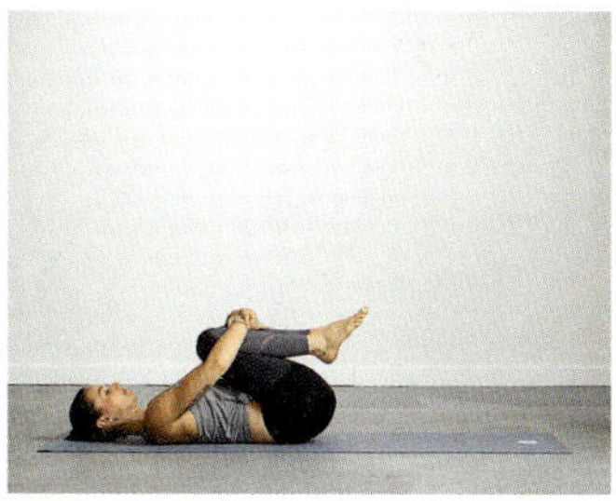

Knie zur Brust ziehen.

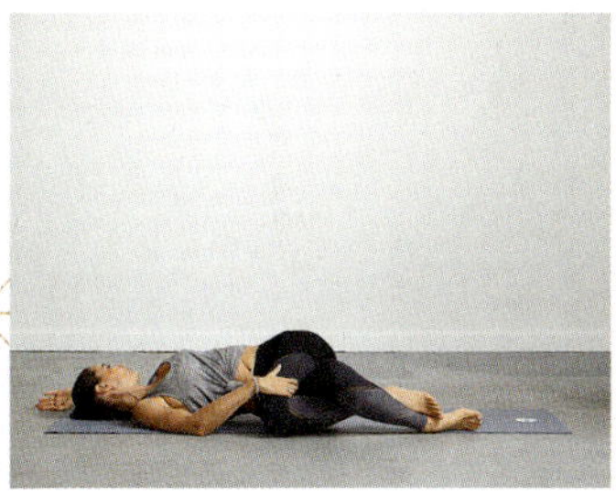

Twist mit Adlerbeinen *R & L. 10 Atemzüge pro Seite halten*

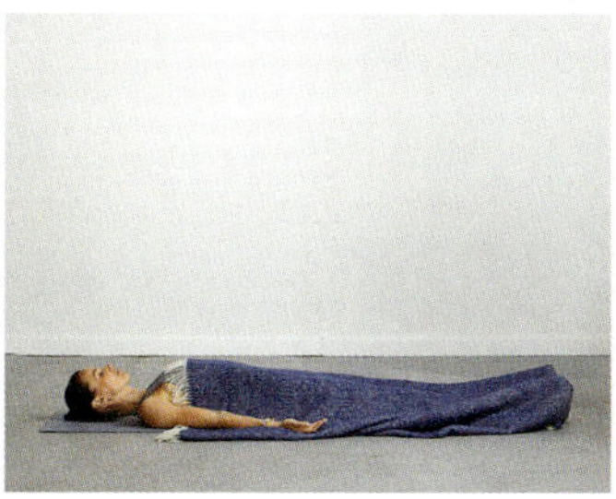

Schlussentspannung *Für 6 bis 8 Minuten in Stille verweilen, nachspüren.*

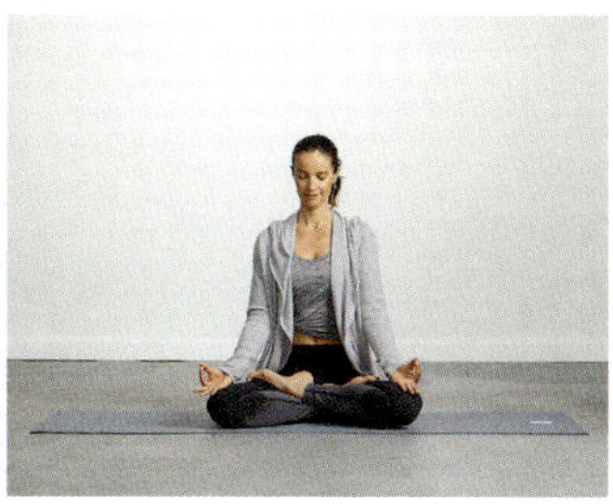

Lotussitz *für die anschließende Pranayama- und Meditationspraxis.*

PRANAYAMA FÜR DAS KRONEN-CHAKRA: BHRAMARI – DAS BIENENSUMMEN

Bhramari bedeutet übersetzt der Klang der Biene. Diese Praxis fühlt sich zwar nicht unbedingt wie Pranayama an, wird aber zu den Atemtechniken gezählt. Bitte lies dir die Praxis ein- bis zweimal durch, um sie dann mit geschlossenen Augen ausführen zu können.

Start

Finde eine bequeme Sitzhaltung und setze dich mit aufrechter Wirbelsäule hin, entspanne deinen Körper und Geist. Halte die Augen während der gesamten Praxis geschlossen. Nimm ein paar tiefe Atemzüge durch die Nase und lausche dem Klang deiner Atmung. Verschließe jetzt deine Ohren, indem du deine Hände, die Finger dicht aneinandergelegt, wie eine Muschel auf deine Ohren legst und so alle Geräusche von außen abschirmst. Halte die Ohren bedeckt. Mach jetzt mit jeder Ausatmung einen tiefen, sanften summenden Klang: Mmmmmhhhhhhh. Konzentriere dich auf den Klang, bei mäßiger Lautstärke. Spüre die Vibrationen in der Brust und im Kopf. Mach diese Übung für 3 Minuten mit geschlossenen Augen. Löse dann die Arme und kehre zur natürlichen Atmung zurück. Verweile anschließend noch für mindestens 3–5 Minuten in Stille und spüre dem Effekt der Praxis nach. Körper und Geist sind ruhig und entspannt.

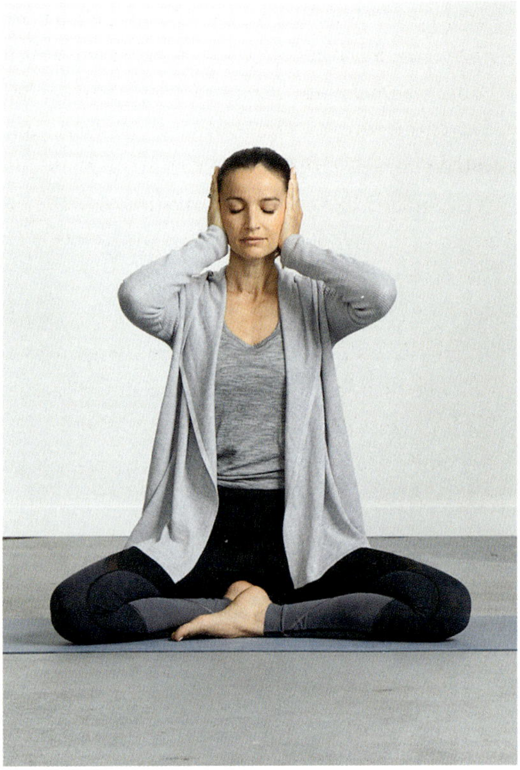

Wirkung

- Beruhigt und entspannt deinen Geist
- Spricht das parasympathische Nervensystem an
- Macht sensibel für höhere Wahrnehmung
- Reduziert Angstzustände und Wut
- Reduziert mentale Anspannung
- Bereitet deinen Geist auf die Meditation vor
- Unterstützt einen besseren Schlaf
- Ideal für schwangere Frauen, denn Babys lieben den Klang und die Vibration

SAHASRARA-CHAKRA-MEDITATION

Wichtige Info: Diese Meditation ist ideal, um alle Chakren auszubalancieren und dich über das Tor des 7. Chakras mit dem Göttlichen zu verbinden. Du kannst sie 40 Tage am Stück üben.

- Schließe deine Augen und nimm ein paar tiefe Atemzüge. EIN und AUS.
- Reibe deine Handflächen aneinander, bis Wärme entsteht, und »tribble« dann mit deinen Fingerspitzen für ein paar Momente sanft auf deinen Scheitel, um die Kopfkrone zu beleben.
- Entspanne deine Hände und lege die Handflächen offen auf deine Oberschenkel.
- Führe Daumen und Zeigefinger zum Gyan Mudra zusammen.
- Richte jetzt deine Aufmerksamkeit auf deine Wirbelsäule. Spüre sie als Zentrumssäule, die dich trägt und durch die subtile Lebensenergie von Prana Shakti fließt.
- Spüre innerlich entlang deiner Wirbelsäule alle sieben Chakren, von unten nach oben.
- Beginne mit dem Wurzel-Chakra am Ende der Wirbelsäule am Steißbein. Bewege dich durch das Sakral-Chakra rund um das Kreuzbein, das Nabel-Chakra auf Höhe deines Nabels, das Herz-Chakra, das Kehl-Chakra, das Stirn-Chakra als Punkt zwischen deinen Augenbrauen bis zur Mitte des Gehirns. Richte am Ende deine Aufmerksamkeit auf dein Kronen-Chakra.
- Sieh innerlich, wie eine Lotusblume ihre Blütenblätter nach oben öffnet. Vielleicht spürst du ein feines Prickeln oder Vibrieren auf deiner Kopfkrone. Verweile hier mit dem Bewusstsein.
- Nimm die Verbindung zum Himmel und gleichzeitig die Verbindung zur Erde über dein Wurzel-Chakra wahr.
- Spüre nun mit der nächsten Einatmung, wie lichtvolle Energie über deine Kopfkrone nach unten in deine Basis fließt, zu deinem Wurzel-Chakra. Fühle mit der nächsten Ausatmung, wie diese Energie das Chakra durchströmt und nährt. Wiederhole das insgesamt 5-mal. Zieh mit jedem Einatmen Licht in das unterste Chakra.
- Geh dann weiter nach oben zum Sakral-Chakra und atme lichtvolle Energie von der Kopfkrone bis in dein Becken hinein. Spüre mit der Ausatmung, wie sich die Energie in deinem Becken verteilt. Wiederhole das 5-mal und geh dann weiter zum Nabel-, Herz-, Kehl- und Stirn-Chakra. Wiederhole das bei jedem Chakra 5-mal und lade so jedes Chakra mit lichtvoller Energie auf.
- Verweile mit deinem Bewusstsein dann in der Wirbelsäule und spüre, wie strahlendes Licht über die Kopfkrone deinen ganzen Körper durchströmt und deine Wirbelsäule durchflutet.
- Nun verweile in stiller Meditation für mindestens fünf Minuten.
- Lass deinen Geist vom lebendigen, lichtvollen Strom von Prana in der Wirbelsäule absorbieren. Spüre über die Kopfkrone, dass du mit dem gesamten Universum verbunden bist.
- Erlaube deinem individuellen Bewusstsein, mit dem universellen Bewusstsein zu verschmelzen. Spüre dich als Licht, als deine wahre Natur, spüre, dass dieses Licht dein Zuhause ist.
- Verbinde zum Abschluss die Handflächen vor dem Herzzentrum, verneige dich vor deiner Seele und schenke dir selbst ein Lächeln der Dankbarkeit. Namaste.

MANTREN FÜR DAS KRONEN-CHAKRA

Bija-Mantra: »OM/AUM«

Das fundamentalste Mantra ist der Klang »OM«. Hinduisten und Buddhisten gehen davon aus, dass dieser Klang seit Anbeginn der Zeit auf Erden existiert. Er ist das Gewebe, aus dem das Universum besteht. Das Singen von OM richtet uns neu aus und imitiert die Schwingung, die in allen Wesen und Dingen zu spüren ist. Das Universum wurde mit OM erschaffen und enthält alles, was ist, war und sein wird. OM hilft uns, unser Ego loszulassen und stattdessen Freundlichkeit und Großzügigkeit zu pflegen, indem wir es rezitieren. »OM« kann als OM gechantet werden oder auch als AAAUUUMMMM.

Mantra zur Erinnerung an deine wahre Natur: »So Ham«

Bedeutung:

»Ich bin das«, »Das bin ich« oder »Ich bin das Absolute, das Absolute ist in mir«. Dieses Mantra unterstützt uns dabei, den Schleier der Illusion zu lösen, der vorgibt, dass das Universum und wir getrennte Einheiten seien. Es zeigt die Verbindung auf und erinnert uns an unsere göttliche Natur im Inneren. Meditiere mit dem Mantra wie folgt: »SO« mit der Einatmung und »HAM« mit der Ausatmung. Das Mantra innerlich verlängern als Soooo (Einatmen) und Haaammmm (Ausatmen).

Übersetzung:

So – ich bin
Ham – dieses/das Absolute

Mantra zu Brahman, die Erinnerung an unsere Göttlichkeit: »Tat Tvam Asi, Aham Brahmasmi«

Bedeutung:

Drückt die Einheit der individuellen Seele mit der kosmischen Seele aus. »Tat Tvam Asi« – Du bist das; diese Essenz, das bist du; »Aham Brahmasmi« – Ich bin (ein Teil von) Brahman; ich bin göttlich.

Übersetzung:

Tat – diese Essenz, »das« Existierende; ***Tvam*** – bist; ***Asi*** – du; ***Aham*** – ich bin; ***Brahmasmi*** – Brahman, der Schöpfer

Reines Bewusstsein

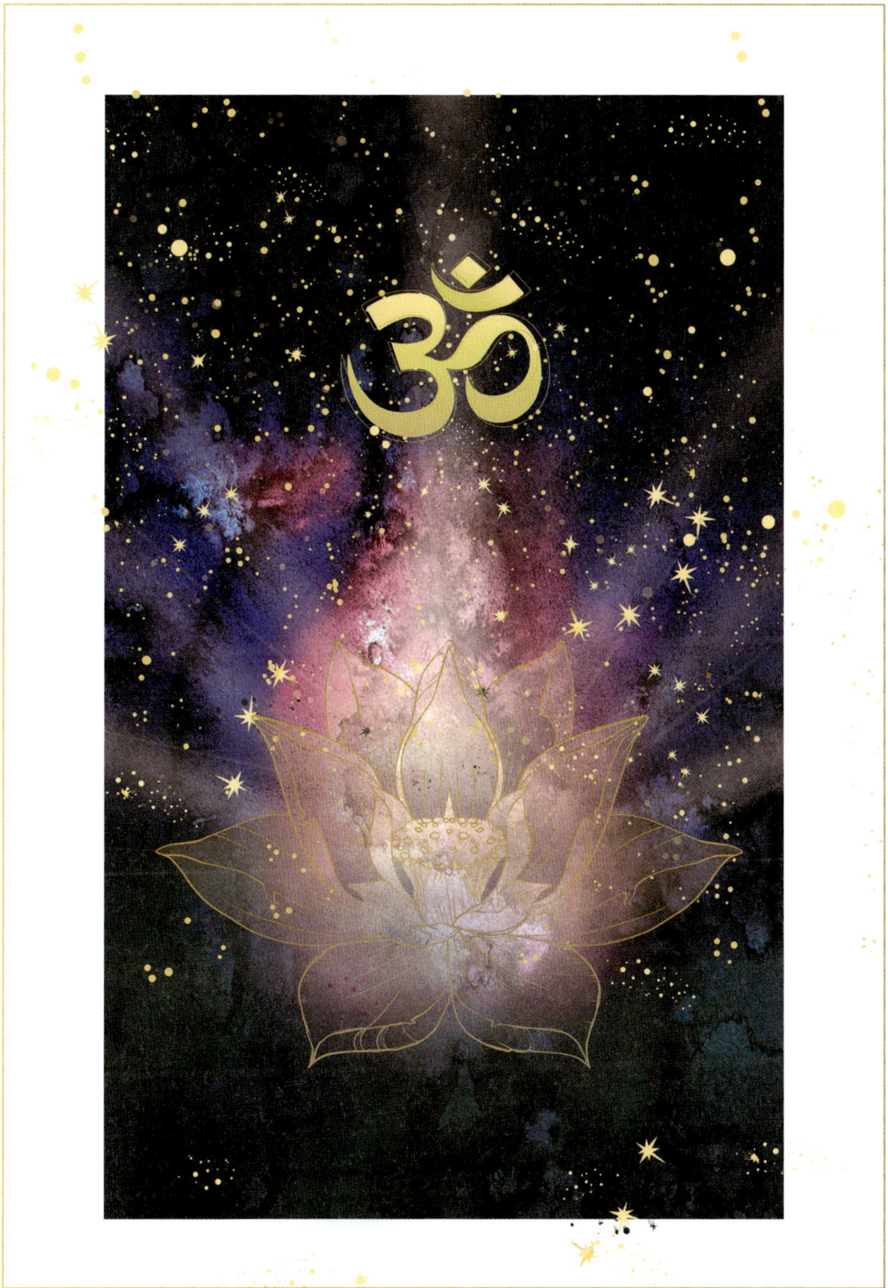

JOURNALING UND REFLEXIONSFRAGEN

Wenn du diese Fragen beantwortest, dann schreibe die Antworten am besten so schnell wie möglich auf, damit sich dein denkender, urteilender Verstand nicht dazwischenschalten kann. Du solltest den Fluss deines Bewusstseins möglichst ungefiltert zu Papier bringen. Diese Praxis nennt sich *Stream of Consciousness* und lässt dich neue Erkenntnisse über dein Innenleben gewinnen.

- Lebst du deine Spiritualität? Falls ja, wie genau? Falls nein, was hält dich bisher davon ab?
- Wann fühlst du dich mit einer Quelle, mit etwas Größerem oder Höherem verbunden?
- Was ist dir heilig in deinem Leben?
- Wie sieht deine spirituelle Praxis aus? Meditierst du? Betest du? Hast du ein Ritual?
- Was geschieht, wenn du in Stille verweilst?
- Erinnerst du dich an spirituelle Einheitserfahrungen? In deiner Kindheit, in der Natur, beim Sport, im künstlerischen Ausdruck, beim Yoga, während der Meditation?
- In welchen Alltagsmomenten bist du deinem wahren Selbst am nächsten?
- Was, glaubst du, ist deine Seelenaufgabe in diesem Leben? Welchen Beitrag kannst du leisten?
- Was könnte der Sinn deiner Lebenserfahrungen sein? Was sollst du lernen?
- Was haben dich deine Erfahrungen schon gelehrt, was du nicht missen möchtest?
- Was fällt dir schwer zu akzeptieren? Welche Erfahrung bereitet dir Probleme?
- Gelingt es dir, dein Leben aus einer höheren Perspektive zu betrachten?
- Welche Aktivitäten erlauben dir, dein Dharma / deine Bestimmung zu verkörpern?
- Beschwerst du dich manchmal über die »Ungerechtigkeit« in deinem Leben?
- Die Kraft des Glaubens ist dem Kronen-Chakra zugeordnet. Wann in deinem Leben empfindest du verstärkt Glauben und wann verlierst du ihn?
- Bedankst du dich für dieses Leben? Fällt es dir leicht / schwer, Dankbarkeit auszudrücken?

AFFIRMATIONEN ZUM AUSGLEICHEN

Ich bin mit allen Lebewesen verbunden.

Ich lebe meine spirituelle Wahrheit.

Ich werde vom Universum geführt.

Ich bin hier, um einen Unterschied zu machen.

Ich lebe meine Bestimmung.

Ich bin eins mit dem Universum.

Ich werde unendlich geliebt.

Ich bin eine unsterbliche Seele.

Ich bin reines Bewusstsein.

Ich vertraue mich dem Leben an.

Ich bin wach und entspannt.

Ich ehre meine Seele.

Alles hat einen Sinn.

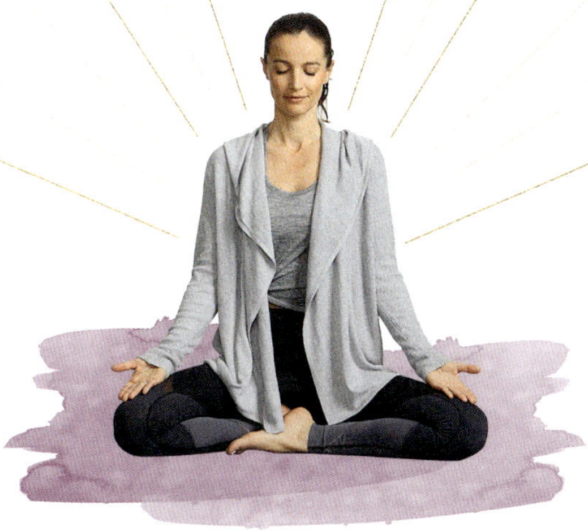

KRISTALLE UND EDELSTEINE

Dem Kronen-Chakra werden klare, durchsichtige und lilafarbene Steine zugeordnet. Ausgleichende und unterstützende Kristalle und Edelsteine für das Kronen-Chakra: Amethyst, Diamant, Klarer Bergkristall.

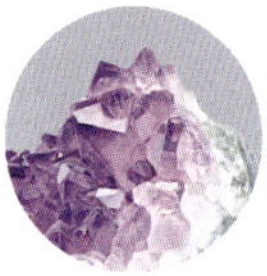

Amethyst

wirkt schützend, balancierend, löst Stress und Ängste, stärkt die Intuition, verbindet dich mit deiner spirituellen Energie. *Heilsame Wirkung:* hilft bei Schlafstörungen, Albträumen, Angstzuständen, Konzentrationsschwäche, Lernschwäche, Akne, Menstruationsbeschwerden, Darmentzündungen und Lebensmittelallergien

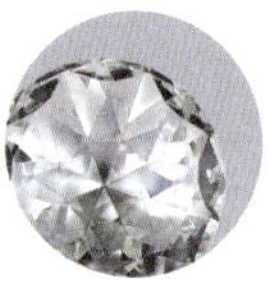

Diamant

steht für Reinheit, Wahrheit und Perfektion. *Heilsame Wirkung:* hilft gegen Erschöpfung, Konzentrationsschwäche, Eifersucht, Trauer, Mutlosigkeit, Darmentzündungen, Herzbeschwerden, Gleichgewichtsstörungen, Zahnfleischentzündungen, Hexenschuss, Magenübersäuerung und Prostataerkrankungen

Klarer Bergkristall

ein wichtiger Heilstein, der alle Farben des Regenbogens enthält und über eine hohe Vibration verfügt. Er verbindet dich mit der göttlichen Quelle, wirkt reinigend und klärend auf den Geist, balanciert alle sieben Chakren aus und kann das Kronen-Chakra öffnen, sodass mehr heilendes Licht in dich einströmen und du höhere Führung empfangen kannst. Er wirkt verstärkend auf die Energie anderer Kristalle und Edelsteine. *Heilsame Wirkung:* hilft bei Alkohol- und Nikotinsucht, Überempfindlichkeit, Allergien, Bluthochdruck, Blasenentzündungen, Magenschmerzen, Narbenentzündungen, Neurodermitis

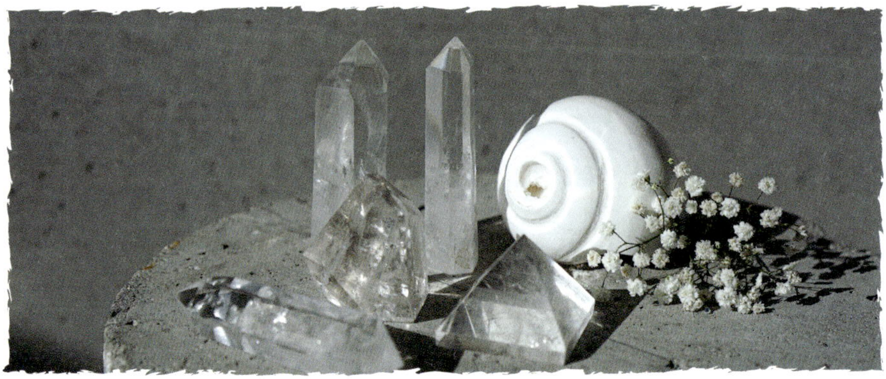

ALLTAGSTIPPS, UM DAS KRONEN-CHAKRA AUSZUBALANCIEREN

Lebensweise / Lifestyle

- Verbringe mehr Zeit in der Höhe, in den Bergen, in der Nähe zum Himmel.
- Geh in die Natur und erlebe dich als Teil des Ganzen, atme frische Luft.
- Trage weiße oder helle Kleidung.
- Umgib dich mit goldenem Licht und hellen Stoffen, trage goldenen Schmuck.
- Besorge dir ein Bild von der Erde von oben.
- Beschäftige dich mit Spiritualität, lies Bücher, schaue dir Filme dazu an.
- Chante das Mantra OM / AUM.
- Verbringe Zeit in der Stille, integriere stille Momente in deinen Alltag.
- Lenke dein Bewusstsein auf das Kronen-Chakra, verbinde dich hier mit dem göttlichen Licht.
- Verbinde dich täglich durch Meditation, Rituale, Singen mit deiner Seele.
- Geh in Kontakt zu deiner Seele und suche Antworten auf die Fragen: Welche Botschaft hast du an mich? Was ist der nächste Lernschritt auf dieser Erde, in diesem Leben?
- Bete zum Göttlichen oder zu etwas Größerem, bitte um Führung in schwierigen Zeiten.
- Beschäftige dich mit der Wirkung von Kristallen und ätherischen Ölen.
- Bedanke dich täglich für das Gute in deinem Leben. Falte deine Hände vor der Brust, schließe so den Energiekreis und komme dadurch zur Ruhe.
- Praktiziere eine Minute Achtsamkeitsmeditation vor jeder wichtigen Tätigkeit des Tages: vor Meetings, einem Gespräch, vor dem Essen, bevor du Sex hast usw.

PRAKTISCHE ACHTSAMKEITSÜBUNG: SCHAFFE RAUM FÜR DAS HEILIGE IN DEINEM LEBEN – KREIERE DIR EINEN ALTAR

Die Menschheit nutzt Altare seit Jahrtausenden als Orte der Verehrung – für Götter, verstorbene Ahnen oder Naturgeister. Doch auch ohne Götterglaube ist ihre wesentliche Funktion heute aktueller denn je: Als persönlich gestalteter Platz ist ein Altar der ideale Ort, um in unserer schnelllebigen, nach außen gerichteten Welt den Weg nach innen zu finden. Hier können wir zur Ruhe kommen, meditieren, uns erinnern oder einfach den Stress des Tages ablegen. Dabei ist es gar nicht so wichtig, was auf dem Altar steht oder wie er gestaltet ist – es können Figuren, Steine, Federn, Fotos von geliebten Menschen, Räucherstäbchen, Kerzen, Dinge aus der Kindheit, Muscheln oder besondere Erinnerungsstücke sein. Je persönlicher und intuitiver er gestaltet ist, umso stärker wird die Verbindung mit ihm und desto wirksamer ist seine positive Wirkung auf dich. Er sollte nicht direkt neben deinem Arbeitsplatz stehen, sondern lieber etwas abseits von der »Pflicht«. Die Westwand der Wohnung soll sich besonders gut dafür eignen.

Ein Altar funktioniert ganz allein durch seine Symbolik. Symbole helfen uns, Zugang zu etwas zu schaffen, ohne dass wir dafür Worte finden müssen. Konzepte wie »Gott«, »Seele« oder »Glauben« an sich sind rational nicht fassbar, aber sie finden durch einen Altar ihren Ausdruck. Tatsächlich kann ein Altar etwas auslösen, initiieren. Das löst Stress und stärkt die psychische Abwehr, auch bekannt als Resilienz. Ist das erst einmal »einprogrammiert«, ist es schon ausreichend, nur den Blick hinzuwenden, um sich sofort besser zu fühlen. Gleichzeitig konfrontiert er uns aber auch mit schwierigen Themen wie Vergänglichkeit, Wiederkehr, verbindet uns mit der Welt und mit uns selbst, trainiert Achtsamkeit und Mitgefühl und hilft dabei zu erkennen, dass es manchmal Dinge gibt, die wir nicht ändern können. Genau diese Effekte und Einsichten machen das Leben schöner. Und vielleicht auch ein bisschen leichter.

- Du kannst einen kleinen Tisch nehmen oder ein Schränkchen, eine hübsche Decke auflegen, Kerzen aufstellen.
- Frische Blumen halten den Ort lebendig.
- Du kannst dort alles platzieren, was dir heilig ist und dich mit dem Ganzen verbindet.
- Das können Symbole sein wie eine Muschel, die dich an das Gefühl des Meeres erinnert, die Statue einer Gottheit, die dich anspricht, Kristalle, Fotos deiner Lehrer/innen, ein Bild von einem verstorbenen Liebsten, Räucherwerk, ein Mantra oder Erde von Orten, die dir heilig sind. Deiner Fantasie sind keine Grenzen gesetzt.
- Diesen Platz kannst du nun täglich besuchen. Du kannst vor deinem Altar meditieren, indem du für fünf Minuten in Stille sitzt, betest, Mantren rezitierst, singst – was immer sich für dich gut anfühlt.

- Dein tägliches spirituelles Ritual muss nicht lang dauern – wichtig ist, dass du es regelmäßig, möglichst täglich ausführst, denn deine Beziehung zum Göttlichen will gepflegt werden, so wie alle anderen Beziehungen. Sei es dir selbst wert.

Gebet, um in deinem Dharma zu leben und im Dienste Gottes zu stehen

Prayer
»Dear Universe, Dear God, make me your instrument.
Let me be a light for you in this world.
Help me to offer myself and my gifts to this world.
May I be in the highest service of all.
Help me to remember my soul purpose and why I came here on this planet.
Thank you, thank you, thank you.«

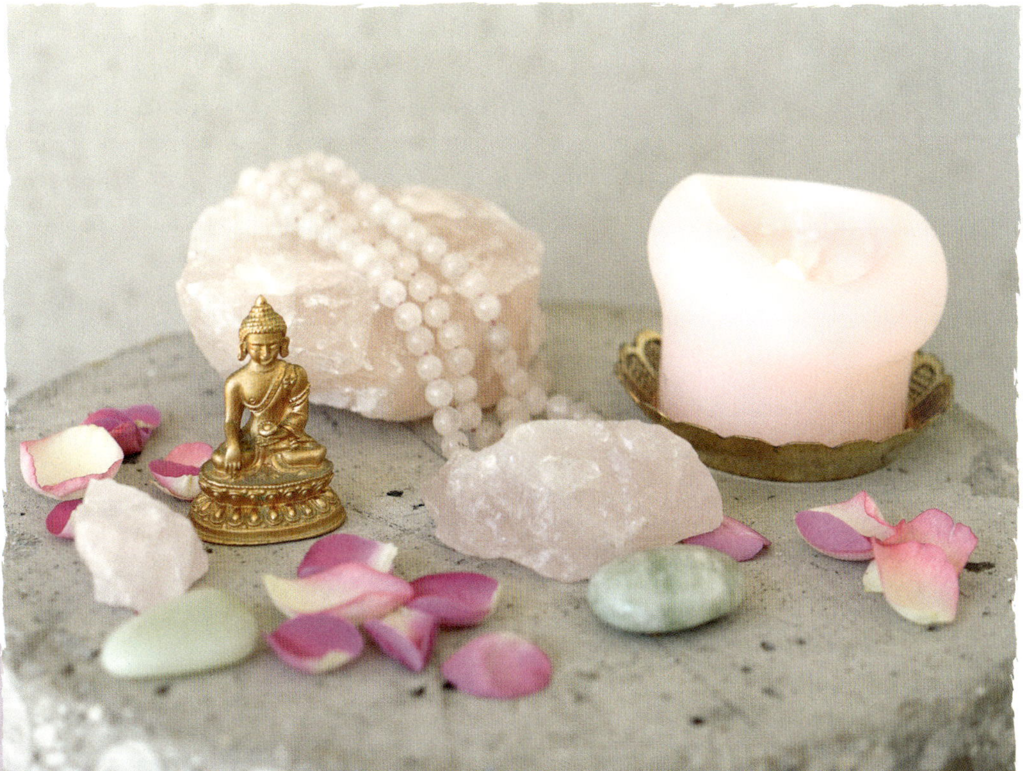

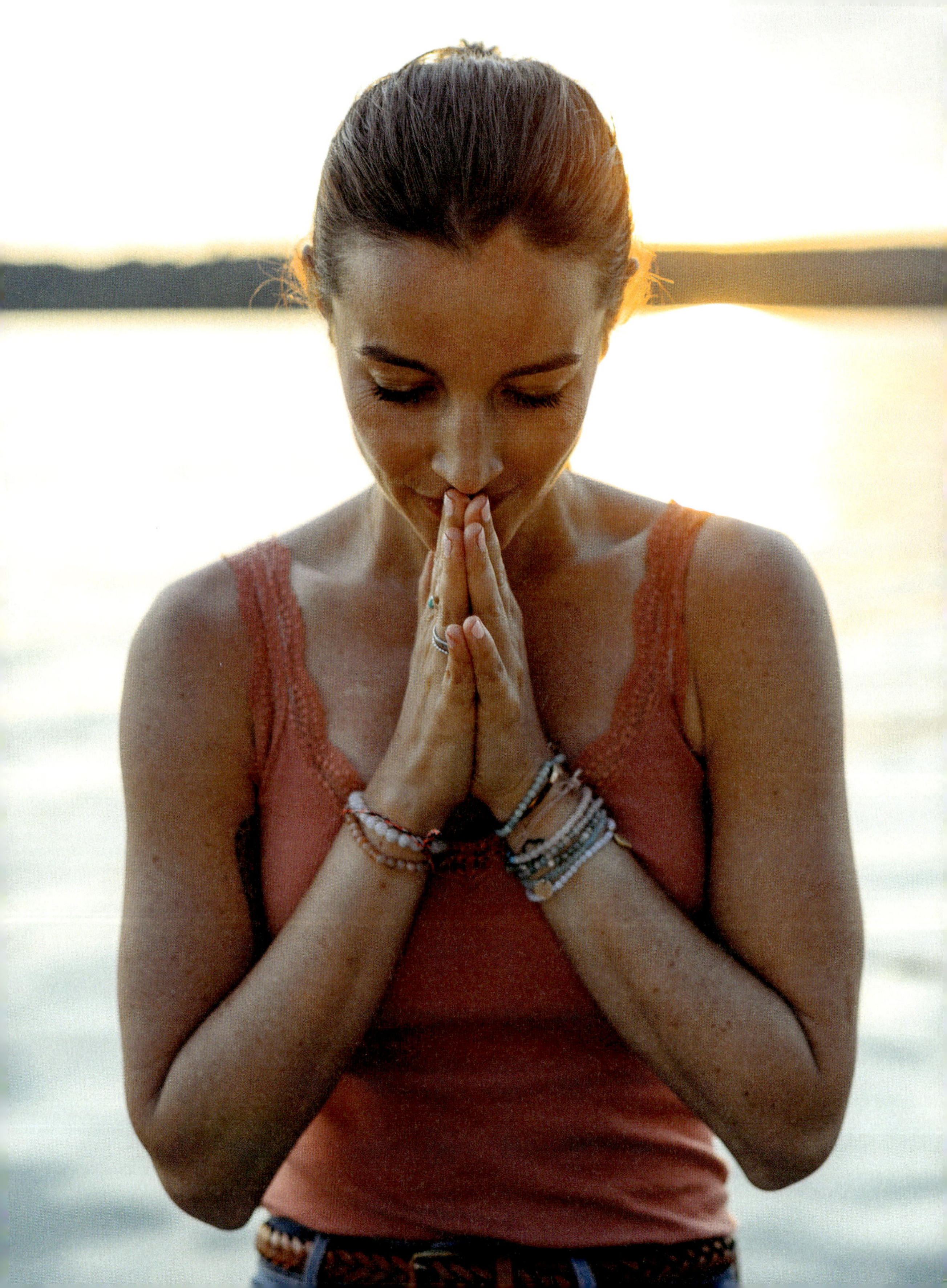

SCHLUSS-TEIL

DANKSAGUNG

Ich möchte von Herzen »Danke« sagen: Den »frühzeitlichen« Yogis und Yoginis, weisen Männern und Frauen für ihren Fleiß, ihre Disziplin und die unermüdliche Hingabe an ihre tägliche Praxis. Für ihren Mut, alles über uns Menschen und Seelenwesen erfahren zu wollen und dieses Wissen um Yoga und das Chakren-System für uns festzuhalten, sodass es bis heute weiterwirken kann.

Ich möchte der gesamten Sri-Vidya-Linie, Sami Rama, Pandit Rajmani Tigunait, den »Meistern des Himalayas« und meinem Lehrer Yogarupa Rod Stryker danken. Ich bin unendlich froh, dich in diesem Leben wiedergetroffen zu haben und Teil dieser Tradition sein zu dürfen. Danke, dass du mein Lehrer bist, ich dir immer Fragen stellen und von dir lernen darf.

Ich möchte außerdem dem gesamten Droemer Knaur Verlag danken: Für den Glauben an mich, für die Liebe und Arbeit, die jede/r Einzelne in dieses Buch gesteckt hat. Denn ein solch schönes und umfangreiches Buch kann nur mit der Hilfe der unterschiedlichsten Fähigkeiten engagierter Menschen entstehen: Da wären Tamara Fromme, die mit der Idee eines Chakren-Buches auf mich zukam, Andreas Klaus danke ich für sein Vertrauen und seine Geduld im Umgang mit meinen Extra-Wünschen :-) und Sabine Jaenicke für eine weitere gemeinsame »Buchprojekte-Reise«. Ich danke Anna Trökes für ihre Unterstützung und ihr Vorwort. Julia Flemmer für die traumhaften Illustrationen der Gottheiten und Chakren-Symbole. Du bist eine wahre Künstlerin und hast das Buch mit deiner Kunst spürbar bereichert. Ich danke Karin Etzold für die ästhetische grafische Umsetzung, Iris Haindl für das Kreieren meiner CI und den wundervollen Symbolen im Buch sowie Lucas Meinhardt für das Umsetzen meiner Wünsche und seine Fähigkeiten in der Herstellung. Ich danke Ulrike Reinhold, die als Fotografin durch ihre wunderschönen Fotos und die Darstellung der Elemente meinen letzten Bali-Aufenthalt mit mir festgehalten hat. Danke für dein Mitwirken und dein Auge, das Schönheit erkennt. Danke auch an Anke Schenker für das Lektorat und natürlich allen Verlagsmitarbeitern, deren Namen ich hier nicht nenne und ohne deren Hilfe das Buch nicht zustande gekommen wäre.

Ein herzliches Dankeschön auch an Isabella Badwal, meine Mama, fürs Immer-wieder-Lesen und Kürzen: Ohne Dich würde es dieses Buch so auch nicht geben. I love you, Mama. Auf dass wir noch viele gemeinsame Buchprojekte umsetzen!

Ein warmes Dankeschön an Marcel Peters, meinen Mann und größten Unterstützer: dass Du an mich glaubst, für Deine Liebe und Dein Verständnis für mein »Einsiedler-Dasein« in den Schreibphasen. Ein großes Dankeschön geht natürlich auch an dich: dass du mich und meine Arbeit unterstützt, dass du einen Teil deiner wertvollen Zeit und Energie diesem Buch widmest.

Danke auch an all meine Schülerinnen und Schüler, meine Kolleginnen und meine Freunde, die mich auf meinem Weg unterstützen und mir die Treue halten, auch wenn ich monatelang hinterm Schreibtisch verschwunden bin. Danke an all die Menschen, die Anteil nehmen und helfen, dass das Buch realisiert werden konnte!

In Liebe und Dankbarkeit

Deine Wanda

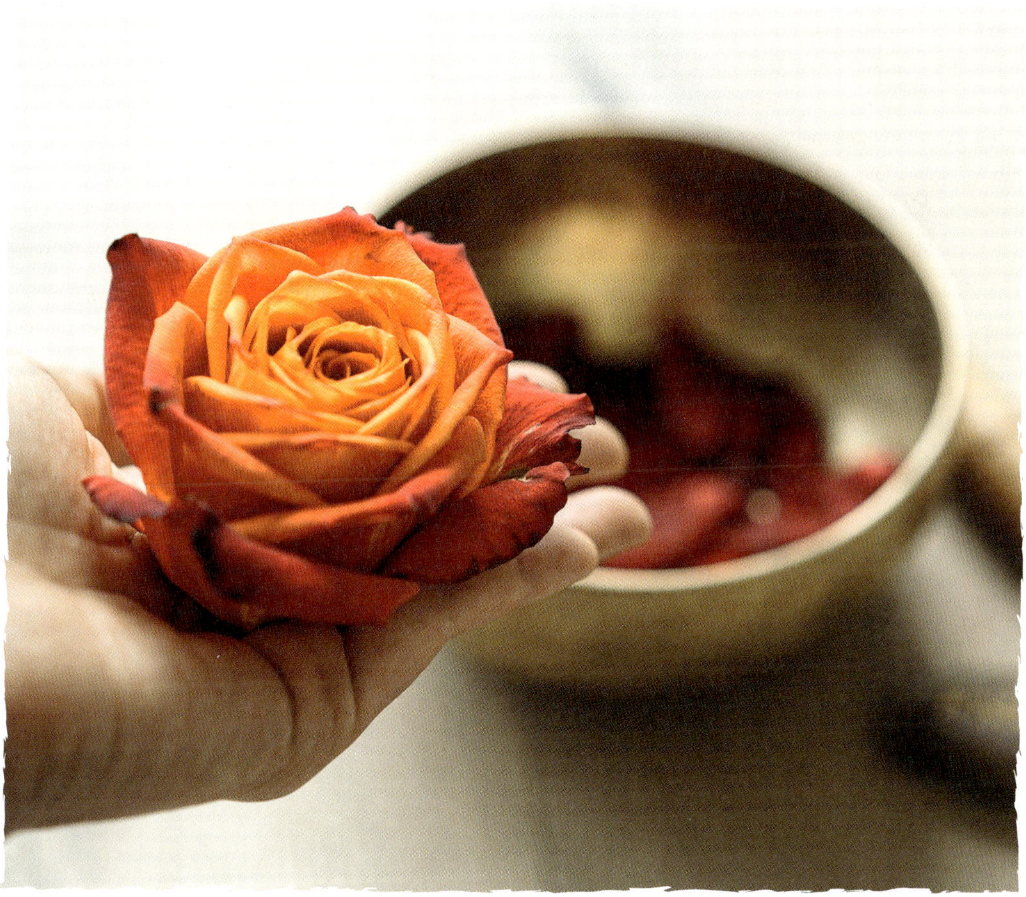

SCHLUSSWORT

Meine lieben Yogis und Yoginis,

hier sind wir nun am Ende des Buches angekommen und ich hoffe sehr, dass die Chakren-Lehren dein Leben nachhaltig bereichern werden.

Es ist mir ein Anliegen, noch einmal die Wichtigkeit deiner eigenen spirituellen Praxis zu betonen. In unserer lauten und schnelllebigen Welt, in der wir mittlerweile so viel Zeit im Außen – vor Laptops und Handys – verbringen, wo wir täglich mit unzähligen Bildern und Informationen konfrontiert werden, ist es wichtiger denn je, täglich die Balance zu finden. Nach »innen« zu schauen, um nicht ausgelaugt und zum Teil fremdbestimmt oder »verrückt« zu werden in dieser Gesellschaft. Die Krise unserer Zeit liegt in der Trennung von Bewusstsein und Materie. Der Abspaltung des Einzelnen von seiner schöpferischen Kraft, der Möglichkeit, sich mit seinen Mitmenschen, der Kraft der Natur und dem Größeren zu verbinden.

Deshalb ist mein Appell an dich: Nimm dir täglich etwas Zeit, um in die Stille zu gehen, um dich aktiv mit deinem Innersten, dem Heiligsten in dir zu verbinden, und kreiere dir eine regelmäßige spirituelle Praxis. Achte auf deine Gedanken und Gefühle, denn sie werden zu deiner Realität. Nimm dir Zeit, dich zu erinnern: an dein inneres Licht und deine Bestimmung. Remember who you are! Deine Praxis ist die Quelle deiner Erinnerung, deiner Kraft und innerer und äußerer Fülle.

In jedem von uns gibt es diese Essenz – Atman, deine unsterbliche Seele, die mit der gesamten Menschheit und allen lebendigen Wesen auf der Erde verbunden ist. Diese Beziehung zu »Gott«, zu deiner Seele, ist das Einzige, was stabil bleibt in einer Welt voller Veränderungen. Deine Verbindung zum Göttlichen ist das, was am Ende bleiben wird. Diese Beziehung möchte gepflegt und genährt werden, so wie jede andere Beziehung auch. Lass sie zum Mittelpunkt in deinem Leben werden.

Liebe dich selbst und verbinde dich immer wieder mit den Menschen und Mutter Erde. Bleibe lebendig, neugierig und mutig und sei ein Licht für andere in dieser Welt.

In Liebe, Wanda

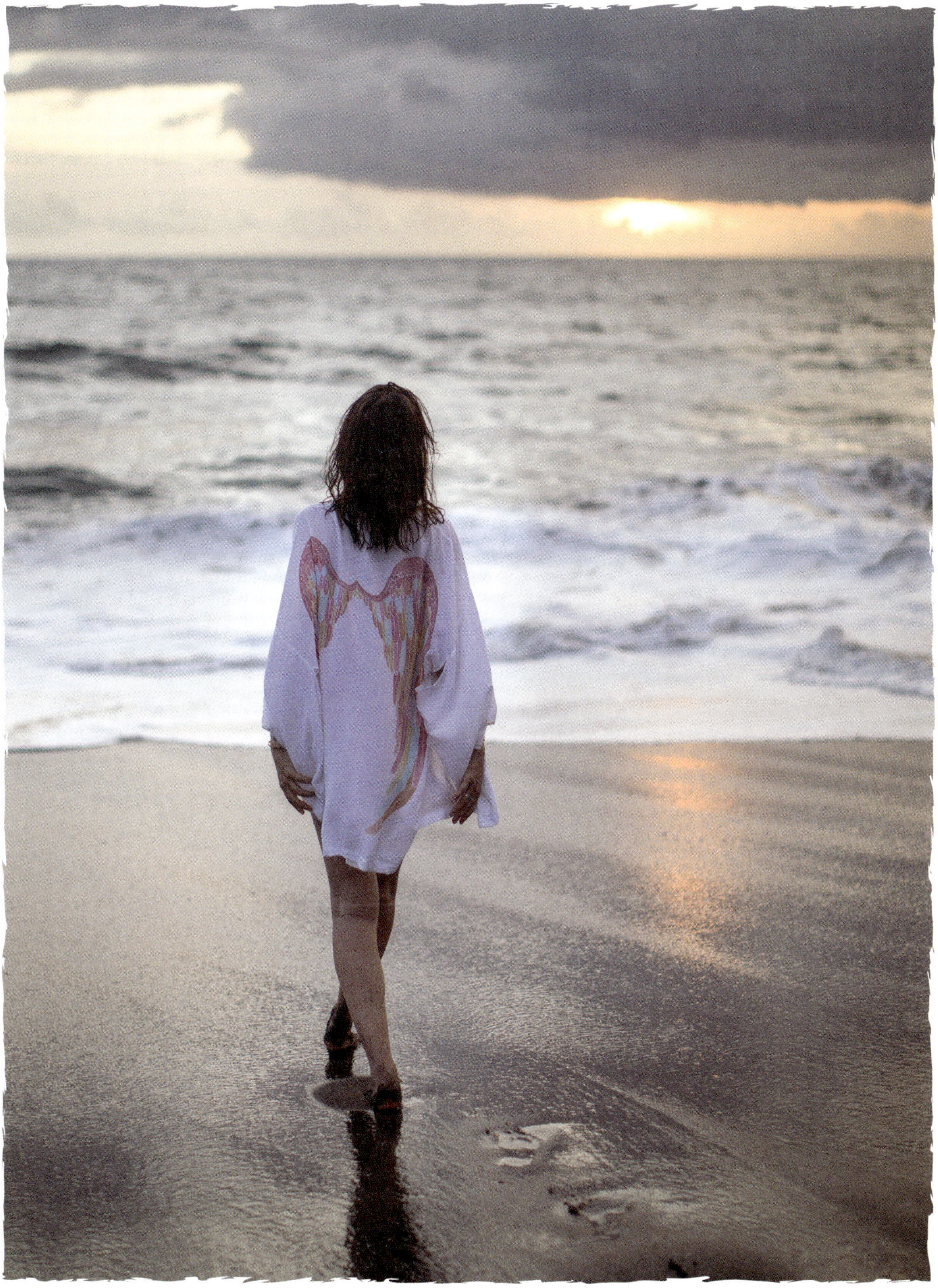

GLOSSAR

A

Agni: Feuer, Gott des Feuers, Verdauungsfeuer – transformiert Nahrung in Energie

Ahamkara: »der Ich-Macher«, das Ich-Bewusstsein, das Ego

Ahimsa: Gewaltlosigkeit gegenüber sich selbst und anderen in Gedanken und Tat

Ananda: Glückseligkeit, Freude

Anandamaya: »der Glückseligkeitskörper«, die Seelen-Hülle – einer der fünf Koshas

Anga: »Glied« – eine grundlegende Kategorie des yogischen Weges, wie die acht Glieder des Yogapfads: Yama, Niyama, Asana, Pranayama, Pratyahara, Dharana, Dhyana, Samadhi

Angustha: die große Zehe (auch als Asana)

Annamaya: der »Nahrungskörper«, der physische Körper – einer der fünf Koshas

Antar Kumbhaka: beschreibt die Atempause am Ende der Einatmung

Apana: die im Körper nach unten fließende Energie, die u. a. auch für die Ausscheidung verantwortlich ist – einer der fünf *Vayus,* der »Energiewinde« im subtilen Körper

Ardha: »halb« – wird oft in Beschreibungen von Asanas verwendet wie z. B. bei der Halbmondhaltung

Asana: »Sitz« *im Raja-Yoga,* physische Haltung – das dritte Glied des Achtgliedrigen Yogapfads bei Patanjali

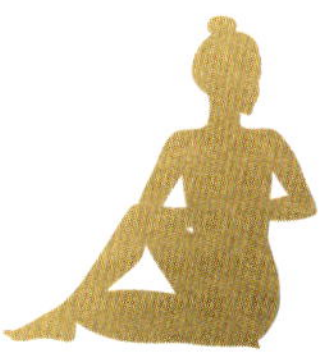

Ashtanga: deutet auf die acht Glieder aus Patanjalis Yoga Sutra hin

Atman: die Seele, das höchste Selbst, das höchste Bewusstsein – frei von Körper und Geist

Atmabhava: Bewusstseinsebene – das Gefühl, dass alles dein eigenes Selbst ist; die innere Überzeugung, dass in jedem Menschen das höchste Selbst lebt

Avidya: »Unwissenheit« – die Ursache des Leidens (Dukkha)

Ayurveda: »das Wissen vom langen Leben« – das traditionelle indische Medizinsystem

B

Baddha: gefangen; gefesselt; gebunden

Bahir Kumbhaka: beschreibt die Atempause am Ende der Ausatmung

Bandha: Bindung oder Verschluss – eine Form der Zurückhaltung und Bündelung von Energie

Bhajan: spirituelle Lieder und Gesänge als Ausdruck der Hingabe an das Göttliche

Bhakti: »Hingabe« – die Liebe zum Göttlichen oder zum Guru als Manifestation des Göttlichen

Bhakti-Yoga: »Yoga der Hingabe« – ein Hauptzweig der Yoga-Tradition, bei dem man sich durch vollkommene Hingabe mit der ultimativen Realität verbindet

Bhramari: »Bienensummen« – eine beruhigende Form von Pranayama

Bhuta Agni: spirituelles Feuer, Feuer der Transformation und des Erwachens

Bija Mantra: Mantra-Essenz, Samen-Klang

Bodhi: »erwachen«, »bewusst werden«, Erleuchtung

Brahmacharya: die Disziplin der Selbstbeherrschung – speziell in Bezug auf sexuelles Verhalten

Brahman: »das, was groß geworden ist« – die ultimative Realität, kosmische Intelligenz, Unsterblichkeit, Omnipräsenz, All-Seele und Prinzip des Lebens

Buddhi: Vernunft, Entscheidungs- und Unterscheidungskraft – ein höherer Aspekt des Geistes über dem Verstand

C

Chakra (Chakras oder Chakren): Räder des Lebens, Kreise, Knotenpunkte der Meditation, Bewusstseinszentren

Chitta: die Ganzheit des Geistes, Speicherort der Erinnerungen

D

Dharma: das kosmische Gesetz, universelle Ordnung; ein auf Wahrheit ausgerichtetes Leben als persönlicher Ausdruck von Dharma

Dosha: »das, was die Tendenz hat, aus dem Gleichgewicht zu geraten« – weist auf *Vata, Pitta* und *Kapha* hin, die die individuelle Körper-Geist-Konstitution im Ayurveda beschreiben

Drishti: »Blick«, Blickpunkt, z. B. auf die Nasenspitze oder zwischen die Augenbrauen zur meditativen Konzentration

G

Gayatri-Mantra: berühmtes vedisches Mantra, eines der ältesten in der Yoga-Tradition

Guna: universelle Qualitäten (Sattva, Rajas, Tamas), die in allen Phänomenen präsent sind

Guru: der / diejenige, die die Dunkelheit vertreibt; jemand der andere zur Erleuchtung führt

H

Hatha: »Ha« repräsentiert die solare, männliche Energie *(Pingala)* und »Tha« die lunare, weibliche Energie *(Ida)*

Hatha-Yoga: »kraftvolles Yoga« – Bereich des Yoga, der die physischen Aspekte betont – Haltungen (Asana), Reinigungstechniken (Shodhana), Atemkontrolle (Pranayama)

Hatha-Yoga-Pradipika: klassisches Handbuch über Hatha-Yoga – gilt als der älteste erhaltene Text über Hatha-Yoga aus dem 15. Jahrhundert

I

Iccha Shakti: die grenzenlose Kraft des Willens, der Sehnsucht, des Wunsches

Ida Nadi: Kanal der lunaren Energie, reguliert Geist und Körper

Ishvara: »Herr« – die höchste Realität in Form ihrer persönlichen Zuwendung

J

Jalandhara Bandha: Kinnverschluss, einer der Energieverschlüsse im Hatha-Yoga

Japa: Praxis der stillen Mantra-Rezitation

Jivamukti: »lebendige Befreiung« – der Zustand der Befreiung noch während der Verkörperung

Jnana: Wissen, Verstehen, Weisheit, spirituelle Unterscheidungskraft

Jnana-Yoga: Yoga, bei dem der Fokus auf Selbstreflexion und Erkenntnis liegt

Journaling: eine Version des Tagebuchschreibens

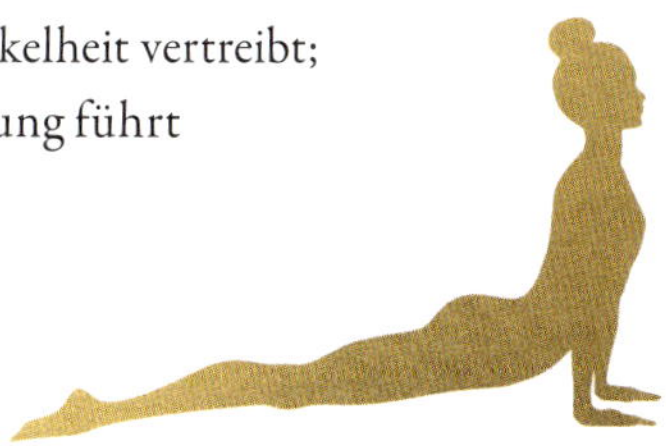

K

Kali: Göttin der Zerstörung, aber auch der Erneuerung; der dunkle Aspekt von Shivas Frau Parvati

Kali-Yuga: das dunkle Zeitalter des spirituellen und moralischen Niedergangs – die aktuelle Zeit

Kapalabhati: »Schädelleuchten«, schneller Atem – eine der Hatha-Yoga-Reinigungspraktiken

Kapha: eine der drei ayurvedischen Doshas – setzt sich aus Erde und Wasser zusammen

Karma: »Aktion, Tat, Handlung« – das Gesetz der Wirkungen auf unsere Handlungen; das große Resonanzgesetz der Interaktionen aller Wesen

Karma-Yoga: »Yoga der Aktion« – befreiender Weg selbstloser Handlungen

Karmendriya: die fünf Wirkungsorgane: Mund, Hände, Beine, Genitalien und Rektum

Kashmir-Shivaismus: wichtige tantrische Tradition, in der alles eine Manifestation des höchsten Bewusstseins ist, auch die Aspekte der phänomenalen Welt

Klesha: »Befleckungen«, Trübungen des Geistes, Anhaftungen als Ursache des Leidens

Kosha: »Körper, Hülle« – die fünf Schichten, die unsere Erfahrung der ultimativen Realität verdecken, die das transzendente Selbst umgeben

Kriya: »Aktion, Tat« – sind im Hatha-Yoga körperliche Reinigungstechniken

Kumbhaka: Atemleere, Atempause – das Anhalten des Atems beim Yoga

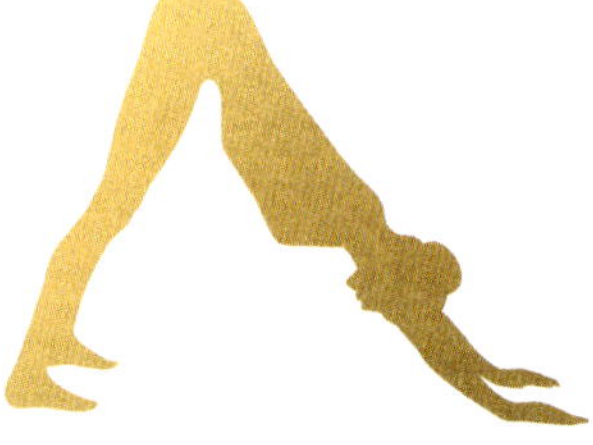

Kundalini: »eingerollte Schlange« – spirituelle Energie, höchste Form von Prana, die kosmische Shakti in uns selbst, ruhend am unteren Ende der Wirbelsäule

Kundalini-Shakti: die spirituelle Energie, aus der alles kommt, die Schöpfungskraft und die evolutionäre Kraft des Bewusstseins, die alles wieder in das ursprüngliche Sein zurückführt

Kundalini-Yoga: Yogaweg mit Konzentration auf die Kundalini-Energie als Mittel zur Befreiung

M

Maha: groß, edel

Manas: der persönliche, verstandesmäßige Geist – meist nur reagierend auf die äußeren Umstände

Manipura: »Stadt der Juwelen« – pranisches Zentrum, Nabelzentrum

Mantra: ein göttliches Wort oder heilige Silbe

Mantra-Yoga: der yogische Weg mit Mantren als primärem Übungsmittel

Maya: »diejenige, die misst« – die illusorische Manifestation, die phänomenale Welt

Moksha: Befreiung, Freiheit im spirituellen Sinne

Mudra: »Siegel«, ritualisierte Haltungen für Hände, Gesicht, Beckenboden

Muladhara: das Basis- oder Wurzelzentrum am Ende der Wirbelsäule

Mula Bandha: Wurzelverschluss, einer der drei Energieverschlüsse

N

Nada: subtiler Klang, Vibration, der innere Klang – die unhörbaren Klangwellen, wie sie durch die Praxis des Nada-Yoga in tiefer Konzentration gehört werden kann

Nadi: »Fluss, Kanal« – feinstofflicher Energiekanal innerhalb des *Pranamaya-Kosha*

Nadi Shodhana: die Wechselatmung – eine Praxis, die die Nadis reinigt und balanciert

Niyama: »Selbstbeherrschung«, das zweite Glied von Patanjalis Achtgliedrigem Pfad – betrifft die persönliche Disziplin, die Ethik im persönlichen Lebensstil

O

Ojas: Vitalität, Stärke, Frische, eine subtile Form der Lebenskraft (auch der Sexualkraft), die Körper und Seele verbindet und uns im und aus dem Herzen strahlen lässt

Om/Aum: das Ur-Mantra – bringt die ultimative Realität in ihrem Schaffen und Wieder-Einholen der Schöpfung zum Ausdruck

P

Padma: Lotus

Pancha Koshas: die fünf Hüllen – die fünf Schichten des Menschen

Patanjali: indischer Gelehrter und Verfasser der Yoga-Sutras – lebte zwischen 200 v. Chr. und 200 n. Chr.

Pitta: eines der drei Doshas, das aus Feuer und Wasser besteht

Prana: Lebensenergie, die vitale Kraft, die alle Ebenen des Seins animiert

Pranayama: die Praxis mit dem Atem im Yoga, die Atemführung – Förderung der Gesundheit durch Stimulierung von Prana; spirituelle Transformation durch Verlangsamung, Vertiefung und Beruhigung des Atems

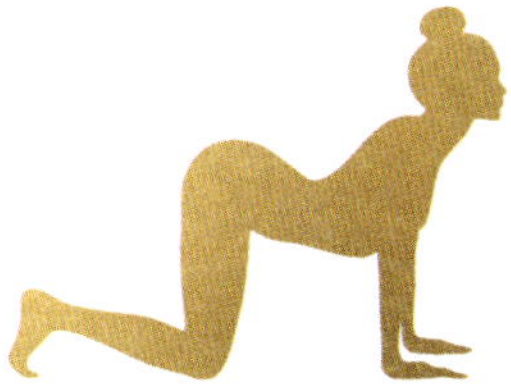

Prakriti: Ur-Natur, Protomaterie, das zweite Prinzip in der auch für Patanjali maßgeblichen Philosophie des *Sankhya* – die ursprüngliche Schöpfungsenergie

Pratyahara: das Zurückhalten der Sinne, das fünfte Glied von Patanjalis Achtgliedrigem Pfad – der Praktizierende richtet hierbei vor allem seinen Hör- und Sehsinn nach innen

Purusha: das höchste Bewusstsein, das Ur-Wesen, das erste Prinzip in der Philosophie des *Sankhya* – als Ausdruck im Menschen repräsentiert er dessen reines, vollkommenes Wesen

R

Raja: König, Herrscher

Rajas: feurig, antreibend, aufgeregt, einer der drei Gunas – die begehrende Kraft, die uns in dauernder Getriebenheit hält

Rama: siebte Inkarnation des Gottes Vishnu – auch ein Mantra, das mit geistigem Feuer verbunden ist

Rig Veda: die älteste indische Textschicht der Veden mit Hymnen und anderen heiligen Texten – damit auch der älteste indo-arische Text überhaupt (um 1500 v. Chr.)

S

Sadhaka: Praktizierender, Suchender

Sadhana: spirituelle Praxis, Disziplin

Sahasrara: der tausendblättrige Lotos, höchstes Chakra – lokalisiert auf der Kopfkrone, eigentlich über dem Scheitel

Sama: gleichmütig, gleichmäßig, balanciert – steht für geistige Ruhe und Gelassenheit

Samadhi: »zusammengesetzt«, eins mit dem Objekt der Meditation, achtes Glied von Patanjalis Achtgliedrigem Pfad – der Zustand höchster meditativer Versenkung, frei von Gedanken, im reinen Gewahrsein mühelos verweilend

Samana: einer der fünf Prana-Vayus – steuert die Nährstoffaufnahme, den Verdauungsvorgang und damit die Absorption von Lebensenergie

Samavritti: die gleichmäßige Atmung – gleichmäßiger Rhythmus von Einatmung und Ausatmung

Samsara: die inkonstante Welt der Veränderung, der Kreislauf von Geburten und Toden (Reinkarnation)

Samskara: negative Prägungen im Geist, karmische Ursachen unserer Verhaltensweisen; unsere Reaktionsmuster, die aus früheren Erfahrungen wie z. B. Traumata stammen

Sangha: spirituelle Gemeinschaft von Gleichgesinnten

Sankalpa: spirituelle Intention, ein Versprechen, das man sich selbst gibt und sich immer wieder vorsagt und erneuert

Sankhya: eines der ältesten Systeme der indischen Philosophie und eine wichtige Säule der Yoga-Philosophie

Santosha: ein Zustand heiterer Gelassenheit und Zufriedenheit

Saraswati: Göttin des Wissens, der Sprache und des Lernens

Sattva: das Lichte, Klare, Reine, einer der drei Gunas – das, was aus der Wahrheit kommt und in die Wahrheit führt

Satya: »Wahrheit / Wahrhaftigkeit«, Praxis der Wahrhaftigkeit – ein Aspekt der ethischen Disziplin (Yama)

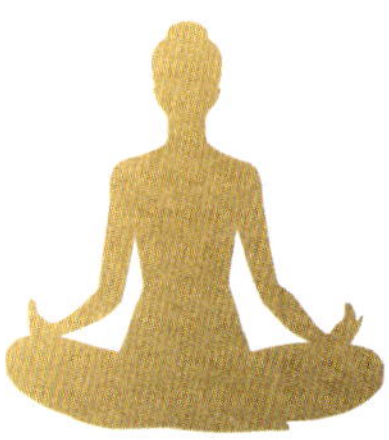

Shakti: »Macht«, göttliche Mutter – die höchste Realität in ihrem weiblichen, kreativen Aspekt

Shanti: Frieden, Ruhe

Shatkriyas: die traditionellen Reinigungs- und Entschlackungstechniken des Hatha-Yoga

Shiva: Name des Gottes innerhalb der hinduistischen Trinität mit Brahma und Vishnu, später im Tantra synonym mit der ultimativen Realität – Shiva gilt als der »Zerstörer des Ego«

Shraddha: Glaube, Vertrauen – totale Akzeptanz des Lebens und von dir selbst

Siddhha: »vollendet«, vollkommener, erleuchteter Meister

Smarana: das Sich-Erinnern, eine der häufigen Übungen im Bhakti-Yoga – das ständige Sich-Erinnern an das Göttliche

So Ham: zentrales vedantisches Mantra, »Ich bin DAS« – ich bin eins mit dem göttlichen Sein

Spanda: »Vibration«, im Tantrismus die Auffassung, dass die ultimative Realität selbst vibriert oder schwingt – ein Pulsieren aus dem »Herzen des Universums«

Surya: die Sonne bzw. der Sonnengott

Surya Namaskar: »Sonnengruß«, Sequenz von ineinander fließender Asanas

Sushumna Nadi: wichtigster Energiekanal für das spirituelle Erwachen – die Kundalini fließt dort auf einer subatomaren, subtilen Ebene durch das Innere der Wirbelsäule von unten nach oben zum Kronenchakra

Sutra: »Faden«, ein kurzer Vers – ein spirituelles Werk, das aus Sutren besteht und Weisheit in extrem verdichteter Form zum Ausdruck bringt

T

Tamas: dunkel, schwer träge, einer der drei Gunas – die lethargische Kraft, die uns verharren und stagnieren lässt

Tantra: »Erweiterung, Gewebe« – nicht-asketische spirituelle Bewegung in Hinduismus und Buddhismus ca. ab dem 7. Jahrhundert – viele Dinge des normalen Lebens wie auch die Sexualität werden in den spirituellen Weg integriert; die feinstoffliche Anatomie des Menschen mit *Koshas, Chakren* usw. wird nun erstmals ausführlich vermittelt

Tapas: »Hitze«, »Glühen«, der Prozess, Unreinheiten zu reinigen, Elimination, Enthaltsamkeit

Tattvas: die 25 zentralen Seinsprinzipien in der *Sankhya-Philosophie*

Tejas: Glanz, Leuchten, Ausstrahlung, Charisma, die subtile Ebene des Elements Feuer – gesteigerte Wahrnehmungsfähigkeit und Klarheit im Geist

U

Udana Vayu: ist die aufwärtssteigende Energie im Körper, der verantwortlich ist für Ausatmung und Sprechen – einer der fünf *Vayus*

Uddiyana: Energieverschluss im Nabelzentrum

Ujjayi: Atempraxis, in der die Stimmritze leicht verschlossen wird, um eine Vibration und einen Klang wie »Meeresrauschen« zu erzeugen

Upanishaden: »in der Nähe sitzen und lauschen« – die meist als Schüler-Lehrer-Gespräche abgefassten Weisheitstexte aus dem letzten Teil der *Veden (Vedanta)* ab ca. 600 v. Chr.

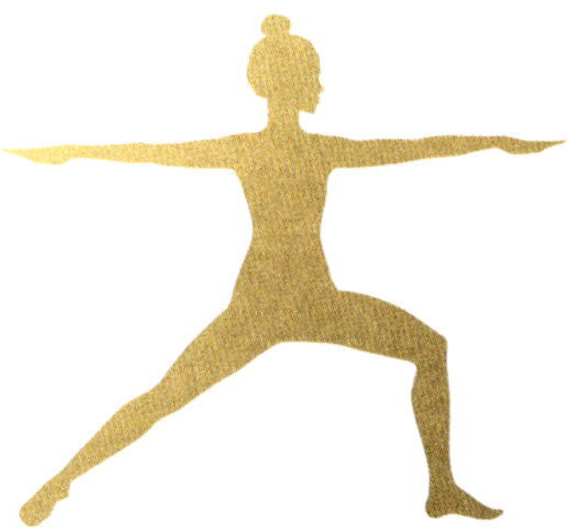

V

Vata: Luft, Atem, Wind – einer der drei Doshas

Vayus: die fünf »Energiewinde« im Körper – wirken auf der Ebene des Energiekörpers *(Pranamaya Kosha)*

Veda / Veden: »Wissen, heiliges Wissen«, die ältesten Schriften im indogermanischen Kulturraum ab ca. 1500 v. Chr.; das Basiswerk für gesamte religiöse Kultur Indiens

Vedanta: Das sogenannte Ende *(Anta)* der Veden mit den berühmten *Upanishaden* und die daraus folgenden Lehren, die sich später als sogenannter *Advaita* entwickeln (Nicht-Zweiheit ultimativer Realität und menschlicher Seele)

Vinyasa Krama: eine korrekte Organisation von Asanas, die schrittweise auf ein Ziel hinarbeiten

Vishuddha / Vishuddhi: »Reinheit«, das Kehlchakra

Viskos Jyotir: das Licht im Herzen jenseits aller Sorgen

Vrittis: unsere ewig zirkulierenden Gedankenwellen, unsere persönlichen Tendenzen und Gedankenmuster

Y

Yama: »Zügelung«, selbst auferlegte Regel, die ethischen Prinzipien gegenüber den anderen Menschen – das erste der acht Glieder Patanjalis

Yantra: einmalige, geometrische Form, als Objekt der Konzentration für Meditation

Yoga: »Einheit« oder »Verbindung« mit dem Höchsten

Yogi / Yogini: jemand, der der sich der Praxis des Yoga ernsthaft verschrieben hat

Yoga-Nidra: »Yoga des Schlafs«, eine besondere Praxis der Tiefenentspannung, bei der man hellwach, aber zugleich wie schlafend ist

LITERATUR UND QUELLEN

Alcantara, Margarita: *Chakra Healing.* Berkley, California, United States, 2017

Avalon, Arthur: *The Serpent Power.* Mineola, United States, 2020

Frawley, Dr. David: *Yoga und Ayurveda.* Aitrang 2001

Goswami, Shyam Sundar: *Layayoga: The Definitive Guide to the Chakras and Kundalini.* Vermont, United States, 1999

Govinda, Kalashatra: *Chakra Praxis Buch.* München 2006

Govinda, Kalashatra: *Shiva, Shiva! Das Geheimnis der indischen Götter.* München 2015

Jäger, Willigis: *Über die Liebe.* München 2017

Johari, Harish: *Chakras – Energy Centers of Transformation.* Rochester, Vermont, United States, 2000

Judith, Anodea, Ph. D.: *Wheels of Life.* Woodbury, United States, 2015

Judith, Anodea, Ph. D.: *Eastern Body, Western Mind.* New York, United States, 2004

Jung, C. G.: *The Psychologie of Kundalini Yoga.* Princeton, United States, 1996

Myss, Caroline: *Anatomy of the Spirit.* New York, United States, 2017

Osho: *Das Chakra Buch.* Köln 2004

Perrakis, Athena Ph.D.: *The ultimate Guide to Chakras.* Beverly, United States, 2018

Richardson, Diana: *Slow Sex.* München 2011

Rosenberg, Marshall B.: *Gewaltfreie Kommunikation.* Paderborn 2016

Scholz, Barbara: *Gesund durch die Kraft der Steine.* Augsburg 1999

Sharamon, Shalila; J. Baginski, Bodo: *Das Chakra Handbuch.* Aitrang 2006

Stahl, Stefanie: *Das Kind in dir muss Heimat finden.* München 2015

Swami Muktibodhananda: *Hatha Yoga Pradipika. Bihar School of Yoga.* New Delhi, India, 2012

Thich Nhat Hanh: *The Miracle of Mindfulness.* Boston, United States, 1999

Wright, Katie-Jane: *Crystals.* New York, United States 2018

Webseiten

awakeningstate.com
yogapedia.com
wikipedia.com
huffpost.com
yogavidya.de
tantrayogathailand.com
yogapedia.com
hridaya-yoga.com
migros-implus.ch
9monate.de
phraseo.de
karrierebibel.de
art-of-loving-tantra.de
alles-essen.de
affektblog.de
everyday-feng-shui.de
dasgehirn.info
artgerecht.com
koerperpsychotherapie-dgk.de

LET'S KEEP IN TOUCH!

Kontaktdaten und Informationen zu Wandas Arbeit

Website: www.wandabadwal.com

Instagram: @wandabadwal

Facebook: Wanda Badwal Yoga

YouTube: Wanda Badwal Yoga

Podcast: YOGA BEYOND THE ASANA – Der Wandaful Podcast

Online-Yoga-Studio: Rose of Fire – Yoga by Wanda Badwal (über Eversports)

Wandas erstes Buch: Yoga – die 108 wichtigsten Übungen und ihre ganzheitliche Wirkungsweise

Wandas Goodies für dich

Chakra-Mala-Kollektion

Als Chakren-Wegbegleiter für deine Praxis und deinen Alltag habe ich extra zum Buch eine eigene, wunderschöne CHAKRA-MALA-KOLLEKTION entworfen – zu jedem der sieben Chakren gibt es die passende Mala und das passende Armband. Die Schmuckstücke werden auf Bali, meiner zweiten Heimat, hochwertig produziert und dort gesegnet mit der Unterstützung meiner Freundin Jessica Multini. Als Käufer /in dieses Buches bekommst du im Online-Shop auf meiner Website **wandabadwal.com** mit dem Coupon-Code: **CHAKRAYOGABUCH15MALA** als Dankeschön exklusiv 15 % Rabatt auf den ersten Kauf deiner Mala oder deines Armbands.

Playlisten

Extra für dich habe ich sieben Chakren-Playlisten auf Spotify erstellt! Diese sollen dich auf deiner Chakren-Reise unterstützen und dir helfen, dich noch mehr mit den Qualitäten der sieben Energiezentren zu verbinden. Du kannst diese Musik z. B. begleitend für deine Chakren-Yoga-Praxis, eine Journaling-Übung oder ein Ritual verwenden. Die Playlisten findest du auf meinem Spotify Account unter dem Ordner: *CHAKRA YOGA* – by Wanda Badwal. Ganz viel Freude damit.